TRIBUT

A LA

CHIRURGIE PRATIQUE

DU VÉTÉRAN

DE

L'ÉCOLE BRETONNEAU

PAR

Jean-Félix MIQUEL, de Tours

Autrefois médecin à Amboise

TOURS

IMPRIMERIE ET LIBRAIRIE ERNEST MAZEREAU

11, rue Richelieu, 11

1870

TRIBUT

A LA

CHIRURGIE PRATIQUE

DU VÉTÉRAN

DE

L'ÉCOLE BRETONNEAU

PAR

Jean-Félix MIQUEL, de Tours

Autrefois médecin à Amboise

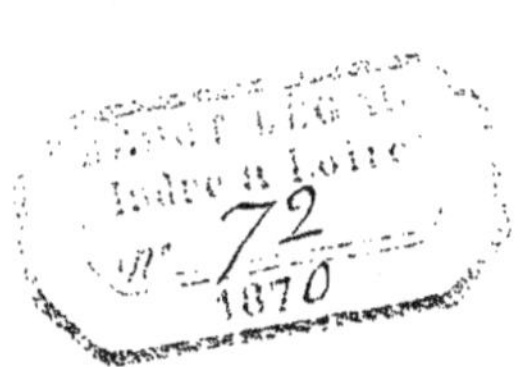

TOURS

IMPRIMERIE ET LIBRAIRIE ERNEST MAZEREAU

11, rue Richelieu, 11

—

1870

A LA MÉMOIRE DE J.-A. MIQUEL

MON PÈRE

Si, dans ces notes presque posthumes, complément de mes lettres à Trousseau, quelques-unes sont utiles à mes successeurs, on le devra à cet homme qui, malgré tout, ne dévia jamais de cette belle maxime, si peu suivie : « *L'homme ne vaut que par le bien qu'il fait.* »

Je dis que c'est à lui qu'on le devra, car, sans ses conseils et sachant le chagrin que je lui aurais causé en ne les suivant pas, je dois avouer que je n'aurais pas eu la ténacité qui m'a été nécessaire.

MIQUEL.

Miquel, orphelin à sept ans, privé de la carrière qu'il avait embrassée précisément à l'instant où ses enfants allaient lui rendre cette privation d'emploi pénible, dut accepter de devenir ce commissaire auquel le préfet Pommereul reprocha souvent d'être trop honnête homme, auquel le cardinal de Barral fit, en 1809, quand il postula pour la première fois la direction de l'hospice de Tours, la réponse suivante : « Monsieur Miquel, je serais bien heureux de faire quelque chose qui prouve la reconnaissance de ma famille pour la vôtre, mais ne me demandez pas de vous aider à obtenir un emploi qui vous empêcherait de rester commissaire de police à Tours. » Le chef du parquet de la Cour impériale d'Orléans, le vénérable de Seseur, aurait voulu lui donner une preuve de son estime et le faire juge d'instruction ; s'il en fut empêché, c'est parce que l'ex-employé des aides n'était pas reçu avocat. Cela avait lieu peu avant les Cent Jours, époque où il fut révoqué sur le rapport d'un lieutenant de gendarmerie *froissé* d'avoir près de lui ce commissaire qui, dans plusieurs circonstances graves, avait fait preuve de plus d'énergie que lui et ses subordonnés.

Réintégré dans ses fonctions, il ne voulut pas que la liste des 450 fédérés d'Indre-et-Loire, que voulait livrer leur chef, tombât entre les mains de ces hommes qui faisaient un si fâcheux excès de zèle, et repoussa comme il le méritait l'offre que fit ce chef, quels que fussent les risques de perdre encore sa place. Ayant été désigné pour faire des recherches chez le sénateur Clement de Ris, dénoncé comme détenteur du trésor impérial, il fit ramener d'Azay à Tours le calomniateur, comme un criminel de la pire espèce, parce que c'était la seule punition exemplaire qu'il lui fût possible d'infliger dans ces jours de triste mémoire.

Peu de temps après, il fut trouver le préfet pour lui dire : « Monsieur, voilà trois fois que je postule la direction de l'hospice général. Si j'ai échoué deux fois, c'est parce que l'on ne voulait pas que je cesse d'être commissaire de police à Tours. Voilà ma démission ; rien ne me la ferait retirer. Je serai donc directeur, ou vous me verrez sans emploi. »

Là il devait donner des preuves d'énergie et de capacité égales à sa probité pour faire cesser le gaspillage qui ruinait l'hospice général de Tours, depuis que Cheneau, parce qu'il était prêtre marié, avait céssé d'en être le directeur ; gaspillage tel qu'en cinq ans (1809 à 1815), cet établissement avait été réduit à vivre de réquisitions de toutes espèces.

. Après onze ans de lutte, il crut devoir dire aux administrateurs :

« Messieurs, je vous donne ma démission, malgré le besoin que j'ai encore de ma place ; je le fais parce que les abus que vous avez autorisés depuis quelque temps ont pris des proportions telles, que plus tard je ne pourrais pas quitter mes fonctions avec honneur (inutile de dire que les preuves abondaient). Avant de prendre cette résolution grave, j'ai pourvu, pour un an, l'établissement des principales provisions, et elles sont payées. Pendant les onze ans que j'ai dirigé l'hospice, il n'a rien aliéné, il a, au contraire, fait une acquisition dans le but de pouvoir donner aux malades du vin de premier choix.

« Quoiqu'en faisant faire des économies, le régime de tout le personnel, malades et autres, a été notablement amélioré; de plus, ces économies vous ont permis d'augmenter le nombre des admissions ; enfin toutes les dettes sont payées, et, de plus, l'établissement a aujourd'hui 44,000 francs de rente sur l'État. — Vérifiez mes comptes, vous verrez que le prix des journées ne dépasse pas 75 centimes, tous frais payés, même l'entretien des biens ruraux et les grosses réparations. »

Ce directeur avait droit à 1,500 francs de retraite, mais l'administration, qui a toujours été depuis, je dirai fort large pour ses anciens employés, *lui en accorda 1,200.*

Il y avait une année à péine que cet ex-directeur vivait retiré à la campagne, quand M. Lesourd, curé de Notre-Dame-La-Riche, un des administrateurs, vint lui faire part de la mort très-imprévue du receveur. La réplique de Miquel fut : « Monsieur l'abbé, dites à vos collègues que je postule cette place; je renoncerai à ma retraite, ce sera une économie. »

A son tour, l'honnête prêtre se jeta au cou dè l'ex-directeur en le remerciant chaleureusement de ce nouvel acte de dévouement pour l'hospice, car cette nouvelle position allait exiger un travail et des dépenses qui ne pouvaient être tout à fait compensés. Les usufruitiers dissimulés du bien des pauvres ne négligèrent rien pour faire avorter la démarche de cet abbé si probe. Ce directeur, trouvé un an auparavant trop jeune pour être retraité convenablement, fut dit trop vieux pour pouvoir faire un receveur!!!

AVANT PROPOS

Dans cette collection de mémoires, de notes et d'observations, je raconte seulement ce que j'ai observé et cru devoir faire, laissant à d'autres, mieux placés et plus au courant des travaux de nos confrères, le soin de traiter plus complétement les questions que je soulève.

En faisant cela, je crois payer une dette qui devrait être sacrée pour tous les vieux praticiens : la pratique y gagnerait.

Après avoir parcouru ces notes, pour en dresser la table j'ai dû réfléchir aux critiques auxquelles je dois m'attendre. L'on me reprochera, sans doute, de n'avoir pas assez oublié, en les rédigeant, non-seulement les circonstances, mais encore les patronnés de cette secte qui me force à lutter, par cela seul que je suis le fils de ce directeur qui les a si bien connus et tant gênés pendant onze ans dans leur exploitation du bien des pauvres. Mais quel est celui de mes lecteurs qui, s'il eût été à ma place, serait resté impassible, car c'est pendant près de cinquante ans que j'ai été à l'épreuve de ces gens qui savent prendre tous les masques?

Enfin, si je suis un peu utile, le mal dont j'ai souffert aura donc été bon à quelque chose.

A-t-on reculé devant un seul moyen pour m'empêcher de rentrer dans cet établissement où j'ai fait mes premières études, où, pendant sept ans, sans avoir mérité une seule punition ni même une réprimande un peu sérieuse, j'ai toujours été celui sur lequel incombait, sans aucune rétribution ou immunité quelconque, le soin de remplir les emplois laissés en souffrance par mes condisciples, mission que j'avais remplie d'une façon telle qu'à mon retour, en 1821, avec le titre de docteur, ce fut l'aumônier (l'abbé Chrétien) qui vint m'offrir de faire des démarches pour obtenir de l'administration qu'il fût créé une place de médecin résidant.

Ces démarches, agréées favorablement par la majorité des administrateurs, furent, quinze jours après, le sujet d'une nouvelle délibération qui annulait la première, comme j'avais cru pouvoir le prédire, par La Frillière, l'auteur du règlement qui a fait revivre le gaspillage. Par conséquent l'ami dévoué de ceux qui, gênés par mon séjour à l'hôpital de Tours, avaient, quelques années auparavant, ourdi l'intrigue la plus diabolique pour m'avilir, tant auprès de mes condisciples que des employés de mon père ; et lesquels, dès que je fus à Paris, me firent faire les offres les plus séduisantes par le beau-frère de La Frillière (Lamardel), employé au ministère de l'intérieur, pour me compter un des leurs. Mon éloignement de l'hôpital ne les tranquillisant pas, ils dépêchèrent un des leurs près des autorités de la localité modeste que j'avais choisi, pour dire que j'étais un misérable qu'il fallait repousser. Quelques années plus tard, je postulai la place de chirurgien de l'hôpital, devenue vacante. N'osant pas me faire une guerre ouverte, ils me mirent seulement le troisième sur la liste des candidats, soit-disant parce que j'étais le plus jeune, et l'abbé Danicourt, grand-vicaire supérieur des Dames-Blanches, retint secrètement les lettres de Lisfranc, Marjolin, Dupuytren et Petit, de l'Hôtel-Dieu, qui me recommandaient près du préfet d'une façon si honorable que j'en suis toujours fier.

Pour démontrer les suites de cette haine, je ne dois pas taire qu'en 1831, Perrier, mon ami, que je remplaçais et pour qui je faisais souvent les opérations nécessaires aux malades de l'hôpital d'Amboise, mourut

subitement. J'aurais cru manquer à toutes les convenances en solli-
citant sa place avant son enterrement. Eh bien ! pendant que j'accom-
pagnais le cortége funéraire, un ami, M. C. Paris, s'approcha pour me
dire : « Vous devez désirer remplacer votre confrère à l'hôpital.
Sachez que, pour vous évincer avec quelque forme, l'administration
doit se réunir aussitôt après la cérémonie et que vous n'aurez qu'une
voix sur les cinq. » Je fus mis en effet le troisième sur la liste. Pour y
parvenir, ces administrateurs, quoique je fusse le médecin de trois,
avaient mis comme deuxième candidat un prétendu médecin anglais
qui vivait avec une concubine, n'avait jamais exhibé un titre sérieux,
et enfin qui, quelques mois après, quittait Amboise laissant une quantité de dettes. Il fallut la présence et l'insistance de l'honorable
M. d'Entraigues, préfet, pour faire que le service fût partagé entre le
protégé de la congrégation et moi (1).

Enfin, en 1850, une vacance à la place de chirurgien de l'hospice de
Tours étant survenue, excité par Bretonneau, je la postulai pour être
mis encore troisième sur la liste adressée à M. de Sivry, qui me nomma
cependant, ce qui devait encore donner l'occasion à un manifeste de
cette haine implacable. En voici une preuve : M. Aguzzoli venait de
s'installer à Tours depuis quelques jours, quand M. F. Herpin vint
le prier d'accepter les fonctions de chef de clinique, qu'il allait postuler pour lui ; et comme ce jeune confrère hésitait à accepter cette
fonction non payée, il lui donna le soin de le remplacer avec appoin-
tements dans le professorat d'accouchement pour les sages-femmes,
que lui, M. Herpin, avait demandé comme fils du fondateur de ce
cours. Aussi, le 31 juillet suivant, les administrateurs, qui, pour ne pas
me laisser entrer à l'hospice, avaient toléré tant d'abus depuis ma nomination, demandaient-ils au nouveau préfet de vouloir bien ratifier
cette création, devenue nécessaire, disaient-ils, parce que M. F. Herpin
ne pouvait suffire et que *M. Miquel, malgré son zèle, était incapable de le remplacer.* « Pour preuve, ajoutaient-ils, dernièrement,

(1) Comme il faut tout dire, j'avais eu le tort pour beaucoup de gens,
un an auparavant, d'empêcher le conseil municipal d'Amboise d'accepter la
proposition faite par la commission du budget, de supprimer une allocation
de 1,000 francs faite habituellement à l'hôpital d'Amboise. J'avais dû expliquer comment il se faisait qu'avec 11,000 francs cet établissement ne pouvait secourir une moyenne de plus de dix malades, et comment le conseil
devait s'y prendre pour qu'avec cette somme on fît que les journées de
malades ne coûtassent pas 3 francs.

M. Herpin a été quatorze jours sans pouvoir venir à l'hôpital, et pendant ce temps le service n'a pas été fait. » Ainsi, la crainte de me voir, même une fois, remplir mes fonctions à l'hôpital de Tours, *a fait que les blessés ont été quatorze jours sans être visités*, dit la délibération dictée par la providence de l'époque, le sieur Bonnebault.

Cela se passait presque dans le même temps où Malgaigne m'ayant mis sur les rangs pour remplir la place de professeur de clinique externe, M. F. Herpin et ses amis rédigeaient et adressaient une lettre à la Faculté, par laquelle on déclarait que ma nomination serait un déshonneur pour l'école de Tours. Quand j'ai pu connaître les turpitudes et les souffrances du service dont j'étais l'occasion, je n'hésitai pas à donner ma démission et à jurer de ne jamais postuler d'emploi.

I

Sur le cas où la présentation du bras devient aussi périlleuse pour la mère que compromettante pour la réputation de l'accoucheur.

Malgré la perfection où sont parvenus la science et l'art des accouchements, il est néanmoins des remarques qui me paraissent avoir échappé aux accoucheurs qui ont parlé de la présentation de l'enfant par l'une des épaules, ou qui, pour le moins, n'ont pas été suffisamment signalées.

Dans ce mémoire, je me propose de prouver : 1° Que le conduit vulvo-utérin, surtout chez les femmes qui ne sont point primipares, peut acquérir assez d'extensibilité pour que le tronc entier de l'enfant puisse y être admis. 2° Que chez celles qui sont dans cette condition, si l'enfant vient à se présenter par l'épaule ou bien par l'un des côtés, il arrive un moment, et cela se fait assez promptement, où le tronc chassé de la matrice va se loger entièrement dans le vagin. 3° Que c'est cette sortie du tronc hors de l'utérus, qui rend alors la version je dirai impossible, tant que la matrice est dans l'état normal, tant qu'elle n'est pas phlogosée ou dans une sorte de sidération qui rende ses contractions à peu près nulles. 4° Qu'il en est et doit être ainsi, parce que l'orifice étant remonté bien au-delà du détroit supérieur, c'est-à-dire au niveau du col et des hanches de l'enfant, il résulte de cela que le tronc de celui-ci étant plongé en grande partie dans l'excavation, et se trouvant maintenu en haut par l'espèce de lien que forme l'orifice, d'une part autour du col de l'enfant, et de l'autre sur la partie supérieure de ses cuisses, il ne peut plus sortir de cet impasse malgré les efforts de l'accoucheur. S'il arrive quelquefois qu'il paraisse remonter, sous l'influence des efforts poussés jusqu'aux limites de la puissance de l'opérateur, cela se fait seulement parce que le vagin, malgré sa distension, conserve encore un peu d'élasticité ; aussi rentre-t-il dans le bassin dès que la puissance qui le refoulait cesse d'agir, et quand bien même il n'en serait pas ainsi, il s'y retrouverait replacé par les contractions utérines que provoque infailliblement le plus léger mouvement de la main qui essaie d'opérer la version ; c'est tout un travail qui serait toujours à recommencer ; mais les choses ne se passent même pas ainsi, car la main la plus vigoureusement poussée, quand elle serait la moins grosse et la plus impassible aux douleurs, ne réussit pas à pénétrer dans la matrice, parce que le détroit supérieur ne peut l'admettre simultanément avec le tronc de l'enfant qui l'emplit, et encore moins aller saisir les pieds de l'enfant ; enfin, toute manœuvre fructueuse est impossible, d'abord puisque la main de l'accoucheur ne peut pénétrer, et encore moins s'y fléchir pour faire un crochet avec le bout des doigts.

L'idée que donnent les traités d'accouchements de cette impossibilité est réellement par trop décevante ; il est bien entendu que je parle de l'état physiologique de la matrice, car je n'ignore point que l'on finit, quand on le veut, par franchir l'obstacle et opérer la version, c'est-à-dire le vouloir à tout prix ; mais là se trouve précisément une grave question, que je n'ai vu traiter dans aucun ouvrage sur les accouchements, et sur laquelle on ne peut trop appeler l'attention des praticiens ; car, quand l'enfant est ainsi plongé dans le vagin, je crois que la version n'est possible que lorsque la matrice est tombée dans un état morbide qui rend ses contractions presque nulles, condition qui résulte, soit des tentatives de l'accoucheur, soit de la longue persistance des contractions, ou bien de dispositions phlegmasiques antérieures à l'accouchement, état grave comme on le sait, mais cependant qui l'est moins encore que la métropéritonite puerpérale épidémique.

Je viens de dire que la version cesse d'être impossible quand la matrice est malade ; j'aurais dû dire qu'il peut arriver que, dans ce cas, elle devient même bien plus facile que lorsque les eaux viennent de s'écouler et que le corps de l'enfant est tout entier dans l'utérus. Cette assertion pourra paraître étrange.

Je connais plusieurs cas, que je ne puis citer, où des accoucheurs ont opéré avec une facilité extrême des versions qui avaient été impossibles à d'autres tout aussi capables, pour ne pas dire plus, et cela eut lieu seulement parce qu'ils avaient été appelés après de longues douleurs, et quand la matrice était dans la condition que je viens de dire. Je vais seulement raconter deux faits qui me sont propres ; ils suffiront pour faire la démonstration de ce qui précède, et encore pour prouver que le crochet mousse, appliqué sur le tronc de l'enfant, n'est pas une opération qu'il faille réprouver autant qu'on le fait depuis Lamotte. Quand je soumis ces observations au jugement de l'Académie de médecine, je me proposais d'en appeler à ses lumières pour décider quelle est la conduite à tenir dans une si grave circonstance ; car, dans ces cas, la femme, l'enfant et la réputation médicale même la plus robuste vont s'y perdre. Or je dois dire que je n'ai pas atteint mon but.

Je ne me dissimule point la gravité de la position que je prends ici. Peut-être m'appliquera-t-on les réflexions sévères qui ont été inspirées à M. Velpeau quand il a traité le même sujet; mais comme je crois que, tôt ou tard, je dois obtenir l'assentiment des praticiens, je passe outre.

Pour prouver que les faits à l'aide desquels je crois pouvoir démontrer la capacité que le vagin peut acquérir ne sont point exceptionnels, il me suffira de rappeler avec quelle facilité ce conduit admet la tête de l'enfant; même chez les primipares, le voit-on se déchirer? Il y a plus, quand l'utérus faisant bride autour du col retient la tête de l'enfant, ne peut-on pas aisément interposer la main et le forceps? Est-ce une chose inouïe de voir ce canal contenir des polypes de trois kilogrammes comme je l'ai vu naguère? Ces attaches et celles de l'utérus ne sont-elles pas admirablement disposées pour lui permettre de s'allonger, de s'étendre d'une façon étonnante?

Il y a quelques années, le docteur Hélie, de Bléré, et moi, donnions des soins à une dame pour une tumeur avec renversement complet de la matrice; l'état des parties était tel, que la tumeur qui était dans le vagin permettait l'introduction d'une algalie toute entière qui avait près de huit décimètres de profondeur, néanmoins il pouvait prêter encore comme si la tumeur avait eu trois fois moins de volumes.

De ces inductions, passons à des preuves plus positives et sans réplique.

Première observation.

J'avais étudié l'art des accouchements comme tout médecin qui, s'il ne veut pas en faire sa spécialité, désire néanmoins n'être pas tout à fait ignorant sur ce point. Je n'avais donc encore pratiqué seul que deux accouchements. Pour le premier, la commère était une vieille fille primipare dont le travail avait été ralenti par l'ivresse; elle avait avalé une quantité considérable d'eau-de-vie pour se donner, disait-elle, la force et la patience de souffrir. Quant à l'autre, il s'agissait d'une femme dont l'enfant se présentait par l'épaule. Le bras était sorti. J'étais dans le voisinage quand les eaux s'écoulèrent. Je fus mandé. J'arrivai donc à temps pour que cette version à faire ne fut qu'une chose très-facile.

Mon expérience en obstétrique n'était donc pas grande, comme on peut en juger par ce que je viens de dire, quand un pauvre vigneron de Nazelles, le nommé B., vint un dimanche matin, à huit heures, me prier si instamment d'accourir au secours de sa femme qui souffrait depuis le matin quatre heures, et disant que l'enfant présentait le bras, que je n'osai pas le refuser. Par précaution, j'emportai mon forceps.

En arrivant, je demandai aux deux vieilles femmes qui assistaient cette patiente, depuis quand le bras avait paru à la vulve; si elles avaient tiré dessus ; elles m'assurèrent qu'il n'y avait que quatre heures et qu'elles n'avaient touché à rien. A vingt-six ans, on est confiant ; je les crus et peut-être aurais-je eu tort de ne pas les croire.

Il s'agissait de la main droite ; le dos était en arrière ; les fesses dans la fosse iliaque gauche ; le tronc de l'enfant comblait tout à fait l'excavation, et ce n'est qu'à plus de deux centimètres au-dessus du détroit supérieur que le doigt atteignait l'orifice de l'utérus ; ce qui était facile à reconnaître, parce que, pendant chaque douleur, c'était à cette hauteur que commençait pour les doigts une constriction très-forte et courte ; ce cercle comprimait d'une part le col de l'enfant, et de l'autre son bassin, au niveau des cuisses.

Je fis les efforts les plus violents, pour faire franchir à ma main droite non-seulement le détroit, mais encore l'anneau utérin, au-delà duquel étaient les pieds ; or, tout ce que je pouvais faire, c'était d'arriver avec le bout de mes doigts jusque entre les cuisses de l'enfant. Je fis des efforts non moins violents et non moins vains pour repousser la partie supérieure du torse avec les doigts de la main gauche appuyée sous l'aisselle. On jugera de la puissance de mes efforts, si je dis que, dans les deux circonstances, le lit qui était bas me permettait de mettre mon coude sur le genou correspondant.

Je puisais dans cette position du coude un point d'appui et un moyen de doubler considérablement mes efforts ; dans ceux que je fis pour relever l'enfant, le sortir du petit bassin et le faire rentrer dans la matrice, je sentis que le tout s'élevait ; je me crus même plusieurs fois tout prêt de réussir, mais, illusion, car c'était le vagin qui prêtait, et l'utérus n'enserrait pas moins le col de l'enfant, puis le tout redescendait avec la fin de mes efforts.

Enfin, je manœuvrais ainsi depuis plus d'une heure et demie, et je ne me dissimulais pas que j'avais besoin d'un confrère pour abriter ma responsabilité et m'aider de ses conseils ; mais il fallait l'attendre au moins deux ou trois heures. Croyant ce retard compromettant pour la pauvre femme, je pensai que je ne ferais pas mal de tenter ce qui suit :

Introduire de nouveau ma main droite entre l'enfant et la symphise sacro-iliaque gauche. Je parvins ainsi avec mes doigts entre ses cuisses ; arrivé là, je glissai dans le creux de cette main et sur la face palmaire de mes doigts l'un des crochets de mon forceps. Ce crochet était mousse ; je le plaçai entre les deux cuisses, et, une fois qu'il y fut fixé, je fis des tractions proportionnées à la résistance ; elle fut considérable, mais cependant bien moindre que lorsqu'on extrait une tête avec le forceps ; ce fut à l'aide de cette manœuvre que je fis descendre le siége et enfin que je terminai cet accouchement comme si l'enfant eut d'abord présenté cette région. Il vint mort.

La femme eut une incontinence d'urines qui dura onze ou douze jours ; mais du reste les suites de cet accouchement furent heureuses. Je suis aise de dire que cette pauvre femme qui a eu, depuis, trois autres enfants, ce qui portait le total à six, s'est montrée toujours très-reconnaissante de ce petit service.

Dans ce cas, s'il me fut impossible d'aller saisir les pieds, ce n'était pas tant parce que l'enfant était plongé dans l'excavation, puisqu'il était possible de lui imprimer des mouvements d'élévation qui furent, comme je l'ai dit, si décevants, que je me crus plusieurs fois sur le point de parvenir à mon but; mais ce qui s'y opposa, ce furent les contractions de l'utérus qui redevenaient toujours de plus en plus fortes, en proportion de la puissance des efforts que je faisais pour franchir l'obstacle, c'est-à-dire, d'abord le détroit supérieur, et un peu plus haut le bourrelet formé par l'orifice utérin.

J'assure que, malgré mon noviciat, je ne crois pas avoir omis quelque chose de ce qu'il fallait faire, et n'avoir pas apporté tout ce qu'il faut de sang froid et de patience.

Le fait suivant, où la version fut enfin opérée, mais aux dépens de la vie de la mère et de l'enfant, prouve combien il faut peu de temps pour que les plus grandes difficultés se présentent; quelle force, quelles tentatives on peut dépenser inutilement.

Deuxième observation.

Une nuit, mon confrère Louis Bodin, de Limeray, fut appelé chez la femme M., qui était pour la cinquième fois au terme de sa grossesse et dans les douleurs; mais cette fois, l'enfant présentait l'épaule; le travail avait commencé avec la nuit. Il marchait vite. Dès que les eaux s'étaient écoulées le bras était sorti; on était accouru chez lui à cheval, il avait fait hâte, enfin le tout n'avait demandé que quelques heures; aussitôt arrivé, notre confrère, au mérite duquel je me plais à rendre justice, se hâta d'essayer la version. Ses efforts, pour aller chercher les pieds, furent poussés jusqu'à extinction de ses forces. Alors il m'envoya quérir, me priant de faire hâte; j'arrivai là vers neuf heures du matin.

Je trouvai le petit bassin comblé par le tronc; le bras était énorme; le travail était aussi actif que possible; le collier formé par l'orifice utérin était bien plus élevé que le détroit. Il me fut également impossible de pénétrer assez haut pour franchir ces deux obstacles, atteindre et saisir les pieds; à force de persistance, on pouvait les franchir avec le bout des doigts seulement; quoique ma main ne soit pas grosse, il me fut absolument impossible de dépasser le détroit supérieur avec la portion de la main constituée par l'union des doigts avec le métacarpe.

Mes efforts pour refouler l'épaule eurent le même résultat que dans le fait qui précède. Enfin, épuisés l'un et l'autre, nous cessâmes nos tentatives et nous convînmes de nous réunir avec nos confrères Moreau et Pelletier, d'Amboise. Notre rendez-vous ne put avoir lieu avant six heures du soir. Pendant ce temps, une saignée, des émollients, des demi-bains et des calmants avaient été mis en œuvre.

L'enfant avait éprouvé trop de pression pour n'être pas mort. Le bras, qui était énorme, comblait la vulve enflammée; nous l'enlevâmes dans le but de rendre moins pénible, pour les parties externes gonflées, le passage de la main; et, après cela, M. Pelletier fit de nouveaux efforts de version. Mais au moment où il finit par réussir, la malheureuse femme était dans un état d'épuisement déplorable dont elle ne se releva point, car elle s'éteignit le lendemain, sans qu'il y ait eu de réaction. Si je cite ce fait, c'est parce qu'il eut des témoins qui sont très-compétents, et parce que les efforts les plus énergiques et les plus variés pour aller à la recherche des pieds ont été faits par plusieurs, et parce que ce n'est que quand cette malheureuse femme fut dans l'état d'épuisement le plus complet, que celui d'entre nous qui n'était pas encore fatigué, et qui n'avait pas eu les mains meurtries contre les symphises sacro-iliaque, put réussir, si tant est que l'on puisse regarder cela comme une réussite.

Je pourrais encore citer d'autres faits analogues; mais enfin s'il devait rester des doutes dans l'esprit de quelqu'un sur la cause qui fit réussir les efforts du soir plutôt que ceux du matin, je les prie de méditer les observations suivantes, qui sont tout aussi authentiques.

Un dimanche matin, je fus appelé par mon confrère Pelletier, pour la femme V., garde de l'île Saint-Jean, elle était en mal d'enfant depuis quelque temps, pour la deuxième ou troisième fois; c'était une femme assez robuste, d'une trentaine d'années; l'enfant présentait l'épaule; mon confrère avait déjà essayé inutilement de faire la version. Nous essayâmes tous les deux, à tour de rôle, et nous n'employâmes point d'instruments; ce fut enfin après plusieurs heures de tentatives, répétées tour à tour, sans relâche, que l'un de nous réussit à saisir les pieds et à faire la version. L'enfant était mort.

Pendant trois jours, nous pûmes croire au succès pour la femme, mais le traumatisme des parties sexuelles et du vagin était tel, qu'une inflammation des plus graves survint avec rétention d'abord, et ensuite incontinence d'urine, gangrène des parties; bref, la femme V. succomba du neuvième au dixième jour, avec un délabrement excessif des parties qui tapissaient le bassin.

Autre fait plus grave, qui doit encore me faire plus réfléchir. Il y a trente-cinq ou trente-six ans, M. Pelletier, d'Amboise, me pria de le seconder pour un accouchement : c'était, je me le rappelle trop bien, près du château des Arpentis, pour la femme d'un ouvrier de M. de Saint-Ville. L'enfant se présentait également par l'épaule; mon confrère avait déjà essayé inutilement la version. Mes efforts furent aussi énergiques que possible, alors, M. Pelletier, qui avait réussi chez la femme M., et qui croyait, je pense, avoir été plus expert que nous tous dans cette triste occasion, se remit encore à l'œuvre, et, après un essai assez court, la femme poussa un cri; dès lors, la version fut facile et promptement terminée. Il y avait eu une déchirure : l'enfant était passé dans le ventre. Cette malheureuse succomba dans la journée. La nécropsie ne fut pas faite; mais aux cris poussés et à la douleur qui s'étendit dans tout le ventre, à la prostration qui s'en suivit, enfin, à la série d'accidents abdominaux, il ne fut pas douteux pour nous deux qu'une rupture s'était faite.

Passons de ces faits malheureux à un autre qui éclaire la question. Je le crois digne d'être médité.

Observation.

La femme B.-V., de Noizay, avait déjà eu deux enfants et plusieurs fausses couches; pendant ces diverses grossesses, j'avais dû la traiter par les saignées, les opiacés, et surtout à l'aide des vésicatoires volants, mis aux aines, pour des accidents que j'attribuais à une inflammation chronique de l'utérus ou de ses annexes.

Devenue grosse de nouveau, les troubles qui avaient apparus dans les premières grossesses se reproduisirent et exigèrent les mêmes soins. Elle était enfin arrivée sans trop d'encombres à son terme, quand un lundi soir, passant par Noizay, je dus prêter ma voiture à la sage-femme, que l'on venait chercher, mais qui était trop indisposée pour pouvoir y aller à pied. Je croyais cet accouchement terminé depuis la veille, quand le mercredi suivant, à deux heures du soir, le mari vint m'annoncer que l'enfant présentait le bras; que la sage-femme, qui n'était pas restée assidûment près de sa malade, ne s'en était aperçu que le matin; qu'elle avait alors essayé d'aller chercher les pieds, mais vainement; que mon confrère Chenouard, de Vouvray, en avait fait autant sans plus de succès, et qu'ils m'attendaient.

Il était plus de quatre heures quand j'arrivai près de la malade. Cette femme, naturellement faible, avait le pouls petit et fréquent; en palpant le ventre, la vessie me parut distendue, la région hypogastrique était douloureuse, même à une légère pression. Je mis une sonde dans l'urètre, il s'en écoula un peu de liquide rougeâtre, puis un petit caillot fibrineux passa par la sonde. Craignant que la moindre observation ne fut mal interprétée par les assistants, tant contre la sage-femme que contre mon collègue, de suite je me mis en devoir de terminer cet accouchement s'il était possible, sans faire d'autres explorations. En pénétrant dans le vagin, ce ne fut pas sans étonnement que je sentis trois corps mous, placés à côté du bras qui me servait de guide; or, quand cette rencontre se fit au bout de mes doigts, j'avouerai que je crus fermement que c'étaient là trois anses intestinales, et qu'il y avait eu une déchirure vaginale qui leur avait donné passage; j'atteignis bientôt le tronc, puis les pieds, sans éprouver de résistance aucune, et je croyais opérer dans un corps incapable de se contracter. La version ainsi que l'extraction de l'enfant furent faites en beaucoup moins de temps qu'il n'en faut pour l'écrire, et même qu'il n'en faudrait pour le raconter de vive voix. L'arrière-faix suivit immédiatement. Enfin, je n'ai jamais terminé un accouchement plus promptement et avec moins de difficultés. L'enfant était mort, comme on doit le penser.

Je me préoccupai aussitôt de la pauvre femme, dont les pupilles se dilatèrent comme si elle eut été morte, et qui au même instant s'écria : « J'étouffe; oh! quelle douleur! » En disant cela elle portait la main au côté droit, vis-à-vis le foie; le pouls était imperceptible; le ventre était aussi tendu que si l'accouchement n'eut pas eu lieu; j'étais dans la ferme persuation que c'était dans le péritoine que j'avais été chercher cet enfant. Malgré les dénégations formelles de la sage-femme, et celles de mon confrère, qui tous deux méritent ma confiance, la première, parce que c'est sous sa direction que je fis les premiers accouchements, à l'hôpital de Tours, où elle a été longtemps maîtresse sage-femme, et enfin M. Chenouard est mon voisin, et je suis lié avec lui dès son plus jeune âge. Mais dans l'état de cette malade, où toute espèce de recherche était devenue impossible, que pouvais-je penser? heureusement que l'expression de ces craintes n'avait pas eu de témoins.

Nous la couchâmes promptement dans le lit, sur le bord duquel elle était, nous la couvrîmes de linges-chauds, fréquemment renouvelés. Nous répétâmes cela pendant longtemps. Nous lui fîmes avaler quelques cuillerées d'eau éthérée.

Enfin, un peu revenu de la perplexité où j'étais, il me vint à la pensée, que ces accidents pouvaient bien n'être dûs qu'à une inflammation violente de l'utérus, restée latente, plus prompte à se développer chez la femme B., par rapport à sa disposition antérieure, au début de laquelle j'assistais; que les trois corps mous que j'avais touchés avec mes doigts pouvaient bien n'être pas autre chose que des cotylédons placentaires; venus se présenter à l'orifice utérin, énormément relâché sous l'influence de cette inflammation, et que c'était à elle que je devais d'avoir pu manœuvrer si facilement et opérer la version comme dans un sac inerte. Je fis part de cette pensée à mon confrère, et alors je fis chercher le placenta que la sage-femme avait déjà mis dans le fumier. Mais, avant de faire l'examen de cette pièce, je crus devoir tracer sur la muraille, avec un charbon, la forme et le volume des trois corps, qui m'avaient fait peut-être prendre le change; cette précaution prise, nous examinâmes donc la face utérine de ce placenta, que nous trouvâmes conforme à mon grossier dessin. Cela nous ayant redonné un peu de courage, je fis une saignée de bras; le pouls se releva un peu; de plus, nous couvrîmes le ventre de fomentations émollientes opiacées; nous donnâmes à la malade quelques gorgées d'eau fraîche, et prescrivîmes des sangsues pour la nuit.

Le deuxième jour, au matin, même état; il nous faut sonder pour avoir l'urine; nous ajoutons au moyen de la veille des injections émollientes très-opiacées et un peu camphrées. Il eut été impossible de donner autre chose que quelques gorgées d'eau fraîche, sans risquer de provoquer des vomissements.

Le soir, nous continuons sans mettre d'autres sangsues; les accidents sont absolument les mêmes; peut-être le pouls est-il moins petit. Le troisième jour, même moyen; la malade est dans le même état.

A la visite du soir, mon confrère, qui m'a devancé, me conseille de ne pas entrer, tant il trouve la malade abattue. Il est vrai qu'elle a plus de fièvre, plus de prostration, que son ventre est plus généralement douloureux et tendu; toutes choses qui font que la mort lui paraît très-prochaine; mais enfin, confiant dans les vésicatoires volants très-larges, mis dans les aines, et laissés seulement jusqu'à ce que la malade ressente de la cuisson pendant quinze à vingt minutes (moyen infaillible d'éviter l'absorption cantharidique). Je les applique moi-même, mais c'est avec la plus grande difficulté, car il est impossible de laisser quelque chose presser le ventre. Ils sont levés quatre heures et demie après; au deuxième pansement, leur effet vésicant est complet.

Le quatrième jour, le pouls est déjà moins petit, moins fuyant, moins mauvais en un mot; le ventre paraît déjà moins douloureux; on attend. — Le soir, le ventre se laisse presser; il est comme un édredon, c'est-à-dire qu'il se creuse sous la main qui le presse, et reprend lentement son uniformité; la douleur du côté ainsi que l'étouffement sont moindres; la malade peut boire un peu davantage, enfin tout annonce qu'elle va, je dirai ressusciter, et ce mieux va en croissant, si rapidement, que huit jours après cet accouchement, je trouve la femme B., levée et assise à côté de son lit, pendant qu'on le fait, et de plus elle n'est point pressée de se coucher. Enfin, sa convalescence ne fut arrêtée que par des fièvres intermittentes qui, comme presque toujours, prirent la forme de la grave maladie qui venait de finir, et qui me laissèrent croire un instant à une rechute, mais qui cédèrent à douze grains de sulfate de quinine. — C'était vers le quinzième ou seizième jour après l'accouchement. La convalescence n'offrit rien qui soit digne d'être noté.

Antoine Dubois, dans ses lumineuses leçons, nous disait, si j'ai bonne mémoire : « Mes enfants, je me décide à appliquer le forceps, non pas d'après la durée du travail, mais quand les douleurs deviennent fiévreuses, enfin quand elles cessent d'être physiologiques; c'est-à-dire quand elles sont le produit de l'inflammation, quand par conséquent elles deviennent impuissantes. » A l'autorité de Dubois, ajoutons un fait qui ne laisse malheureusement rien à désirer pour prouver combien l'inflammation peut paralyser l'action de la matrice.

Observation.

La femme d'un bûcheron de Chançay, nommé G., âgée de vingt-cinq ans, primipare, bien conformée, de bonne santé en apparence, arrivée ainsi heureusement au terme de sa grossesse, commença à souffrir pour accoucher le vendredi matin. Le samedi je fus consulté, non pas parce que le travail était trop pénible, mais parce que les vingt-quatre heures paraissaient longues; je la touchai, l'orifice était ouvert à peine comme une pièce d'un franc; je fis une petite saignée et ordonnai des bains de fauteuils, mais rien d'excitant.

Quand je la visitai le soir, j'appris que les douleurs s'étaient maintenues; la dilatation était de la largeur d'un gros sou à peine : la tête se présentait bien. Cette femme avait, il est vrai, la peau chaude, les lèvres sèches, mais elle était levée et préoccupée seulement de la durée de ce travail. Le pouls ne me présentant rien de remarquable je crus qu'il fallait laisser marcher le travail sans inquiétude. Je prescrivis encore un bain de fauteuil, et promis d'arriver le lendemain à six heures, si l'on ne venait pas m'apprendre que l'accouchement était terminé.

Ce jour-là, au moment de mon départ, il tombait une pluie torrentielle; je pensai que l'émissaire pourrait bien avoir été retardé; j'attendis jusqu'à sept heures, mais à huit heures et quart, quand j'arrivai, cette femme venait d'expirer.

Rien n'avait pu faire soupçonner cette catastrophe, car les douleurs avaient été dit-on les mêmes toute la nuit; elles avaient seulement été plus fréquentes mais peu fortes; cette jeune femme s'était levée et promenée plusieurs fois : c'est en se remettant au lit qu'elle était morte.

La nécropsie, qui fut faite à l'instant même, me démontra que ce qui avait pu faire obstacle à l'accouchement et avait causé la mort, c'était une inflammation de la matrice, surtout du péritoine qui la revêtissait et tapissait le petit bassin; car cette cavité contenait plusieurs cuillerées de sérosité rougeâtre; l'injection était plus considérable près du col utérin que dans tout le reste des autres portions malades.

Cette atonie que j'appellerai inflammatoire, dont je viens de citer deux exemples, d'où découlent bien des conséquences que l'accoucheur doit ne pas perdre de vue, n'a rien de bien insolite; car, dans ce cas, la matrice subit une loi commune à tous les muscles creux ; n'est-ce pas l'endocardite et même la péricardite qui sont les causes les plus fréquentes de l'amplification du cœur ? L'inflammation du parenchyme de la vessie ne produit-elle pas la rétention d'urine ? Quand dans la dyssenterie l'inflammation envahit la substance entière du gros intestin, cet organe ne devient-il pas comme un sac inerte ? J'en ai vu qui se prêtaient aux distensions les plus extraordinaires et qui cessaient d'être contractiles autant que peut l'être un sac de toile mince. L'inflammation de toute l'épaisseur de l'intestin grêle ne produit-elle pas le ballonnement du ventre. Il me suffit de rappeler ces faits si communs sans m'y arrêter plus longptemps.

Il me reste à démontrer maintenant comment il est possible que l'enfant passe et soit logé en double dans l'espèce de filière formée par l'excavation du bassin ; la première observation que j'ai rapportée en est déjà un commencement de preuve. Sans doute que le lecteur n'a pas encore oublié la femme du vigneron de Nazelles. Lamotte en cite une observation qu'il critique amèrement, avec raison sans doute si, comme je le crois aussi, la version était possible. A ces deux observations je vais en ajouter une toute récente qui eut bon nombre de témoins compétents, et où je ne crois pas que l'on dût faire autrement que ce qui fut fait, puisque l'enfant était mort.

En juillet, mon confrère Moreau (Jérôme), d'Amboise, me prit au passage pour une de ses clientes qui était en mal d'enfant depuis trois jours complets ; cette femme de trente-huit ans était un peu bossue et n'était pas primipare ; son premier enfant n'était venu qu'à l'aide du forceps. Dès le commencement du travail les eaux s'étaient écoulées. Un bras était à la vulve, c'était le gauche, la tête était dans la fosse iliaque droite, le dos était en devant par conséquent, les hanches dans la fosse iliaque gauche. Déjà mon confrère avait fait des tentatives de version inutiles.

Les contractions de l'utérus étaient normales et très-énergiques ; le tronc était tout entier dans le vagin ; il me fut impossible de faire franchir à ma main le détroit supérieur ; le bout des doigts seul avait à peine passé, et je ne pouvais pas atteindre le bourrelet que formait l'orifice utérin ; c'était plus que n'avait pu faire mon confrère ; c'était en face de la symphise sacro-iliaque gauche qu'on pouvait pénétrer, et, comme je l'ai dit ailleurs, la difficulté était insurmontable. Il était également impossible de refouler la partie supérieure du tronc et d'aller à la recherche des pieds ; il eut fallu, pour le moins renouveler, ce qui s'était passé chez la malheureuse M. et autres ; le bras de l'enfant n'était pas gros ; il était mou et privé de son épiderme dans toute sa région antibracchéale ; enfin, tout annonçait qu'il était mort.

Cette exploration faite, je proposai de renoncer à toutes espèces de tentatives, qui n'auraient pour effet que de contondre ou froisser plus ou moins les parties, et conseillai l'embryotomie comme moyen de sauver la mère, puisque sa vie seule était en question.

Nous crûmes convenable dans cette occasion de nous adjoindre notre collègue Pelletier, qui, se rappelant aussi les tristes suites de la femme V. dont j'ai parlé, et trouvant également l'orifice encore plus élevé, fut de notre avis. Cette triste mission me fut dévolue.

Comme je proposais d'agir, malgré la réprobation des accoucheurs modernes, c'est-à-dire de couper la colonne vertébrale, et comme je voulais le faire le plus près possible de la tête, je fis l'ablation du bras qui me gênait; je le faisais pour cela seulement, car si j'avais eu un autre but, j'aurais très-bien pu le conserver.

Quand cette ablation fut faite, j'éprouvai des difficultés sur lesquelles je ne comptais pas; car, comme je tenais essentiellement à ne pas blesser le vagin et enfin à ce que la mère fut aussi abritée que possible, je reconnus vite que l'emploi du bistouri, boutonné très-fort aussi bien que celui d'un couteau à amputation à pointe mousse, garni d'une bandelette dans les six septièmes de sa lame, et même celui de forts ciseaux mousses, n'était point sans inconvénients. Ces instruments ne sont pas aussi maniables qu'on pourrait le croire, quand il s'agit d'opérer sur un corps qui a toujours une certaine mobilité et qui est flasque, et dans un canal où la plus petite maladresse peut avoir des suites désastreuses. Il m'a semblé que si j'appliquais un crochet sur le tronc, que si, par son aide, je faisais abaisser autant que possible et fixais bien les chairs à couper, je rendrais ma tâche moins périlleuse; ceci était convenu avec mes confrères.

Je pris un crochet mousse que j'appliquai sur la poitrine de l'enfant tout près de l'épaule. Comme j'avais un point d'appui assez solide sur les côtés et le sternum, je fis des tractions fortes, mais mesurées. Bientôt je crus m'apercevoir que l'enfant descendait, que mon crochet n'était point disposé à glisser; je rendis ces tractions plus actives; je sentis que l'enfant venait; mais ma main reconnut bientôt que ce n'était que d'un côté, celui des fesses; je tirai alors obliquement, ce qui favorisa ce mouvement de descente. Enfin, après moins d'efforts que je n'en ai fait dans maintes occasions où il m'a fallu employer le forceps, nous vîmes les fesses sortir les premières; après quoi j'enlevai le crochet et terminai cet accouchement comme si le siége se fut présenté d'abord.

L'enfant n'était pas gros, il est vrai, mais enfin il n'était pas ce qu'on peut appeler petit; je regrette de ne l'avoir pas fait peser.

Comme j'étais attendu pour un autre accouchement, je dus quitter cette femme aussitôt que l'enfant fut extrait, laissant à mes confrères les soins ultérieurs. J'ai su depuis, par M. Moreau, que la délivrance avait été entravée par une obliquité considérable de la matrice; cet organe lui semblait retenu au-dessous du détroit par la saillie très-forte du sacrum que nous avions constaté à l'instant de l'accouchement.

Les suites de cet accouchement furent aussi heureuses que possible, car douze jours après la pauvre femme se tenait levée.

Si dès le principe j'avais eu la pensée de terminer ainsi cet accouchement, j'aurais essayé d'appliquer le crochet plus près du bassin, cela même eut été plus facile; enfin j'eusse fait au besoin comme le docteur Lée.

Si dans cette circonstance nous avons été unanimes pour conseiller l'embryotomie, malgré le blâme sévère dont elle aurait pu être l'occasion, c'est que la femme M. n'était pas, pour nous trois, le seul fait où des efforts exagérés avaient été nécessaires, et où la version n'avait été obtenue qu'après des manœuvres répétées, qui, par cela même devaient avoir et avaient eu en effet de fâcheux résultats; car qu'est-ce que c'est que d'arracher par les pieds un enfant mort, puis de voir la mère suivre peu après? Or, peut-il en être autrement après des introductions d'une ou plusieurs mains qui sortent elles-mêmes douloureuses pour plusieurs jours? Depuis quarante-quatre ans, j'ai assisté déjà malheureusement à plusieurs accouchements où l'orifice utérin était assez remonté pour que, par sa contraction, il rendit la versioni mpossible. Eh bien, je ne me rappelle que deux femmes qui aient survécu ; c'est la femme B. dont j'ai parlé, et une femme de La Croix pour laquelle une seule tentative avait été faite avant mon arrivée, chez qui, en raison de ce qu'elle était primipare, sans doute, le vagin avait moins prêté. Chez elle la version que je fis plus de vingt heures après ne fut pas difficile, les accidents inflammatoires consécutifs ne furent pas des plus graves.

Je crois que dans ce qui précède se trouve l'explication de la divergence si tranchée des opinions, et pourquoi quelques accoucheurs ont proposé l'embryotomie ou l'emploi du crochet, et pourquoi le plus grand nombre, les plus célèbres il est vrai, ont cru cette extrémité inutile et l'ont blâmée aussi sévèrement.

Sans doute que les accoucheurs qui, par position exceptionnelle, ne sont point appelés aussi tardivement que les médecins des petites localités, ou qui, quand ils ont le malheur de subir cette nécessité, c'est qu'ils sont appelés en second ou en troisième lieu et seulement pour couvrir de leur haute réputation les manœuvres devenues nécessaires, — ceux-là, dis-je, ne rencontrent pour ainsi dire pas les cas en question, ou bien s'ils les voient c'est quand l'inflammation est déjà commencée, soit parce que leurs confrères ont déjà fait les efforts de version inutile pour la mère et l'enfant, mais suffisants pour la produire, ou bien encore parce que la durée des douleurs a enfin achevé de déterminer cette sorte de congestion utérine fébrile qui rend la version possible, comme chez la femme B.; ceux-là triomphent assez facilement là où ils eussent échoués complétement quelques heures plus tôt s'ils eussent été les premiers appelés; alors ils se croient en droit d'accuser d'ignorance ou d'impéritie de modestes praticiens, qui restent ébahis d'un succès qu'ils auraient obtenu eux aussi s'ils avaient su ou pu faire attendre, et qui sont consternés des accusations qui sont portées sur eux, car pour la plupart de ces cas les enfants sont venus morts et les mères courent les plus grands dangers, si elles ne meurent pas.

Aussi, pour se convaincre de ce qui précède, il suffit de se rappeler des efforts qu'il faut quelquefois faire pour aller chercher un placenta, dit *enchatonné,* dans un utérus qui pourtant a laissé passer une tête d'enfant. Il suffit encore de lire Lamotte, de méditer ses nombreuses observations de version. Sans ce que je viens de dire, aurait-il eu tant de facilités? Je ne puis le croire, et cela ne serait même pas mis aujourd'hui en question si les revers se publiaient comme les succès.

Les faits que je viens de citer, faits qui sans doute se multiplieront plus tard, et les réflexions dont j'ai cru devoir les faire suivre, ramèneront-ils la majorité à penser que si la version prompte peut et doit être le seu mode de terminaison des accouchements quand l'enfant présente l'épaule, c'est tant que la matrice n'a pas assez expulsé l'enfant pour que son tronc soit logé dans le vagin? c'est tant que la main de l'accoucheur peut encore pénétrer dans l'organe gestateur et y aller saisir les pieds? Mais lorsque l'accoucheur a été assez malheureux pour avoir laissé passer ce moment, quelquefois assez court, ou pour n'être appelé que lorsque l'enfant a le tronc dans le vagin, la conduite qu'il aura à tenir devra varier selon que l'enfant sera en vie ou mort.

S'il est en vie, si l'on est bien certain, après quelques essais d'introduction ménagés de la main, que l'orifice enserre le col de l'enfant, que le tronc est à peu près complétement entré dans le vagin, qu'il ne peut en sortir que par des efforts violents, mortels pour la mère et plus ou moins meurtriers pour l'enfant, il faut, en ce cas, je le répète, quoi qu'on en puisse dire, si on ne veut pas trop compromettre la mère et l'enfant, ne point se hâter de terminer l'accouchement, puisque le mal redouté est fait; il faudra, dis-je, attendre que les contractions cessent d'être physiologiques, c'est-à-dire qu'elles soient devenues le produit de l'inflammation débutante, enfin fiévreuse, comme le disait Antoine Dubois, pour essayer la version; car jusque-là toute tentative bien forte serait inutile, nuisible, même en adjoignant pour le moins à la *phlegmasie* de l'utérus qui devra nécessairement avoir lieu cette traumatique des parties qu'il faut franchir afin d'arriver dans cet organe, si ce n'est pas plus : voici quand l'enfant est encore vivant; mais quand on a reconnu qu'il est mort, que par conséquent la mère se recommande aux soins de l'accoucheur, n'y a-t-il pas inhumanité à ne pas amener l'enfant par les moyens qui doivent préserver cette inflammation?

Or, on le fera infailliblement en appliquant un crochet mousse le plus près possible du bassin de l'enfant, et qui mieux est entre les cuisses si on peut y parvenir, dût-on, selon le précepte de M. Lée, ouvrir la poitrine ou le

ventre, s'il est volumineux, pour que le passage en double soit trop préju-
diciable à la mère, et surtout si ce volume rend la version impossible; tout
cela pourra se faire sans danger pour elle, aujourd'hui, avec le forceps, dont
la première idée appartient à M. le professeur Wanhuel, de Bruxelles.

J'ai communiqué ces observations au vénérable feu docteur Moreau-
Casaubon, alors le doyen des chirurgiens d'Indre-et-Loire qui, par sa
position, a été plus à même de voir ces sortes de cas que beaucoup d'autres,
et voici sa réponse :

« Je ne me suis pas comme vous rendu compte de la raison qui fait que
« la version était parfois impossible. J'en ai rencontré où certainement elle
« l'était; le crochet, dans ces cas, me rendit quelquefois de grands services;
« ce fut l'autorité d'un homme aussi modeste que recommandable qui m'a
« enhardi à chercher pour elles d'autres juges, et fut cause que j'adressai
« ce mémoire à l'Académie de médecine, en juin 1849; il eût alors pour
« rapporteur feu Capuron. »

Depuis ce temps, trois faits sont venus, selon moi, confirmer les conclusions qui en découlent.

D'abord, chez deux, l'accouchement a été terminé avec une facilité telle
par deux jeunes accoucheurs, que ces messieurs se sont demandés comment
ils avaient pu opérer si aisément, quand les confrères qui les avaient précédés avaient fait tant de manœuvres aussi pénibles qu'inutiles. Je m'abstiens de citer les noms et enfin ce qui peut donner plus d'authenticité à ces
faits ; on comprendra l'intention qui me dicte cette réticence. Dans ces cas,
tout ne fût peut-être pas exempt de reproches sur la conduite des premiers
accoucheurs, et les deux femmes succombèrent peu de temps à près. Dans
le troisième cas, consulté sur le parti à prendre par M. Aguzzoli que j'avais eu
l'occasion d'entretenir sur ce sujet, il s'agissait d'une fille-femme qui déjà
avait eu cinq enfants; elle était grande et fortement constituée; les douleurs
marchaient vivement; il y avait peu de temps que la sage-femme, Mme Royer,
avait reconnu la présentation du bras et avait appelé M. Aguzzoli qui, à son
arrivée, constata que le tronc était contenu dans le vagin ; il vint me prier
de le seconder. L'enfant était encore vivant; j'engageai mon jeune confrère
à s'abstenir de toute espèce de manœuvres.

Cinq heures après cette réunion, quand je me disposais à aller voir ce qui
se passait, on vint m'apprendre que les fesses s'étaient présentées et que
Mme Royer venait de terminer l'accouchement.

L'enfant était modérément fort ; la femme s'est parfaitement rétablie. Cet
accouchement aurait-il eu des suites aussi heureuses si nous eussions été
chercher les pieds à tout prix ? J'en doute.

Le fait suivant vient donner à cette manière de voir une nouvelle sanc-
tion.

Une femme de St-Pierre-des-Corps, mère de plusieurs enfants, fit appeler M. Werbech, parce que l'enfant dont elle allait accoucher présentait le bras droit. Mon jeune confrère appela à son aide M. le docteur Girard. Ces messieurs me prièrent de me joindre à eux.

Le tronc de l'enfant était dans le vagin, la tête à droite, les fesses à gauche. Or, je m'étais demandé bien des fois, depuis que le chloroforme est venu en aide aux chirurgiens, si avec l'anesthésie on devait suivre à la lettre les préceptes qui découlent je crois des observations qui précèdent. Nous soumîmes donc la femme à l'action du chloroforme, et, quand elle nous parut complètement insensible, ce fut moi qui essayai d'aller chercher les pieds à l'aide de la main droite; j'étais à bout d'efforts quand mes doigts ayant dépassé un peu la symphise sacro-iliaque, il me fut impossible d'aller au-delà.

Avec le médius je sentais que j'étais parvenu jusqu'entre les fesses, mais sans pouvoir faire le moindre crochet de mes doigts; alors je pris celui d'un forceps, lequel fut conduit entre le corps de l'enfant et le creux de ma main, et qui, par conséquent, put être retourné et mis entre les cuisses de l'enfant sans avoir en quoi que ce soit touché les parties de la femme. A l'aide de cette puissance, je fis arriver le siége dans l'excavation, et j'affirme que ce temps fut effectué sans pouvoir même soupçonner que l'instrument ait en quoi que ce soit glissé ni blessé, je le répète, les parties de la femme.

L'accouchement et la délivrance furent terminés avant que l'accouchée eut repris sa connaissance, et quand je la quittai rien ne me faisait soupçonner qu'elle serait morte 13 ou 14 heures après.

Ce n'est pas sans regrets que j'appris beaucoup trop tard cette terminaison fatale, puisque M. Millet, médecin chargé de la constatation du décès, a cru devoir l'attribuer à une déchirure de la matrice par le fait de l'instrument. Si rupture il y a eu, cela n'a pu être que dans le vagin, comme cela se fit dans un des cas que j'ai mentionnés, et cette déchirure n'a pu avoir lieu que par le fait de la version qui nécessairement en faisant baisser le siége, les cuisses et les jambes, a tellement rempli le vagin, qu'un des points des parois aura pu se déchirer sans que nous en ayons eu conscience.

Dans son rapport, Capuron a dit : 1° La question traitée par M. Miquel n'est pas nouvelle; elle est connue depuis fort longtemps. 2° Les faits ou observations rapportés dans son mémoire ne font que confirmer les difficultés et embarras où se jettent les accoucheurs qui exercent prématurément ou intempestivement de violentes manœuvres pour terminer les accouchements, où lorsque le tronc entier de l'enfant est dans le vagin, et que le col de l'utérus fortement contracté s'oppose à la version. 3° Les moyens qu'il indique pour prévenir de tels obstacles sont les plus conformes à la saine pratique et les moins dangereux pour la mère et pour l'enfant. A l'égard de l'inflammation que M. le docteur Miquel regarde comme la cause de la version spontanée dans les cas dont il s'agit, il semble qu'il y a ici une erreur et une méprise : 1º Une erreur parce que l'inflammation en produisant la congestion et le gonflement des organes, en augmente le volume et s'oppose d'avantage à l'évolution spontanée de l'enfant. 2º Une méprise parce que ce phénomène obstétrical paraît plutôt résulter de l'inertie de l'utérus produite par des contractions excessives, répétées, prolongées, ou par de violentes et intempestives manœuvres qui ont entièrement éteint la sensibilité et la contractibilité de cet organe, à tel point que, ne pouvant plus retenir l'enfant, il le laisse se dérouler et tomber par son propre poids, pour ainsi dire, hors de la vulve.

Il me fallut lire la fin de ces conclusions dans le bulletin de l'Académie pour rester convaincu qu'elles portent la signature de Capuron, avec adjonction de celles de MM. Moreau et Paul Dubois.

Je me demande encore aujourd'hui si mes yeux ne m'ont pas trompé ; car est-il possible d'interpréter la pensée d'un auteur de manière à lui faire dire plus complètement le contraire de ce qu'il a dit et voulu dire.

Y a-t-il dans ce mémoire que j'ai transcrit fidèlement un seul mot qui puisse laisser même soupçonner que j'attribue l'évolution spontanée à l'inertie de la matrice.

J'ai dit que si la manœuvre devient facile après avoir été, je dirai impossible, c'est quand l'utérus fatigué devient inerte.

Rien de plus, rien de moins. Je veux bien admettre que la question que je traite n'est pas nouvelle ; alors où est-il donc enseigné qu'il faut s'abstenir quand l'enfant est encore vivant, s'il présente le bras, que le tronc est entièrement dans le vagin, que le cou et les fesses sont serrés par les contractions énergiques de l'utérus, qu'il faut, je le répète, s'abstenir de ces manœuvres qui contondent inutilement les parties, peuvent déchirer le vagin, et enfin faire courir inutilement à la mère les plus grands dangers.

Quand à l'évolution spontanée, si elle a lieu, c'est par les contractions énergiques de la matrice, qu'il ne faut pas contrarier par des manœuvres intempestives, ainsi que nous le prouve l'observation relative à la cliente de M. Aguzzoli.

Sur le tamponnement intra-utérin dans les cas de placenta greffé sur l'orifice (1).

Le rédacteur des leçons de M. Dubois était dans l'erreur, sans doute, quand il a fait dire à ce professeur (*Lancette française,* du 16 septembre 1841), que l'hémorrhagie, par suite du placenta greffé sur l'orifice, est plus grave dans les hôpitaux que dans la pratique civile ; dans ces établissements, les secours sont plus prompts et généralement mieux entendus. Or, ce qui constitue le péril de cette terrible complication, c'est l'effet immédiat des pertes de sang, et ce serait même, je crois, un tort grave de laisser croire le contraire.

Il est bien vrai que le repos, le rapprochement des cuisses, le seigle ergoté ainsi que les astringents, les topiques réfrigérants, le tamponnement du vagin, la perforation des membranes, et, quand cela est praticable, la terminaison la plus prompte possible de l'accouchement, sont tout ce qui avait été conseillé jusqu'à l'époque où j'ai soumis ce mémoire au jugement de l'Institut. Depuis, je le sais, on pratique à la Maternité de Paris ce que l'on appelle l'arrachement du placenta. Il y a quarante-six ans, quand j'ai débuté dans la carrière de médecin praticien, je me croyais riche avec tous ces moyens ; je pensais que par leur emploi sagement combiné j'aurais, dans les cas les plus graves seulement, la douleur de perdre tout au plus l'un des deux êtres compromis par cette métrorrhagie ; mais ma déception n'a pas tardé à être complète, comme va le démontrer mon nécrologe, que bien des jeunes médecins trouveront effrayant, si je leur dis que ma mémoire ne me rappelle pas plus de quatre cas (*dans lesquels le placenta était greffé près de l'orifice et non dessus*) où le travail de l'accouchement, hâté par la perforation des membranes seulement, ait été suivi de succès ; mais je pense que le jugement que porteront sur lui les praticiens expérimentés des petites localités surtout, me sera moins défavorable, peut-être même les soulagera-t-il de ce cauchemar que donne le souvenir de certains revers à l'homme de conscience, qui se demande toujours, si dans les cas graves il a bien fait tout ce qui était opportun.

Lorsque je rencontrai le premier cas de ce genre, j'étais encore élève, et j'agissais sous les ordres d'un accoucheur très-répandu. La femme fut amenée à l'hôpital de Tours, par son ordre ; elle était bien affaiblie ; l'orifice était à peine dilaté comme une pièce de deux francs. On m'ordonna de

(1) Ce Mémoire a été adressé à l'Institut, qui a décidé son insertion dans le *Recueil des mémoires des savants étrangers.* Il y a de cela bientôt 17 ans.

tamponner le vagin, de donner des cordiaux et d'attendre. Ce fut de mon mieux que je bourrai ce conduit avec des bourdonnets de charpie et des fragments de linge usé, cela n'empêcha pas que l'appareil, quoique très-serré, fut transpercé très-vite par la sérosité plutôt que par du sang, et la femme mourut sans accoucher.

L'enfant était mort quand je fis l'opération césarienne.

Ce fait m'a semblé démontrer qu'un pareil tampon n'arrête l'hémorrhagie que s'il reste certaine plasticité au sang, c'est-à-dire qu'il n'est utile et qu'il n'est, je devrais dire profitable un peu, que quand il n'est pas rigoureusement indispensable; encore n'est-il pas le seul inconvénient, comme on peut l'avoir remarqué, pour peu que l'on ait eu occasion de recourir à ce moyen dans d'autres cas d'hémorrhagies utérines, et comme me l'a prouvé le fait suivant :

Il y a déjà bien des années, je fus appelé à Bléré, pour la femme R.; elle était au terme de sa grossesse et dans les douleurs depuis la veille; elle perdait beaucoup, les eaux étaient évacuées, l'orifice n'était presque pas dilaté, les contractions utérines étaient assez fortes, la malade ne paraissait pas épuisée (*je n'avais pas encore suffisamment expérimenté le moyen dont je parlerai tout à l'heure*). Je tamponnai donc selon la méthode ordinaire. Je pressai autant que je pus les boulettes de charpie, de crainte que le sang ne filtrât au travers; un bandage fortement contentif fut appliqué, et comme des malades frappés gravement me rappelaient à Amboise, je laissai cette femme à son chirurgien ordinaire, me promettant de revenir sous peu, si le cas l'exigeait. Je ne fus pas rappelé, et ce ne fut que longtemps après que je sus qu'elle était morte le lendemain de ma visite, très-probablement après avoir éprouvé une hémorrhagie interne, car mon confrère ainsi que la sage-femme ne surent à quoi attribuer cette mort si prompte quand, selon eux, le sang avait cessé de couler.

Quelque temps auparavant, j'avais été appelé à Montreuil pour voir la femme V., parce qu'elle perdait d'autant plus abondamment, que les douleurs augmentaient davantage. Cette malade était morte en accouchant, deux heures avant mon arrivée.

Dans une autre circonstance, il s'agissait de la femme N., de Nazelles; celle-là en était à sa quatrième grossesse : c'était la malade d'un de mes confrères; elle avait toujours perdu depuis le sixième mois; elle était à terme; les eaux étaient écoulées de la veille au soir; cela s'était fait au début des douleurs. La sage-femme n'avait point fait prévenir mon confrère, quoique celui-ci le lui eût bien expressément recommandé. A notre arrivée, les douleurs étaient peu fortes, mais fréquentes; la perte allait toujours croissant, le sang n'était pas riche, il s'en fallait de beaucoup, et cette femme était bien affaiblie; l'orifice n'avait pas plus d'ouverture que le diamètre d'une pièce de cinq francs; mais comme il paraissait parfaitement extensible, nous

nous décidâmes à terminer l'accouchement le plus tôt possible, en opérant la version, ce qui ne put être fait qu'avec de grandes difficultés; la malheureuse femme N., dont l'utérus s'était si fortement contracté sur la main, et avait rendu la manœuvre laborieuse, n'avait eu de la vie que pour suffire à l'accouchement. Elle mourut donc aussitôt, sans être même délivrée. La matrice ne se contracta seulement pas, malgré tout ce que nous pûmes faire pour la provoquer, dans le peu de temps qui s'écoula après la sortie de l'enfant.

Quelques mois après cet accident, je fus appelé pour seconder M. Pelletier, chez la femme R., d'Amboise; elle était âgée de quarante ans, primipare, grosse de neuf mois, et, quoique sa perte n'eût commencé que le matin seulement, avec le début du travail, cette femme était considérablement affaiblie. La malade refusa obstinément toute espèce de secours manuels, jusqu'à ce qu'elle eut réglé ses affaires, tant avec le notaire, qu'avec le prêtre, ce qui exigea trois heures. Alors, nous trouvâmes l'orifice de dimension à admettre les doigts; il était mou; la tête de l'enfant se présentait; la perte, comme je l'ai dit, allait en augmentant; l'introduction de la main fut peu difficile; la version fut prompte. L'enfant, qui était encore en vie au commencement des manœuvres, mourut pendant l'opération, parce que la tête se dégagea difficilement. La délivrance se fit, pour ainsi dire, aussitôt et spontanément; la femme, ayant été promptement remise dans son lit et à sec, nous paraissait assez bien quand nous la quittâmes pour quelques moments; néanmoins elle s'éteignit peu après notre sortie, sans avoir assez perdu pour effrayer la sage-femme, peut-être un peu coupable d'avoir oublié nos recommandations, qui avaient été cependant bien expresses.

Ces sinistres sont-ils tels qu'on puisse dire que tout ce qui devait être fait en pareil cas l'ait été? Je conviendrai que non; mais combien se présente-t-il de cas semblables dans la pratique civile et qu'on laisse tomber dans l'oubli avec les victimes? or, dans les hôpitaux, il ne doit pas en être ainsi.

Enfin, les faits cités par M. Ingliby (*Lancette*, du 7 mai 1840), que l'on pourrait multiplier, prouvent qu'il y a des cas où les efforts les mieux entendus n'ont rien pu jusqu'à ce jour. Les observations qui vont suivre sont, je crois, de nature à prouver que l'art n'a pas encore atteint les bornes du possible sur ce grave sujet; et comme dans ce cas deux êtres se trouvent simultanément compromis, je crois devoir les recommander aux méditations de mes confrères, surtout à ceux qui enseignent l'art des accouchements.

Lorsqu'une femme a perdu, quand bien même elle n'aurait rien pris de fortifiant, elle est d'autant plus capable de supporter une autre perte qu'elle s'éloigne davantage du moment où elle a éprouvé celle qui a précédé. Toutes les blessures des grosses artères ne tombent pas entre les mains d'un chirurgien assez résolu ou capable de procéder de suite à l'opération de la ligature; or, il faut avoir observé les hémorrhagies souvent répétées et si terribles qui résultent de la blessure d'un gros vaisseau, surtout quand, par l'une des causes que je viens d'indiquer, le moyen radical est tardivement mis en œuvre, pour se faire une idée bien exacte de la quantité de sang qui peut être presque impunément perdue, mais pourvu qu'il y ait un certain laps de temps écoulé entre chaque perte nouvelle. C'est parce que j'ai eu occasion d'observer quelques cas où la ligature des artères n'a pas été faite aussitôt que cela était utile, que je suis convaincu qu'il faut, dans le cas où le placenta est greffé sur l'orifice et que la femme est épuisée, qu'il faut, dis-je, éloigner autant que possible le moment de l'accouchement. C'est là une des principales conditions de succès, pourvu toutefois qu'on se soit tout à fait rendu maître de l'écoulement de sang. C'est réellement et seulement là que peut se trouver le salut de la malade.

Pour l'enfant, lorsqu'il est vivant, j'ai de bonnes raisons pour croire qu'il vit longtemps, et plus qu'on ne le dit; la condition *sinè quâ non*, c'est qu'il ne soit fait des efforts d'extraction que lorsque la dilatation de l'orifice utérin et même celle des autres parties est devenue suffisante pour permettre sa sortie sans trop d'efforts. Au fait, l'enfant peut-il jamais survivre, même en le supposant fort et dans les meilleures conditions, si, étant amené par les pieds, c'est lui qui reste chargé de dilater en très-peu de temps le trou de la filière par laquelle il doit passer? Ne se fait-il pas alors un refoulement vers la poitrine et la tête qui peut tuer les plus robustes? Ajoutons à cela les effets de la traction exercée sur les cuisses et le tronc, pour hâter la sortie.

Les premiers faits de mon nécrologe, qui ne sont sans doute que la répétition de bien d'autres, démontrent ce que vaut le tamponnement vaginal pour la mère; et quand bien même il serait suffisamment bien établi pour être hémostatique, conviendrait-il pour le salut de l'enfant? car, convenablement soutenu, il est impossible que pendant chaque contraction il ne concoure pas puissamment à décoller le placenta qu'il refoule; or, il ne faut pas l'oublier; c'est positivement sa présence qui active encore les douleurs. La perforation des membranes qui a le grave inconvénient de rendre la version si difficile, ne peut être utile que quand l'orifice est déjà assez dilatable pour supposer un accouchement prompt, pour que la tête, en s'y engageant un peu, vienne faire bouchon; autrement, elle est tout à fait inutile. Je pense que les observations que j'ai citées le prouvent. Arracher le placenta n'est possible que quand l'orifice est assez dilaté, le faire plutôt n'est guère possible; autrement il nécessite des manœuvres dont les suites ne sont pas sans gravité, et de plus il voue l'enfant à une mort très-certaine. Quant aux autres moyens, ils sont si peu efficaces que je ne crois pas devoir m'y arrêter. Pour ces raisons donc, je propose le mode de tamponnement suivant lequel m'a réussi et qui, je crois, doit faire de même dans toutes les mains d'accoucheurs qui voudront l'essayer, et dont l'innocuité est des plus complètes s'il est bien appliqué, ce qui va être démontré par les faits que je vais citer.

Pour procéder à ce tamponnement, je me munis : 1° d'une vessie de cochon ; si elle est sèche, je la mouille légèrement, excepté à son fond ; 2° d'une sonde de gomme d'un assez fort calibre, portant un mandrin solide, capable d'admettre dans son ouverture la canule d'une seringue ; je garnis la partie moyenne de cette sonde avec une plaque de plomb ou de fer blanc en guise de virole, afin de la protéger contre la vessie ; j'ai soin aussi d'augmenter la résistance de l'entrée de la sonde par plusieurs tours d'un lac attaché à son extrémité supérieure, et d'adopter à son ouverture un petit bouchon en bois, aisé à manœuvrer, qui la bouche hermétiquement. Aujourd'hui, je préfère munir la sonde d'un petit tuyau en caoutchouc dans lequel je la fixe, lequel est plus commode pour la manœuvre, et pour obtenir que l'eau ne s'écoule pas quand on retire le syphon de la seringue, ce qui rend toute la manœuvre nécessaire pour l'injection plus facile, car en le pressant on le bouche aussi facilement et aussi hermétiquement que si on avait un robinet. Mais comme les accoucheurs peuvent n'être pas munis de tuyaux élastiques (il est bon que je leur évite par cette profusion de détails les difficultés que j'ai éprouvées), je pratique une ouverture latérale au col de la vessie, je pousse la sonde jusque dans son fond, puis je les attache très-solidement ensemble vers le milieu de la vessie par plusieurs tours d'un lac fait de deux forts fils cirés, assez longs pour qu'une fois noués leurs chefs aient encore 25 centimètres au moins ; ceci fait, j'entoure la portion de vessie comprise en cette ligature et le col de cette poche par deux demi-cylindres creux, faits d'un corps mince et solide, tel que fer blanc ou morceau de roseau, ou de sureau ou de cuir sec ; je les lie d'un bout à l'autre ; j'insère par conséquent la partie supérieure de la sonde avec elle. Je passe ensuite autour du col de la vessie resté libre une autre ligature semblable à celle qui lie la sonde avec la vessie, par leur partie moyenne, puis par un nœud fait avec les quatre chefs des deux ligatures. Je fais, de telle sorte, qu'il sera impossible à la vessie lorsque son fond sera distendu par l'injection, lorsqu'elle sera pressée fortement par les contractions utérines, de glisser sous la ligature moyenne, — ce qui est un point important et difficile à obtenir par tout autre procédé, et sans lequel il n'est guère possible de maintenir le globe faisant tampon au degré de volume et de solidité nécessaires (1). Ces précautions

(1) J'ai essayé plusieurs autres moyens, notamment d'une sonde métallique, comme on pourra le remarquer dans des faits que je vais citer, muni ou non de robinet. Je ne pourrais trop recommander de s'en tenir à la petite instrumentation que je viens de décrire et dont le dessin va se trouver à la fin de ces notes et que tout médecin peut fabriquer en peu d'instants, et je puis presque dire en tout lieu.

Il faut, autant que possible, mettre la malade sur le bord du lit comme s'il s'agissait

prises, je garnis la sonde de son mandrin et je procéde au tamponnement de la manière suivante :

. La femme ainsi placée, aidé du speculum brisé ou des doigts seulement pour introduire dans le vagin d'abord, puis dans l'orifice utérin, la vessie portée, comme je l'ai dit, à l'aide de la sonde munie de son mandrin, je la pousse à travers son placenta et dans sa cavité, s'il est placé centre pour centre, ou bien, si je ne peux faire mieux, je l'introduis doucement et sans efforts jusqu'à ce que la ligature placée au milieu de. l'appareil dépasse l'ouverture de l'orifice. Soit que cette introduction se fasse à travers le placenta perforé, ou seulement entre lui et la matrice ; il ne s'écoule point d'eau et les femmes n'accusent aucun sentiment pénible. Cette manœuvre m'a toujours paru tout à fait exempte de douleurs et facile à bien exécuter. Cela fait, il est temps alors de retirer le mandrin, d'introduire dans la sonde le syphon de la seringue qui doit être plein d'eau commune, tiède, et de remplir par ce moyen la vessie. Le plus ordinairement une pleine seringue ne suffisant pas, il m'a fallu ajouter le contenu d'une autre demi-seringue, c'est-à-dire trois quarts de litre. Or, comme cette injection se fait sans efforts, sans douleurs et sans résistance, je me suis trouvé averti qu'il fallait m'arrêter si l'injection devenait plus difficile pendant qu'il n'y avait pas de contractions. Je dis pendant qu'il n'y avait pas de contractions, car si une douleur survenait pendant cette injection, j'attendais un peu avant de retirer la seringue ; j'avais même soin de pousser le piston encore avant de la retirer. Cette précaution prise, je cessais toutes tentatives d'injection ; j'aurais craint en les continuant de faire crever la vessie et d'être forcé de recommencer une nouvelle introduction, ce qui, du reste, serait peu grave. La seringue une fois ôtée, je fermais l'ouverture par l'introduction dans le tuyau injecteur d'un petit fosset qui bouche très-hermétiquement et le plus promptement possible. Comme cela, j'ai toujours constitué un tampon aussi parfait que possible. Je le faisais un peu moins dur en injectant une moindre quantité quand l'orifice n'était pas beaucoup dilaté, quitte à le remplir plus tard au fur et à mesure de la dilatation, car il doit être d'autant plus plein que l'orifice approche davantage de la dilatation complète, comme me l'ont démontré les expériences que j'ai cru bon de faire d'abord, et les observations que je possède.

Je ne crois pas devoir raconter ici les premiers essais qui ne pourraient donner de fortes probabilités de ce que vont démontrer les derniers ; seulement,

d'appliquer le forceps, prenant soin surtout que le siége soit solidement élevé, afin que la direction du petit bassin se rapproche autant que cela se pourra de celle du tronc, et que l'orifice de l'utérus s'éloigne le moins possible de la symphise du pubis, afin par là de diminuer d'autant la direction oblique d'avant en arrière de l'organe qui contient l'enfant. Quand la femme est dans un état de faiblesse qui ne permet pas de la changer de place, je relève les cuisses et place sous le bassin un corps assez épais qui le soulève et diminue l'angle rentrant sacro-vertébral.

parmi les essais, il en est un que je dois rappeler afin de donner plus de poids au précepte de bien placer la femme, et parce qu'il peut démontrer que le tamponnement utérin ne serait pas une application impossible, avant le terme de l'accouchement, si les circonstances l'exigeaient quelquefois, comme je le crois.

J'avais fait plusieurs expériences sur des vessies de cochon pleines et placées dans des linges percés, dont j'agrandissais graduellement la petite ouverture circulaire par de petites incisions graduées selon le degré d'ouverture, pour simuler l'effet successif de la dilatation utérine, quand une femme de mes clients mourut, étant au sixième mois environ de sa grossesse.

Comme il m'importait fortement de connaître si la perforation du placenta et enfin tout le manuel de l'opération que je projetais était aussi facile et aussi positivement efficace que je me l'étais figuré, je priai donc mon confrère, M. le docteur Pelletier d'Amboise, qui avait assisté à tous mes autres essais, de vouloir bien venir avec moi chez cette femme ; et là, sous le vain prétexte de pratiquer une opération nécessaire, nous procédâmes à l'application du tampon.

Le cadavre était raide, allongé et couché sur un lit ou le siège était enfoncé. L'introduction de la vessie munie d'une sonde de gomme élastique assez grosse et roidie par son mandrin ne fut pas difficile, malgré la longueur du col utérin et sa non-dilatation de l'orifice, car je n'éprouvai pas une résistance bien grande.

Je pénétrai entre l'utérus et les membranes, jusqu'à seize centimètres environ, et là je perçai l'utérus à la partie postérieure et je pénétrai dans le péritoine, ce qui fut fait sans que je m'en fusse douté, car ce n'est qu'après avoir ouvert le ventre que je reconnus cette faute grave qu'il était presque impossible de ne pas commettre, en laissant le cadavre dans la position allongée ; mais enfin, je ne l'avais pas prévu, mon confrère n'y avait pas pensé non plus, il faut savoir se l'avouer. Or, pourquoi ne pas craindre que d'autres puissent commettre sur le vivant la faute que j'ai commise sur un cadavre ? J'emportai chez moi l'utérus, et là nous achevâmes notre expérience, et il resta démontré qu'il n'y avait pas beaucoup plus de résistance à vaincre pour rompre l'épaisseur de l'utérus que les membranes placentaires. Le seul indice d'une semblable erreur, ce serait sans doute : 1° la douleur qui n'a pas lieu tant que la sonde n'est poussée que dans la cavité du placenta ou entre cet organe et la matrice ; 2° puis enfin, c'est que la résistance n'a lieu dans ce cas que quand le tampon est déjà arrivé assez haut au-dessus du col. Or, à moins d'inattention, il doit être facile de reconnaître par cette résistance tardive l'imminence d'une faute qu'on évitera en plaçant la femme comme j'ai dit, et aussi en imprimant une légère courbure au mandrin, dans le cas où l'on voudrait glisser seulement entre les membranes et ne point pénétrer dans la cavité placentaire.

Maintenant, quittons ces détails qui seraient oiseux s'il ne s'agissait pas de la vie d'un être toujours important. Pour en venir enfin à l'application pratique, je vais raconter, avec autant de détails que possible, ce que j'ai fait et obtenu depuis : c'est le meilleur moyen de ne rien omettre d'utile.

Le premier cas de placenta greffé sur l'orifice que je rencontrai après avoir fait toutes mes expériences, fut chez Mme P., de Vernou. Cette dame était à sa deuxième couche ; elle perdait depuis cinq jours sans trop de douleurs, et sans même que sa famille et la sage-femme en prissent grande inquiétude. Elle était, il est vrai, faible, mais sa faiblesse n'était pas extrême. Pendant que j'apprêtais mon appareil, je fis demander M. Guimier, de Vouvray, médecin de la famille de cette dame, sans m'occuper de savoir préalablement quel était l'état du col. Ce ne fut donc que lorsque tout fut disposé que j'introduisis la main ; mais, trouvant alors l'orifice suffisamment dilaté, je crus qu'il était bon de procéder, sans la retirer, à la terminaison de l'accouchement, ce qui fut fait très-promptement et très-heureusement pour la mère et l'enfant.

Si quelqu'un trouvait ma précaution trop grandë, qu'il réfléchisse qu'une recherche faite une heure ou deux avant la terminaison possible de l'accouchement aurait pu aggraver la perte d'une façon compromettante.

Dans l'hiver 1833, M. le docteur Pelletier me fit appeler chez la jeune femme M., d'Amboise, qui était dans les douleurs depuis douze ou quinze heures ; elle était exsangue et tout à fait défaillante ; sa grossesse était à terme ; l'orifice était dilaté comme une pièce de cinq centimes. Cette dame était réellement mourante. Le tamponnement nous parut la seule ressource possible, et il eut été efficace si cette pauvre jeune femme n'eût pas dû payer son tribut à mon apprentissage. Je me servis, comme dans mes expériences, d'une sonde de gomme élastique assez grosse et munie d'un fort mandrin ; mais n'ayant pas sa partie moyenne garnie d'une virole sous la ligature, l'introduction ainsi que l'injection de la vessie furent faciles et n'occasionnèrent aucune douleur. Le sang cessa immédiatement de couler. Nous mîmes un bourrelet de linge à la vulve, sur lequel nous liâmes des fils placés sur la vessie pour tirer sur elle, et dans la croyance que ce point d'appui était nécessaire ; mais, plus tard, comme on le verra, je reconnus que je n'avais pas besoin de recourir à ce moyen plus qu'inutile. Depuis dix heures jusqu'au soir six heures, la femme éprouva deux petites pertes, que mon confrère qui était resté chargé de sa malade arrêta en tirant plus fort les fils attachés sur le tampon de linge ; enfin, à huit heures du soir, la vessie sortit ayant son globe très-ramolli, et avant que l'orifice fut bien dilaté nous procédâmes de suite à l'accouchement qui fut promptement terminé, car les eaux de Lamnios n'ayant coulé qu'à cet instant, la version fut plus facile. Malgré tout, la femme M. succomba peu après ; elle n'avait pas encore suffisamment réparé ses forces, l'accouchement avait eu lieu trop tôt, et il y avait eu comme je l'ai dit, deux petites pertes qui, quoique faibles, avaient encore été de trop dans un instant aussi critique. Il fut bientôt démontré, pour moi, que ce qui avait empêché le succès de ce tamponnement, c'était le ramollissement du tampon; or, cela était dû principalement à ce que la sonde s'étant éraillée sous la ligature, avait laissé suinter l'eau de la vessie. Ce fut cette leçon qui m'engagea à munir la sonde d'une virole pour la préserver de toute rupture; aussi, dans les autres cas, le succès fut-il complet, comme on va le voir par l'observation suivante.

Mᵐᵉ B., jeune femme brune, primipare, qui était arrivée heureusement à huit mois et demi de sa grossesse, me fit appeler le dix-huit avril 1835; elle venait d'être prise d'une perte effrayante; elle était sans douleur, mais très-effrayée à la tige. *Traitement :* Repos, application d'oxicrat, boissons froides.

Deux heures après, commencement du travail; la perte continue; elle est un peu moins forte, il est vrai. La journée se passe ainsi; mais, le soir à dix heures, l'épuisement était devenu considérable, l'écoulement avait augmenté beaucoup sans que les douleurs fussent devenues plus vives, la dilatation de l'orifice était à peine comme une pièce de deux francs; alors il me sembla qu'il n'était plus permis d'attendre : j'appliquai mon tampon à onze heures du soir, quoique je fusse seul, et n'ayant d'autres aides que la mère et la sœur de la malade. Je pus ainsi injecter sans difficulté une pleine seringue et demie d'eau. Dès que j'éprouvai une assez forte résistance, sans qu'il y ait plus de contraction qu'au début de la manœuvre, je bouchai la sonde, et dès ce moment le sang cessa de couler si promptement et si complétement, que le linge placé sous elle ne fut pas seulement taché; au bout d'une heure, comme les douleurs n'augmentaient pas, je crus pouvoir aller me coucher.

Le lendemain matin à cinq heures, il n'avait pas coulé une seule goutte de sang; les douleurs avaient été peu vives toute la nuit, et la malade avait repris des forces et un peu de son coloris. Je fus voir mes autres malades, indiquant l'itinéraire que j'allais suivre. Sur les huit heures, après une forte douleur, le tampon sortit; on courut me chercher. Sans plus tarder, je rompis les membranes, fis la version et amenai un enfant vivant. Le placenta sortit immédiatement et la femme fut bientôt remise à sec dans son lit; mais, pendant que je lavais mes mains, je la vis pâlir; comme c'était une perte interne assez forte, qui allait la compromettre, vite, de ma main gauche appuyée sur ladite et pressée par celle d'un assistant, je comprimai fortement cette artère, tandis que de l'autre, introduite dans le vagin, puis dans l'utérus, pendant que la mère soulevait la cuisse droite, je provoquais les contractions utérines et enlevais le caillot, plus un fragment de membranes, cause de cet accident. Ceci fait, je continuais la compression pendant une heure, donnai des cordiaux, et enfin tout se passa dès lors pour le mieux, car mère et enfant vivent encore. Si le premier fait pouvait laisser des doutes sur l'efficacité de ce mode de tamponnement, il n'en est pas de même de celui-ci; mais comme je n'avais pas eu de témoins de ce succès complet, j'ai cru devoir attendre, pour le publier, que je puisse l'accompagner d'un autre. Ce devait être mon confrère, M. le docteur Pelletier, bon juge en pareil cas, qui devait encore me fournir cette troisième occasion. Je vais le raconter; il est surtout digne d'attention, en ce qu'il démontre qu'un tampon peu dur n'est pas efficace, parce qu'alors il est expulsé trop tôt si on ne surveille pas; il prouve aussi qu'on peut, en le surveillant, parer à cet inconvénient par l'injection d'une nouvelle quantité d'eau.

Vers le milieu du mois de juillet 1841, M. le docteur Pelletier, me fit éveiller pour sa cliente, Mme L. qui était au terme de sa troisième grossesse; Depuis huit jours elle avait éprouvé plusieurs pertes, pour lesquelles notre confrère avait fait de son mieux. Depuis quelques heures, le travail et la perte marchaient de front; la malade avait déjà éprouvé une forte syncope avant mon arrivée. L'orifice était de la largeur d'une pièce de deux francs; il était donc à peu près certain, pour nous deux, que la malade allait être gravement compromise si l'on ne mettait pas fin à l'écoulement du sang. M. Pelletier s'était même occupé de disposer un appareil de tamponnement; mais il allait se servir d'une sonde de gomme élastique, non munie de virole, comme pour la femme M... Je lui expliquai la cause de notre insuccès d'abord, et je lui fis connaître le beau résultat de Mme B... Je fus en chercher une convenablement préparée pour résister à la ligature. Il n'y eut du reste pas d'autre changement dans l'appareil, lequel fut mis en place par M. Pelletier lui-même, et ce fut moi qui fis l'injection; mais comme le bouchon ne fut pas mis assez promptement, il y eut un peu d'eau de perdue et le tampon ne resta pas assez dur; il ne fut pas assez complétement hémostatique, car il coulait toujours un peu de sang. Alors, une demi-heure après, je pratiquai le toucher et reconnus que la vessie était au tiers sortie de la cavité utérine, et quelle était en partie dans le vagin, parce qu'elle était là étranglée comme une gourde par l'ouverture non dilatée de l'utérus. Ce fut alors que je proposai et fis une nouvelle injection d'eau dans la vessie, laquelle rentra dans l'utérus pendant l'opération, et dès lors, tout écoulement cessa d'avoir lieu.

Trois heures après environ, pendant une forte douleur, le tampon fut expulsé violemment. Aussitôt M. Pelletier procéda à la version et amena un enfant vivant. Puis, nous prîmes nos précautions contre une perte. Le fait de Mme B. nous servit de leçon, et ce ne fut pas sans raison, car Mme L. éprouva également une syncope assez forte, qui nous prouva que, chez elle aussi, la perte de sang avait atteint les dernières limites pour n'être pas mortelle.

Voici un autre fait. — Dans les derniers jours d'avril 1845, convoqués, M. le docteur Lagarde et moi, pour Mme B., jeune femme très-délicate qui, pour son second accouchement, éprouvait depuis vingt-quatre heures une perte qui avait été précédée d'une autre huit jours auparavant. Cette dame paraissait très-épuisée; le travail marchait bien lentement; l'orifice était beaucoup moins dilaté qu'une pièce de cinq francs. Il fut décidé, entre nous, que je tamponnerais sur l'heure. Le premier essai manqua parce qu'ayant substitué une canule métallique à la sonde, et le mandrin ayant été trop courbé pour passer facilement dans ce conduit solide, elle se fendit et coupa la vessie.

La réapplication fut plus facile. L'injection ne fut pas complète; malgré cela le sang cessa de couler; mais deux heures après, le tampon serait sorti si je n'avais pas surveillé et poussé une nouvelle quantité d'eau, qui le fit rentrer à sa place; une heure et demie après cette réintroduction, il sortit bruyamment. J'opérai aussitôt la rupture des membranes, laissant à la nature le soin de terminer l'accouchement. J'avais eu tort, car le travail se ralentit, la perte quoique moins forte devint assez inquiétante pour me décider à appliquer le forceps, ce qui, en raison de la position de la tête, et d'un enroulement du cordon, ne fut pas facile. L'enfant était mort dans ce travail.

Cette jeune femme se rétablit assez promptement.

Observations du placenta greffé sur l'orifice.

Depuis que j'habite Tours, où j'évite de me mêler d'accouchement autant que possible, je n'ai jamais eu que quatre occasions de rencontrer le placenta près de l'orifice.

Dans le premier cas, il s'agissait d'une femme de St-Cyr que je vis concurremment avec M. le docteur Millet. Chez cette femme, la perte éclata seulement lorsque le travail fut commencé, ce qui démontrait que l'insertion placentaire n'était pas centre pour centre, mais seulement dans le voisinage de l'orifice. Mon confrère conseilla l'usage du sel ergoté; la perte n'était pas abondante ; nous laissâmes marcher le travail.

Il n'en fut pas de même pour Mme M... Cette dame était à sa cinq ou sixième couche, et les accouchements avaient tous été faits sans encombre. La première perte eut lieu au cinquième mois, et elle fut abondante; le régime, le repos, les lavements opiacés-rathaniés, furent, je crois, utiles, car, pendant les quatre autres mois, elle eut cinq pertes abondantes, mais qui ne l'épuisèrent pas trop. Enfin, elle était parvenue à la fin du neuvième mois ; les premières douleurs avaient été précédées déjà d'un écoulement de sang abondant quand j'arrivai près d'elle. A ce moment, je ne dus pas dissimuler au mari la gravité de la position de sa femme. Je l'engageai donc à m'adjoindre un autre accoucheur et même à me remplacer par qui bon lui semblerait, tout en me mettant à sa discrétion. Ce fut M. le docteur Duclos qui me fut adjoint ; pendant deux heures nous ne crûmes pas devoir intervenir ; mais quand la perte prit un caractère plus alarmant, comme l'orifice n'était pas plus dilaté qu'une pièce de dix centimes, je dus établir le tamponnement interne.

Pendant que j'en surveillais le résultat, mon confrère crut pouvoir s'absenter ; or, il était à peine sorti, que le tamponnement fut expulsé ; l'écoulement prit alors des proportions si foudroyantes, qu'il n'y avait pas un instant à perdre. Ma main introduite dans l'utérus put aller jusqu'au fond sans pouvoir parvenir à rompre les membranes, malgré la puissance de l'ongle de mon pouce et de mon index. Enfin, elles furent rompues. La version opérée, j'amenai l'enfant assez promptement, et, comme le placenta était décollé, il vint immédiatement, puis, à l'aide de la compression de l'aorte et de frictions sur l'hypogastre, l'hémorrhagie fut arrêtée sans retour. L'enfant était mort comme on le pense sans doute. La malade qui était très-faible fut prise d'un violent mal de tête, comme cela advient après toutes les hémorrhagies considérables ; malgré cela, les suites de couches marchèrent régulièrement.

Voici un nouveau fait du tamponnement intrà-utérin ; celui-là, plus que tout autre, démontrera le parti que l'accoucheur peut en tirer. Le 3 décembre, à trois heures du matin, une sage-femme de notre ville (dont je crois devoir taire le nom), me fit éveiller pour une de ses pensionnaires, fille de trente et quelques années ; elle n'était pas primipare ; il y avait trois mois qu'elle éprouvait des pertes considérables. Depuis le commencement de la nuit, les douleurs étaient incessantes ; cette fille était exsangue, s'évanouissait à chaque instant, et son lit n'était qu'une mare de sang. On me montra un grand pot de nuit rempli à moitié de caillots. Cette malheureuse vomissait ; on venait de lui donner un peu d'eau-de-vie pour la ranimer, et à chaque instant, elle réclamait de l'eau froide sur son front, comme moyen de la ranimer. J'étais pris au dépourvu ; je n'avais ni seringue, ni vessie ; il me fallut donc réveiller les voisins pour obtenir ce qu'il me fallait, et tout préparer ensuite. J'avoue que je croyais bien n'avoir pas le temps de réussir préparer tout ce qui était nécessaire pour cette malheureuse, dont le sang continuait de couler en abondance. En attendant, je donnai un peu d'opium de Rousseau dans un demi-verre d'eau sucrée. L'orifice me parut ouvert comme une pièce de dix centimes, la tête se présentait, je dus introduire la vessie entre le placenta et l'utérus, dans la région correspondante au sacrum. Je n'osais même pas changer la malade d'attitude, tant son pouls était misérable, tant elle était faible. Le tampon ne put être complètement distendu ; néanmoins, il fut suffisant pour arrêter l'hémorrhagie. Je fis une absence de deux heures, et j'avoue que je me mis dans une étrange colère quand, à mon retour, j'appris que le tampon était sorti depuis une demi-heure, et qu'on ne m'avait pas fait prévenir. Je le remis donc vite en place, le distendis davantage, revins une heure après y mettre encore de l'eau, ce qui le fit rentrer dans l'utérus. Je recommandai si impérieusement à mon aide de mettre la main et de l'empêcher de sortir que, cette fois, ma prescription fut rigoureusement exécutée ; et, malgré les instances de la malade qui souffrait de ses douleurs, je le fis contenir depuis huit heures du matin jusqu'à onze heures, tant dans l'utérus que dans le vagin ; cela fut fait par la main de la femme qui me secondait. A cette heure, trouvant cette fille moins anémique et ayant le pouls plus développé, enfin dans une condition telle qu'elle me parut capable de supporter les suites de l'accouchement, j'ôtai le tampon ; trouvant l'orifice suffisamment dilaté, je perforai le placenta et ne retirai ma main que quand la tête eut en partie franchi l'orifice et plongé dans le petit bassin, ce qui rendit tout écoulement désormais impossible ; après cela, je laissai à la nature le soin de terminer l'accouchement. L'enfant était mort ; la délivrance fut facile, ce fut par ces précautions que cette malheureuse, qui, à trois heures du matin avait eu déjà plusieurs syncopes, supporta sans broncher l'accouchement dont les suites n'ont rien offert qui soit digne d'être noté ici.

Je crois devoir expliquer pourquoi, après avoir essayé d'une canule en métal, je suis revenu à l'emploi de la sonde de gomme munie d'un prolongement à son ouverture, fait d'un tuyau en caoutchouc, et, surtout, pourquoi j'ai rejeté la canule munie d'un robinet que presque tous les confrères qui m'ont vu à l'œuvre me conseillaient comme la première des conditions de succès. C'est qu'il faut que la sonde aille jusqu'au fond de la vessie, afin que, si celle-ci sort de l'utérus par une cause ou par une autre, on puisse la faire rentrer et la remplir ; alors si le jet du liquide ne se faisait pas par le fond, elle ne rentrerait peut-être pas, puisque ce ne serait pas la portion la plus élevée, celle encore placée dans l'utérus, qui serait remplie. La deuxième condition, c'est qu'il faut que ce qui sert de canule puisse se couder à la demande du mandrin, lequel, pour éviter qu'il porte trop sur les parois postérieurs de la matrice, doit être un peu courbé, afin de mieux glisser sur ces parois. Or, dans une canule droite, qui ne peut être aussi longue que le mandrin, sans quoi on s'expose à blesser l'utérus ou gêner excessivement l'introduction, un mandrin ne peut passer, s'il est coudé, à moins d'être trop flexible; de plus, un robinet a pour inconvénient de fournir une ouverture plus petite que le calibre de la sonde, et, d'abord, il est trop lourd et toujours difficile à se procurer. Voilà pourquoi, un petit tuyau de caoutchouc, que l'on peut presser au besoin avec les doigts et applatir tout à fait, n'a pas besoin de robinet; il le rend parfaitement inutile. D'ailleurs, ce qu'il faut avant tout, dans ce cas, c'est un instrument que tout médecin puisse se procurer facilement et à peu de frais autant que possible.

Je ne dois pas terminer ce travail sans mettre mes lecteurs à même d'éviter ce que j'appellerai mes fautes ou celles des autres. Au début de mes expériences, je fus éveillé une nuit par ordre du confrère qui m'avait aidé dans ces recherches : il me faisait demander mon appareil de tamponnement intrà-utérin; il s'agissait, me disait-on, d'une femme arrivée au huitième mois de sa grossesse; je le lui fis porter. Dix-huit heures après, ce même confrère m'appelait auprès de cette femme, chez laquelle il avait pratiqué le tamponnement, et, depuis ce moment, l'hémorrhagie avait cessé complètement. Les douleurs avaient continué. A mon arrivée, le tampon avait été chassé et l'orifice ne dépassait pas le diamètre d'une ancienne pièce de dix centimes. Mon consultant avait essayé en vain d'introduire la main; pourquoi n'avait-il pas tamponné de nouveau puisqu'il désirait que je le fisse moi-même? Je n'en sais rien; mais, comme la femme ne perdait pas depuis la sortie de l'appareil, j'hésitai à condescendre à ses désirs; il invoquait la faiblesse de cette femme et la crainte de voir le sang reparaître. Je crus devoir céder entre six et sept heures du soir. Il était dix heures quand je revins la voir, et, quoiqu'il ne s'écoulât aucune goutte de sang, la femme était dans un épuisement complet; elle mourut à minuit. On me rappela en toute hâte; nous pratiquâmes aussitôt l'opération césarienne, l'enfant était mort, comme nous nous en doutions. Mais, ce qu'il importait de voir, c'est le tampon mis en place et aussi de chercher quelle pouvait être la cause de la mort de cette femme. Extérieurement, la matrice paraissait dans son état normal, mais dans ses deux tiers supérieurs seulement, car il n'en était pas de même de l'inférieur : là, elle était marbrée et complètement ecchymosée. Intérieurement, nous trouvâmes le placenta, disposé en forme de raquette, placé près de l'orifice; le cordon se trouvait précisément près de cette ouverture, la surface utérine était saignante là où le placenta avait été décollé. Le tampon que j'avais mis n'occupait pas autant de place que le premier, il s'en fallait de beaucoup, et mon confrère me donna des renseignements suffisants pour que je puisse assurer que celui qui avait été lacé par lui devait être au moins un tiers plus volumineux. Je n'hésite donc pas à croire que la mort de cette femme fut due en partie à cette circonstance, car la provocation des douleurs qui fut produite par la présence d'un aussi volumineux tampon avait dû jeter l'utérus dans un état de douloureuse inertie, si tant est que ce ne soit pas plus. Il eut été même beaucoup trop volumineux quand bien même le travail eut été commencé. Ce que j'aurais dû faire au lieu de le replacer et continuer ce qui avait été fait, c'était d'attendre, puis, au besoin, percer les membranes et agir selon les circonstances. J'en fais donc très-loyalement mon *mea culpa,* ainsi que de ce qui s'est passé dans le fait qui se trouvera quand je parlerai des polypes intrà-utérins, car je ne dois pas quitter ce sujet sans prévenir qu'il serait fâcheux de vouloir substituer un autre liquide à l'eau.

Un mot sur les causes les plus fréquentes de l'avortement et sur l'emploi des lavements opiacés et astringents dans la grossesse.

Tous les accoucheurs qui parlent de l'avortement attribuent à cet accident beaucoup de causes. Sans vouloir dire que ce soit à tort, je crois cependant qu'il en est une que l'on a reléguée au dernier plan et qui est incomparablement la plus fréquente; si j'en crois mon observation personnelle, qui date de 1824, elle le serait au moins neuf fois sur dix. A cette époque, j'étais jeune marié, et ma femme, à sa première grossesse, accoucha à cinq mois. J'attribuai alors cet accident à une course de deux lieues faite en voiture; je me trompais, car, lorsqu'elle redevint enceinte quelque temps après, les mêmes douleurs et l'imminence d'un même danger se présentèrent pour elle sans que l'on put accuser la même cause, mais c'était le lendemain d'une autre cohabitation. Une seconde imprudence de ma part eut le même résultat, alors il fallut bien me rendre à l'évidence. Eh bien, depuis cette époque, ce qui fait un laps de temps de plus de quarante ans, j'affirme n'avoir pas été consulté pour une fausse couche sur dix, qui n'ait pas été précédée d'une cohabitation quarante-huit heures au plus avant l'éclat des premiers accidents. J'affirme, en outre, avoir été appelé pour des femmes enceintes qui avaient fait, je devrais dire impunément, des chutes même très-graves sans avorter. Je le fus notamment pour une dame qui, en allant au bal, fut jetée à plat ventre dans le milieu du chemin par dessus un tilbury; aussi elle tomba comme une balle jetée en l'air, et, malgré ce saut périlleux, elle en fut quitte pour la peur. Indiquer la cause du mal, c'est, je crois, dire quel est le principal moyen de le prévenir; cependant, il en est d'autres bons à mettre en œuvre. Quand les accidents sont déjà déclarés, ce qui m'a le mieux réussi, ce sont les lavements opiacés et surtout ceux rendus astringents, lesquels calment si bien les vomissements et les autres perturbations que produit la grossesse; de plus, j'ajoute, dans les cas extrêmes, les vésicatoires volants appliqués dans les aines, mais laissés seulement jusqu'à ce qu'ils aient produit un peu *de cuisson pendant quinze minutes;* cette condition est essentielle, car, laissés plus longtemps, ils peuvent avoir l'effet contraire à celui désiré en agissant sur les voies urinaires. J'ai vu ce moyen réussir même quand il y avait déjà hémorrhagie.

Voici comment j'ai été appelé à recourir à ce mode de traitement : J'étais au début de ma carrière, quand je fus appelé pour une meunière qui ne se croyait pas enceinte; cette femme, boiteuse par suite d'une affection de la hanche gauche, était mère depuis huit à neuf mois; elle me fit appeler pour des douleurs de ventre qui lui arrachaient des cris déchirants, je dois dire que je n'ai jamais vu une femme exprimer plus vivement ses souffrances. Comme ses règles n'avaient pas reparu depuis son accouchement, qu'elle nourrissait encore, je pratiquai une saignée, mis quelques sangsues au siége, donnai des bains; cela fut fait sans aucune espèce de soulagement. La face était grippée, le pouls misérable; comme je l'ai dit, cette malheureuse ne jetait qu'un cri. En désespoir de cause, je fis mettre un vésicatoire volant dans l'aine du côté gauche, qui était le plus douloureux. A la visite qui suivit, quelques heures après, elle me demanda comme une grâce de lui en faire appliquer un deuxième du côté droit, car la douleur avait cessé de l'autre, mais elle était restée aussi forte de celui-ci. Ce dernier fut mis à six heures du soir, et le lendemain tous les accidents avaient disparus; la grossesse devint évidente et marcha bien.

Comme tous les accoucheurs, j'ai été souvent appelé pour les vomissements qui ont une apparence incoercible et pour lesquels toute espèce d'ingesta médicamenteux avaient échoués. Or, j'affirme n'avoir rien trouvé de plus efficace que ces deux moyens.

Je fus consulté un jour par un de mes amis, marié depuis treize ou quatorze ans, qui avait toujours désiré vainement des enfants. — Sa femme, grosse et de belle apparence, avait eu quelquefois des retards de quatre à cinq semaines; on ne pouvait pas les attribuer à une maladie, et chacun d'eux avait été suivi ou plutôt terminé par un retour d'écoulement plus douloureux et plus abondant que lorsque les règles paraissaient aux époques normales; cela me fit soupçonner que cette dame avait dû faire des avortements à deux mois au plus. Je l'engageai donc à me prévenir la première fois que cet événement se reproduirait; ce qui fut fait. Je pratiquai une petite saignée ; un mois après j'en fis une autre petite, ce que je répétai chaque mois, jusqu'après le sixième et le neuvième mois ; une fille vint combler les vœux de mon client.

Quelque temps après je fus également consulté par un autre mari qui était dans les mêmes conditions que le précédent, depuis treize ans. Comme on pense bien, je donnai le même conseil ; mais, le lendemain de ma saignée, un écoulement utérin apparut ; il fut aussi violent et aussi douloureux que ceux qui avaient eu lieu autrefois après les suspensions dont j'ai parlé. M. S. vint me faire part de notre mécompte, je lui répondis : Nous avons fait fausse route et je vous le dis franchement. Je l'engageai à recommencer, et quatre ou cinq mois après j'étais mis encore en demeure de l'aider à devenir père ; mais, au lieu de saignée, je conseillai des lavements de laudanum et de rathania qu'on dut répéter pendant toute la durée de la grossesse ; je dis que l'on dut répéter, car la dame, qui était ennuyée de prendre tous les jours des lavements parfois doublement quotidiens, voulut essayer de s'affranchir de cette servitude ; mais aussitôt des douleurs de ventre apparurent et firent craindre une perte ; or, comme cela se reproduisit à plusieurs reprises, le doute ne fut plus permis ; aussi, pour récompense, amena-t-elle à terme un enfant bien conformé.

Je reparlerai d'elle avant de terminer cette lettre.

Voici un autre fait : La femme d'un mécanicien qui avait fait quatre ou cinq fausses couches avant de me consulter, ce qu'elle avait vainement essayé de prévenir par des pertes de sang répétées à plusieurs reprises, fut soumise par moi aux mêmes moyens, et ce traitement semblait devoir obtenir le même succès jusqu'au sixième mois, époque où une infraction sur l'abstinence conjugale fut suivie d'une nouvelle fausse couche. Redevenue enceinte depuis, et complétement édifiée sur la nécessité de suivre mon conseil, elle est aujourd'hui bien heureuse d'être mère. Je crois devoir revenir à l'observation de la dame qui précède celle-ci, car je m'estimerais heureux si, par cette citation, que je pourrais multiplier, je pouvais faire comprendre qu'on abuse trop du seigle ergoté dans l'accouchement. Je n'hésite même pas à attribuer certaines suites de couches fâcheuses à l'abus qui est fait de ce moyen ; car si bien des fois les douleurs utérines n'ont pas la force d'expulsion désirable, c'est que la matrice est trop congestionnée, c'est qu'elle est malade, c'est que ses contractions sont, comme disait Antoine Dubois, tout à fait *fébriles ;* alors l'excitation produite par cette substance n'a pas non-seulement tout le résultat désiré, mais encore l'usage abusif de cet excitant dispose les femmes à des accidents congestifs, enfin à la métropéritonite puerpérale. Ainsi, madame S..., qui, pendant neuf mois, avait usé de lavements opiacés pour calmer ses douleurs utérines, pour rendre l'utérus plus tolérant, si je puis dire ainsi, était en mal d'enfant depuis cinq heures du matin, quand, à dix heures et demie du soir, M. Lagarde (mon gendre), qui était son accoucheur, rentra chez lui, ne trouvant pas que le travail marchait de façon à lui laisser croire à une terminaison avant le lendemain matin. Dans cette condition, je vis qu'il fallait calmer les douleurs incessantes, et pour cela je conseillai un lavement opiacé; peu après son administration, la malade eut un calme complet pendant trois heures, après lesquelles trois ou quatre douleurs très-modérées furent assez fructueuses pour amener la fin de l'accouchement; ces douleurs furent si peu fortes, si tolérables, en comparaison de celles qui avaient eu lieu toute la journée, que le mari et la femme furent surpris du résultat.

J'ai, contrairement aux usages reçus, si peu prescrit le seigle ergoté dans ma longue carrière, que je pourrais compter les femmes auxquelles j'en ai donné. Si dans ce cas je n'ai pas suivi, je dirai la mode, ce n'est pas par ignorance et encore moins par esprit d'opposition de mauvais goût. Voici pourquoi je l'ai fait : Un jour que j'allais visiter un homme qui s'était empoisonné, je fus arrêté au passage, à la Vallée-de-Raye, commune de Chançay, pour une jeune femme qui était en mal d'enfant depuis la veille au soir. C'était une jeune paysanne de très-belle apparence que je n'avais jamais vue malade depuis qu'elle habitait le canton. Je conseillai une petite saignée et des bains de siége; on n'en fit rien. Le soir, en allant voir l'homme qui se mourait, je m'étais précautionné de mon forceps pour être en mesure de terminer l'accouchement au besoin. A ma grande surprise, l'utérus était dans le même état qu'au moment de ma visite, faite dix heures auparavant. Ne devant pas intervenir, je crus devoir remettre au lendemain matin. Quelle fut ma surprise, en apprenant qu'elle venait de mourir à l'instant où les assistants s'y attendaient le moins? Je me hâtai d'inciser le ventre et l'utérus pour aller chercher l'enfant : il était mort. Mais ce que j'ai pu constater, c'est que l'utérus et ses annexes étaient dans un état de congestion morbide qui m'expliqua pourquoi le travail avait été infructueux; je dis *qui m'expliqua,* car je rapprochai ce fait de celui de madame C..., pour laquelle j'avais du appliquer le forceps, après quarante-huit heures de douleurs soutenues, chez celle-là c'était pour amener un enfant qui était loin d'être gros. Cette dame redevint mère deux ans après d'un gros enfant, et cette fois elle accoucha avec une facilité prodigieuse. Il n'y eut de différence entre les deux grossesses que ceci : c'est que, dans la première, tout dénota un utérus souffrant, et que, dans la deuxième, les lavements opiacés avaient rendu cet organe aussi tolérant que possible. J'avais dû y recourir parce que le début de cette deuxième grossesse avait été plus pénible que le premier. Cette dame a eu depuis quatre autres enfants; toujours les mêmes soins ont été suivis avec le même résultat, et les cinq enfants étaient tous bien plus forts que le premier.

Depuis que j'ai jeté ces remarques sur le papier, j'ai eu encore deux occasions de les faire mettre en pratique par deux confrères. Dans la première, il s'agissait d'une jeune femme, arrivée au septième mois d'une grossesse heureuse, quand elle tomba dans sa cave d'une hauteur de plus de deux mètres, ce qui fut l'occasion d'abord d'une fracture de deux côtes. Appelé sur l'heure, je recommandai le repos pour les fractures, et je fis faire le lendemain une petite saignée, et, de plus, je fis observer le repos et la diète.

Les choses semblaient aller à merveille, quand huit jours après, passant devant la maison, mon confrère, M. Pasquier, me fit entrer; les douleurs étaient vives depuis le matin, les contractions modérées il est vrai; l'orifice pouvait admettre deux doigts. J'avoue que ce fut en désespoir de cause que je conseillai, pour calmer les douleurs, l'emploi d'un lavement opiacé (huit ou neuf gouttes d'opium de Rousseau dans une tasse d'eau, à retenir); le calme qui s'en suivit fut tel, que je recommandai de le répéter le soir et même d'y revenir chaque fois que les douleurs reparaîtraient. Je le fis d'une façon pressante. Cette médication et le repos furent nécessaires pendant huit à neuf jours. Bref, le résultat fut tel que cette jeune dame n'accoucha qu'à neuf mois accomplis et d'un enfant bien constitué.

Le deuxième fait n'est pas moins intéressant. Au mois de juillet dernier, 1866, mon ami et ancien condisciple Herpin me pria de me hâter pour une de ses clientes, mère de six enfants, qui était enceinte, que l'on croyait à terme, et qui souffrait depuis huit jours au point qu'il y avait huit nuits que la sage-femme stationnait dans cette maison. Le ventre était douloureux au toucher dans toute son étendue ; comme il n'y avait pas de dilatation très-sensible, je conseillai l'emploi d'un vésicatoire volant dans l'aine du côté le plus douloureux, si les lavements opiacés ne suffisaient pas pour calmer les douleurs et rendre le travail plus facile; je n'avais pas d'autre prétention. L'état de cette pauvre mère de six enfants était tellement grave en apparence que quelques jours après je m'informai d'elle, et, à mon grand ébahissement, j'appris qu'elle n'était pas accouchée, qu'elle ne souffrait pas; enfin, sa délivrance d'un enfant vivant fut très-heureuse, mais ce n'est qu'un mois après ma visite qu'elle eut lieu.

Ces faits me semblent ne pas demander d'autres réflexions.

L'aventure suivante mérite, je crois, d'être racontée, car il est de ces circonstances où le praticien se trouve dans des conditions fort singulières. Un soir, après le coucher de mes domestiques, on sonna à ma porte. Je fus ouvrir. C'était un monsieur et une dame, tous les deux mariés, mais pas ensemble. Comme le lecteur le présume, la dame qui, pour me servir du dicton populaire, était en mal d'enfant, avait le plus grand intérêt à cacher sa grossesse. Les douleurs étaient incessantes, elles avaient commencé le matin. Pour éviter plus certainement les indiscrets, je les fis entrer dans mon cabinet, où j'installai, sur mon canapé, tout un lit de misère sur lequel la souffrante se coucha. Il y avait quatre heures qu'elle y était, et rien n'annonçait qu'elle dût être débarrassée dans la nuit. Or il fallait, pour éviter l'esclandre, qu'elle fut rentrée chez elle avant six heures au plus tard ; je dus la reconduire, passer avec elle le reste de la nuit ; avant de la quitter, je lui fis prendre un quart de lavement avec douze gouttes de laudanum de Rousseau, lui recommandai d'en prendre un deuxième dans la journée si les douleurs devenaient trop vives, puis il fut convenu que je reviendrais le soir à neuf heures et demie.

A mon retour, les choses étaient dans l'état où je les avais laissées ; les douleurs avaient été presque nulles, aussitôt je lui fis avaler deux grammes de seigle ergoté, et, deux heures et demie après, je tenais un enfant que j'emballai pour l'emporter avec le placenta, mettant de temps en temps mes doigts dans sa bouche pour l'empêcher de crier, car nous étions entourés de gens à oreilles indiscrètes.

***

Modifications au forceps.

Pour les accoucheurs qui ont été quelquefois réduits à la nécessité de mutiler l'enfant, soit parce qu'il y avait vice de conformation de la mère, ou développement anormal du produit de la conception, l'invention du forceps-scie, due à M. le professeur Van Huevel, de Bruxelles, serait inappréciable si cet instrument était d'un prix moins élevé ; mais sa cherté est telle, qu'il ne sera jamais dans les mains du plus grand nombre de médecins, et, par conséquent, il ne sera pas appelé à rendre les services auxquels son inventeur le croyait appelé, surtout quand on réfléchit que très-heureusement les cas où la mutilation du fœtus devient nécessaire ne sont pas communs. C'est dans la pensée de remédier à l'inconvénient que je lui reproche, que j'ai fait des essais et tâché d'arriver à faire que cet instrument, ou, tout au moins, celui appelé à rendre le même service, fût d'un prix tel que l'arsenal chirurgical ne fut pas plus coûteux qu'il l'est.

La principale condition que j'ai désiré obtenir, c'est que tous les forceps pussent être mis dans une condition qui permît de les convertir, au besoin, en forceps-scie, c'est-à-dire que l'accoucheur puisse adapter à son forceps l'appareil porteur de la scie, et faire que par cette disposition l'on puisse agir sur la tête de l'enfant avec autant de quiétude pour la mère qu'avec l'instrument du savant professeur belge. Une condition que tous les inventeurs d'instruments chirurgicaux doivent ne pas négliger, c'est de faire que l'instrument soit à la fois le plus simple, et par conséquent aussi facile à se procurer que possible. Vais-je avoir atteint le but que je me suis proposé? Ce n'est pas à moi de répondre. Je livre à mes lecteurs le fruit de cette recherche ; tant mieux si j'ai réussi. Voici donc, selon moi, la seule modification qu'il faut apporter au forceps ordinaire, quel qu'il soit : c'est de pratiquer d'abord deux trous au sommet de chaque cuiller, assez grands pour admettre une bonne ligature de fil ; puis il faut prolonger, par un trait de lime plate, l'ouverture de chaque cuiller, dans la direction de la partie qui doit réunir les deux cuillers, et pratiquer deux trous de chaque côté de cette rainure, laquelle doit avoir un centimètre et demi au moins ; les deux trous seront d'égale dimension que ceux percés au sommet des cuillers, car ils sont, comme les premiers, destinés à recevoir une ligature forte, et la rainure doit avoir assez de largeur pour laisser passer une scie à chaînette ; il est bon aussi que celle-ci soit plus longue en dedans des cuillers qu'en dehors, afin qu'elle ne présente pas une arrête à sa terminaison, contre laquelle les dents de la scie iraient parfois se heurter, comme on va le comprendre.

Maintenant, voici ce qu'il faut ajouter au forceps, pour le faire porteur d'une scie :

Deux petites pièces composées chacune de deux lames de cuivre, ayant la forme de l'extrémité d'un ovale, longues de trois à quatre centimètres au plus, soudées et réunies ensemble, dans les deux quarts moyens de leur circonférence, par une autre pièce assez épaisse, pour que les deux lames s'adaptent sur la cuiller du forceps, à l'extrémité de laquelle elles doivent s'attacher et former un prolongement.

Je dis qu'elles doivent s'y adapter et pouvoir y être attachées solidement à l'aide de trous qui seront parallèles à ceux percés à l'extrémité de ces cuillers. Ces lames, ou plutôt cette pièce, ainsi adaptée aux cuillers du forceps, sera fendue dans son milieu, en partant de la base, jusqu'à trois ou quatre millimètres du bord ; cette fente, qui doit avoir la largeur d'une scie à chaînette, va donc de la base vers le sommet de cette pièce.

Dans cette rainure est placée une petite poulie cannelée à distance suffisante du fond de cette rainure, afin de pouvoir y laisser passer facilement la scie ; si la poulie doit, comme cela est, faire une saillie qui dépasse l'épaisseur de cette pièce, elle doit, dis-je, la faire plutôt vers la concavité, ou autrement dit du côté de la face qui répond en dedans des cuillers, que de celle tournée vers la face externe.

J'obtiens, par ces deux pièces qui s'adaptent au bout des cuillers du forceps, que si cet instrument est un peu plus allongé, il porte à chaque bout de ces cuillers une petite poulie qui peut s'introduire dans les parties sexuelles, sans risque de blesser la femme, dans les cas où, quand on les introduit, ils ne seraient pas appliqués et dirigés tout à fait par la face palmaire de la main de l'accoucheur.

L'autre pièce qu'il faut ajouter à chaque branche du forceps n'est autre qu'un petit morceau de fer cylindrique pas plus long que la largeur de la partie de la cuiller où sont percés les quatre trous dont chaque extrémité est limée sur un même côté, assez pour faire que ce qui reste au milieu s'ajuste parfaitement et pénètre dans la rainure qui est la prolongation de l'ouverture des cuillers. Il faut, de plus, qu'il soit fait à chaque bout, vis-à-vis la portion qui répondra aux trous, une petite rainure pour loger les ligatures qui doivent le fixer au forceps. Comme on doit le penser, il s'agit de convertir le bas de l'ouverture en une coulisse apte à recevoir la scie à chaînette, comme les poulies placées au sommet des cuillers.

Les autres additions sont, outre la scie à chaînette dépourvue de ses deux poignées, quatre forts cordons dont on lie ensemble les deux extrémités, et assez longs pour plier un petit bois façonné pour faire un archet.

Veut-on alors se servir du forceps diviseur? Pour cela on place chacune des cuillers comme si on devait opérer l'extraction de l'enfant sans être forcé de se servir de la scie; seulement il faut, avant de les placer, mettre dans chaque poulie, et sur chacune des coulisses formées par les bouts de fer placés à la base de ces cuillers, une des ligatures dont j'ai parlé.

Quand on veut faire agir la scie, on la coud très-solidement par l'un de ses bouts au cordon passé dans une des poulies fixées au sommet de la cuiller; puis, de l'autre, au cordon passé dans la coulisse de la branche opposée, de façon à ce que les dents de la scie regardent du côté de la tête de l'enfant, et celle non coupant du côté des coulisses formées tant par la poulie que par le fer placé au bas de la cuiller.

Cela fait, on attache chacun des ces cordons conducteurs, servant à prolonger la scie, à chaque extrémité du petit archet qui doit être placé sous les branches du forceps.

Les choses étant ainsi disposées, l'accoucheur, tenant les branches du forceps de la main gauche, prend l'archet de la droite pour faire éprouver à celui-ci, tout en tirant modérément, un mouvement de bascule qui, par le va-et-vient de ses bouts, fait jouer la scie sur la tête de l'enfant, prise entre les branches du forceps : cela se fait sans toucher aux parties sexuelles de la femme. Il est bon, en commençant, afin de pouvoir s'assurer du point sur lequel la scie va agir, de faire tenir le forceps ou l'archet par un aide, tandis que l'accoucheur introduit sa main dans le vagin jusqu'à la tête, et pour maintenir la scie sur le point de la tête de l'enfant où il veut faire opérer la section; alors il fait jouer la scie assez pour être certain qu'une portion de la tête a été déjà coupée dans toute l'étendue d'une ligne partant de la poulie au petit fil opposé; enfin, quand il est assuré que la scie a fait sa section directe du point à l'autre de ses attaches, il prend un crochet et va chercher la scie près du fil de fer, s'il ne peut le faire avec son doigt, puis enfin il l'attire pour la détacher, ensuite la fixer aux deux autres ligatures opposées, et par conséquent il opère de la même façon pour faire une autre section dans un sens opposé, ce qui fait alors que la tête de l'enfant se trouve aussi complétement divisée qu'il est nécessaire pour pouvoir en faire l'extraction par partie, comme avec l'instrument du professeur belge.

Moyen d'improviser un porte-nœuds.

Je crois devoir engager ceux qui voudront connaître tout ce qui a été dit et fait sur les porte-nœuds, à consulter le mémoire fort bien fait de M. le docteur Hyernaux, professeur de Bruxelles. Cet accoucheur a su rendre justice à tous ceux qui se sont occupés de faciliter l'application d'un lac sur les membres de l'enfant lorsqu'il est encore engagé dans l'utérus, et ce n'est même qu'après avoir lu ce beau travail que l'idée m'est venue de faire quelques essais pour fabriquer moi-même un porte-nœuds, que tout accoucheur puisse improviser quelque part où il se trouvera obligé de recourir à ce moyen ; car quel est le chirurgien le mieux outillé qui, après une longue carrière, n'ait pas à se dire : « Je regrette de ne pas avoir eu avec moi tel instrument? » Combien y en a-t-il aussi qui ajournent la dépense que nécessite un instrument assez cher, qui ne leur servira peut-être pas deux ou trois fois dans la pratique, qui leur fait ensuite défaut?

Celui que je crois capable d'être improvisé en tout lieu, à toute heure, enfin à l'instant même et par l'homme le moins apte aux travaux manuels, se compose d'un fil de fer long d'un mètre, qu'on replie sur lui-même de façon à ce que les deux extrémités viennent répondre à peu près à la moitié ; on replie ensuite ce fil à sa partie moyenne, en lui faisant faire un double anneau, comme cela se faisait aux anciennes pinces des fumeurs avant l'invention des allumettes chimiques, afin que cela fasse un léger ressort qui permette à la pince de s'ouvrir dès que l'on cesse de presser les branches ; il est nécessaire que les deux extrémités soient parallèles ; il est bon aussi pour cela de prendre un fil non recuit, seulement il faut chauffer un peu chaque partie à plier avant de le faire, pour éviter une rupture (la lumière d'une bougie suffit pour cela). Chacune de ces deux extrémités encore une fois repliée à six centimètres, on y fait encore un double coude, comme est celui d'une baïonnette ; la portion qui dépasse ce double coude doit avoir trois centimètres et demi ; enfin, lorsque le tout est convenablement écarté, cela doit faire une ouverture de trois centimètres de large environ et de quatre au plus en haut, cela dépend de l'ouverture que l'on veut donner à cause du lac à poser.

Ceci fait, on prend un ruban de fil d'un mètre environ, que l'on plie par la moitié ; à quatre centimètres de ce pli, on réunit ses deux chefs par une double couture longitudinale, faite sur les bords, qui est réunie de façon à former un cul-de-sac long de trois centimètres et dont le fond est tourné du côté de l'anneau formé par le pli de ce ruban de fil ; on fait ensuite une autre double couture pareille à la première, mais tournée en sens inverse, dont l'ouverture doit être distante de celle du côté opposé de quatre centimètres et demi environ.

Pour se servir de cet instrument, on passe l'une des branches du fil de fer dans l'un des cul-de-sac de ce lac, et l'autre dans celui du côté opposé ; puis, on passe les deux chefs du cordon dans l'anneau formé par le pli qui se trouve au milieu du ruban de fil, ce qui forme une boucle en collet portée sur la fourche formée par le fil de fer, laquelle fourche s'ouvre et se ferme, selon qu'on presse dans un sens ou dans un autre pour rapprocher ou éloigner les deux branches.

Pour procéder à son application, doit-on dire qu'il faut porter ce petit appareil, pendant que l'on tient les deux branches rapprochées, dans le creux de la main introduite dans les parties génitales de la femme, la tourner vers le membre sur lequel on veut appliquer le lac, et que l'on cesse de presser les deux branches qui alors s'ouvrent seules. Alors, avec les deux doigts qui le dirigent, les branches étant écartées, le lac ouvert, on introduit l'anneau qui résulte de cet écartement autour du membre de l'enfant ; ceci une fois fait, on peut sortir la fourche et tirer ensuite les cordons, car cela suffit pour que le lac soit posé. Au défaut du fil de fer, on pourrait à la rigueur se servir de deux petits morceaux de baleine, coudés sur plat, à chaud, que l'on fixerait sur un morceau de bois pour lui servir de manche ; alors il ne s'ouvrirait pas seul. »

Si cet appareil, qui est si facile à confectionner, n'est pas brillant, il a, je crois, comme je l'ai dit, l'avantage de pouvoir être improvisé ; et, si mon amour-propre d'auteur ne m'aveugle pas trop, il est tout aussi bon et tout aussi facile à appliquer que tant d'autres fabriqués par les couteliers ; serait-il moins bon, qu'il ne faut pas pour cela le mettre de côté.

Petite histoire bonne à raconter.

Bretonneau fut un jour consulté par la femme du préfet d'un département où se trouve l'un des ports les plus importants de France, cette dame
revenait de Paris, nantie d'une consultation d'Antoine Dubois qui la disait
atteinte d'un cancer du corps de la matrice.

Mon maître, que je ne crois pas trop injustement surnommé le *Contra-
rius,* examine cette dame. Or, comme il ne trouvait pas à cet utérus gonflé
tous les traits caractéristiques de la dureté squirrheuse, ni ceux d'un gonflement phlegmasique qu'il n'admettait que difficilement, il imagina que tous
les accidents accompagnant la douleur et l'écoulement devaient être l'effet
de la rétention imparfaite du sang des règles, par suite d'un état spasmodique de l'orifice utérin. Dominé par cette pensée, il prescrivit à cette
dame de porter tous les jours dans le vagin et même d'indroduire dans
l'orifice une pilule composée d'extrait et de poudre de belladone. Comme il
n'y avait rien à perdre en suivant ce conseil, la malade exécuta cette prescription. Elle fit bien ; car, quelques mois après, elle revenait voir et
remercier Bretonneau de ce que le petit écoulement perpétuel avait cessé,
ainsi que les douleurs utérines qui persistaient après les règles. Bref, elle
était guérie. Le chef de l'école de Tours avait-il parfaitement interprété les
faits? Telle peut être posée, telle est la question que ce fait soulève.

Il y avait déjà longtemps que ceci était passé (1846 ou 1847) quand
cette histoire me fut racontée par feu Caillaut, de St-Symphorien. Je dois
dire qu'elle ne m'avait pas paru trop incroyable, quand, quelque temps
après, j'eus occasion de me la faire répéter par l'auteur lui-même, afin
de la mettre à profit pour une de mes clientes, dont le prélude des
époques mensuelles était long, douloureux, et qui voyait souvent l'écoulement s'arrêter, puis reprendre, et enfin être suivi parfois de la sortie d'un
sang noir, putréfié et fétide, qui laissait encore après lui un écoulement
séro-sanguinolent, ce qui enfin faisait que la santé de cette malade n'était
jamais parfaite.

Il n'y avait que peu de jours que ma cliente était à l'œuvre, je n'avais
donc pas encore obtenu un résultat bien positif, quand je fus adjoint à mon
ami Hélie, de Bléré, pour la femme d'un tonnelier de Civray ; elle était
maigre, brune, ayant malgré cela un teint parfait, n'avait jamais eu d'enfant, était âgée d'environ trente ans ; depuis quelque temps, ses règles
étaient seulement marquées par une recrudescence de douleurs et d'écoulement sanguin, car, durant tout le reste de son mois, elle perdait un peu,
et cet écoulement n'était pas toujours également coloré; l'utérus paraissait
volumineux, douloureux, peu mobile au toucher; il y avait de la constipation.

Mon confrère, après avoir épuisé tous les moyens, avait tendance à croire à une lésion organique. Je lui fis part de ce que j'avais fait raconter à Bretonneau, de mes impressions et du désir de lui voir essayer la même médication. Je l'engageai à ajouter l'usage des lavements émollients huileux, puis tous les soirs celui des quarts de lavements opiacés.

Je ne fus pas assez heureux pour le convaincre et, par conséquent, encore moins pour lui faire mettre en usage les pilules de belladone dont il riait. Que fit-il faire à sa malade? Je l'ignore; mais ce qu'il est bon de dire, c'est que, quelque temps après, étant avec notre ami commun M. Charlot, médecin à Cormery, il lui raconta ce qui s'était passé entre nous, il ne lui cacha même pas qu'il regardait cela comme une véritable excentricité tout à fait inacceptable; je crois même qu'il lui fit cette confidence dans la pensée de me faire savoir que sa malade était guérie sans avoir suivi mon conseil; car, quelques semaines plus tard, nous trouvant ensemble, j'amenai la conversion sur ce sujet, et il m'avoua franchement ce qu'il pensait. Fit-il bien? C'est ce que l'on verra, — je raconte seulement.

Quelque temps après, je fus appelé une nuit pour la pauvre femme d'un bûcheron du comte de Flavigny, à Monnaie; c'était une malade de mon bien estimable confrère Benardeau. Voici pourquoi : cette femme, qui frisait la quarantaine, avait éprouvé d'abord, pendant cinq mois, des pertes assez fortes qui parfois avaient redoublé, surtout à ses époques mensuelles; puis elle était restée souffrante, voyant de petits écoulements, mais plus ses règles pendant cinq autres mois; enfin, pendant ce temps, elle s'était négligée, comme font toutes les femmes que les travaux retiennent dans les champs, quand elle fut prise de douleurs utérines et d'une perte tellement forte que sa famille effrayée crut devoir m'envoyer quérir au milieu de la nuit. Lorsque j'arrivai, le matin de bonne heure, la perte était calmée ainsi que les douleurs utérines.

La sage-femme, qui est d'humeur assez raisonneuse, mais intelligente, nous raconta ce que je viens de dire; en terminant son récit et nous montrant le produit de la perte, elle ajouta : « Messieurs, voyez donc ce caillot, il a quelque chose que je n'ai point encore vu. » Il était gros, arrondi par son bout le plus épais, frangé de l'autre qui était moins consistant. Nous le divisâmes, et, au grand étonnement de tous, j'en retirai, non point un polype ni un faux germe, mais une petite masse fibrineuse allongée, de la grosseur, par un bout, d'un petit œuf; elle aurait eu toutefois la forme d'une poire longue si elle n'eut pas formé quatre étranglements, et, par conséquent, paraissant formée de cinq parties accollées pyramidalement les unes sur les autres, — on eût pu même le dire, et cela était réellement le fait d'une superposition : la première portion, celle la plus large et la plus épaisse, était évidemment de formation plus ancienne que la seconde qu'elle emboîtait en partie; celle-ci faisait la même chose pour la troisième; il en était de même relativement à la quatrième, et ainsi de cette dernière pour la cinquième. Il faut noter aussi qu'elles étaient toutes moins consistantes à mesure qu'elles étaient ou paraissaient de formation plus récente. Je conservai et emportai cette pièce soigneusement jusqu'à Tours. J'allais avoir ce jour-là à déjeûner précisément mes confrères Hélie et Charlot, et de plus M. Cerignan, médecin à la Membrolle, avec lesquels je fis la coupure en long de cette masse fibrineuse avant de l'envoyer à Bretonneau, qui certainement ne s'attendait pas à pouvoir trouver jamais une pièce pathologique aussi capable de prouver ce qu'il avait seulement supposé, si j'en dois juger par ses exclamations quand il la vit.

Ainsi, il fut donc démontré par la texture de ces cinq portions à demi emboîtées les unes dans les autres que cette masse fibrineuse était le fait de cinq hémorrhagies intra-utérines avec pertes, advenues à différentes fois et à des stades assez éloignés. Etait-elle le produit des cinq mois où les pertes avaient été copieuses, ou des cinq autres mois pendant lesquels il n'y avait rien eu d'apparent? Je suis pour la première supposition, libre à chacun de penser ce qu'il voudra; mais toujours reste-t-il démontré que du sang peut être retenu dans l'utérus, qu'il peut y séjourner, s'y convertir en caillot fibrineux presque organisé et par là simuler des maladies plus graves, etc.

Une chose plus commune qu'on ne croit généralement, c'est la rétention dans l'utérus d'une partie du sang des règles, cela se produit par le fait soit de la souffrance du col, soit par celle du corps lui-même ou des annexes utérines, souffrance à laquelle on oppose la cautérisation par le fer rouge ou par les agents chimiques, moyens qui sont aujourd'hui peut-être un peu trop prodigués. Autrefois c'étaient les sangsues que l'on prodiguait. Quelle que soit la valeur de ces moyens, qui ne peuvent jamais être que transitoires, ils exigent au moins quelques succédanés faciles à employer journellement. Voilà pourquoi je crois ne devoir pas quitter ce sujet sans citer quelques-unes des dernières observations où j'ai suivi la pratique du médecin de Tours, sans pour cela prétendre que ce qu'il avait supposé se rencontre aussi fréquemment qu'il le croyait.

Premier fait. — Mme de R. de V. est une petite femme d'assez bonne mine, qui porte dans la région hypogastrique et dans l'excavation du bassin une tumeur grosse comme les deux tiers au moins d'un œuf d'autruche; elle occupe tout à fait le milieu de la région : le toucher vaginal et le palper du ventre sont douloureux, le museau de tanche est assez développé et élevé. Il n'est pas possible d'imprimer à cette tumeur, formée par l'utérus, le moindre secours ou le moindre mouvement d'élévation avec le doigt, sans provoquer une vive douleur; elle est peu mobile. Il y a souvent de la constipation; les règles ne manquent pas à leur époque; le prélude en est fort douloureux; elles durent de six à sept jours, mais l'écoulement est saccadé et souvent suspendu un jour ou deux, pour reprendre et donner lieu à un écoulement noir, fétide, suivi ou terminé à son tour par un produit, je dirai séreux. Les selles sont peu régulières ; la malade urine fréquemment. Bien des moyens ont été essayés, sangsues, vésicatoires, frictions iodées, cautérisations. J'ai laissé la malade plusieurs mois sans rien lui faire faire autre chose que des lavements opiacés et des injections ; enfin je voulais gagner du temps. Sous l'influence de ces petits moyens, elle éprouva un peu de soulagement, mais qui était loin d'être satisfaisants quand je la soumis à l'usage des moyens suivants : Porter deux fois tous les jours, au fond du vagin, à l'aide d'un petit tuyau de cuivre muni d'un embout converti en speculum, gros comme le pouce, un petit paquet de fil de coton à tricoter, muni d'un fil, pour servir de moyen de retrait, qui devait être imbibé fortement avec de la dissolution aqueuse d'extrait de belladone, 8 grammes pour 125 grammes d'eau. Dès le premier mois, les douleurs avaient déjà notablement diminué et la grosseur aussi ; le toucher et le palper étaient plus supportables ; un petit écoulement avait encore lieu. Ce mieux a progressé pendant les deux autres mois qu'il m'a été possible de voir la malade.

Deuxième fait. — M. Viel m'adressa, il y a quelque temps, une jeune femme de 27 à 28 ans, ayant de l'embonpoint, très-bonne mine, accusant des douleurs abdominales très-fortes, l'hypogastre ne supportait pas une légère pression, le toucher vaginal était assez douloureux, l'époque des règles était précédée d'un surcroît de souffrances excessives, la menstruation durait plusieurs jours, cessait pour reparaître et faire place à un écoulement odorant fétide, plus ou moins mêlé de sang. Le col et le museau de tanche étaient douloureux, peu durs, mais saillants.

C'était une malade à plusieurs autres confrères. Rien, absolument rien ne l'avait soulagé ; je fis mettre, comme dans le cas précédent, à l'aide d'un petit tuyau préparé en speculum un tampon de coton imbibé d'un mélange d'opium de Rousseau, 8 gram., extrait de belladone, 8 gram., eau, 150 gram.; elle devait le porter au fond du vagin et le renouveler deux fois le jour. Après les premiers pansements, le soulagement fut immédiat; je l'ai revue depuis, le soulagement a continué et les accidents ont successivement diminué.

Voici un troisième fait qui mérite bien de prendre ici sa place, car il s'agit d'une femme de 35 à 36 ans, pâle, maigre, ne quittant pas le lit, ayant des pertes qui alternaient avec un écoulement bicolore ; on la réputait atteinte d'un cancer utérin. Le toucher comme le palper sont excessivement douloureux, l'écoulement ne cesse pas, c'est une véritable leucorrhée sanguinolente ; le museau de tanche est gonflé, bourgeonné, allongé, on peut y mettre aisément tout le bout du doigt ; les époques des règles sont très-douloureuses, elles sont irrégulières. Je ne suis pas le premier médecin consulté, il s'en faut bien. Qu'a-t-on fait? je ne le demande pas, pour n'avoir pas l'air de critiquer, car on a demandé mes visites comme un acte de charité, puisqu'elle a été dite atteinte d'un cancer.

Ainsi, sans m'enquérir de quoi que ce soit, je donne pour unique conseil d'introduire, deux fois le jour, un bourdonnet de coton imbibé de dissolution de belladone opiacée dans le vagin, après avoir donné chaque fois une injection ; cela doit être fait de façon à ce que les injections ne soient point provocatrices. Le mari, qui ne comprit pas qu'il fallait laisser le bourdonnet, fit un fort pinceau de charpie qu'il a porté trois fois le jour au fond du vagin, et malgré l'imperfection de ce moyen, quand six semaines après je revis la femme, je la trouvai faisant son ménage ; elle était remarquablement bien, et comme on le pense, j'ai dû dire de persévérer et faire faire un peu mieux les pansements.

Je terminerai ces citations, que je pourrais multiplier beaucoup (car je fais rire le marchand de tuyaux de cuivre, chaque fois que je vais lui en demander), par le fait suivant :

Il y a quelques mois, je fus prié de voir la femme d'un tailleur, qui était souffrante, mal réglée depuis bien longtemps, elle a eu plusieurs enfants ; 35 à 36 ans. A l'instant de ma première visite, fièvre violente, nausées, ventre ballonné, la plus légère pression est insupportable ; ces accidents ont débuté avec les règles qui se sont mal passées ; elle urine difficilement, habituellement constipée, elle a la diarrhée ; on attribue ces accidents à l'impression du froid.

Traitement. Potion de Rivière, diète, sangsues ; comme cet état grave persiste, je reviens aux sangsues et fais alterner la potion de Rivière avec une autre potion éthérée et laudanisée, puis je prescris des applications de vésicatoires dans les aines, sur la place desquels je fais mettre de la morphine. Ce traitement dure 20 jours, à ce moment les accidents aigus s'étaient calmés ; j'allais quitter la malade, quand le palper du ventre me fait constater une tumeur plus apparente du côté gauche ; elle occupe presque la fosse iliaque ; comme la malade ne m'en avait pas parlé, que la tension du ventre et sa sensibilité m'avaient empéché d'explorer en temps opportun, je fus surpris et témoignai mon étonnement ; alors elle me dit : « Mais je l'ai souvent après mes règles. » Cette tumeur était douloureuse au palper, au toucher vaginal également, et son époque survint qui raviva les accidents ; les frictions iodurées ne furent pas plus utiles ; ce fut alors que je pensai à l'emploi du bourdonnet imbibé d'un liquide composé d'opium et de belladone, comme dans les cas précédents. J'avouerai qu'en le faisant, je ne comptais guère sur un très-bon résultat, et que ce n'est pas sans surprise que, six ou sept semaines après, je vis cette malade se présenter à ma consultation, comme elle me conduisait son fils. Je ne la reconnaissais pas, car je ne l'avais jamais vue levée, et c'est quand elle allait sortir de mon cabinet qu'elle se fît reconnaître ; je la fis coucher sur le canapé, et, à ma grande surprise, je ne trouvai plus les traces même de la tumeur. Depuis, les règles avaient reparu à l'époque habituelle, et tout s'était passé sans accident.

Si on réfléchit aux effets que produisent les lavements calmants sur l'utérus, sur la faculté aspirante de cet organe dans la cohabitation, il paraîtra d'autant moins surprenant de voir les applications faites dans le fond du vagin, par conséquent enveloppant le museau de tanche, qu'elles sont bien plus efficaces que n'importe quelle autre médication topique. Or, celle que je préconise me semble avoir surtout pour mérite d'être facile et nullement incommode.

Opération du bec de lièvre.

Le bec de lièvre est une infirmité qui, par cela même qu'elle gêne, si même elle ne s'oppose pas à la succion, et par conséquent à l'allaitement maternel, compromet parfois la vie du petit infirme naissant ; elle est donc d'autant plus nuisible que le petit infirme est plus jeune ; outre cela, comme plus elle est prononcée, plus elle défigure celui qui la porte, plus elle blesse l'amour-propre maternel, d'un autre côté, plus elle est dans la condition que je viens de dire, plus le succès de l'opération faite de bonne heure est incertain, plus les échecs de l'opération sont à redouter.

J'ai, comme bien des chirurgiens, été appelé à opérer de jeunes enfants portant des becs de lièvre ; comme eux, j'ai été pressé par les mères de le faire le plus tôt possible, et, quand j'ai cru devoir céder à leurs instances, je n'ai pas été plus heureux que mes confrères. Oui, j'ai compté plus d'un revers. Pour l'un d'eux, quoique cet enfant appartînt à des paysans riches de Chançay, peu de jours après que j'eus échoué, il fut porté à l'hôpital de Tours, ou le chef de service, un de ces chrétiens comme il y en a tant, un de ceux dont le coupé ornait tous les dimanches le parvis de la cathédrale, accusa hautement la maladresse du premier opérateur. Comme on le pense, cet habile promit de mieux faire. Mais, pour lui, promettre et tenir n'était pas une même chose. Il opéra une première fois, échoua, opéra une seconde, échoua encore. Bref, l'enfant mourut.

Pour le second cas, ce fut autre chose ; j'ôtai les aiguilles le cinquième jour, la réunion me semblait assez parfaite à cet instant ; mais j'eus beau établir de mon mieux un bandage contentif unissant, malgré cela, quand je retournai à Dame-Marie voir mon petit malade deux jours après, je trouvai les lèvres de la plaie complétement séparées. J'opérai de nouveau quelques semaines plus tard, et cette fois, pour obtempérer aux désirs de la pauvre mère, je laissai les épingles jusqu'au septième jour, quand je les ôtai, elles avaient tranché presque complétement la lèvre, et la réunion n'avait pas eu lieu. Comme on le pense, la mère n'avait pas assez de malédictions à prononcer contre moi qui avais, selon elle, ôté les premières aiguilles beaucoup trop tôt. Que devint plus tard cet enfant? Je n'eus garde d'y aller voir, j'aurais été trop mal reçu.

Ces deux échecs me donnèrent à réfléchir; aussi, ce n'est pas sans intérêt que je lis et suis tout ce qui se fait à ce sujet à la Société de chirurgie et ailleurs. Or, comme je l'ai dit, attendre n'est pas toujours possible, car cette infirmité gêne trop l'enfant à la mamelle, et l'éducation au petit pot est trop souvent compromettante; puis enfin, l'amour-propre des mères est une chose avec laquelle il faut compter, et leurs instances sont d'autant plus pressantes que l'infirmité est plus complète. Or, plus elle défigure l'enfant, plus elle exige de soins, plus elle offre de difficultés, et par conséquent plus le succès est chanceux, puisque le rapprochement et le maintien exact des parties à réunir est plus difficile. Mais quand le bec de lièvre est simple, sans une division trop grande de la mâchoire, il y a moins de chances d'insuccès pour opérer de bonne heure. Dans ce cas, on pourrait à la rigueur se passer d'un procédé nouveau.

Ce sont les cris de l'enfant qui sont la cause principale des revers que l'opérateur éprouve, quels que soient les moyens qu'on emploie pour les prévenir, les calmer et les rendre le plus rare possible. Peut-on espérer pouvoir, pendant sept à huit jours, parvenir à empêcher un petit être qui souffre de crier? Or, la contraction musculaire qui résulte de cette expression de douleurs, quelque atténuée qu'elle soit par l'effet de la suture et du bandage unissant, a cependant un résultat d'autant plus désastreux qu'on s'éloigne davantage du jour de l'opération et qu'on se rapproche plus de l'instant où l'on va lâcher les moyens de contention, ce que l'on conçoit si l'on réfléchit que les fibres musculaires qui entrent dans l'épaisseur de la lèvre doivent éprouver des contractions trop violentes et trop répétées pour que leur réunion puisse se faire et se maintenir. Il faut, pour que cette réunion soit suffisante et qu'elle ne se déchire pas quand on enlève les moyens de réunion, qu'elle soit, j'oserai dire riche intime, c'est-à-dire que tous les tissus qui composent l'épaisseur de la lèvre y soient participants, et pour cela il faut qu'ils soient constamment restés affrontés, que chacun d'eux l'ait été avec son congénère du côté opposé; autrement, cette réunion est incomplète et peut, quoique en apparence elle semble être parfaite, se déchirer facilement. Or, pour une simple suture, quand bien même on aurait multiplié le nombre des aiguilles ou des points de suture, il y a toujours entre chacun d'eux un petit espace qui permet aux fibres musculaires de l'orbiculaire d'éprouver, quand elles sont tiraillées, un peu de contraction qui imprime à ces fibres un mouvement de retrait, lequel éloigne les bouts

les uns des autres. Cela se peut et se fait, quelque rapprochés que soient
les points de suture, surtout à mesure qu'on s'éloigne de l'instant de
l'opération, parce qu'il se passe alors un phénomène qui rend les trous plus
larges, qui fait même que la ligature ou l'aiguille tranche ou coupe les
tissus quelle traverse; aussi dans toutes ne voit-on pas l'agent qui a servi à
faire et à maintenir ce rapprochement des lèvres devenir flottant quand il
était entré difficilement. Cela est même d'autant plus apparent que l'opérateur a été forcé de faire plus d'efforts pour rapprocher les bords de la
division; enfin cela est en raison de la tension. Or, cet effet est bien plus
manifeste, pour peu que les autres muscles de la face soient restés libres de
se contracter; et celui dont les contractions sont les plus redoutables dans
l'opération du bec de lièvre, celui qui agit peut-être le plus et dont l'action
est certainement plus forte, plus déchirante, plus désastreuse, si je puis dire,
que celle de l'orbiculaire des lèvres, c'est l'action, dis-je, de l'élévateur de la
lèvre supérieure. Sans doute que si l'on a plongé les aiguilles loin du bord à
affronter, on peut par là rendre le lambeau moins disposé à se contracter,
parce que l'on fait ce qu'il faut pour enflammer les fibres musculaires dans
une plus grande étendue; ce qui les rend alors plus incapables d'agir. Mais
cette modification peut être rendue très-insuffisante si l'on n'a pas également mis les autres muscles, qui s'attachent à la lèvre supérieure, dans le
même état; et pour cela, ce qu'il faut surtout, c'est, par un moyen quelconque, opérer sur eux le même effet, et les mettre, j'ose dire, dans les
mêmes conditions; il faut donc surtout se rendre maître de l'action des
élévateurs de la lèvre supérieure. Oui, je crois que sans cela il n'est guère
possible chez un enfant naissant, qui n'obéit qu'à la douleur présente, de
se rendre maître des lambeaux de la lèvre, tant que l'on n'a pas, pour ainsi
dire, paralysé l'action tout au moins des deux élévateurs, dont les contractions ont sur la suture un effet si redoutable que je ne m'explique pas
encore pourquoi. (Cette remarque n'a pas encore été faite, que je sache du
moins.) Pour se convaincre de la justesse de cette observation, il suffira de
faire les deux essais suivants :

Dans le premier, si l'on pince la lèvre supérieure, puis qu'on essaye de
contracter les muscles de la face, que l'on fasse enfin les mouvements qui
sont provoqués par un cri violent, l'on pourra juger bien vite à quel effort
puissant doit résister une ligature, et par conséquent on verra s'il est possible de faire que, par ce seul moyen, les lambeaux de la lèvre restent
immobiles, et s'il est possible que, par une succession des contractions, les
tissus résistent assez pour que la ligature ne soit pas bientôt assez relâchée
pour éloigner les tissus maintenus par elle, de façon qu'ils n'aient plus le
contact nécessaire pour contracter une adhésion suffisante. Mais si, par une
pression opérée de chaque côté du nez sur les élévateurs de la lèvre, on
paralyse l'action de ces muscles, on reconnaîtra quelle est la puissance que

l'on peut acquérir en agissant sur eux, afin de rendre l'orbiculaire inhabile à se contracter, et même à opérer la moindre rétraction.

C'est en me basant sur les observations que font naître ces appréciations toutes simples, que j'ai cru devoir, dans une opération subséquente, modifier le procédé opératoire habituellement suivi dans l'opération du bec de lièvre. Or, les essais que j'ai faits de cette modification ont si complétement répondu à mon attente que je crois devoir les rendre publics.

D'abord, je prends deux aiguilles courbes, armées d'un fil double, à l'aide desquelles je perce, de dedans en dehors, la joue disséquée au niveau et le plus loin possible de l'aile du nez, afin de me rendre maître des contractions des muscles de chaque joue, et pour cela, je passe ma ligature de chaque côté dans un petit morceau de caoutchouc ; puis, je lie chaque chef de ma ligature sur un peu de charpie. Je ne fais pas un double nœud, mais une simple boucle, afin de pouvoir la serrer à volonté, à mesure que l'action du fil qui coupe toujours, plus ou moins, et par conséquent rend l'effet de cette ligature moins efficace, et ferait sans cela le rapprochement moins complet. Ceci une fois fait, la lèvre, ou plutôt les bords de la suture sont rendus immobiles, quels que soient les cris que fera l'enfant, — d'abord parce que les élévateurs, modifiés par la ligature, se contracteront moins facilement, puisqu'ils sont endoloris; mais par la pression du caoutchouc élastique, la ligature conserve toujours sa même action, et d'ailleurs, de temps en temps, en serrant les nœuds, on rapproche autant que l'on peut le désirer . les deux joues l'une de l'autre. Ceci fait, j'établis la suture enchevillée selon les procédés ordinaires.

Le premier enfant pour lequel j'ai mis ce procédé en pratique avait été soumis à une opération qui avait été complétement infructueuse. C'était un bec de lièvre simple, dont la largeur de la division était très-forte. Dans le second cas, je n'étais pas l'opérateur, mais seulement l'assistant et le conseil de notre collègue M. le docteur Patry, de Sainte-Maure, qui me fit l'honneur de prendre mon avis. Il fut opéré à l'hôpital de cette ville; la division était double, le palais manquait, on dut enlever complétement la portion mitoyenne, trop difforme pour servir, et l'appendice osseux sur lequel il reposait. Nous nous servîmes d'un peu d'éponge, au lieu de caoutchouc, pour mettre sur les ligatures. Dans le troisième cas, si le bec de lièvre n'était pas double, il y avait absence complète du palais. L'écartement était considérable, la division de la mâchoire n'était pas au centre, la portion la plus large faisait une saillie qui dépassait la pointe du nez; cela formait une proéminence des plus considérables, et difficile à décrire. Je dus, pour éviter de faire l'ablation et pouvoir mettre les deux bords en contact, en opérer la fracture avec un davier et la faire rentrer dans la bouche. Eh bien, malgré la négligence de la nourrice, qui laissa crier l'enfant la deuxième nuit, quand elle aurait pu lui faire prendre une potion calmante que j'avais laissée, la réunion de la lèvre s'est maintenue; et bien certainement, si dans ce cas je n'avais pas laissé la double ligature qui rapprochait la joue, si je ne l'avais pas resserrée de temps en temps, au point que chacun des trous faits à la joue pour son passage se convertit en plaie transversale, j'eusse échoué; car je ne pense pas que jamais on puisse essayer la guérison d'une difformité de ce genre plus considérable que celle de ce pauvre petit.

Observation de fistule salivaire.

Les fistules salivaires ne sont pas heureusement chose commune; mais enfin, quand elles existent, elles sont trop souvent un sujet d'embarras, de déception pour le malade et d'ennui pour le médecin.

Je n'ai pas l'intention de faire un traité *ex professo* sur cette matière, tant s'en faut, mais seulement de raconter ce que j'ai fait dans le seul cas qui se soit rencontré dans ma pratique; si d'autres médecins ont eu la même pensée que moi, ce que j'ignore, c'est un fait de plus à ajouter. Dans le cas contraire, il est opportun, ce me semble, de le faire connaître, d'autant plus qu'il est un des beaux faits du genre.

M. C... est un fils unique qui, à de nombreux ganglions parotidiens suppurés, s'avisa de joindre un bubon vénérien sous-maxillaire; bref, la joue et les parties supérieures du col du côté droit étaient couvertes de nombreuses cicatrices incomplètes. A laquelle de ces deux causes fut donc due une fistule salivaire, je ne saurais le dire. Toujours est-il que l'écoulement fourni par cette ulcération de la joue était considérable et existait depuis trois ou quatre ans.

Toute espèce d'opération ne me semblait guère praticable sur cette joue remplie, je l'ai dit, d'ulcérations, de fâcheuses cicatrices; je pansai tous ces ulcères avec un mélange de cérat et de précipité blanc; pour eux la guérison ne se fit pas attendre. Celui au milieu duquel se trouvait la fistule persista. Comme j'étais à bout de moyens, je condamnai mon malade à vivre de lait, de bouillon et de vin. Bref, je lui prescrivis d'éviter à tout prix ce qui devait nécessiter la mastication. Je lui défendis même de beaucoup parler; — ce fut avec bonheur que je vis l'écoulement salivaire diminuer promptement, et en moins de douze jours l'orifice fistuleux cicatrisé. Je permis successivement l'addition de fécule dans le bouillon et le lait. Tout allait bien, quand, huit ou dix jours après sa guérison, M. C... essaya de mâcher quelques substances molles, car cet enfant gâté supportait impatiemment le régime que je lui avais imposé. Il en était de même pour l'immobilité de la mâchoire. Mais son impatience devait recevoir bien vite une punition méritée, car dès le quatrième jour de l'infraction qu'il avait commise, il se fit un petit boursouflement sous la cicatrice, qui se déchira, ce qui ramena l'écoulement salivaire comme auparavant. M. C... revint donc tout désolé me faire part de sa mésaventure, dont je ne me plaignais pas beaucoup en moi-même ; car nous allions faire la contre-preuve, pour démontrer doublement qu'il est possible d'obtenir une cicatrice et l'obturation d'une fistule salivaire, en mettant la glande en repos, et par conséquent en ne provoquant pas sa sécrétion.

Le lecteur comprendra sans doute que je ne me rebutai pas, que je remis mon indocile à l'usage des aliments liquides. Je maintins ses mâchoires dans un repos complet ; mais, cette fois, je fis continuer ma prescription pendant un mois, temps après lequel la guérison fut si radicale, que M. C... s'en fut à Paris dans une maison de commerce, où j'ai eu l'occasion de le voir un an après parfaitement guéri.

Sur la manière de tamponner les fosses nasales.

L'épistaxis est loin d'exiger le tamponnement aussi souvent qu'on pourrait le croire, si j'en juge par mes quarante et quelques années de pratique ; cependant il est bon d'être toujours prêt à parer à cet accident, qui inquiète les familles, surtout dans les campagnes et dans les cas où il complique d'autres maladies. Sans doute qu'avec la sonde de Belloc et les petites ampoules en caoutchouc on peut toujours s'en rendre maître ; mais pratiquant à la campagne, j'ai dû souvent suppléer aux instruments plus ou moins ingénieux que l'on n'a pas toujours en sa possession, et surtout quand, loin des grands centres, on se trouve pris à l'improviste. Voici ce que j'ai souvent fait avec succès dans les cas où j'ai cru devoir recourir au tamponnement des fosses nasales.

Je prenais un intestin grêle de mouton ou de cochon, long de quarante centimètres ; après avoir lié l'une de ses extrémités, je le mettais sur une sonde de métal ou de gomme élastique ; ensuite, à l'aide de la sonde conductrice, je le portais jusque dans le pharynx, à travers l'ouverture nasale qui fournissait le sang, puis je l'insufflais. Le malade faisait instinctivement un mouvement d'expulsion qui rejetait bientôt hors de sa bouche l'extrémité introduite dans le pharynx. Alors il m'était très-facile avec une seconde ligature d'emprisonner dans ce bout un globe d'air de la grosseur du pouce, et, pour avoir la facilité de le retirer au besoin, je mettais sur la première ligature une seconde anse de fil. Ceci fait, par un mouvement de traction opéré sur la partie qui dépassait les narines, je retirais l'intestin insufflé, tant que le globe ne remplissait pas tout à fait l'ouverture postérieure. Par là je bouchais parfaitement les fosses nasales; puis ensuite, refoulant une partie de l'air contenu dans l'intestin sorti des narines, je posais une troisième ligature, et par ce moyen je bouchais l'ouverture antérieure. Ce tampon, qui, au lieu de contenir de l'air, pourrait tout aussi bien être fait par une injection d'alun, de perchlorure de fer ou de tout autre liquide astringent, ne provoque aucune espèce de douleur, et il est d'une efficacité complète. Un autre avantage de ce procédé, c'est que vingt-quatre heures après son application, comme l'intestin se putréfie, l'action du tampon cesse seule sans aucune espèce de violence. Enfin cette application est si facile et peut être si promptement faite, qu'un jour, étant appelé à Athée .par feu mon confrère Herpain - Besnard pour un pauvre garçon atteint d'une fièvre typhoïde des plus graves, et étant éclairé par la garde-malade seule, le tamponnement fut complétement établi avant que mon confrère eût achevé d'expliquer aux assistants ce que nous allions faire. Après avoir donné les explications qu'il avait jugées convenables, M. Herpain se tourna du côté du malade, pensant me voir opérer. Mais, à son grand étonnement, l'opération était déjà terminée.

Je crois donc ce mode d'opérer préférable à tout ce qu'on a pu indiquer jusqu'à ce jour, puisqu'il réunit autant que possible tout ce qu'un médecin de petite localité peut et doit désirer en pareil cas.

J'ai dû quelquefois improviser une autre instrumentation qu'il n'est pas inutile, je crois, d'indiquer; car on peut se trouver dans la même nécessité que celle qui me força d'y recourir.

Un jour, je fus arrêté loin d'Amboise pour une épistaxis qui effrayait autant le malade que la famille, et que rien jusque-là n'avait pu arrêter. Je manquais aussi bien de sonde que de boyau. Je pris une plume d'oie, je coupai le devant de la partie qui surmonte le tuyau, n'y laissant que ce qu'on appelle le dos, afin de prolonger ce conduit; puis avec une broche chauffée je perçai le bout du tuyau de façon à le laisser se terminer aussi bien que possible en cône. Je pris soin de parfaitement polir ce bout gonflé par la chaleur de la broche.

Ceci fait, je pris une baleine de corset, la plus longue que l'on put me procurer, pour la fendre et l'amincir de façon à en faire un ressort plat et capable d'entrer et passer très-facilement dans le trou fait au bout de la plume; puis, avec de la cire à cacheter je donnai à l'un des bouts de la baleine la forme d'une petite poire pour le rendre glissant et incapable de piquer. Je fis cela après l'avoir chauffé, afin de pouvoir l'enrouler sur son plat, de sorte qu'en le maintenant ainsi jusqu'à parfait refroidissement, elle put acquérir la forme et l'élasticité d'un ressort s'enroulant sur lui-même, comme celui de la sonde de Belloc; après cela, je l'introduisis dans la plume, ayant soin de faire entrer le bout qui n'était point enroulé le premier, et faire rester en dehors l'extrémité garnie de cire à cacheter. Toutes ces petites préparations, faites pour avoir une sonde de Belloc improvisée, je disposai un tampon de charpie avec sa ligature, que j'eus soin de laisser un peu longue.

Les choses étant ainsi disposées, je poussai la plume munie de sa baleine dans la narine aussi avant que possible, puis j'y poussai la baleine en pressant sur l'extrémité restée en dehors de la plume, où elle glissa facilement. Alors le bout olivaire, obéissant à la pression et à l'élasticité, vint apparaître derrière le voile du palais; puis il sortit dans la bouche, où il me fut facile de le saisir et l'attirer en dehors, et d'y attacher le fil dont le tampon de charpie était muni, puis d'opérer le tamponnement comme si j'avais été mieux outillé.

Il y a des choses bien simples qu'il faut dire, car il n'est pas toujours si facile d'improviser, si j'en juge par ce que ma longue pratique de médecin de petite localité m'a démontré.

Ce n'est pas là le seul service que les tuyaux de plumes m'aient rendu; j'en ai usé plus souvent pour pratiquer le cathétérisme chez les femmes. Il n'est pas rare, surtout à la campagne, de voir des rétentions d'urine chez les nouvelles accouchées. Or chez ces pauvres femmes, le moindre retard peut avoir des inconvénients et même des suites fâcheuses. Aussi chaque fois que dans mes pérégrinations j'étais surpris n'ayant pas de sonde, je ne faisais pas autre chose que de prendre une plume d'oie, au tuyau de laquelle je laissais seulement le dos; puis avec une broche chauffée je perçais deux trous latéraux à son extrémité, que je polissais aisément, ce qui formait deux ouvertures à cette sonde improvisée, dont je tirais aussi bon parti que de la sonde métallique; et mes paysannes savaient bientôt les utiliser comme moi, car elles ne sont pas toutes aussi gauches qu'elles le paraissent, surtout quand il s'agit d'épargner les frais d'un médecin.

A Monsieur le docteur Herpin (Félix)

Directeur de l'école secondaire de Tours, chirurgien de l'hôpital, professeur de pathologie externe, chevalier de la Légion-d'honneur, etc., etc.

Monsieur,

Dans un but qu'il ne m'appartient pas de qualifier, mais que beaucoup de vos élèves connaissent et apprécient fort bien, vous avez, pendant *trois mois*, montré avec complaisance et satisfaction aux personnes qui assistaient à votre visite, un pauvre amputé de la cuisse, dont le moignon était devenu très-conique, avec saillie de l'os. Vous n'avez jamais laissé passer une occasion de dire à haute et intelligible voix : « *Messieurs, voilà comment M. Miquel, docteur-médecin à Tours, fait les amputations.* » Pourquoi n'ajoutiez-vous pas : « Il a été nommé mon second par M. le préfet, quoiqu'il n'était que le troisième sur la liste présentée par l'administration ? Voilà pourquoi, comme je suis quelquefois absent, j'ai demandé à ces Messieurs, mes admirateurs, la complaisance de laisser même quatorze jours mes blessés, sans être visités par un chirurgien, et que j'ai obtenu que l'on me donne pour chef de clinique, M. le docteur Aguzzoli, presqu'aussitôt son installation à Tours, etc. etc. »

Pour tout autre que vous, Monsieur le professeur, il y avait dans le seul fait de Dupuy, étudié et commenté, comme je le mérite, le sujet de plusieurs leçons intéressantes que votre auditoire eût été heureux cette fois d'écouter, plus une occasion de rendre à feu V.-O. Gouraud, ex-chirurgien de cet hôpital avant et après votre père, la justice que ce savant a mérité par ses études sur les causes de la conicité du moignon, ainsi que sur la saillie de l'os, travail publié en 1816, et vous n'eussiez pas donné à ces jeunes gens de fâcheux exemples.

Voici l'histoire de ce malade ; veuillez la lire, et je pense que vous verrez, ar les observations suivantes, que le fait était, comme je viens de vous le dire, bien digne d'intérêt.

Dupuy était autrefois sabottier à Chançay, il éprouva, à l'âge de dix-huit à vingt ans, des douleurs dans le genou, puis un gonflement à la partie inférieure de la cuisse, et enfin un abcès qui occasionna des accidents qui firent croire à une tumeur blanche, mais qui n'étaient en réalité que les conséquences d'une maladie extra-articulaire de l'extrémité inférieure du fémur qui se gonflait, car le tout se termina par une nécrose superficielle et de peu d'étendue, cet homme guérit sans rester boiteux.

Longues années après, c'était en mil huit cent quarante-six, faisant ses vendanges, il descendait un coteau, quand son pied roula sur une pierre, il ressentit une douleur dans son ancienne blessure, laquelle diminua sans cesser complétement ; plus tard, il survint du gonflement ; les douleurs furent plus vives, puis il se fit un abcès profond à la partie inférieure de la cuisse, lequel était évidemment dû à une maladie de l'os, ou tout au moins du périoste. Le gonflement, dans le principe, ne s'étendait pas au delà du quart inférieur du fémur ; j'omets à dessein de parler des moyens essayés infructueusement pour s'opposer à cet abcès que j'incisai en dehors d'abord, mais qui, plus tard, s'ouvrit spontanément un peu au-dessus du genou. Dès le principe, je crus reconnaître là une nouvelle nécrose ; mais qu'il me fut toujours impossible de constater avec un stylet. Le mal me semblait occuper la partie postérieure de l'os. Après huit ou neuf mois d'attente, je constatai que le gonflement avait monté, qu'il occupait un peu plus du tiers inférieur du fémur. Une incision faite jusqu'à l'os eut pour résultat une circonstance qu'il est important de noter ici : c'est que le gonflement parut ne plus augmenter vis-à-vis de l'incision, et que je ne pus jamais, avec un stylet, percevoir autre chose que les rugosités de l'os.

Dupuy resta dans cet état plus de deux ans, subissant une suppuration abondante, comme dans une nécrose, éprouvant des douleurs qui devenaient plus vives chaque fois qu'il se livrait à quelques exercices, alors la matière de cette suppuration était un peu sanguinolente. Plusieurs fois même, nous prîmes jour avec lui pour opérer, pensant, je le répète, qu'il s'agissait seulement d'aller enlever un séquestre ; enfin, comme ce malade était devenu domicilié à Vouvray, MM. Chenouard, Lagarde, d'Amboise, et moi, nous nous réunîmes pour essayer de mettre fin aux douleurs de cet homme, qui étaient devenues telles, que Dupuy demandait l'amputation ; mais comme j'étais toujours persuadé que j'avais affaire à une nécrose, qu'elle pouvait être de tout le calibre du tiers inférieur du fémur ; je voulus d'abord tenter son extraction.

Le malade fut donc éthérisé jusqu'à l'insensibilité complète ; une incision de dix centimètres fut faite à la partie externe et inférieure de la cuisse ; je la fis aussi profonde que possible, je tombai sur un corps dur que je pris pour le nouvel os ; je prolongeai l'incision dans la profondeur, puis ne trouvant pas un os mobile, mais seulement un corps rugueux, j'y appliquai trois couronnes de trépan. Pensant toujours avoir là un séquestre très-long. Comme dans mes manœuvres je constatai l'immobilité de l'os avec des rugosités, et que je pensais toujours être, comme je viens de le dire, un séquestre, j'incisai le corps épais et solide qui le revêtait, je l'écartai avec mes doigts aidés d'un élévateur ; je fis cela trois fois, et, à chacune d'elles, le malade sortit de sa torpeur chloroformique ; son réveil fut poussé au point qu'on dut chaque fois le soumettre de nouveau à l'éthérisation, car chaque traction que je faisais sur cette enveloppe épaisse provoquait, de la part de ce malheureux éthérisé, des signes non équivoques de la douleur la plus vive, et cela avait lieu pendant que mes autres essais paraissaient le trouver tout à fait insensible (Je vous prie de noter cette circonstance).

Ces diverses tentatives me convainquirent, ainsi que mes deux confrères, que l'amputation était la seule ressource. Elle fut faite, en utilisant l'incision, c'est-à-dire avec un lambeau antéro-latéral interne et un postérieur externe, que nous relevâmes après les avoir disséqués à plusieurs reprises, afin d'arriver, s'il était possible, assez haut pour couper l'os en partie saine ; et ce fut encore à ce moment une autre déception, car je les élevai et les augmentai en vain, sans trouver le point ou je désirais faire cette section. Pour éviter ce qui est arrivé, la traction qui fut faite sur cette espèce d'étuis périostique adhérent dans certaines parties à l'os, fut encore un moment de réveil pour Dupuy. Enfin, ayant reconnu que l'os était peut-être malade trop haut, et que, si nous tenions à faire cette amputation dans la partie saine, il faudrait la faire dans l'articulation coxo-fémorale, je proposai à mes collègues, et il fut décidé que nous ferions la section de cet os là où nous avions fait la dissection des lambeaux, pensant qu'une nécrose ferait en soixante-dix jours la séparation de la partie malade avec celle qui ne l'était pas.

L'amputation ainsi faite, il y avait une quantité de chairs pendantes, comme peut-être jamais chirurgien n'aurait voulu en laisser ; la réunion immédiate ne fut point essayée, on fit un pansement simple.

Les pansements ultérieurs furent faits par mon confrère Chenouard ; la suppuration n'offrit rien d'insolite ; mais comme les ressources de ce malheureux étaient bornées et qu'il était seul, à la merci d'une garde-malade, il se résigna à chercher un autre refuge, et un mois après, il fut à l'hôpital de Tours, amaigri et ayant une saillie de l'os prévue et une conicité du moignon, qui s'était faite malgré l'excessive longueur des chairs laissées, car l'os fut coupé un peu au-dessus de la partie où les lambeaux étaient formés, je le répète, de toutes les parties molles de cette moitié inférieure de la cuisse ; je vous répéterai que la section des chairs formant ces lambeaux avait été faite tellement près du genou, qu'elle n'était pas distante de plus de deux centimètres de l'articulation ; enfin elle avait été commencée aussi bas que possible.

La portion d'os enlevée était revêtue d'un périoste excessivement épais ; l'os avait en bas le double du volume ordinaire ; partout il était rugueux, lourd, ayant son canal médullaire plein. Allez le voir chez M. Chenouard, qui l'a conservé, et vous verrez que la section ne fut pas faite en partie saine. Jamais cas n'a mieux justifié ce qu'a dit Gouraud dans son mémoire publié après 1816 sur la conicité du moignon, qu'il attribuait à l'émaciation du sujet et à la lenteur dont marche parfois la cicatrisation.

Pendant que ce fait était pour vous, Monsieur le directeur de l'école de Tours, l'occasion, il faut le dire, d'un mauvais exemple et d'une calomnie déguisée, il me survint de faire quelque chose que je crois bon de citer ici : Nous savons tous quelles sont les suites des abcès périostiques et des nécroses qui en sont les conséquences ; l'observation suivante n'a pas besoin de commentaires.

Aubert, tonnelier à Vouvray, homme vigoureux, entre deux âges, avait eu, deux fois dans sa vie, des douleurs dans le bras droit, qui, après quelques semaines, s'étaient terminées par un gonflement et un abcès, lesquels n'avaient guéri qu'après la sortie d'un séquestre.

En 1852, Aubert vint chez moi, me disant : « Je vais donc encore avoir un abcès ; je serai encore six mois sans pouvoir travailler, voilà deux fois que cela m'arrive, car ces abcès ont toujours été suivis de la sortie de portion d'os. » Ce jour-là je ne vis rien encore d'apparent ; je fis cependant mettre sur le point douloureux (partie externe et moyenne du bras) des vésicatoires volants, qui parurent soulager d'abord ; je fis la compression, prescrivis le repos, le mal n'en progressa pas moins, car le gonflement survint ; il était profond. Après cinq semaines de ces divers essais, les douleurs étaient si fortes qu'elles privaient tout à fait le malade de sommeil. Enfin, le bras et l'avant-bras devinrent le siége d'un gonflement assez considérable dont le point le plus malade était le siége primitif de la douleur.

Sans plus attendre, me rappelant l'expression de douleurs manifestée par Dupuy pendant les tiraillements faits sur le périoste malade, et l'arrêt du mal au moins apparent du côté de l'incision que j'avais faite à sa cuisse, je fis à la partie moyenne du bras d'Aubert une incision longue de sept à huit centimètres. Je plongeai jusqu'à l'os ; je dis jusqu'à l'os, car, après l'incision des muscles, mon bistouri rencontra quelque chose de dur comme du squirrhe ligneux, que j'incisai. Cette matière me parut avoir au moins un centimètre d'épaisseur ; puis je trouvai l'os. Il s'écoula une assez grande quantité de sang, mais je ne vis pas de pus dans ce qui s'écoula.

Dès la nuit suivante, Aubert dormit profondément ; la cessation des douleurs fut complète, et trois semaines après la cicatrice était à peu près parfaite. Ce résultat n'est-il pas assez beau pour encourager les médecins qui assisteront au début d'abcès profonds, ou, pour être plus exact, de gonflements aigus douloureux, à faire la même chose, car ce fait n'est pas exceptionnel. En voici un autre bon à raconter aussi.

Quelques semaines après, un pauvre journalier de Nouzillé, père de cinq enfants, qui, comme Dupuy et Aubert, avait eu des abcès avec issue d'esquilles, avait un gonflement de la partie inférieure de la cuisse ; il était considérable. Le palper, qui était douloureux, ne permettait pas de douter qu'il y eût gonflement de l'os ou tout au moins de son périoste. Cet homme était tourmenté avec juste raison de la perspective où cela le mettait de se voir encore cinq à six mois sans pouvoir travailler. Comment donner du pain à ses enfants ? Je le gardai dans la petite maison de santé que j'avais alors. Je fis une longue incision jusqu'à l'os ; elle fut faite sur le point le plus douloureux, c'est-à-dire en dehors et en devant. Comme chez Aubert, je trouvai un tissu de consistance cartilagineuse, et je ne m'arrêtai que quand les rugosités de l'os m'eurent démontré que j'étais arrivé jusqu'à lui.

Dès le lendemain mon homme ne souffrait plus, et cinq à six jours après je le renvoyais dans sa famille en bonne voie de guérison, laquelle était complétement effectuée en moins d'un mois.

Si ces faits laissent encore quelques doutes sur le bénéfice de l'incision faite le plus tôt possible quand un abcès sous-périostique est imminent, le fait suivant doit achever de démontrer non-seulement la nécessité, mais encore peut-être celle de les multiplier.

Un grand fort garçon âgé de dix-huit ans, du canton de Montbazon, ouvrier jardinier à Tours, vint me consulter il y a déjà longtemps pour une douleur avec gonflement de la cuisse sans rougeur; mais par le palper on trouvait un gonflement profond et circulaire du tiers inférieur. C'était évidemment une périostite.

Les vésicatoires volants, mis après les agents résolutifs, puis la compression étant restés sans effet, et le mal augmentant toujours, j'amenai ce malade enfin à accepter l'incision. Je la fis sur le point qui me parut le plus gonflé et le plus douloureux. Je plongeai le bistouri jusqu'à ce que je fusse arrivé à l'os. Après avoir traversé un tissu qui criait sous le bistouri, il ne s'écoula alors que du sang.

Dès le lendemain les douleurs s'apaisèrent, le gonflement diminua, et peu de jours après enfin je crus que mon malade allait être débarrassé. Mais trois semaines s'étaient à peine écoulées, que les accidents reprirent leur marche en dedans de la cuisse, d'une façon moins aiguë, il est vrai, mais enfin il avait repris un nouvel accroissement. Le malade nous quitta; je dis nous, car je le traitais en commun avec mon confrère Pasquier, et je fus longtemps sans le revoir. Je dois dire qu'il me fuyait, car il répugnait à se laisser faire une deuxième incision. Il eut tort, puisqu'il se fit une nécrose, et que celle-ci se trouva être précisément dans un point opposé à l'incision, et que je dus opérer longtemps après. Ici cette première opération n'eut d'autre effet que de faire le mal plus restreint qu'il n'eut été si l'on n'eût pas fait cette ouverture. Mais s'il n'eut pas tout le succès obtenu chez Aubert ainsi que chez cet homme de Nouzillé, la faute en est je crois, en partie, au malade lui-même.

Je ne sais si vous vous rappelez avoir eu dans vos salles un jeune sculpteur atteint d'un abcès à la partie externe et supérieure de la cuisse droite. avec un gonflement considérable du fémur au-dessous des trokanters, qui n'avait pas moins de douze à quatorze centimètres de long; la sonde tombait sur un corps rugueux, qui laissait croire à un séquestre. Sorti de vos salles sans que vous ayez fait quelque chose pour lui, ce garçon était au désespoir, quand on me le montra chez sa mère, faubourg Sainte-Anne. Je fis une longue incision qui divisa en dessus et en dessous la portion du périoste que la sonde atteignait; il me fut permis de voir alors qu'il n'y avait pas de portion séquestrée, mais seulement privée de son périoste. Sans doute elle était dans la condition du fémur du malheureux Dupuy. Croyant que c'était un séquestre enclavé, j'appliquai une couronne de trépan et je fis des essais pour l'extraire avec un élévateur; quand je fus convaincu que j'avais affaire à un cas semblable à celui de Dupuy, je m'arrétai. Je fis maintenir dans la plaie des bourdonnets de charpie, et quelques semaines après les portions voisines étaient nécrosées et fournissaient de petites esquilles que M. le docteur Pasquier recueillit, comme vous pouvez le penser.

Peu de temps après leur sortie, le gonflement osseux périphérique avait cessé, et ce jeune homme pouvait reprendre son état de sculpteur.

J'arrêterai là ces citations ; elles suffisent, je crois, pour démontrer que lorsque le périoste est malade, ce qui est ordinairement la cause la plus fréquente des nécroses, si l'on fait à propos des incisions suffisantes, on arrête l'extension du mal et on prévient quelquefois la nécrose.

Je ne sais, Monsieur, si je m'abuse, mais je crois que, dans le fait de Dupuy, je ne m'étais pas montré aussi ignorant et incapable que vous vous êtes plu à essayer de le démontrer, et que..... que .... etc., etc.

Sur la fistule à l'anus.

Étant un jour appelé par mon ami Gripouilleau, médecin à Montlouis, pour procéder à l'opération d'une fistule stercorale, je m'étais muni tout simplement d'un bistouri et d'une sonde canulée, mais je n'avais rien de ce qui est nécessaire pour pratiquer la ligature ; quand nous approchâmes du malade pour l'opérer et qu'il nous vit armés de ces instruments, cet homme se retourna brusquement, disant qu'il ne voulait pas être opéré par incision ; que MM. Bretonneau et Leclerc lui avaient conseillé de ne pas se faire opérer autrement que par la ligature. Je dois dire en passant que l'aversion de notre éminent praticien tourangeau pour la nouvelle méthode venait de ce qu'il avait vu plusieurs fois l'opération de la fistule par incision suivie d'accidents toxiques sérieux. J'étais donc réduit à m'en retourner honteusement à Tours sans avoir pratiqué mon opération, et par conséquent après avoir fait six lieues inutilement. Je n'ai pas à décider si la crainte de Bretonneau était oui ou non exagérée sur ce point ; toujours est-il que j'ai rencontré d'autres malades qui ne l'avaient pas consulté et qui ont refusé obstinément l'opération par le bistouri. Sans doute, il y a de nos confrères qui ont pu et pourront se trouver dans le même cas que moi, et leur embarras sera d'autant plus grand, que peu posséderont l'une des pinces qui ont été imaginées pour saisir et attirer le fil de plomb que l'on doit faire passer de la plaie extérieure dans le rectum, après avoir traversé l'ouverture intérieure, et le ramener au dehors. Pour m'éviter ce petit déboire, car c'en était un, je fus dans le jardin de mon confrère couper un morceau de bois vert de la grosseur du doigt environ et long de vingt centimètres ; je le pris un peu coudé à son extrémité, mais j'aurais pu le prendre droit ; je le perçai dans toute sa longueur en traversant sa moëlle avec une broche à tricoter, qu'il me suffit pour cela de faire chauffer à plusieurs reprises. Je sciai et je fendis dans la longueur d'un centimètre le bout le plus long ; je polis cette extrémité et le corps entier de ce morceau de bois avec du verre. Je pris un morceau de fil de fer que je pliai en deux et que j'enroulai de façon à faire une tige portant un anneau qui pût se loger et s'adapter complétement dans la rainure pratiquée à l'extrémité du morceau de bois. Cet anneau avait à peu près la forme de cette cavité, un carré à angles obtus; puis je pris les deux bouts de ce fil, que j'avais réunis convenablement dans un autre petit morceau de bois percé de façon à ce qu'il formât une poignée ou manche, coudé de façon qu'en poussant, l'anneau pouvait sortir extérieurement de la rainure dans laquelle il était caché. Ainsi, en le poussant, mon petit morceau de bois était porteur à son extrémité d'un anneau disposé de telle sorte, que lorsqu'on attirait le manche, celui-ci rentrait dans la rainure et pouvait pincer entre lui et l'extrémité du bois conducteur les corps qu'on y introduisait. Je me procurai à défaut de fil de plomb un fil de laiton bien recuit et très-flexible, dont je repliai sur lui-même son extrémité de façon à éviter qu'il devînt piquant. Alors je retournai chez mon malade; puis à l'aide de la canule d'un trois-quart de récamier, muni d'un stylet en baleine, je sondai et cherchai l'orifice interne de la fistule. Une fois que la sonde fut introduite dans le rectum, il me fut·facile d'aller par l'anus à l'aide de mon instrument chercher le bout de cette sonde; puis, saisissant mon instrument entre l'index et le médius, je pus avec le pouce pousser la tige et faire sortir l'anneau caché dans la rainure dont j'ai parlé. Il me fut ensuite facile d'y introduire la canule qui avait pénétré à travers la fistule. Une fois assuré qu'elle était bien dans cet anneau, je retirai le mandrin, je le remplaçai par le fil de laiton recuit. Alors, retirant un peu la canule, puis saisissant la petite poignée dont j'avais garni le bout du fil de fer qui faisait l'anneau et traversait tout le canal pratiqué dans la tige de bois, et le ramenant en sens contraire, je fis rentrer l'anneau dans la mortaise du bois, ce qui pinça suffisamment le fil de laiton pour le maintenir solidement, et même pour le plier de façon à ce que son extrémité formât une espèce de V, ce qui m'ôtait la crainte de le voir blesser l'intestin en l'attirant. Une fois bien assuré que je tenais le fil conducteur, je retirai ma canule et amenai le fil de laiton en dehors, puis je procédai comme si j'avais eu un fil de plomb. L'opération n'offrit rien d'insolite; le malade guérit.

Il m'est arrivé deux fois depuis ce petit événement d'avoir à opérer par la ligature des malades qui s'obstinaient à ne pas vouloir l'être par incision, et de plus qui voulaient que leur infirmité ne fût pas connue, afin, par conséquent, de ne pas être forcés de cesser de vaquer à leurs affaires. Mais comme dans ces cas le fil de plomb eût été bientôt brisé et que le fil de laiton eut été par trop gênant, je les remplaçai l'un et l'autre par plusieurs fils de soie réunis; mais comme pour pouvoir les conduire dans la canule, les faire parvenir dans le rectum et avoir la faculté de retirer ensuite la canule qui servait de conducteur, il fallait leur donner une rigidité suffisante, j'ai dû chercher; or j'ai pu l'obtenir en les impreignant de cire à cacheter. Mes malades ont pu à l'aide de ce fil, qu'ils serraient tous les jours eux-mêmes, se passer de soins trop étrangers et ne pas cesser de vaquer à leurs travaux. La souffrance qu'ils ont généralement endurée pendant la présence du fil de soie était moindre que celle des pansements mis généralement en œuvre après l'incision.

Puisque je me suis occupé de la fistule à l'anus, je ne quitterai pas ce sujet sans parler du pansement que l'on fait généralement après l'opération par incision. Si un candidat au doctorat répondait que le mieux est de ne pas faire de pansement, il s'exposerait peut-être à un ajournement. Cependant, dans ma conviction profonde, le mieux est de s'en tenir à des lotions de propreté, et surtout de s'abstenir de toute espèce d'introduction dans le rectum et par conséquent dans la plaie de l'incision. Voilà comment j'ai dû adopter exclusivement ce plan de conduite.

J'avais un jour à opérer M. E....., receveur commis à un bureau d'octroi d'Amboise. Quand mon incision fut faite, les nécessités de son emploi étaient telles, qu'il me pria de retarder l'introduction de la mèche jusqu'à la fin de la journée. Quand je revins le soir pour y procéder, une chose me frappa ; c'était le dérangement des bords de la plaie, lequel se faisait au moindre mouvement du rectum. Ainsi le plus petit effort fait, comme pour retenir un vent, suffisait pour échanger l'affrontement des bords de l'incision. Or c'était bien autre chose, pour peu que le malade en essayât un d'expulsion, que je lui fis répéter pour être bien persuadé que les bords de la plaie ne se réuniraient pas par première intention, et que la guérison ne se ferait pas autrement que s'ils étaient tenus écartés. Or, comme le faible congé pour repos que nous avions demandé et sur lequel nous avions compté pour opérer venait de lui être retiré, parce que la personne qui devait le remplacer allait faire complétement défaut, il fut convenu entre nous que je surveillerais la plaie et que, si je m'apercevais que la cicatrisation des bords voulût se faire par première intention, il serait toujours temps d'y placer des mèches et de s'y opposer. Ce malade avait été amputé de la cuisse après les journées de juillet 1830, et, malgré son infirmité qui ne lui permettait pas de marcher sans une jambe de bois, la guérison ne demanda pas plus de quinze jours. Dès le lendemain il était à son poste, comme avant l'opération.

Pendant que cette guérison s'opérait, je donnais des soins à Mme X..., également opérée de la fistule par incision plusieurs jours avant M. E... L'introduction de la mèche était fort incommode, pour ne pas dire plus; aussi me hâtai-je de la faire supprimer quand M. E... fut guéri, et en quelques jours ma malade le fut aussi, ce qui n'eût pas eu lieu aussi promptement si nous eussions continué l'usage des mèches. Peu de temps après, M. D..., employé à l'enregistrement, avait été opéré par une des notabilités médi-

cales de Paris, lorsqu'un mois après il vint à Amboise pour achever sa guérison, qui se faisait bien attendre; dès qu'il fut arrivé, il m'envoya quérir
pour lui faire le pansement accoutumé. Il n'est pas toujours facile ou sans
inconvénient pour un pauvre petit médecin de campagne de changer
quelque chose au mode de faire indiqué par un praticien très-renommé du
grand village. M. D... était voisin de l'employé d'octroi dont je viens de parler.
Je l'engageai à faire comme lui, à se contenter de lotions de propreté, ce
qu'il accepta de grand cœur (car les pansements étaient assez douloureux
pour lui); et quelque temps après il pouvait user agréablement des jours
de congé qu'il avait obtenus et qu'il croyait devoir passer au lit. J'en étais
là quand, quelque temps après, M. A..., vétérinaire des haras de Blois, vint
prier M. Lagarde, mon gendre, de l'opérer. Nous procédâmes en commun à
cette opération. Je ne fus pas assez heureux pour convaincre ces deux
messieurs de l'inutilité d'introduire la mèche; mais, quoique mise selon les
règles, les douleurs de ce pansement, que j'avais fait ajourner jusqu'au
soir furent si intenses, qu'à ma grande satisfaction l'opérateur et le malade
furent heureux d'adopter mon avis. Peu de jours après, l'opéré était
retourné à son poste, où sa guérison marcha sans encombre. Je crois savoir
que les chirurgiens anglais m'ont devancé; je me hâte de le dire et suis
heureux de m'autoriser de leur pratique.

Sur quelques petits moyens bons à vulgariser, à propos des maladies des voies urinaires.

Les maladies des voies urinaires, si communes chez les hommes qui
vieillissent, sont certainement une cause très-fréquente de soucis pour les
médecins de petites localités, pour ne pas dire plus; et quoique ceux des
grands centres aient des spécialistes qui les en débarrassent, elles n'en
méritent pas moins, malgré cela, toute l'attention et l'étude de ces derniers; car, dans ces maladies, les cas sont si souvent pressants, que les
réputations les mieux établies vont se heurter quelquefois près d'un dysurique, et celui-ci succombe souvent, faute d'un secours qui aurait pu étre
efficace.

J'ai été plusieurs fois aussi embarrassé que bien d'autres, et comme j'ai
dû également me torturer l'esprit, je vais dire ce que dans mes embarras
je crois avoir trouvé de bon à raconter:

Il y a bientôt trente ans, je fus appelé pour M. G. P..., qui jusques alors
ne m'avait jamais consulté; il était atteint d'une rétention d'urine, dont il
souffrait excessivement. Si cette rétention était récente, il n'en était pas de

même des souffrances pour uriner, car, il y avait plusieurs années que cette infirmité avait commencé. Je voulus introduire une sonde de Mayor, mais à peine eussè-je atteint le col de la vessie, que la sonde donna un jet de sang. J'essayai de pousser l'instrument un peu plus loin, le sang ne coula que de plus belle. Or, comme je n'étais pas le médecin habituel de ce malade, naturellement très-craintif, je ne poussai pas plus loin mon essai de cathétérisme, et lui proposai l'adjonction du confrère qu'il avait habitude de consulter. Il demanda celle de feu Moreau-Casaubon qui, avant d'aller habiter Tours, lui avait toujours donné des conseils à lui et à toute sa famille. Notre vieux confrère, depuis qu'il habitait Tours, était devenu casanier. Ne se souciant pas de venir, il envoya à sa place M. F. Hérpin, qui débutait. Ce jeune confrère étant envoyé par Moreau, avait près de mon nouveau malade un prestige qui suffisait.

Le même incident se renouvela devant la sonde de mon consultant ; nous ne crûmes pas devoir nous arrêter ; l'algalie ne trouva pas d'obstacle bien sérieux, la vessie fut vidée. A partir de ce moment, je dus sonder ce malade deux ou trois fois le jour, car je ne voulais pas le condamner à garder une sonde dans sa vessie, qui d'ailleurs eût été mal tolérée.

M. G. P... était un homme grand et fort ; il souffrait, comme je l'ai dit, depuis très-longtemps ; il ne m'avait appelé qu'à la dernière extrémité ; plusieurs de ses frères avaient succombés, ainsi que son père, après avoir également été forcés de recourir au cathétérisme.

L'urine de M. P... ne déposait presque pas, elle ne contenait pas de pus ; une fois sa vessie vidée, il ne souffrait pas, n'éprouvait point de ténesme vésicale, il n'y avait point d'obstacles dans le canal ; tout était au col. J'avais dû, comme on le pense, contracter l'habitude de le sonder ; eh bien, malgré cela, il m'arrivait souvent de ne pas pénétrer d'emblée dans sa vessie, d'être forcé même d'ajourner jusqu'au soir, ou quelques heures plus tard, cette opération. Les envies d'uriner étaient quelquefois très-rapprochées, souvent la sonde amenait d'abord du sang rutilant dès le premier jet, et l'urine qui venait ensuite n'était même pas teinte ; ainsi, il était fourni par le col et le résultat du passage de la sonde sur le point malade.

Il y avait plus d'un an que je le sondais ainsi tous les jours, quand il désira consulter Bretonneau, et par la même occasion le docteur Moreau, son ancien médecin ; pour cela, il fut convenu qu'il se transporterait à Tours, qu'il m'aurait, par conséquent, pour compagnon de voyage, et que je serais muni de sondes. Bien nous en prit ; car dans ce trajet de vingt-quatre kilomètres, mon malade réclama trois fois mon ministère, et je dus le sonder autant de fois, après l'avoir fait asseoir sur les cordons de la levée qui bordent la Loire.

L'inspection et le toucher par le rectum convainquirent ces Messieurs comme moi, que nous n'avions affaire qu'à un gonflement considérable de la prostate.

Après l'avoir examiné, Moreau nous dit : « Je crois le développement de cette glande de même nature que ce qui produit le gonflement hémorroïdaire. » Bretonneau, toujours ingénieux et inventif, conseilla, pour tâcher d'obtenir la fin de cette infirmité, divers petits moyens propres à comprimer le col. Je les avais tous mis en pratique infructueusement, et j'étais à bout de ressources, quand, pressé par M. P..., qui, comme tant de malheureux dysuriques, croyait sa guérison moins difficile, je me rappelai l'observation faite par feu Moreau ; et comme j'avais obtenu depuis longtemps de très-bons effets des lavements ratanhiés et opiacés dans la fissure à l'anus et contre les hémorroïdes supra-sphinctériennes, je lui conseillai d'avoir recours à ce moyen. Or, quatre grammes de ratanhia et une tête de pavot dans un tiers de litre d'eau en décoction furent prescrits pour faire deux petits lavements à retenir, un chaque soir, et à ma grande stupéfaction, dès le troisième jour de cette médication, M. P... urinait seul, et de plus, il paraissait vider complétement sa vessie et sans souffrir, ce qu'il n'avait pas fait depuis plusieurs années. Comme on doit le penser, je dus tenir longtemps ce malade à l'usage de ces quarts de lavements opiacés et ratanhiés. Je dis que je dus, car chaque fois qu'il lui prenait fantaisie de s'en affranchir, il ne restait pas plus de quatre à cinq jours sans regretter son infraction ; alors, il me fallait parfois recourir à la sonde.

Il y avait plus de deux ans que je n'avais dû m'occuper de ce malade, qui avait cessé l'usage de ces quarts de lavements astringents, quand un jour je fus appelé à la hâte. Le ventre était ballonné, il y avait une fièvre très-forte, la rétention était complète depuis plusieurs jours. Je ne pus pénétrer dans sa vessie, une autre opération était devenue nécessaire ; cette proposition fut repoussée, les accidents marchèrent très-vite ; il succomba quinze à dix-huit heures après ma visite. Pourquoi avait-il tant attendu ? je ne pus le savoir. Après cette suite de soulagements et d'accidents, j'aurais bien désiré faire cette nécropsie ; j'allais donner le premier coup de scalpel, quand son fils, qui s'en défiait et me surveillait, vint me faire cesser. Il eut tort, car, si je suis bien informé, il est déjà atteint d'un commencement de souffrances urinaires, comme ses ancêtres. Ce fut ce premier fait qui me fit essayer depuis les lavements opiacés et astringents, dans le cas de rétention urinaire avec gonflement de la prostate, qui m'ont donné tant de fois depuis de si heureux résultats. Je crois devoir citer encore quelques faits qui méritent l'attention, et doivent être, pour mes confrères, un enseignement ; car ils ont été pour moi une leçon que je veux éviter au moins à ceux qui prendront la peine de me lire.

Quelques mois après ce résultat si positif, obtenu chez M. P..., je fus appelé à Saint-Ouen, pour le jardinier du château. Ce vieillard qui, depuis quelque temps, urinait très-souvent, était allé à Tours ; il en revint dans la voiture publique, et dut, par conséquent, ne pas satisfaire aussi souvent qu'il l'aurait voulu son besoin d'uriner. Cela fut cause qu'en descendant de voiture, il lui fut impossible de chasser seulement quelques gouttes d'urine. Je dus donc le sonder le lendemain.

Il y avait quinze jours que je répétais cette opération deux fois, sans voir la vessie reprendre son état physiologique. Je dus donc penser à intervenir plus activement. Pour cela, je fis donner des quarts de lavements faits de décoction de feuilles de noyer et de têtes de pavots, et, six jours après l'usage de ce seul moyen, accompagné du cathétérisme, le père B... urinait à volonté et se passait de ma sonde. Je lui fis continuer longtemps l'usage de ces petits lavements astringents et opiacés ; il fut docile et n'éprouva pas de rechute. Il a vécu encore cinq ou six ans.

Voici un gonflement de la prostate, avec atonie consécutive de la vessie par le fait de la rétention incomplète et toujours croissante de l'urine ; puis collection de graviers qui doit faire réfléchir, car il prouve ce qui précède plus que tout autre.

Il y a dix à douze ans, je fus mandé un matin par M. M..., âgé de cinquante-cinq ans. Ce monsieur, qui était allé passer la nuit chez sa maîtresse, avait été pris de rétention d'urine complète, avec accompagnement de douleurs telles, qu'il ne pouvait même pas sortir du lit. Je dus le sonder et ne pus le faire transporter chez lui que quelques heures après avoir fait la même chose une deuxième fois. A partir de ce moment, je dus répéter la même opération deux fois le jour, et comme la vessie ne se vidait pas seule tout à fait, il me fallait chaque fois presser l'hypogastre pour avoir une évacuation complète. Je dus aussi en même temps le soumettre à l'usage des quarts de lavements faits de décoction de têtes de pavot et de ratanhia. Dès qu'il put se sonder lui-même, je le vis moins souvent et lui recommandai de le faire plus souvent s'il en avait besoin ; et quelques jours après, avant de mettre la sonde, il pouvait vider sa vessie à moitié. Il dut tout à la fois continuer l'usage de ces lavements et du cathétérisme jusqu'à ce qu'il fût parvenu à vider sa vessie tout à fait sans le secours de la sonde. On continua alors, mais moins exactement, l'usage des lavements ratanhiés. Ce malade était intelligent ; il comprit la nécessité de se sonder de temps en temps après avoir uriné, quand il croyait sa vessie vide ; cette surveillance était nécessaire pour ne pas laisser reparaître l'infirmité qui lui avait causé tant d'inquiétude et de souffrances. Il le fit d'abord une fois la semaine, puis tous les quinze jours, puis il cessa. Il y avait déjà longtemps qu'il avait renoncé à ces précautions et qu'il se croyait tout à fait débarrassé, quand il me dit qu'il souffrait après avoir uriné. Je dus lui recommander d'essayer lui-même l'introduction de la sonde, mais il ajournait toujours ; enfin, quand je fus appelé un jour du mois de novembre 1866, il ne croyait pas à une rétention, comme on va voir.

Il souffrait beaucoup pour uriner peu et souvent, et avec des étreintes excessives après chaque émission; comme il ne croyait pas à la nécessité de la sonde, il voulut user d'abord des petits lavements dont il avait eu tant à se louer dix ans avant, mais il ne put pas les tolérer, car la présence d'une seule tasse de liquide dans le rectum augmentait encore la fréquence des besoins d'uriner. Force fut donc de recourir à la sonde, car alors il était arrivé à ne plus rendre que quelques gouttes d'urine par vingt-quatre heures, et après des efforts excessifs. Comme cette fois il ne put réussir à le faire lui-même, il dut donc avoir recours à moi. Or, pour pénétrer dans sa vessie, je dus cette fois me servir d'un cathéter de Mayor, très-fortement courbé. Je crus devoir le remplir préalablement avec de l'huile pour éviter l'effet de la pénétration et de la rétention de l'air dans la vessie dont je parlerai plus loin. Ce qu'il est important de signaler ici, c'est que j'avais fait l'abaissement de la sonde assez pour la mettre sur la même place que le tronc, et que j'avais traversé avec l'instrument un corps qui l'enserrait fortement, lequel semblait avoir une épaisseur de plus de cinq centimètres, avant que d'obtenir une goutte d'urine, quand ordinairement j'aurais dû la voir couler bien plus tôt. Enfin, il fallait enfoncer la sonde si profondément que j'aurais pu me croire dans une fausse route, si je n'avais pas moi-même introduit et dirigé l'instrument, et de plus si je n'avais pas fait cela sans douleurs, sans aucune secousse, sans écoulement de sang. Enfin ce ne fut qu'après l'avoir abaissée encore et puis avoir refoulé la verge pour achever son introduction, à tel point que pour recevoir l'urine, qui enfin coula, je dus me servir d'une assiette peu profonde; ce détail doit donner un aperçu du volume et de la consistance de la prostate. Or, comme je dus avoir recours aux mêmes précautions et éprouver les mêmes difficultés chaque fois que depuis j'ai sondé ce malade, il n'est même pas possible de douter que ce corps fut autre chose que la prostate grossie et durcie, et ce qui achève de le prouver, c'est que, comme je vais le dire, cet obstacle à parcourir diminua par degré, une fois que la vessie se fut un peu rétablie, qu'elle eut repris sa contractibilité, que le cathétérisme fut devenu moins douloureux, moins difficile, c'est-à-dire après le neuvième ou dixième jour, pendant lesquels je fis donner des lavements d'opium et de ratanhia, autant pour guérir le col de cette vessie que pour calmer les douleurs qui faisaient passer des nuits très-mauvaises à mon malade. J'en étais là quand, peu de jours après, il me fut possible d'employer un cathéter plus fort, à parois peu épaisses, et, par le fait, ayant une capacité aussi ample que possible, afin de voir s'il sortirait quelques graviers, dont je soupçonnais la présence dans cette vessie. J'avais eu là une pensée, je dirai bonne, car bientôt les graviers sortirent, gros et petits, en assez grand nombre, souvent même ils bouchaient la sonde dès qu'elle était entrée dans la vessie, et il fallait la sortir pour la déblayer.

Cette dernière circonstance m'encouragea à employer successivement un des plus forts cathéters muni d'un large conduit, ce qui facilita mieux la sortie des graviers, dont plusieurs n'étaient pas moins gros que de forts petits pois.

Je ne dois pas omettre de dire que, pendant tous ces essais de cathétérisme et de dilatation répétés, je ne fis pas cesser l'usage des lavements opiacés et ratanhiés, que le cathétérisme devint successivement peu difficile; qu'enfin, en moins de cinq semaines, sous l'influence de ces moyens, mon malade rendit deux mille soixante graviers, dont beaucoup dépassaient la grosseur d'un pois vert ordinaire, beaucoup celle d'un grain de vesce, et plus encore celle d'un gros millet; que la vessie reprit son ressort, au point qu'elle chassait fortement l'urine et les graviers. À la fin de la cinquième semaine, je laissai M. M..., qui pouvait se sonder lui-même facilement, n'éprouvant plus de douleurs, n'expulsant plus de graviers depuis quelques jours, et urinant sans le secours de la sonde, mais pas assez complétement pour renoncer au cathétérisme.

Depuis, il a donc dû continuer de se sonder, d'user de lavements ratanhiés et opiacés. Je le vois de temps en temps. J'exige qu'il se sonde au moins une fois par semaine, après avoir uriné, afin qu'il s'assure que sa vessie se vide complétement. Il ne rend plus de graviers, il ne souffre plus, tant en urinant qu'après avoir vidé sa vessie. Enfin, il est au moins momentanément guéri de sa gravelle, du gonflement de sa prostate et de sa rétention incomplète d'urine, et sa vessie a repris son ressort aussi complétement qu'il est possible de le désirer à cet âge, car il a maintenant plus de soixante ans.

Cette observation suffirait seule, je crois, pour légitimer l'usage des lavements astringents, dans les cas de gonflement prostatique. Je ne vais continuer quelques autres citations que pour indiquer les petits écueils que cette médication peut parfois rencontrer.

Voici un fait qui dit assez qu'il faut avoir soin, avant de recourir aux lavements ratanhiés ou autres, opiacés et astringents, de veiller à ce que le malade vide sa vessie en même temps, si l'on veut qu'ils soient supportés et produisent un bon effet.

Je donnais des conseils à un ancien clerc et ami de mon beau-père, âgé de soixante ans, qui vidait mal sa vessie, et urinait souvent. Dans l'enthousiasme où m'avaient mis l'effet des lavements astringents opiacés (car les succès dont je viens de parler étaient, comme je l'ai dit, accompagnés de bien d'autres), je le laissai débuter par des lavements astringents. Mais loin d'être utile, ils lui rendirent sa maladie encore plus importune, les douleurs furent plus vives, les envies d'uriner plus fréquentes; enfin il avait cru devoir cesser tout traitement, quand un jour, lui ayant parlé de son traitement, et connaissant l'échec, je palpai son hypogastre, je trouvai une vessie énorme. Je le sondai alors assez régulièrement pendant cinq jours, afin de la vider complétement matin et soir; puis, je le fis revenir aux lavements opiacés et ratanhiés, qu'il avait pris en horreur. Si pour cela il dut céder à mes instances, il ne s'en repentit pas, car six jours étaient à peine écoulés, depuis qu'il avait recommencé à en faire usage, qu'il ne souffrait plus, urinait moins souvent, car il vidait presque complétement sa vessie sans sonde; son traitement ne dura pas plus de deux mois.

Je crois ne pas devoir taire ici quelques observations où il y avait complication de calculs, car il y a dans leur étude, plus d'un bon avis à prendre, je le crois du moins. Ils sont d'ailleurs bons à citer sous d'autres rapports.

Des motifs, où la dignité professionnelle jouait un certain rôle, m'avaient brouillé avec un client, qui était l'aîné et le membre influent d'une nombreuse famille que je soignais depuis mon début dans la carrière de médecin; mais, cette rupture n'avait pas empêché les autres frères et sœurs de rester avec moi dans les conditions qui honorent autant le client que le médecin. Ce monsieur était fils d'un calculeux mort immédiatement après avoir été taillé par un chirurgien fort distingué de Tours.

Mon adversaire souffrait de la vessie et ne voulait pas revenir au médecin de sa famille, qui se tenait à distance. Il fut donc à Tours consulter Tonnellé, qui constata bien vite la présence d'un calcul, et enfin proposa la lithotritie.

De retour dans son village, il dut dire à ses frères et sœurs ou il en était, alors ceux-ci lui firent des reproches de s'être brouillé avec moi, etc... Bref, quelques jours après, le curé de sa paroisse, M. l'abbé L..., vint à Amboise pour m'annoncer cette nouvelle et me dire : « La famille, qui a vu mourir son père, est inquiète de voir son frère aîné aller se faire opérer à Tours; je suis dépêché par eux tous pour vous prier de vous charger de ce malade et de l'opération, si vous la jugez nécessaire. » Ma réponse fut celle-ci : « Il est en bonnes mains, il ne me siérait point d'avoir l'air de soustraire un malale et une opération à faire à un confrère quel qu'il soit, je désire donc que l'on n'insiste pas; mais pour que l'on ne puisse pas croire que le motif qui me fait agir n'est pas celui que je vous donne, vous venez de me dire que M. Tonnellé doit opérer mercredi prochain, c'est-à-dire dans six jours; eh bien, je m'engage à aller à Tours au jour et à l'heure choisie, afin d'assister et de prendre sur moi toute la responsabilité de l'opération. Je veux qu'il soit bien entendu que ce sera comme si je la faisais moi-même. J'y mets cette seule exception, c'est que je serai là comme un ami de la famille, et sans aucun motif d'intérêt, enfin aussi gratuitement que possible.»

Le mardi soir, veille du jour choisi, on vint me dire que M. Tonnellé, sachant ce que je devais faire, avait procédé à l'opération, qu'il ne se souciait pas d'avoir des témoins, car mon confrère de Reugny, médecin de ce monsieur depuis notre rupture, avait eu aussi la pensée de faire comme moi.

Deux calculs furent broyés ; j'en gardai les fragments ; le malade les paya mille francs et revint dans son village , se plaignant, comme par le passé, de douleurs vésicales ; pour le consoler, on le traita d'hypocondriaque ; il lui fallait accepter l'épithète, car il se croyait débarrassé de ses pierres.

Quelques mois après il fut pris d'une pleuropneumonie, pour laquelle M. G... donna les premiers soins, et pour laquelle M. Tonnellé fut également appelé.

Une fois les accidents pleuropneumoniques aigus passés, ce malade resta fébricitant, dégoûté, et surtout incommodé par une toux incessante. A bout de patience, son amour-propre céda, et je fus prié par lui de venir lui donner des conseils qu'il ne m'appartenait plus de lui refuser sous tous les rapports. Aux gommeux ainsi qu'aux béchiques qu'il digérait mal et qui donnaient lieu à des acides, puis à une toux d'irritation, je substituai un régime plus sévère des absorbants opiacés qui calmèrent sa toux immédiatement ; puis, une fois les accidents de la respiration diminués, comme ce monsieur urinait souvent, que sa vessie se vidait mal, qu'il souffrait toujours d'un ténesme vésical, et surtout comme il se croyait débarrassé de ses calculs et n'avoir affaire qu'à une souffrance seule de la prostate, je lui prescrivis des quarts de lavements opiacés astringents le soir ; au lieu de ratanhia, je mis de l'acétate de plomb à dose légère d'abord, puis croissante selon l'effet. Or, le résultat fut immédiat : plus de ténesme vésical, plus d'envies fréquentes d'uriner, plus de pesanteur incommode au siége ; bref, il était si heureux de ne plus souffrir, qu'il ne savait à qui le dire. Il dut continuer longtemps.

Un an après, ce monsieur succombait à un squirre du pylore ; je dus en faire la nécropsie, et voici ce que je trouvai, non sans une grande surprise, on doit penser que sa vessie m'intéressait trop pour ne pas la faire, coûte que coûte. Or, à ma grande stupéfaction, je retirai de cet organe vingt et une pierres ayant la même forme, la même grosseur, enfin des facettes comme les deux dont j'avais pris les fragments, qui, rapprochés, complétaient une masse qui démontrait sans réplique que M. Tonnellé en avait laissé vingt-une, et que j'avais pu calmer les douleurs de cette prostate, quoique la vessie fut pleine de calculs.

Voici un autre fait qui mérite bien d'avoir ici sa place, parce qu'il y eut de ma part une méprise que je ne prétends pas excuser, mais qui ne fut que la conséquence de ma confiance dans les médecins qui avaient été consultés avant moi ; enfin comme j'ai là un *meâ culpâ* à faire, cela seul suffit pour me le faire raconter.

B... était employé dans la maison de roulage de M. G..., sa femme était loin d'avoir une conduite irréprochable, puisque, devenue veuve, elle fut depuis poursuivie et condamnée pour avoir débauché des jeunes filles. Cet homme éprouvait des douleurs pour uriner qui le forçaient à se lever cinq à six fois la nuit, et à uriner au moins à toutes les heures dans la journée.

Cet état avait été précédé d'un écoulement que ce monsieur croyait avoir gagné dans une infidélité conjugale de sa part. Les premiers soins lui avaient été donnés d'abord par feu Tonnellé, puis par M. Blanchet, plus longtemps par un pharmacien, M. Plantier, ensuite il avait recouru à M. Duclos, et en dernier lieu à M. Bretonneau. C'est même parce que mon vieux maître ne pouvait pas s'occuper assez activement de ce malade, qu'il avait dû m'en charger.

Comme je l'ai dit, B... urinait très-fréquemment et son urine était louche, un petit écoulement avait lieu par la verge, et tous les soins qui lui avaient été donnés, dans le but de le faire cesser, étaient restés infructueux. J'en excepte ceux de Bretonneau, qui avait essayé trois ou quatre fois des injections de bismuth dans la vessie, avec profit; et c'était même pour en continuer l'usage que je me trouvais chargé de ce traitement. Tout en continuant les injections, je crus devoir soumettre ce malade aux lavements ratanhiés et opiacés, lesquels furent suivis d'accidents nerveux très-prononcés et assez bizarres; mais ceux vésicaux avaient si notablement diminués sous leur influence, que je dus tenir à les continuer; et reconnaisssant là l'influence fâcheuse de l'opium sur ce malade, je substituai à cet agent, l'extrait de belladone, à la dose de deux centigrammes par lavement ratanhié.

Sous l'influence de ces injections intrà-vésicales, et surtout des lavements astringents, M. B... arriva presque aussitôt à ne plus uriner qu'une fois la nuit et quatre le jour, et il pouvait marcher sans souffrir. Il chantait mes louanges, comme on pense bien, et moi qui, je l'avoue, ne m'étais jamais servi, pour faire ces injections, que d'une sonde en gomme, je croyais sincèrement les mériter, et j'admirais mon succès. Ce soulagement durait depuis un an tout entier, sans autres accidents que trois petites rechutes qui suivirent et nous parurent dues au coït, car elles arrivaient toutes quarante-huit heures après un rapprochement conjugal. Notons que chacune d'elles était accompagnée d'un écoulement urétral complet et abondant, surtout pour le dernier, qui était tel que je dus demander à visiter la femme, sur le museau de tanche de laquelle je constatai deux petites ulcérations accompagnant une leuchorrée très-forte. Cette inspection eut pour effet de me laisser dans l'erreur où j'étais, que nous n'avions affaire qu'à une vieille blennorrhagie qui, chez B..., s'était propagée jusqu'au col de la vessie. Cependant cette fois, comme les accidents urétraux persistaient, je voulus le sonder avec une algalie : il était dans mon cabinet et debout. A peine la sonde arrivait-elle au col de la vessie, que mon malade s'évanouissait et tombait à la renverse avec la sonde, qui aurait pu le blesser affreusement. Je ne recommençai pas cette recherche, mais comme je croyais toujours au besoin de modifier le col de la vessie, je voulus porter sur ce point un peu de nitrate d'argent avec le porte-caustique de Lallemand. Cet essai fut aussi malheureux que les lavements ratanhiés avaient été profitables, car il survint dès le lendemain des accidents bien plus aigus, avec de la fièvre et des envies plus fréquentes d'uriner. Un traitement antiphlogistique ne le calmant pas, on me proposa une consultation avec MM. Thomas, Tonnellé et Félix Herpin, que j'acceptai, comme on le comprend; mais ces deux derniers refusèrent de s'y trouver avec moi. Ils y furent seuls, sondèrent le malade, constatèrent une pierre, donnèrent de l'opium à haute dose, si j'en juge par la première prescription, qui était de quinze centigrammes extrait gomme en trois pilules, et cinq jours après B... expirait. Il ne m'appartient pas de rechercher pourquoi cette mort, qui me surprit; mais comme les nobles confrères m'accusaient d'avoir déchiré la vessie, etc., je demandai l'ouverture de ce corps. Pour l'obtenir, je dus la payer de mes honoraires; elle fut faite en présence de M. Herpin et de mon confrère Ollivier, chargé alors de constater les décès. Or, voici ce qu'on trouva : un calcul de la grosseur et de la forme d'un petit œuf un peu aplati, le bas-fond de la vessie un peu excorié dans l'étendue à peu près d'une pièce de cinq francs. Lecteur, concluez; je dois vous laisser ce soin. Comme ce qu'il y a de mieux pour un praticien, c'est de tout utiliser, aussi bien ses fautes que celles des autres, j'ai retiré de ces observations un moyen de diagnostiquer une pierre sans recourir au cathétérisme, ou quand, malgré son emploi, je ne puis le trouver, ce qui arrive assez souvent, même à des hommes plus experts. Ainsi, quand, après l'usage des lavements opiacés et astringents, un dysurique souffre quand même, je n'ai jamais vu cela sans qu'il ait été trouvé un calcul dans la vessie, d'où l'on peut, je crois, conclure que si ce signe n'est pas constant, il est au moins l'un des plus capables de mettre sur la voie.

Puisque je viens de parler d'un moyen de traiter les gonflements de la prostate, il est bon, je crois, que je rappelle ce que je fis insérer en février 1849 dans la *Revue médico-chirurgicale* de Malgaigne, sur un moyen de comprimer la prostate; le sujet et l'observation en valent, je crois, la peine.

Sur un moyen propre à comprimer et dilater l'orifice vésical de l'urètre, dans les cas de tumeur de la prostate.

Je me propose, par cette notice, de faire voir que la compression et par conséquent la dilatation de la portion de l'urètre ou siége la prostate, qu'on a négligée sans doute faute de procédés convenables, peut être faite aussi facilement et aussi sûrement qu'elle s'opère dans toutes les portions de l'urètre, où elle constitue encore ce qu'il y a de plus efficace dans la majorité

des cas de coarctation de ce conduit; et de faire connaître un moyen nouveau qui, si je ne me trompe, offrira une application aussi simple et même
tout aussi facile que l'introduction d'une sonde ordinaire courbe ou droite
à volonté. Il offre encore un autre avantage : c'est qu'avec lui la compression peut et doit porter sur toute la surface de la glande, mais plus parti-
culièrement sur la partie inférieure, celle dont le gonflement est la cause
la plus fréquente des rétentions d'urine que les maladies prostatiques produisent. Enfin, je crois qu'avec ce moyen il ne sera pas impossible de tenter
des applications topiques sur cette glande. Je ne vais citer qu'une seule
observation à l'appui, mais elle est telle qu'elle me semble devoir suffire
pour engager les praticiens à l'essayer; et, d'ailleurs, d'autres médecins
n'ont-ils pas tenté déjà cette compression? Or, quelque peu complète qu'elle
ait été, quelque imparfaits qu'aient été les instruments qu'ils ont employés,
n'ont-ils pas eu assez de succès pour faire croire qu'un appareil plus parfaitement compresseur sera une bonne acquisition? Ainsi, ce que je vais
proposer pour comprimer les végétations prostatiques n'est, à proprement
parler, qu'un perfectionnement à des travaux antérieurs qui sont bons à
consulter.

Il y a plus de vingt ans que M. Lagarde et moi fûmes appelés et pressés
de nous rendre chez le sieur G...; cet homme, âgé de quarante-sept à quarante-huit ans, était peu fort, mais il se portait habituellement bien et
n'avait jamais souffert pour uriner; il avait des mœurs régulières, n'avait
jamais eu de maladies syphilitiques.

Dans la nuit en question, ce pauvre diable fut pris tout à coup d'envie
d'uriner et mis dans l'impossibilité d'y satisfaire, même partiellement. Les
angoisses qu'il éprouvait étaient très-vives. Quand nous arrivâmes chez lui,
nous le soudâmes, cela fut d'une facilité extrême, car nous ne rencon-
trâmes pas la plus légère résistance; l'urine jaillit lorsque la sonde était à
peine dans la vessie.

Pendant les quelques jours qui suivirent, l'urine coula comme par le
passé. G... ne ressentait aucune douleur qui lui rappelât sa nuit pénible;
mais bientôt cette scène se renouvela, une fois, puis une deuxième fois,
toujours aussi inopinément et se passait de même. Nous recherchâmes avec
beaucoup de soin s'il n'y avait pas un calcul; nos recherches ne firent rien
trouver. Enfin, les accidents devinrent tels que, quelques mois après, et
graduellement, la vessie finit par ne plus pouvoir se vider autrement que
par le cathétérisme; cela se fit malgré les adoucissants, les bains et enfin
tout ce que nous essayâmes. Évidemment, nous devions avoir affaire là au
moins à une végétation de la prostate qui venait faire bouchon; pour l'affranchir de la sonde à demeure nous apprîmes à ce malade à se sonder, ce qu'il
fit tout aussi facilement que nous. J'étais à la recherche d'un moyen propre
à attaquer sûrement et sans inconvénient cette production, quand quelque

chose survint qui nous arréta : c'était un écoulement urétral suivi d'un
gonflement du testicule. De prime abord cet écoulement nous parut syphilitique, mais toutes les recherches que nous fîmes pour nous en convaincre
furent négatives. Enfin, il y avait déjà quelques semaines que cet accident
était dissipé, quand il se renouvela. Cette fois, ce fut l'autre testicule qui se
prit. G... avait vu sa femme une fois, et celle-ci disait, avec la plus imper-
turbable assurance, qu'elle n'avait rien, quand vint un garçon du village me
consulter pour une gonorrhée virulente, et qui, par ses aveux, mit la vérité
dans tout son jour. Cela fut assez heureux, car, les accidents testiculaires
eurent, cette fois, une marche si lente, si insolite, qu'il y avait réellement
lieu de croire à autre chose, et il se fit plusieurs abcès partiels.

Tout ceci durait depuis deux ans; pendant ce temps le cathétérisme était
devenu difficile pour le malade lui-même; ce fut alors que je me décidai à
comprimer le mal.

Le cas offrait des difficultés toutes spéciales, car il fallait nécessairement
une compression large et qui put embrasser tout le col de la vessie, c'est-à-
dire qu'il fallait agir dans la direction de la vessie vers l'urètre, sous peine
de ne rien comprimer; et, enfin, il fallait encore que l'instrument put
prendre une courbure pareille à celle de la sonde dont ce malade se servait.
Ce ne fut, il faut le dire, qu'après des recherches et des essais inutiles, en
un mot, après m'être cassé la tête sans rien trouver, et à l'instant où j'y
avais renoncé, car c'est en lisant ce que Scarpe a écrit sur la fistule lacry-
male que j'ai imaginé un appareil tellement simple, que c'est réellement à
se demander comment on ne l'a pas trouvé plus tôt. Pour le composer, je
m'y pris donc de la manière suivante : Je fis d'abord couper une algalie un
peu au-dessus de ses yeux, je rendis sa courbure courte et assez prononcée ;
puis, je fis évaser cette extrémité un peu moins que celle supérieure ou le
pavillon. Cela fait, je pris ensuite du fil de fer n° 2 non recuit, je le coupai
par morceaux ayant tous une longueur plus que double de la sonde ; je
pliai l'un des deux bouts, que je tordis et convertis en un petit anneau
capable de recevoir une forte épingle et de pouvoir passer dans le canal de
la sonde sans difficulté; je fis aussi un petit crochet en pliant l'autre bout.
Je fis ensuite des petits moules en forme de cônes pointus et percés à leur
sommet pour recevoir le fil de fer par le bord rendu crochu, que je fis
arriver assez avant, puis j'y coulai du plomb fondu; je moulai ainsi sept
petits cônes qui se trouvèrent appendus et solidement fixés à chaque morceau de fil de fer. Je polis ensuite les cônes auxquels je donnai la grosseur
de la sonde dont se servait mon malade; j'arrondis et polis bien la grosse
extrémité, qui, on se le rappelle, était libre. Ces préparatifs faits, je fis passer
le bout de fil de fer dans la sonde, en le présentant par son anneau et le
faisant entrer par le bout inférieur de la sonde ; puis, en tirant un peu fortement sur lui, le petit cône de plomb vint s'engager dans le bout de la

sonde et faire un tout solide facile à manœuvrer. Il suffisait de pousser un peu l'extrémité du fil de fer pour que le cône quittât l'algalie; il suffisait aussi de courber un peu le plomb, pour donner à cette dernière la courbure et la forme désirables, et la rendre aussi aisée à manœuvrer que celles de Mayor et de M. Béniqué.

Je m'en servis pour sonder notre malade; mais, comme il n'y avait pas d'ouverture, elle ne pouvait pas donner d'urine. Une fois introduite, je poussai très-aisément le fil et par conséquent le cône, puis je retirai l'instrument. Je répétai cinq fois cette petite opération, par conséquent j'introduisis dans la vessie cinq cônes. Quand cette introduction fut faite, je passai une épingle dans les cinq petits anneaux des fils qui, on se le rappelle, étaient tous de la même longueur; puis, je les tirai tous ensemble, comme si j'eusse voulu les sortir de la vessie. Or, comme ils se présentaient tous en même temps au col, faisant une grosseur d'abord peu considérable, mais ensuite ayant cinq fois celle de la sonde, comme ils ne purent passer, ils ne s'engagèrent dans cette ouverture qu'en partie, engageant avec eux, dans cette compression, les végétations prostatiques, peut-être même les comprimant entre les cylindres eux-mêmes.

Je dois dire que le fil de fer n'avait point perdu la courbure que lui donne le tréfileur; aussi, tous ces morceaux se rangèrent très-vite du même côté, et il me fut facile de les mettre dans une direction telle qu'ils se rabattirent sur le ventre. Je n'eus qu'à tirer un peu pour les engager ainsi. — Je mis un bandage de corps dans lequel je fis passer une forte ligature, dont je laissai les deux chefs libres; puis, je plaçai sur l'hypogastre une grosse pelote de linge, faite de plusieurs serviettes roulées les unes sur les autres. A l'aide de la ligature, je fixai les fils de fer au bandage de corps, en les faisant tirer un peu, de sorte que la pelote de linge faisait poulie de renvoi et les éloignait du ventre, afin de la faire tirer, autant que possible, dans la direction de l'urètre et du col de la vessie.

Comme on le pense, sans doute, le malade était couché, il souffrait très-peu; on aurait pu tirer sur les fils de fer beaucoup plus fort, sans le faire beaucoup souffrir. Il était environ une heure quand nous lui mîmes ce petit appareil, et nous allâmes, M. Lagarde et moi, faire une sortie de six heures pour voir d'autres malades; ainsi, nous fûmes au moins cinq heures et demie absents. Pendant notre absence, le malade urina deux fois; l'urine passa dans les interstices laissés vides entre les cônes, et, quoique cet homme, habituellement très-triste, souffrit impatiemment, nous le trouvâmes assez tranquille; il désirait être débarrassé parce qu'il avait peur, mais il ne souffrait pas trop; ainsi, c'était plutôt par préoccupation que par douleur qu'il désirait être mis en liberté.

Pour retirer ces plombs de la vessie, je dus les y repousser en masse, en appuyant sur tous les fils de fer réunis; j'éprouvai quelque résistance, en fixant même de la main ceux qui devaient rester, pendant que je tirais l'un d'eux.

Ce travail éprouva un petit moment de difficulté; je n'avais pas eu soin de mettre, au fur et à mesure, dans l'épingle, chaque anneau de l'extrémité du fil porte-plomb : ils se tenaient un peu tressés entre eux. La sortie s'en fit, néanmoins, assez facilement, et ce petit accident ne fut absolument rien ; mais, comme il pourrait, en d'autres cas, devenir plus embarrassant, j'ai dû le signaler. Ici, il fut plutôt dû à l'opérateur qu'au moyen lui-même ; mais, si les plombs étaient trop nombreux, il serait possible que cela arrivât quand même, et je crois qu'il vaut beaucoup mieux augmenter le volume des cônes que leur nombre.

Je n'eus occasion de revoir ce malade que longtemps après cette séance ; il fut visité par M. le docteur Lagarde. Le lendemain et les deux jours suivants, il se plaignit de souffrir un peu du col de la vessie. Comme il était prévenu que c'était un essai et qu'il était méticuleux, ses plaintes furent jugées exagérées. Rien d'ailleurs n'indiquait de graves souffrances ; il n'eut pas de fièvre et ne cessa même pas d'aller et venir comme d'habitude ; seulement l'urine devint trouble, fétide, et, du dixième au douzième jour, il urina du sang en assez grande quantité : il se forma même un caillot dans la vessie, ce qui me fit croire qu'il s'était fait une exfoliation d'une partie au moins de ce fongus mortifié. Enfin, quelques jours après et successivement, tous ces petits accidents cessèrent ; l'urine commença à couler spontanément par la verge, et aujourd'hui la vessie se vide en entier ; il est vrai que cela se fait lentement et avec des efforts.

Je disais alors : Il est à regretter que ce malade, mû d'abord par la crainte, et plus tard par le désir de surveiller la rentrée de ses récoltes, n'ait pas mis plus d'empressement à continuer ces soins ; car il n'est pas présumable que le mal soit complétement guéri. J'aurais voulu appliquer encore au moins une fois cet appareil compresseur, laisser écouler quelques jours, puis vernir ces cônes avec de la gomme laque ; ensuite revêtir la face qui portait sur la partie inférieure de la prostate d'un peu de nitrate d'argent. Je l'eusse fait avec mesure, quitte à y revenir une ou plusieurs fois, afin d'empêcher la répullulation qui probablement aura lieu. C'était aussi l'avis de Bretonneau, avec lequel j'en ai conféré, et il était certainement le meilleur appréciateur que je pusse choisir ; mais le succès fut plus complet que je n'avais osé le penser, car G..., qui a vécu encore trois ans et qui a succombé à une maladie qui ne pouvait pas laisser supposer une souffrance des voies urinaires, n'avait jamais éprouvé d'autres accidents du col de la vessie. Aussi je crois n'avoir rien à changer aux idées que j'émettais alors; seulement, au lieu de petits cônes de plomb coulés sur du fil de fer, j'ai confectionné depuis des instruments pareils avec de la baleine, et m'en suis servi plusieurs fois pour dilater l'urètre. Ces cônes sont bien préférables à ceux que j'ai employés dans le principe, d'abord parce qu'ils sont plus lisses, qu'ils sont inaltérables, et qu'avec eux on ne craint pas la rupture ; puis, enfin, en les chauffant modérément, on peut leur donner une courbure telle qu'avec le fragment de sonde qui sert à leur introduction on peut faire que le tout acquiert la courbure exigée par la conformation des courbures du canal de l'urètre.

J'ai pu les laisser en place dix-huit à vingt heures, et à toutes les fois le rétrécissement a été franchi par ce compresseur, qui, par conséquent, après avoir été suffisamment dilatant, agit presque aussi vite et avec moins d'inconvénients possibles que lorsqu'on a recours à l'incision, le séjour de cet appareil dans le canal urinaire ne mettant point obstacle au passage de l'urine, car celle-ci s'écoule par les intervalles ou les petits espaces qui sont laissés nécessairement entre les trois ou quatre cônes qu'il faut employer pour obtenir la dilatation désirée.

Si je devais comparer l'action de cet appareil avec quelque chose, je dirais qu'il agit dans l'urètre de la même manière, mais un peu moins vite, que la main dans le rectum quand il s'agit d'opérer une fissure à l'anus selon la méthode de Récamier. Or, je le répète, c'est un effet qui me semble préférable à l'action des instruments tranchants, et il agit presque aussi promptement. Un autre avantage, c'est que, quand un malade est possesseur de cet assortiment de cônes, il peut les introduire de temps en temps, les laisser en place quelques heures, et, par là, prévenir le retour de la coarctation. Il peut d'autant mieux le faire, que leur introduction est tout aussi facile que celle d'une sonde quelconque, d'autant plus que, dans la majorité des cas, il n'est même pas nécessaire pour cela de recourir à un conducteur ; enfin, un autre avantage qui résulte, selon moi, de leur emploi comme moyen de prévenir le retour d'un rétrécissement urétral, c'est qu'il n'est pas nécessaire, quand il s'agit de dilater l'urètre seulement, de les faire pénétrer beaucoup au delà du rétrécissement et encore moins jusque dans la vessie, dans cet organe que l'on ne taquine pas toujours impunément, surtout chez les vieillards.

Je viens, à l'instant où je relis cette note, de triompher d'un écoulement urétral *incoercible* chez un jeune homme qui, depuis vingt mois, a essayé non pas de tous les moyens, car le copahu, même à dose très-faible, lui occasionnait une éruption *cutanée* excessive, et qui a vu, pendant ce temps, ses testicules devenir deux fois malades, et qui a été pris une fois d'une urthérite.

Le rétrécissement se trouvait près de la portion membraneuse ; il était assez fort. J'ai d'abord introduit trois olives, et les ai fait retirer, sans violence, après vingt-cinq minutes de séjour dans la *coarctation*. Cette opération a été suivie de quelques gouttes de sang.

Après huit jours de repos, j'ai recommencé la même opération avec trois olives un peu plus grosses; le résultat immédiat a été le même, et, après trois jours d'un écoulement un peu plus fort qu'avant *l'opération,* le malade *s'est cru guéri.* Mais bientôt la persistance de l'écoulement nous a démontré la nécessité de recommencer. Cette fois le succès a été complet après huit jours. Il n'y a plus eu une seule goutte d'écoulement, et le malade urine aussi facilement que possible.

Quoi qu'il en puisse être, une chose me semble acquise : c'est que voilà un moyen de comprimer simultanément et convenablement toute la prostate, de sorte que les végétations auxquelles elle est sujette puissent être atteintes avec certitude. Cela me donne espoir que les maladies de la prostate offriront plus de prise au chirurgien. Je crois ce petit appareil appelé à rendre d'autres services dans les maladies de l'urètre. Jusqu'à présent, il a manqué un bon moyen de faire dans le canal une compression suivant les règles; car, enfin, quand on comprime une coarctation, on doit désirer que le cul-de-sac qui a lieu puisse toujours s'effacer et former au moins un entonnoir régulier pour que les résultats soient plus durables; et, je ne pense pas que la difficulté ait encore été vaincue.

L'observation qui précède, et que je *pourrais* multiplier, me semble démontrer que, dans beaucoup de cas, on *pourra,* on devra le préférer à l'instrument tranchant. Je ne crois pas qu'il puisse jamais exposer aux mêmes inconvénients.

Autres petits moyens qui peuvent venir en aide dans le cathétérisme.

Bien des praticiens, après avoir pénétré dans la vessie avec une sonde métallique, ne peuvent en faire autant avec celle en gomme élastique; cela devient cependant indispensable parfois. Or, quand il me faut laisser une sonde à demeure, et que je crains de rencontrer des difficultés qui me feraient regretter d'avoir ôté celle que j'ai eu de la peine à faire arriver dans la vessie, voici le moyen dont je me sers et me suis servi bien des fois avec succès.

Il n'est pas trop inutile de dire avant tout que depuis longtemps je me sers presque exclusivement des sondes de Mayor ou de celles que j'ai fait percer comme elles, c'est-à-dire d'une seule ouverture placée sur la courbure et non sur les côtés; d'abord parce que celles qui ont des ouvertures latérales, ont, comme le dit le chirurgien de Lauzanne, l'inconvénient grave de raboter le canal, et parce que si elles se bouchent, il n'est pas possible d'en débarrasser les ouvertures aussi facilement que de celles dont l'œil se trouve placé en avant, en se servant du procédé que je vais indiquer.

Je tiens autant que possible à ce que le cul-de-sac, formé entre l'ouverture et le bout de la sonde, soit parfaitement comblé par une matière solide, et pour peu que ce que je vais dire soit agréé par la majeure partie des praticiens, les fabricants comprendront qu'il ne faut pas laisser ce soin au médecin, et qu'il faut enfin que cette ouverture forme, je dirai le fond de la sonde, que celle-ci soit presque aussi large à son côté inférieur qu'au milieu ; et, si elle est en étain, que le fond soit aussi large à peu près que l'entrée extérieure, et que le canal n'offre point d'infractuosités. Alors, quand il me faut remplacer cette sonde métallique par une autre en gomme élastique, je choisis cette dernière, d'un ca''bre un peu moindre que celle que je vais remplacer, ce qui cependant n'est pas absolument indispensable. Quand j'en veux introduire une plus grosse, j'ai soin de la choisir avec un bout aussi allongé que possible ; je rogne très-peu son bout, c'est-à-dire assez pour avoir une petite ouverture que j'élargis s'il le faut avec une broche chauffée ; puis je fais tomber les angles ; enfin je lisse cette petite rognure à l'aide d'un papier à l'émeri ; quelquefois même, pour éviter cette rognure, je prends un mandrin pointu, que je chauffe au besoin, et avec son aide je perce la sonde sans trop la déformer, comme je viens de le dire.

Ceci fait, je prends une baleine mince et un peu plate ; j'amincis encore l'une de ses extrémités sur le plat ; elle doit être rendue, à l'aide de papier de verre, aussi polie que possible, enfin très-capable de glisser sans arrêt dans l'ouverture pratiquée à la sonde. Ce soin essentiel une fois pris, je chauffe ensuite celle des extrémités que j'ai aminci, puis je l'enroule par cette même extrémité et la laisse refroidir sur mon doigt. J'ai préalablement soumis le bout à la flamme de la bougie, pour l'arrondir un peu, ou tout au moins émousser les pointes formées par ses angles, afin qu'une fois refroidie elle se comporte comme un ressort facile à introduire. Cette baleine doit avoir au moins trois fois et demi la longueur de la sonde.

Les choses ainsi préparées, et la sonde métallique étant restée dans la vessie, j'y plonge la baleine, dans une direction telle, que la concavité de la courbure qui est faite à son extrémité réponde à celle de la sonde, et puisse, une fois arrivée au fond, faire que le bout de cette baleine vienne sortir et traverser l'œil de cette dernière. Quand je suis certain d'avoir assez dépassé l'ouverture de la sonde, et par conséquent d'avoir fait pénétrer la baleine dans la vessie, je retire la sonde métallique, en ayant soin de faire que la baleine reste et plonge même dans la vessie, assez avant pour que la longueur de cette baleine introduite soit suffisante, et permette enfin de pouvoir manœuvrer aisément. Alors, glissant la sonde de gomme sur la baleine, après avoir fait introduire l'extrémité de ce conducteur par le trou pratiqué à son bout, je la fais pénétrer dans l'urètre, sans craindre d'être arrêté par un pli ou rétrécissement de ce canal ; enfin, sans risquer aucunement de faire fausse route. Ce n'est que lorsque je suis certain d'être arrivé dans la vessie que je retire la baleine conductrice , et mon opération est faite sans accident d'aucune espèce.

Est-il utile de dire que si je veux retirer la sonde pour la remplacer, j'introduis de nouveau la baleine dans la vessie par le canal de la sonde. Il faut seulement choisir pour cela l'extrémité de la baleine qui n'a pas été enroulée. Je retire celle-ci, puis j'opère l'introduction de la nouvelle sonde, comme j'ai fait pour la première, et il m'est facile d'en choisir d'un plus fort numéro, si cela est nécessaire.

Autre petit moyen.

Un petit procédé du docteur Bretonneau, et qui n'est, je crois, indiqué nulle part, consiste à faire fondre un peu de pâte de jujube dans un petit pot, puis d'y plonger le bout de la sonde. On répète cela plusieurs fois s'il le faut, jusqu'à ce que le bout de cet instrument soit terminé par une olive élastique, longue de plus d'un centimètre ; on laisse refroidir et sécher ; cela demande à peu près douze heures , pour que l'addition faite à la sonde forme un bout élastique, lequel, quand cette sonde arrive à un obstacle, fléchit un peu et glisse de façon qu'elle ne reste pas aussi souvent dans le cul-de-sac formé par l'obstacle. Il m'est arrivé quelquefois , quand j'étais pressé, de faire un trou dans un morceau de pâte de lichen ; alors je chauffais la sonde, puis, avec un couteau chauffé également, je pouvais faire adhérer la pâte à la sonde et l'y coller parfaitement, afin de lui donner la forme voulue pour faire un petit prolongement élastique conforme aux nécessités. Ce *modus faciendi* était plus expéditif. Je dois dire, après l'avoir expérimenté souvent, que cette addition faite à la sonde élastique a des avantages plus grands que celui de la bougie olivaire, qui, dans certains cas, se plie et casse sans que l'on s'en doute, puis, si l'on force, déchire le canal.

Sur la nécessité de remplir la sonde avec un liquide, et de l'y maintenir pendant qu'on l'introduira dans l'urêtre.

Voici un point de pratique qui me paraît beaucoup plus important à signaler ; car quel est le médecin qui a été assez heureux pour n'avoir pas perdu , ou tout au moins, vu des malades très-compromis peu de jours après qu'il leur a fait subir le cathétérisme pour une inertie prolongée de la vessie ? Si je ne me trompe pas étrangement, ces accidents graves, qui sont assez fréquents quelques jours après le cathétérisme, sont dûs évidemment à une intoxication urique, mais pas de même nature que celle qui occasionne l'éclampsie; celle-ci est l'effet de l'altération que l'urine éprouve dans la vessie; enfin ils sont dûs à une résorption de l'urine altérée, décomposée, altération qui s'opère dans la vessie même, une fois que l'on a introduit la sonde dans ce viscère.

Je me suis demandé longtemps, sans en trouver l'explication nulle part, pourquoi chez des vieillards qui avaient uriné longtemps par regorgement, ou qui avaient gardé, par conséquent, impunément plusieurs jours leur rétention avant de se soumettre au cathétérisme, — chez lesquels on avait retiré d'abord de l'urine normale, mais concentrée, — pourquoi, dis-je, ce liquide devenait fétide à la deuxième ou troisième fois que l'on vidait la vessie; pourquoi, par conséquent, ils éprouvaient des accidents d'intoxication urique, si souvent mortels, quoique le cathétérisme eût été pratiqué aussi convenablement que possible, sans avoir produit de déchirure sérieuse dans le canal ou au col de la vessie. Ainsi, j'ai vu cet accident grave survenir chez des malades qui avaient été sondés très-facilement; cela m'a paru bien plus fréquent, pour peu que la sonde ait produit sur la prostate, ou au col de la vessie, une légère excoriation. D'après ce que j'ai vu depuis que j'exerce, ces accidents dus à la résorption de l'urine altérée sont trop communs pour que je m'arrête à en citer des exemples. Quand ils ont lieu lorsqu'on a laissé une sonde dans la vessie, on les attribue à la présence de ce corps, que l'on croit capable d'avoir enflammé ce viscère; là n'est pas la seule cause. A quoi donc est due cette altération de l'urine, qui, avant le cathétérisme, a pu rester quelquefois quatre, cinq, six, sept, huit jours et plus, retenue dans la vessie sans s'y altérer, mais seulement y devenir plus condensée, plus forte, sans produire l'effet toxique dont je veux parler. Voici comment je crois avoir été mis sur la voie :

M. P.... avait contracté la variole à l'âge de seize ans; quelque temps après il urina difficilement, parce qu'il s'était formé un rétrécissement presque complet à quatre centimètres en avant du col de la vessie; cette coarctation était dure et difficile à franchir, comme on va le voir; car, non-seulement j'avais essayé inutilement de le faire, mais plusieurs de mes confrères des plus experts de Tours, auxquels j'avais adressé ce malade, n'avaient pas été plus heureux que moi. Comme l'urine pouvait encore être évacuée, je fis attendre ce jeune homme jusqu'au jour où je connus le travail d'Amussat sur l'emploi des bougies filiformes. Comme j'affectionnais ce malade, j'assistai pendant douze jours à l'heureux essai de ce chirurgien distingué, qui, le treizième jour, enleva les six bougies pour y substituer une sonde rigide. Jusque-là tout avait marché sans encombres. Mais le quatrième jour qui suivi l'introduction de la sonde creuse, l'urine de mon malade étant devenue fétide, cela fut suivi de frissons, puis enfin d'un rhumatisme articulaire. J'étais retourné à Tours, lorsque je fus instruit de cet accident ; j'envoyai la mère de M. P... le quérir , et fis suspendre le traitement qui jusque-là avait marché si heureusement. L'affection articulaire n'offrit rien de bien digne d'être noté ici.

Ces accidents rhumatismaux avaient cessés complétement depuis quelques mois, quand je me remis à l'œuvre. Tant que je n'employai que les bougies filiformes, les choses marchèrent bien ; mais le rhumatisme articulaire reparut peu de jours après l'introduction et le séjour d'une sonde creuse dans la vessie. Je dus donc suspendre encore le traitement dilatateur pendant quelque temps, pour essayer ensuite de mettre des sondes, sans les laisser à demeure, car je croyais alors que ces accidents rhumatismaux n'étaient dus qu'à l'irritation causée seulement par le séjour de la sonde dans la vessie. Dans le cours de ce traitement, qui fut long, en raison de ces excessives dispositions à l'arthrite, M. P... eut deux fois encore un nouvel envahissement articulaire, que je n'attribuai, pas plus que les premières fois, à sa véritable cause ; mais, ne pouvant l'habituer au séjour de la sonde dans la vessie, je le sondais souvent. Quant, un jour, je me servis d'une algalie d'un assez gros calibre, ayant un canal assez ample, relativement à la grosseur de cet instrument : le malade était debout, j'entendis un bruit de glouglou qui était manifestement dû à l'entrée de l'air dans la vessie. Dès ce moment, mon attention fut éveillée ; j'eus bientôt reconnu que, quand la vessie a été démesurément distendue, et pour peu que l'air qui pénètre dans la sonde ne puisse être expulsé de la cavité de cet organe, — autant parce que la vessie est inhabile à se contracter suffisamment, que parce que le bout de la sonde qui dépasse les yeux de cet instrument y met obstacle, — l'air si fàcheusement introduit et non expulsé, quelque minime que soit la parcelle, permet à l'urine de s'altérer et de se putréfier. De là les accidents d'intoxication urineuse, si foudroyants parfois, dont j'ai parlé, et que tous les médecins qui ont un peu vieillis ont pu malheureusement observer. Je le répète, depuis que j'ai fait cette remarque, mon malade, que j'étais forcé de sonder de temps en temps, n'a plus éprouvé d'arthrite ; parce que, pour lui comme pour tous ceux que j'ai été appelé à sonder depuis pour des rétentions d'urine, j'ai eu soin, surtout les premières fois, de remplir ma sonde avec de l'eau, mais préférablement avec de l'huile, de façon à ce que l'air ne puisse plus s'introduire dans la vessie. Or, si dans une clientèle assez étendue, j'ai été assez heureux depuis quinze ans pour que tous les malades que j'ai sondés avec cette précaution soient restés exempts de ces accidents urineux ; quand, dans les mêmes localités j'ai pu en connaître d'autres, survenus dans des cas où j'avais conseillé inutilement cette précaution : je crois être dans le vrai en attribuant ces facheux résultats à l'omission de la précaution que je crois avoir suffisamment indiquée.

Pour ceux de mes lecteurs auxquels, malgré ce qui précède, il est nécessaire de citer des faits , je rapporterai les suivants :

A l'instant ou je rédigeais cet article, j'ai été appelé près d'un pauvre ouvrier tisseur, phthisique, qui n'avait pas uriné depuis quarante-huit heures : j'ai pratiqué le cathétérisme en me servant de l'instrument de Mayor, que j'avais préalablement rempli d'huile ; mais, sa vessie était tellement inerte, que, l'urine ne sortant pas, il m'a fallu, immédiatement comprimer l'hypogastre. Ce ne fut même qu'à l'aide de fortes pressions que j'obtins un litre et demi de ce liquide. J'assure n'avoir jamais rencontré une vessie plus inerte. Aussi, à l'instant où j'allais retirer le cathéter, la personne qui avait dû m'aider à presser l'hypogastre ayant retiré sa main, il s'est fait incontinent, j'ose dire, une véritable inspiration d'air dans la vessie, car elle fut très-bruyante.

Dans mon désir de prévenir l'effet toxique, que je craignais après cette introduction, je revins pratiquer le cathétérisme quatre heures après. A peine la sonde fut-elle introduite, que quelques bulles de gaz sortirent avec le premier jet d'urine ; mais, par la différence du bruit produit à l'instant de son introduction, c'est-à-dire de celui qui était résulté de l'inspiration, j'ai vu qu'il n'avait dû sortir qu'une très-faible partie de l'air qui s'était introduit ; il ne me restait plus qu'à attendre le résultat que je prévoyais, malheureusement. Je revins le sonder de nouveau, quatre heures plus tard, et je retirai cette fois encore quelques bulles d'air ; eh bien, malgré les soins que je mis, je ne pus faire sortir, je le répéte, ce qui avait été inspiré, car cet air froid avait dû prendre du développement. Or, dès le lendemain au matin, c'est-à-dire dix-huit heures après, ce phthisique qui, la veille, n'avait rien qui annonçât une fin prochaine, était déjà dans le *carus* et succombait le lendemain ; j'avais cependant eu soin de donner du copahu en lavements et fait prendre des cordiaux.

Je pourrais ajouter à cette citation sans réplique, le fait d'un malade, fils, frère et oncle de confrères, à qui j'ai donné des soins pendant l'absence de son médecin ordinaire. Ce malade supportait assez gaillardement son incontinence d'urine par regorgement. Comme il n'avait, dans mon talent, qu'une foi secondaire et peu ardente, il désira attendre son médecin ordinaire pour se laisser sonder. J'avais pourtant dit à son neveu, qui est docteur-médecin, ce que je croyais indispensable pour le salut de son parent, et ce qu'il fallait faire pour parer à l'introduction de l'air quand on viderait cette vessie inerte (je l'avais fait peut-être même d'une façon un peu plus détaillée que par ces lignes). Furent-elles goûtées par lui, je n'en puis rien dire, mais ce qui est positif, c'est qu'elles furent dédaignées par le docteur que j'avais remplacé. Enfin, quel est le motif pour lequel cet avis ne fut pas écouté ? Je l'ignore ; mais ce que je sais fort positivement, c'est que, quatre à cinq jours après le retour du confrère, et par conséquent, après que le cathétérisme eût été pratiqué, ce beau vieillard ne comptait plus au nombre des vivants. L'effet de l'intoxication urique avait été foudroyant.

Voici un fait bien plus digne d'attention :

M. M..., ex-capitaine de gendarmerie retraité, était depuis de longues années forcé d'être sondé. Je lui ai procuré une sonde métallique, et il se sondait lui-même très-facilement depuis longtemps : tel était l'état de ce Monsieur, quand après une chute il dut garder le lit ; car il eut une fracture de la cuisse gauche, un peu au-dessous des trochanters, fracture oblique, pour laquelle je dus recourir à un bandage qui réunissait la demie flexion à l'extension, mais qui, vu la nécessité où ce malade était de se sonder plusieurs fois le jour, n'eut pas un effet aussi parfait qu'il aurait dû être, et le raccourcissement fut de 7 centimètres.

Il y a deux ans que cette fracture a eu lieu. Or, depuis, sans *cause* comme sans lésion apparente, M. M... est devenu dégoûté, pâle et maigre, puis anasarqué, et enfin, malgré le vin de quinquina, les amers, les fortifiants, il a vu son appétit disparaître tout à fait, ses digestions devenir difficiles ; en un mot tout annonçait une fin prochaine, et j'avoue que je le regardais comme perdu, mais sans pouvoir dire comment et à quoi il devait cette terminaison si funeste, car c'est un homme de belle stature.

Je ne m'occupais plus de lui, quand une de ses nièces vint me trouver et me dire dans quelle position la mort de ce Monsieur allait mettre sa famille, puisqu'avec lui elle perdait une rente de 2,000 fr., et que ses deux enfants étaient loin d'être élevés. Je fus le revoir, et enfin, à force de questions, j'appris que parfois son urine sortait de la sonde par saccades ; or, elle était louche, quelquefois odorante ; je pensai que cette sortie bruyante de l'urine par la sonde pouvait être mélangée de gaz, et, par conséquent, mêlée avec de l'air, que la sonde portait parfois dans la vessie. Ce fut un trait de lumière : Je le forçai à ne plus se sonder avec sa sonde vide, mais bien à la tenir pleine d'eau de goudron.

Je ne conseillai absolument rien de plus ; et trois jours après, quand je vins le voir, quelle ne fut pas ma satisfaction, il y avait déjà un changement notable dans tout son être.

Bref, ce malade, sous cette simple influence, a vu sa bouffissure cesser, sa mine revenir, son appétit se régulariser, se normaliser, et enfin il a repris son état de santé primitif. Il doit être bien entendu qu'il ne me prend pas envie de faire la contre-épreuve.

Je ne crois pas devoir faire de nouvelles citations, celles qui précèdent suffisent, je pense, pour démontrer la possibilité de l'introduction de l'air dans la vessie par la sonde, les inconvénients de cet air dans cet organe, et enfin le moyen d'y parer : — *observations qui n'ont, je le crois du moins, jamais été faites.*

Sur un moyen qui est certes le plus sûr & le plus facile pour remédier promptement à un empoisonnement par ingestion (1).

Je lisais, il y a quelques temps, dans la *Gazette des hôpitaux*, une observation d'empoisonnement par la digitaline, dont le médecin croit avoir triomphé par l'emploi des vomitifs et du café. La dose ingérée était-elle suffisante pour tuer? L'auteur lui-même n'ose pas l'affirmer. Que serait-il donc arrivé, si elle eut été plus forte. Ce fait m'a rappelé un empoisonnement par l'opium; la victime était un jeune enfant à qui la nourrice avait donné une petite cuillerée à café de laudanum de Rousseau, croyant lui donner un sirop pectoral; dans ce cas, on perdit un temps précieux pour aller chercher et pour donner un vomitif. Je me suis dit bien des fois depuis : ne pouvait-on pas avoir recours à un moyen bien plus prompt et bien plus efficace.

Par conséquent, voici, dans un cas analogue, ce qui m'est arrivé, et j'avoue que je suis surpris de me croire le premier peut-être à indiquer ce moyen si simple :

Un soir à onze heures, j'étais à peine couché, lorsqu'un de mes amis me fit lever en me disant : « Je suis perdu, j'ai cru avaler du vin de gentiane, je viens d'ingérer une dissolution d'extrait de colchique. » Sans perdre de temps, je remplis aussitôt une seringue d'eau; puis je pris un tuyau en caoutchouc armé d'une canule d'étain privée de son écrou et un peu courbée, qui avait autrefois armé une seringue à injection. Je la plongeai dans l'œsophage et la poussai dans l'estomac; ce fut l'affaire d'un instant. A l'aide de ce tuyau, j'injectai dans l'estomac deux pleines seringues d'eau, ce qui provoqua quelques vomissements; mais, ce qui fut le plus efficace, ce fut l'aspiration que je fis à l'aide de ce tube. Bref, je pus répéter trois fois cette manœuvre, par conséquent, injecter et aspirer la matière injectée par ce moyen, nettoyer tout à fait l'estomac; car je ne cessai que quand l'eau revint exempte de toute coloration. J'étais donc assuré, par là, d'avoir lavé et bien complétement vidé le gaster de la matière ingérée. Ceci fait, je renvoyai mon ami se coucher, lui assurant qu'il ne ressentirait aucun effet de sa méprise. Je me suis demandé, en lisant et en apprenant les deux faits que j'ai mentionnés au commencement de cet article, s'il n'eût pas été cent fois préférable d'avoir recours, pour l'enfant, à une forte sonde urétrale, et pour l'autre, à une sonde œsophagienne, ou enfin à tout autre moyen que l'intelligence la plus vulgaire peut et doit improviser en pareil cas. Cette médication si simple est d'autant plus recommandable, que presque tous les toxiques, par leur action spécifique, rendent l'estomac

(1) Les moyens les plus simples et les plus faciles sont ceux auxquels on pense le moins.

peu sensible aux agents vomitifs, ce qui fait que leur action est toujours trop tardive et ne peut avoir qu'un effet incomplet.

Cas d'empoisonnement par le sublimé.

Pendant que je rédigeais ces notes sur le moyen d'agir le plus promptement, et par conséquent le plus efficacement possible, j'étais mandé chez M. B..., boissélier, pour sa petite fille, âgée de sept à huit ans, enfant d'assez chétive apparence ; elle venait d'avaler une cuillerée à bouche d'une dissolution de sublimé, à raison d'un gramme pour cent ; elle avait mangé peu de temps auparavant. En attendant que je pusse me procurer une sonde d'un assez fort calibre, je prescrivis de lui faire boire beaucoup d'eau fraîche, désirant provoquer un vomissement, tout en diluant autant que possible l'agent toxique. Je bâillonnai l'enfant, essayant de provoquer des vomissements par l'introduction de barbes de plume dans le gosier ; mais cela ne produisant point de vomissements abondants, je courus chez moi chercher une sonde urétrale d'un fort calibre, que j'allongeai avec un tube. De retour, j'introduisis ma sonde œsophagienne improvisée. Je remplaçai les matières vomies par des injections d'eau ; après, je fis vomir encore et recommençai ainsi trois fois la même manœuvre, tant qu'il y eut des aliments dans la matière vomie ; puis j'aspirai celles liquides, car je ne cessai que quand j'eus pour ainsi dire lavé l'estomac. Est-ce à cause de cette prompte manière d'opérer que l'enfant a dit n'avoir pas éprouvé autre chose qu'un léger mal de gorge, lequel fut dû, sans doute, aux violences que j'avais dû employer, tant avec la plume qu'avec tout autre chose, dont je m'étais servi pour titiller la luette ? Quant à moi, je pense que, sans l'emploi de ce procédé, cette petite n'eût pas avalé impunément cette dissolution hydrargyrique.

Récits d'observations d'obstruction intestinale bons à lire.

Je crois que c'est un devoir de publier les faits suivants :

Obstruction du tube digestif. — Mme B.-R..., d'Amboise, âgée d'environ 56 ans, épuisée par neuf couches, gastralgique et sujette à la constipation, le devint davantage en 1851. M. Lagarde lui prescrivit l'usage des pilules aloétiques : elles furent soulageantes pendant quelques mois, mais ensuite les selles redevinrent rares et incomplètes. En novembre 1852, la constipation était telle, que depuis quinze jours Mme B... n'avait pas été à la selle.

Son ventre était tendu et douloureux. Les pilules de belladone selon la méthode de Bretonneau, dont j'ai vu et obtenu des effets si surprenants, furent prescrites, mais sans résultat.

Cinq jours après, le ventre était ballonné, la malade avait des nausées, le pouls petit, fréquent, la peau sèche, la voix altérée.

Le cathétérisme du rectum était impossible au delà de 25 centimètres. Cet intestin fut inutilement provoqué. L'huile de ricin dans du bouillon détermina seulement des douleurs de ventre très-vives et des vomissements.

Le calomel, à petites doses, fréquemment répétées, aggrava les accidents ; on revint à l'huile de ricin, conseillée par feu Tonnellé, après quoi le pouls fut de plus en plus petit et misérable, la langue sèche, les vomissements fréquents, le ventre tendu comme un ballon : la mort paraissait prochaine.

Le 16 décembre 1852, je proposai à mon confrère, qui accepta, une ponction dans la partie la plus résonnante du ventre, avec un trois-quart de Récamier extrêmement fin. Je choisis pour cela la partie gauche de l'épigastre ; je pénétrai, comme on le verra par la nécropsie qui fut faite vingt mois après, dans le colon transverse, près de la portion descendante.

Il sortit une grande quantité de gaz, avec assez de violence pour éteindre notre lumière, plus deux ou trois gouttes de matière fécale liquide. Il se fit aussitôt une dépression transversale, puis l'écoulement gazeux cessa, quoique le ventre restât tendu.

Cette piqûre fut peu douloureuse. La canule pénétrait beaucoup dans la cavité intestinale. Je pensai que la cessation de l'écoulement gazeux était due à ce que l'instrument plongeait dans des matières fécales trop épaisses. Elle fut laissée en place et protégée contre tout choc et pression quelconque, pensant que l'intestin vide se remplirait, et qu'alors il y aurait là une fontaine gazeuse intermittente, ce qui eut lieu. La malade était déjà beaucoup soulagée. On lui donna quelques cuillerées de vin d'Espagne et du bouillon.

Le lendemain matin, le ventre était moins tendu, le pouls relevé, les accidents thyphiques beaucoup diminués ; on ajouta aux moyens de la veille un lavement laxatif qui fut sans effet.

Troisième jour : Même état, si ce n'est que le ventre est moins tendu ; il n'y a plus eu de vomissements, pas de selles.

Quatrième jour : Retour des nausées et des accidents généraux, ce que j'attribue à l'eau d'orge sucrée, car la malade accusa des aigreurs. La plaie de la canule est enflammée ; on revient à l'eau pure ; application de pâte de Vienne molle autour de la canule, ce qui produit une escarre large comme une pièce de vingt centimes.

Cinquième jour : Cessation des accidents de la veille ; retour des forces, ventre moins ballonné, sortie de gaz sur les côtés de la canule ; nouvelle application caustique suivie du va-et-vient de la canule pour faire pénétrer le caustique.

Sixième jour : Même état, on réitère l'application caustique de la veille ; je joins à cela l'introduction d'un stylet garni de caustique de Filhos sur les côtés de la canule.

Septième jour : La canule est enlevée, l'ouverture peut admettre une sonde de moyen calibre ; elle donne issue à beaucoup de gaz et à des matières fécales liquides, ce qui met fin à tous les accidents déterminés par l'occlusion intestinale.

Une sonde poussée dans l'ouverture et dirigée à droite ne peut être enfoncée à plus de 25 centimètres, elle provoque des douleurs expulsives, tandis que poussée à gauche, elle pénètre tout entière sans douleur.

Continuation du régime ; l'inutilité des provocations du rectum persiste.

Quelques jours après, nous faisons des injections abondantes à l'aide de la sonde, pour déboucher, s'il est possible, l'intestin, qu'il est permis de croire obstrué par des matières fécales solides. C'est en faisant ce pansement que M. Lagarde découvrit une tumeur entre le cœcum et le foie (son grand diamètre était longitudinal) ; elle était un peu mobile, pas douloureuse ; en haut elle correspondait avec le point que la sonde ne pouvait franchir, là où elle provoquait des coliques expulsives. Je dois dire aussi que lorsque la sonde était dirigée à gauche, elle donnait issue à des gaz. Il n'en faut pas davantage pour nous laisser croire que l'obstacle n'est point à gauche, ni dans le gros intestin, et qu'il est très-probablement dans l'iléon. Ainsi, point d'opération connue praticable en ce cas.

Depuis ce temps, des vésicatoires ont été mis sur le flanc droit, et la tumeur a si complétement disparu, que Bretonneau, qui a vu la malade dans le mois de mars, ne put en trouver la moindre trace.

Depuis longtemps on se sert de racines de roses trémières sèches comme bouchon et comme dilatateur. Lorsqu'on les retire, l'extrémité qui pénètre dans l'intestin est à demi-digérée. La plaie a assez de diamètre pour recevoir le petit doigt ; une canule de ce calibre sert à donner un lavement quotidien. La malade n'a besoin de rendre des matières fécales qu'à l'heure de ce pansement, sans lui ce besoin ne se fait pas sentir.

Cette opération dure une heure chaque jour, après quoi Mme B... vaque à ses affaires et mange comme en santé. Elle paraît très-peu pressée de faire quelques tentatives pour rétablir la voie normale. Les matières fécales qui sont les premières expulsées ont une certaine consistance. L'absence de douleurs, le retour de l'embonpoint, enfin tout porte à croire que cet accident n'influera pas sur la longévité.

Un mot maintenant sur les motifs qui m'ont fait penser que cette opération avait des chances de succès.

La paracentèse, les ponctions ovariques, comme les exécutent aujourd'hui les médecins prudents, ont démontré que le péritoine peut être piqué sans inconvénient grave. Les travaux des hommes qui se sont occupés de la réunion ●immédiate des plaies intestinales. témoignent que les adhérences de cette membrane séreuse sont bientôt établies; enfin la cuponcture faite par M. Michon, dans la tympanite thyphique, nous a appris qu'on peut piquer l'intestin sans grave inconvénient.

N'est-il pas prouvé, d'ailleurs, depuis longtemps, que ce qui fait le danger des plaies intestinales, c'est l'épanchement des matières fécales dans le péritoine? Or, des parois extensibles, tendues comme l'étaient celles du ventre et de l'intestin, devaient nécessairement, une fois leur distension cessée, embrasser fortement la canule, s'opposer à toute espèce d'épanchement, et être maintenues par elle dans un contact immédiat. L'inflammation, suite de la présence de la canule, devait amener des adhérences suffisantes pour intercepter tout passage aux gaz et aux matières, lorsque cet instrument deviendrait libre et devrait être retiré. Je n'ai pas été trompé dans mon attente.

Ce résultat a été obtenu, j'ajouterai même perfectionné avec une facilité incroyable. Ces cas si graves, si désespérés, sont bien fréquents dans la pratique : qui de nous n'en a pas rencontré plusieurs ?

Je me demande, maintenant, comment je n'ai pas eu recours plutôt à un expédient qui, en mettant fin à la tympanite, fait gagner du temps, et qui offre encore des chances de salut quand la mort étreint sa victime et va la frapper. Mais ne sont-ce pas les idées les plus simples qui tardent le plus à venir.

Mme B..., après vingt mois, succomba à une péritonite chronique supurée du bassin.

La nécropsie nous montra que l'obstacle que je croyais près du cœcum était tout simplement produit par le renversement de l'anse du colon, formée par la réunion de la portion transverse avec celle descendante; des adhérences très-faibles le maintenaient avec ce renversement. La ponction intestinale avait été pratiquée dans le colon transverse à la partie moyenne, l'ouverture pouvait admettre le petit doigt.

Le pourtour de la fistule avait contracté des adhérences très-solides avec les parois abdominales.

Tout le gros intestin et le péritoine qui le recouvre étaient sains.

Cette autopsie nous montra donc trois choses dignes d'être notées : 1° c'est que le rétrécissement était loin du point où nous le supposions ; 2° c'est que si la malade avait voulu s'y prêter, la liberté intestinale aurait pu être rétablie; 3° enfin, c'est que la péritonite qui avait son siége dans le bassin, et qui était de plusieurs âges, n'avait point été causée par l'opération, tant s'en faut; les adhérences qui l'avaient nécessitée sont ainsi que quelques autres, au contraire, une preuve que la péritonite avait précédé, et quelle était la suite de l'une des nombreuses couches de Mme B...; ce qui prouve beaucoup, je crois, en faveur de l'innocuité de l'opération.

Deuxième fait. — Où la ponction intestinale suivie de la cautérisation de

la piqûre a été suivie d'un succès complet, dans un cas d'obstacle où le siège et la cause étaient et sont restés inconnus jusqu'à ce jour, c'est-à-dire depuis plus de douze ans.

Le 27 février, je fus adjoint à M. le docteur Giraudet père, pour Mme L..., concierge de M. B... de R..., 35 à 36 ans, accouchée pour la première fois il y a dix-huit mois ; habituellement constipée et sujette à des douleurs de ventre, subites et très-aiguës, qui n'avaient jamais été suivies d'accidents longs et graves, elle s'était plainte, à son accouchement, d'une douleur dans l'aine gauche et les parties environnantes ; la sage-femme, ainsi que le médecin, avaient cru à une hernie ; un bandage avait été appliqué, puis il avait été laissé là, sans que nous ayons pu savoir au juste si son application avait jamais été bien indiquée.

Cette malade était à dix jours de son époque menstruelle, elle avait été à la selle la veille, depuis quelques jours elle y allait un peu plus difficilement que de coutume.

Le 26 février elle ne se plaignait de rien, faisait son ménage comme d'habitude, quand, en remuant ses literies, elle fut prise subitement d'une douleur si aiguë dans le côté gauche et inférieur du ventre ; qu'elle fut forcée de s'accroupir, ne put se relever et vomit à l'instant même. Il était 8 ou 9 heures. M. le docteur Giraudet père fut appelé sur l'heure, il chercha une hernie et n'en trouva pas. Il conseilla des calmants, un bain, des lavements ; les premiers furent tous impitoyablement vomis, le bain ne put être supporté, les lavements provoquèrent des selles peu abondantes ; mais rien, absolument rien ne soulagea cette malade.

A ma visite du 27, à 11 heures du matin : pouls petit, traits livides, vomituration continuelle, douleur très-aiguë au toucher, depuis l'aine gauche jusqu'à la hauteur de l'ombilie ; l'autre côté est moins douloureux. Je ne trouve pas la moindre trace de tumeur ni, par conséquent, d'une hernie étranglée.

> Fomentations opiacées.
> Potion de Rivière.
> Glace.
> Lavements miellés.

A deux heures, Bretonneau nous est adjoint : même état ; il est convenu que l'on donnera tout les deux heures une pilule composée ainsi qu'il suit :

10 centigrammes calomel,
 2   —   extrait gommeux d'opium,   8 pilules.
 4   —   extrait de belladone,

Trois sont données, elles ne sont pas vomies et elles sont suivies de soulagement assez marqué. La malade dort un peu, mais elle continue à vomir, quoique moins souvent : le ventre est dans le même état, les traits expriment moins de souffrance; pas de selles, malgré des boules de miel frit qui sont mises dans le rectum.

Le 28, à 2 heures, nous cherchons vainement des traces d'une hernie que M. Giraudet croit avoir trouvée et même réduite en partie; les accidents de la veille ont repris leur intensité.

On essaye de la limonade purgative, que la malade dit très-efficace pour la faire aller à la selle, elle est rejetée; des lavements purgatifs sont rendus avec des mucosités; le reste du jour et la nuit sont très-mauvais.

Le 1er mars, même état : le ventre se tend et le pouls est mauvais; Bretonneau nous engage à revenir aux pilules de calomel, opium et belladone, qui sont suivies du même soulagement; mais les vomissements, la douleur de ventre, la constipation ne cessent pas.

Le 2, même état : les règles paraissent, on continue à provoquer le rectum et à donner des potions effervescentes.

Le 3, à 2 heures : le lavement vient d'être suivi d'une évacuation peu abondante de matières fécales et de l'expulsion de gaz. L'état général est meilleur; pressé par mes affaires, je n'attends pas les autres consultants qui se font attendre. Croyant à un mieux réel, je quitte la malade, que je crois dès lors devoir laisser aux soins de M. Giraudet, son médecin ordinaire; mais, comme on va le voir, ces gaz étaient dus à de l'air donné avec le lavement, car les accidents, loin de céder, allèrent même en augmentant.

MM. Bretonneau et Giraudet continuèrent leurs soins à cette malade, sans que les accidents parussent céder. Que fit-on au juste, depuis le 4 mars jusqu'au jeudi 9? Je l'ignore; cela importe peu, puisque ce fut sans succès.

Le 9, me trouvant en wagon avec M. B... fils, et lui parlant de sa portière, j'appris que cette malheureuse était dans le même état; j'y fus à mon retour, le soir à 10 heures, et trouvai le pouls petit, les traits tirés, les yeux caves, ternes; vomissements de matières fécales, ventre tendu; les anses intestinales se dessinaient sous les parois du ventre.

Le 10 au matin, 6 heures, même état : je fus trouver Bretonneau, à qui je proposai de pratiquer l'opération qui a réussi pour Mme B..., d'Amboise, qu'il avait eu occasion de voir. Il accepta cette proposition. Nous nous rendîmes chez la malade et fîmes prier M. Giraudet de venir donner son avis; il fut tout à fait opposé au nôtre; mais malgré cette opposition, nous proposâmes l'opération à la malade, qui demanda trois heures pour se décider.

A 6 heures, cette femme est dans un état si déplorable qu'elle implore l'opération; mais comme M. Giraudet persiste dans son opposition, nous ne croyons pas devoir rien changer au procédé suivi pour Mme B..., car

Bretonneau était d'avis de prendre un plus gros trois-quart, ce qui eût mieux valu, je pense.

A 6 heures je fis donc une ponction abdominale avec un trois-quart de Récamier. Je piquai sur le col gauche de la région épigastrique, sur l'anse intestinale qui paraissait la plus saillante et la plus sonore (je dis la plus saillante, car il y en avait plusieurs de parfaitement dessinées).

L'élasticité rendit la ponction un peu difficile pour pénétrer dans l'intestin ; enfin il sortit du gaz, puis quelques gouttes de matières fécales liquides. Il n'en sortit pas autant que chez Mme B..., et aussi la diminution du ventre ne fut pas, à beaucoup près, aussi apparente.

Nous nous contentâmes de donner un peu de vin de Madère étendu d'eau, plus un peu de bouillon dégraissé et de la glace.

A 10 heures 1/2, la malade était dans un état d'angoisses tel, que je me demandai si le péritoine n'était pas perforé ou déchiré près de l'obstacle, et n'avait pas donné lieu à un épanchement de matières, ce qui aurait bien pu arriver, après quatorze jours révolus depuis le début des accidents.

M. Giraudet, qui était présent, m'assura que depuis huit jours il avait vu la malade tomber dans cet état, qu'il avait calmé ces accidents avec des opiacés auxquels elle était assez sensible ; un quart de lavement laudanum fut administré ; la personne qui le donnait fit la même manœuvre qu'elle avait habitude pour faire sortir l'air de la seringue. La malade rendit devant nous ce lavement, et en même temps elle expulsa avec bruit l'air que nous eussions pris pour du gaz, sans l'observation de M. Giraudet. Nous fîmes donner un deuxième quart de lavement, et comme la personne qui le donnait fit la même chose que pour le premier, je pris la seringue, mis le canon en haut, et là nous pûmes nous convaincre de la justesse de la remarque de M. Giraudet (cela explique comment j'avais été trompé huit jours plus tôt). Le premier lavement n'avait pas introduit dans le rectum moins d'air que ce qu'en pourrait contenir une fiole de 80 grammes.

Ce dernier quart de lavement fut retenu, la malade passa une nuit meilleure. Avant de la quitter, je mis à plusieurs reprises autour de la canule une forte goutte de pâte de Vienne très-molle.

Le 11, même état toute la journée : trois applications de caustique que je fais pencher le long de la canule, en y portant la pointe d'une lancette qui incise l'escarre ; vin d'Epagne, quelques cuillerées de bouillon de poulet, glace. Bretonneau voulant se convaincre qu'il passe des gaz par la canule, prit pour cela du duvet qu'il plaça devant l'orifice, et qu'il y maintint avec les doigts ; alors au va-et-vient de ce corps léger, il fut facile de reconnaître qu'il se faisait un écoulement gazeux.

Au soir, M. Giraudet fit donner quelques cuillerées d'une potion contenant du bicarbonate de soude et du laudanum : nuit passable (la malade n'a pas vomi depuis la ponction).

Le 12, la canule joue très-librement, je substitue du beurre d'antimoine au caustique de Vienne et le fais pénétrer le long de la canule.

Glace, vin d'Espagne, bouillon. Au soir, expulsion de quelques gaz par l'anus.

La canule est très-libre.

Nouvelle application de beurre d'antimoine.

Dans la nuit, coliques.

Le 13, sortie d'une plus grande quantité de gaz; à 3 heures, une selle contenant des matières solides, et dans le reste du jour deux autres selles copieuses.

Le 14, j'enlève la canule, les selles continuent, la malade est notablement mieux, le ventre se détuméfie. On continue le bouillon, le vin, on supprime la glace.

Le 15, essai d'un peu de soupe, les selles continuent.

Le 16, la convalescence est assurée, il ne reste plus que la plaie dont l'escarre est profonde, qui laisse filtrer quelques gaz et des liquides fécaux; mais en très-petite quantité.

Le 2 avril, la plaie est presque cicatrisée; la malade va à la selle tous les jours; elle n'a d'autres traces de sa maladie que cette cicatrice, plus des selles souvent molles et des digestions quelque peu laborieuses.

Nous avions probablement piqué l'intestin non loin de l'obstacle. Il était plus plein d'excréments que chez Mme B..., voilà pourquoi l'expulsion gazeuse fut moins abondante que chez la première opérée.

Depuis cette époque Mme L... s'est laissée constiper plusieurs fois, et chaque fois elle a éprouvé des douleurs de ventre, des vomissements qui m'ont fait craindre le retour des accidents qui ont nécessité la ponction intestinale. Je crois qu'elle finira par se corriger de son incurie.

Je devais, dans les faits qui se sont présentés depuis à mon observation, être moins heureux. Je vais les citer exactement; c'est, je crois, le moyen d'y puiser des renseignements qui ne sont pas sans valeur, et que ceux qui croiront devoir ne pas rester inactifs dans de semblables cas devront méditer pour éviter les mêmes écueils.

Le premier fait, celui qui donna lieu à beaucoup de récriminations confraternelles, que je m'abstiens de qualifier, est celui de M. B..., avoué à Tours, c'était un homme de 40 ans, laborieux et énergique.

En juin 1853, il éprouva des douleurs de ventre excessivement aiguës, que j'attribuai à une néphrite du côté droit; dès ce moment, ce malade se soumit à un régime plutôt végétal qu'animal, et de plus, celui au bicarbonate de soude et aux pastilles d'acide benzoïque. Les mêmes douleurs ayant reparu l'année suivante, M. B... revint au traitement qu'il avait négligé une fois soulagé.

Dans les premiers jours de février 1856, il fut pris de douleurs de ventre qu'il crut être de même nature que celles dont je viens de parler; ce fut lui cependant qui fit la remarque que le siége n'était pas tout à fait le même, que la douleur n'était plus limitée au côté droit, qu'elle était surtout dans le milieu du ventre. Comme il éprouvait des éructations, des nausées, qu'il avait la bouche pâteuse, il me fit des instances si grandes pour prendre un purgatif, que je le laissai prendre 50 grammes de citrate de magnésie, ce qui ne le purgea pas, tant s'en faut. Il éprouva dans la journée des vomissements et des douleurs de ventre si vives, que dès ce moment je crus pouvoir diagnostiquer un étranglement interne. A partir de ce moment, des bains, la potion de Rivière, puis une potion éthérée, des cataplasmes, ainsi que la diète absolue, furent mis en œuvre; quarante-huit heures après, les coliques diminuèrent, et le malade eut trois petites selles molles.

Le lendemain, les douleurs continuant à diminuer, le malade fit lui-même la remarque que, quoiqu'il ait été à la selle, son ventre lui semblait toujours tendu et embarrassé.

Prescription : Viande sèche, soupe maigre, légumes tendres herbacés, fruits cuits, eau de seltz avec addition de bicarbonate de soude. Sous l'influence du temps et de ce régime, il y eut une nouvelle décroissance de douleurs, mais non une disparition complète, et, malgré cela, M. B..., qui n'avait jamais cessé de s'occuper d'affaires, reprit complétement ses occupations, et nous nous séparâmes.

Avant de dire ce qui va suivre, je crois devoir entrer dans des détails qui seraient oiseux dans une autre circonstance. Ainsi, ce malade était poursuivi par l'idée qu'il était atteint d'une maladie, et qu'il devait succomber à un épanchement dans le ventre.

Le 5 et 6 mars, retour des douleurs, le malade n'est pas allé à la selle depuis cinq jours. — *Prescription :* Alimentation végétale, plus un bain, lavements laxatifs, boissons abondantes rendues gazeuses par le mélange d'acide utrique et de bicarbonate de soude, de plus, quelques gouttes d'éther en potion.

Le 7, aggravation des accidents, pas de selles, pas d'expulsions de gaz, nausées. — *Prescription :* Deux pilules de belladone, magnésie et bi-carbonate de soude, lavements purgatifs, émollients sur le ventre, bains, diète, mêmes boissons.

Le matin du 8, borboryme, développement du ventre, du reste même état. — *Prescription :* Un suppositoire très-excitant remplace le lavement, il ne provoque autre chose que la sortie de matières venant du rectum.

Le soir, même traitement.

Le 9 mars, même état : on ajoute, aux moyens de la veille, l'usage de petits paquets de calomel, vingt centigrammes en vingt paquets, un tous les quarts d'heure.

Le 10, le ventre se ballonne de plus en plus, la soif est vive, fièvre, pas de selles, pas de vents ; on augmente la belladone et je donne 60 grammes d'huile de ricin (conseillés par Bretonneau).

Le 11, même état : suppositoire, lavements donnés selon la méthode de Chomel, c'est-à-dire jusqu'à ce que le rectum ne puisse plus les retenir ; on continue le calomel et la belladone, car le malade se prête à tout avec une énergie extraordinaire, mais sans résultat. Il y a des borborymes fréquents, mais la plus grande matité est surtout à gauche.

Le soir, après l'usage de tous ces lavements, le malade expulse trois pàrcelles de matières fécales, grosses comme des haricots ; le ventre est de plus en plus ballonné, nausées, vomituration.

Le 12, suppositoire, lavement purgatif au matin, eau fraîche pour unique boisson, fomentation éthérée ; dans la journée, quatre lavements d'un litre, ils sont rendus non colorés ; le ventre est moins tendu, les douleurs sont moins vives, ce qui permet encore au malade de s'occuper d'affaires importantes.

Le 13, même état : soif vive, mêmes moyens, perles d'éther.

Le 14, on continue les perles d'éther, le ventre est moins tendu qu'il n'a été, eau pure pour unique boisson.

Le 15, expulsion de quelques vents. Je pensai que ces gaz pouvaient être dus à de l'air contenu dans la seringue. Le malade s'ennuie des fomentations, on les abandonne, mais sans discontinuer les perles d'éther.

Le 16, le ventre, percuté avec soin avant de donner des lavements, paraît toujours plus mat à gauche ; pour la première fois, la soif est moins vive, on continue.

Le 17, quoiqu'il n'y ait pas eu de gaz expulsé, le ventre a cependant perdu de son volume, au point de n'être pas plus développé qu'à l'état normal, ce qui est dû, sans doute à l'usage exclusif de l'eau froide ; on continue, mêmes moyens.

Le 18, le ventre continue à être peu tendu, l'urine qui est rouge, dépose abondamment, la sueur et l'haleine sont fétides, il expulse des vents ; le malade est épuisé. Le soir on lui donne, avec un bol de lait, une petite tranche de pain, qu'il aime beaucoup et qu'il a toujours bien digéré.

Le 19, nuit bonne, expulsion de trois gros vents, le ventre n'est pas plus ballonné que la veille, nouveau bol de lait le matin, soupe maigre au tantôt, eau rougie, puis lait le soir.

Le 20, expulsion de quelques vents, le lavement rendu est coloré de matières qui le rendent fétide ; soupe maigre, plus un peu de bouillon, lait et pain, fruits cuits, eau vineuse. Le malade se sent plus fort, il se lève et va au jardin.

Le 21, même état, même alimentation : la matière des lavements qui sont rendus est colorée et fétide, ainsi que les quelques vents qui sont expulsés ; le malade fume un cigare et va en ville en se tordant le ventre.

Le 22, même état : on continue l'alimentation, il prend un lavement qui, à sa sortie, est suivi d'une petite boule de matière solide.

Le 23, la nuit a été moins bonne : le malade continue à manger ; un lavement d'infusion de séné, précédé par un autre fait de décoction de tabac, sont suivis de la sortie d'un peu de matières.

A 11 heures du soir, nausées, coliques, vomissement, borboryme, tension du ventre, nuit mauvaise.

Le 24, ventre ballonné, vomissements au matin, nouveau lavement de décoction de séné ; je mets de nouveau le malade à l'usage de l'eau pure, et dès le soir, les accidents ont un peu diminué. J'attends encore.

Le 25, nuit mauvaise, à 5 heures du matin, huile de ricin 30 grammes. Bretonneau, absent depuis quatre jours, revoit ce malade à huit heures et le trouve moins souffrant ; mais à midi, exaspération excessive de tous les accidents : nausées, vomissements, ballonnement, flanc gauche très-douloureux au toucher, pouls petit. A 4 heures du soir, à ma visite : le pouls est petit, misérable, les traits sont tirés, le ventre est de plus en plus ballonné, le malade est très-agité, il demande qu'on l'opère, en disant qu'il va mourir dans la nuit. J'envoie chercher Bretonneau. Après l'avoir attendu en vain, je me décide à opérer. La matité constatée à plusieurs reprises dans le flanc gauche, jointe à l'impossibilité de recevoir des lavements d'un litre, m'ayant donné à penser que l'obstacle devait être situé vers l'anse qui forme la réunion du colon transversal et du colon descendant ; les accidents néphrétiques qui avaient précédés ; enfin le résultat obtenu chez Mme B..., et de plus l'avis de Bretonneau, me firent renoncer au projet que j'avais eu d'abord de ponction dans le flanc droit, vers la région cœcale. Pour éviter trop de douleurs et surtout une pression trop forte, je fis, sur le point ou je voulais ponctionner, une application de caustique de Vienne, puis une petite incision de l'escarre dans cette place. Je fis une deuxième application de caustique, puis une seconde incision. Ceci fait, je me servis d'un trois-quart du même calibre que ceux dont on se sert pour faire la paracentèse ; il y eut à l'instant une expulsion considérable de gaz par la canule, et de plus un peu de matière fécale liquide. J'avais eu le tort de ne pas enfoncer la canule très-profondément, elle était coupée en biseau. Les coliques et les douleurs de ventre qui s'en suivirent un instant après, me donnèrent bientôt la triste conviction que l'intestin, par le fait de l'expulsion des gaz qui l'avaient distendu et déplacé, avait éprouvé une rétraction qui lui avait fait quitter la canule, et qu'une petite portion de gaz s'était épanchée dans la cavité du péritoine ; aussi le soulagement fut nul et le malade expira le lendemain au soir.

Je ne devais pas laisser échapper l'occasion de faire la nécropsie qui devait nous démontrer à quoi avait été dû ce retrait de l'intestin. Elle fut faite trente-six heures après. L'incision de la paroi de l'abdomen, qui était excessivement ballonné, donna issue à quelques bulles de gaz contenues dans le péritoine.

L'intestin grêle, et le gros surtout, sont énormément distendus, la canule est enfoncée à plus de trois centimètres, elle traverse l'épiploon ; il nous est impossible de retrouver, avant d'enlever les pièces, le point ou l'intestin a été perforé, car il n'est plus en rapport, tant s'en faut, avec l'ouverture pariétale. Il y a une péritonite qui paraît bien plus intense dans tout le périmètre de la piqûre que dans tout le reste du ventre. Il n'y a pas de trace de liquide intestinal répandu dans le péritoine. Ainsi, sans les quelques bulles de gaz qui ont été expulsées lors de l'incision, rien ne pourrait faire soupçonner que l'intestin a pu déverser dans cette cavité quelque peu de son contenu ; il nous fallut chercher le point où était l'obstacle qui se trouvait vis-à-vis l'espace occupé par le carré des lombes. Au-dessus, le colon qui est énormément distendu, est tellement resserré dans ce sens, qu'on le dirait étranglé par une ligature qu'on croirait enfoncée à travers la paroi musculaire. Là l'intestin est dur et presque complétement obstrué ; c'est évidemment à l'adhérence intime du colon avec la paroi postérieure de l'abdomen qu'était due la rétraction intestinale, laquelle a éloigné l'ouverture de la ponction de cet organe de celle de la paroi abdominale. Comme on le pense, l'intestin contenait, outre des gaz, beaucoup de matières fécales. La piqûre intestinale, dont les traces, comme je l'ai dit, n'ont pu être trouvées qu'après l'enlèvement de la pièce, est distante à peine de quinze centimètres du squirre qui a fait obstacle. M. Aguzzoli, qui m'a assisté, tant à l'opération qu'à la nécropsie, pouvait à peine faire pénétrer le bout de son petit doigt au milieu de l'anneau formé par le squirre.

Il n'y a rien à noter, si ce n'est que le rein droit, qui avait été le sujet d'accidents néphrétiques l'année précédente, était mou et réduit à la moitié de son volume.

Ce monsieur avait donc été réellement malade des voies urinaires.

Mlle L..., passementière, âgée de 27 ans, fille de belle apparence, était depuis son enfance sujette à la constipation et à des coliques qui se répétaient plusieurs fois le jour. Elles ne duraient pas longtemps ; la malade disait souvent : « Allons, encore une de passée... » puis reprenait sa gaîté habituelle. Cela se passait sans évacuation d'aucune espèce ; l'urine n'offrait rien d'anormal, les règles toujours régulières, modérément abondantes, n'avaient jamais paru avoir d'influence sur les douleurs dont je viens de parler ; la matière des selles avait habituellement la forme de rouleau, sans enduit, sans trace de sang. Ainsi, excepté la rareté des expulsions (car la malade n'allait jamais à la garde-robe que tous les quatre à cinq jours), elle n'avait rien éprouvé d'anormal dans la menstruation.

7

Son état s'étant aggravé dans le courant de juin 1855, l'officier de santé auquel elle s'adressa prescrivit des sangsues et divers autres moyens qui ne la soulagèrent pas. Elle s'en tint là jusqu'au 10 octobre suivant, jour où M. le pharmacien Viel me pria d'aller la voir. Lors de ma visite, le pouls était fréquent, petit, le ventre ballonné, la malade vomissait et n'avait pas été à la selle depuis douze jours, elle était tourmentée par la soif et par des douleurs de ventre qui se répétaient de dix en dix minutes.

Prescription : Infusion de tilleul, toutes les six heures une pilule ayant pour formule : 5 centigram. de calomel, 1 centigram. d'extrait thébaïque, un demi-centigramme d'extrait de belladone. La nuit qui suivit fut bonne.

Le lendemain matin la malade prit, avant ma visite, un lavement émollient, savonneux ; son expulsion fut suivie d'une selle copieuse accompagnée de gaz. Ces matières étaient moulées et de la grosseur du doigt. Sa pauvre mère chantait victoire, parce que les douleurs étaient moins vives, et qu'il n'y avait plus envie de vomir ; mais sa joie devait être de courte durée.

Le 12, reprise des accidents. Il n'y a point eu de selles après le nouveau lavement.

Le 13, on revient aux pilules dont on avait suspendu l'administration la veille, mais sans succès, car les accidents augmentent, le ventre se ballonne de plus en plus, les vomissements sont bilieux, les douleurs deviennent plus aiguës et se répètent plus fréquemment.

Le 14, même état : je donne deux pilules composées chacune d'un centigramme de nitrate d'argent et de belladone.

Le 15, même état, même traitement.

Le 16, continuation des accidents, on revient aux pilules composées d'extrait de belladone et d'opium, un lavement très-provocateur est sans effet.

Le 17, les règles paraissent, elles sont un peu moins abondantes que d'habitude, légère amélioration, mais point de selles.

Le 18, expulsion de gaz par le rectum, cessation des tranchées, l'écoulement menstruel continue. Mon confrère Olivry, qui me remplace depuis le 15, croit à la cessation des accidents, parce qu'il y a eu une petite selle moulée ; cette illusion d'un homme de bien est aussi de courte durée. Car le 19, sans cause appréciable, quoique les règles coulent comme dans l'état habituel, il y a retour des accidents, à tel degré que l'on croit à une mort prochaine. Le pouls est petit, la peau froide, les vomissements fréquents, les douleurs excessives se répètent à chaque instant.

Prescription : Pilules et potions calmantes, tout est rejeté. On donne deux petits lavements contenant chacun vingt gouttes de laudanum.

A mon retour, dans la nuit du 19 au 20, je prescris exclusivement l'eau froide.

A ma visite du 20 au matin, les vomissements ont cessé, les tranchées sont moins fréquentes, on continue l'usage exclusif de l'eau froide; le soir, le calme semble aller croissant.

Le 21, même état, mêmes moyens, auxquels on ajoute des lavements de bouillon opiacé.

Les 22, 23 et 24, même état, mêmes moyens.

Le 25, exaspération nouvelle, vomissements de matières fécales, application de pâte de Vienne sur la région cæcale; c'est là le point qui paraît dur et mat.

Cette application, faite le soir, est suivie de l'expulsion de vents par l'anus; le reste de la nuit est bon.

Le 26, un lavement excitant est suivi de trois longs rouleaux de matières semblables à celles des selles précédentes.

Le 27, pas de nausées, pas de douleurs; on essaye quelques cuillerées de bouillon froid, avec un peu d'eau panée.

Le 28, même état, mêmes moyens.

Le 29, la malade se croit guérie, on continue les lavements opiacés, deux par jour.

Le 30, matin : état passable; mais, le soir, retour de vomissements, ils contiennent des matières fécales, on revient à l'eau froide, on donne en trois heures deux lavements opiacés, seul moyen qui procure du soulagement; la malade demande une opération quelconque.

Le 31, matin : elle paraît calme, elle est assoupie, ce que j'attribue aux quatre lavements opiacés donnés dans les vingt-quatre heures qui ont précédé.

A trois heures, elle est éveillée, se plaint modérément; la ponction intestinale est faite à travers l'escarre pratiquée sur la région cœcale, point qui a toujours paru plus saillant, plus mat pendant les crises. Aussitôt le trois-quart ôté, il jaillit un flot de matières fécales; il était si fort, qu'il formait cascade et était accompagné d'une grande quantité de gaz. La matière solide évacuée peut être évaluée à un demi-litre. A sept heures; vomissements de matières semblables à celles qui ont été rejetées précédemment, expulsion de gaz par l'anus. Dans l'intervalle de mes deux visites, il est sorti peu de matières par la canule; l'introduction d'une sonde de gomme élastique dans ce tuyau provoque la sortie d'une matière plus solide que celles expulsées à l'instant de la ponction. Je fais donner quelques cuillerées d'eau éthérée; un lavement opiacé a été donné à six heures. A dix heures, nouvelle introduction de la sonde suivie de la sortie de matières fécales et de gaz; on donne de nouveau un lavement opiacé; la garde-malade, qui est intelligente, ntroduit toutes les heures une sonde dans la canule, elle peut comme moi la faire pénétrer dans toute sa longueur.

Le 1er septembre, cinq heures du matin : la nuit a été plus calme, sans vomissements, la malade s'est réchauffée, elle s'est assoupie, son pouls est filiforme, sa respiration fréquente, son intelligence nette.

A neuf heures, elle expire, c'est-à-dire, vingt-neuf heures après la ponction.

Nécropsie, vingt-sept heures après la mort, en présence de MM. les docteurs Aguzzoli et Olivry, qui, tous deux, ont vu la malade et assisté à la ponction.

Le ventre est ballonné, j'incise les parois. Arrivée à l'épigastre, l'incision, qui dépasse les parois, ouvre l'estomac, ce qui donne lieu à une sortie de gaz peu odorant.

Le colon est normalement distendu, l'intestin grêle et l'iléon surtout ont le volume et la densité de ceux d'un herbivore de haute taille ; ils sont faiblement unis entre eux par des adhérences de divers âges ; le jejunum est rouge et fortement congestionné, le duodenum l'est beaucoup moins, le petit bassin contient à peu près deux tiers de litre d'une sérosité verdâtre et épaisse, le foie offre quelques tubercules.

Ce que cette autopsie offre d'intéressant, c'est que la fin de l'iléon, près du cœcum, est gros, épaissi comme le gros intestin, le cœcum est plus épaissi encore, l'entéro-péritonite est moins intense là que dans la périphérie ; il n'y a pas d'adhérences qui empêchent d'aller chercher derrière lui le point contre lequel s'applique la canule qui est restée en place.

Ainsi, autour de la ponction (car c'est sur le cœcum qu'elle a été faite), nous ne trouvons rien de fâcheux qui puisse lui être attribué ; pas d'épanchement de matières, pas d'épanchement de gaz autour de la canule ; enfin, pas d'inflammation ; il est plein de matières fécales solides.

Le colon ascendant semble raccourci, son union avec le colon transverse montre de petites adhérences qui rendent cette portion d'intestin peu mobile.

Le cœcum une fois fendu en son entier, nous trouvons un rétrécissement à son union avec le colon, qui est tellement étroit, que mon doigt ne peut passer à travers.

Il est donc facile de constater que dans ce point le tube digestif a éprouvé une lésion ancienne qui l'a rétréci et uni fort étroitement à la paroi correspondante.

Pour mes deux collègues et moi, il reste démontré que l'insuccès de cette opération tient à ce qu'elle a été faite quand la péritonite, déjà ancienne, dont j'ai parlé, avait compromis la vie ; et, ce qui modère nos regrets, c'est la présence des tubercules dans le foie.

G. B., cultivateur à la Ville-aux-Dames, quarante-deux ans, est sujet à des coliques depuis deux ans, avec constipation. Cet état de souffrances ne l'a pas empêché de se livrer à ses travaux, qui, disait-il, ne le fatiguaient jamais. Ajoutons qu'il abusait souvent du vin et des femmes, faisait parade de sa force presque herculéenne ; il n'y avait, selon lui, de médicaments convenables que le bon vin.

Voici le récit que me fit M. Gripouilleau, médecin à Montlouis :

Quand je fus appelé, le 21 juin 1856, à six heures du matin, la maladie habituelle de B. était arrivée à son comble, car ses souffrances étaient excessives. Cet homme, après des coliques très-fortes, avait rendu, le 12 juin, deux petites crottes. Je dis cela pour être exact ; car, excepté cela, il n'était pas allé à la selle depuis la fin de mai. Le ventre était tendu, sonore dans toute son étendue ; je ne trouvais rien qui m'indiquât même l'apparence d'une tumeur ; les tranchées, qui se répétaient à chaque instant, se faisaient sentir surtout à gauche, les traits étaient tirés, le regard fixe ; enfin, l'expression du visage était celle de l'abattement le plus complet. Malgré cela, le pouls ne donnait que soixante pulsations ; il y avait vomissements et hoquets ; pendant les crises, les circonvolutions intestinales apparaissaient plus saillantes à gauche.

Prescription. — Cataplasmes, dix grammes de magnésie, lavements laxatifs, potion éthérée.

Le 22 juin, les vomissements ont cessé et le hoquet est moins incessant ; mais, excepté cela, B. est dans le même état que la veille. — *Prescription :* mêmes moyens, avec addition de vingt centigrammes de calomel en vingt paquets, un tous les quarts d'heure.

Le 23, les douleurs sont plus aiguës : — huile de ricin trente grammes, lavements de décoction de séné avec addition de sel de sedlitz.

Le 24, même état : — pilules drastiques. Pendant les efforts inutiles que ces pilules provoquent, B. éprouve un sentiment de pesanteur à l'anus. L'exploration du rectum prouve qu'il est vide.

Le 25, le malade est découragé : deux gouttes d'huile de croton, sans effet.

Le 26, les accidents progressent d'une manière effrayante, les plaintes sont continuelles, le malade rejette tout ce qu'on lui donne.

Consulté alors par mon confrère, je conseillai de ne donner que de l'eau fraîche pure et d'administrer des lavements très-volumineux, enfin, jusqu'à refus. Le malade ne put jamais en recevoir un d'un litre : l'eau froide ne fut pas vomie, l'état d'anxiété était le même, le malade demandait avec instance une opération quelconque.

Je le vis le 27, au matin. Une exploration très-minutieuse ne me laissa pas découvrir de tumeur, ni rien qui pouvait indiquer le point où se trouvait l'obstacle, si ce n'est un peu moins de sonorité au côté gauche, dans l'espace compris entre les côtes et la crête iliaque ; l'épigastre paraissait fortement tendu par une bosselure transversale ; elle était tellement forte ; que je crus qu'elle était due au colon transverse ou tout au moins que c'était là la partie d'intestin la plus voisine de l'obstacle, et ce fut cette observation qui me décida à faire choix de ce point pour pratiquer la ponction intestinale dont je parlerai.

Cette partie n'était pas distante de plus de deux centimètres de l'angle formé par les cartilages sterno-costaux. La sonorité était extrême sur toute la partie inférieure de la poitrine. Je pris un trois-quarts courbé, long de vingt-cinq centimètres, plus mince que celui dont on se sert pour la ponction de l'hydrocèle, mais ayant le double de diamètre le celui de Récamier.

N'ayant même pas pu traverser la peau, à cause de la flexibilité de son mandrin et surtout par le fait de l'élasticité du point choisi pour faire la ponction, je fis alors une petite incision de l'épaisseur de ce tissu, longue de deux centimètres; je portai au fond de cette plaie un peu de caustique de Vienne; puis j'incisai de nouveau les tissus cautérisés, ce qui me permit d'enfoncer le trois-quarts à la profondeur d'environ quatre à cinq centimètres. Aussitôt que j'eus ôté le poinçon, la canule donna issue à quelques gouttes de matières liquides et à des gaz qui sortirent avec bruit. Une fois assuré d'être dans l'intestin, je fis pénétrer la canule obliquement, de façon à ce qu'elle plongeât au moins de dix à douze centimètres; et comme une fois ainsi enfoncée elle ne donna plus issue à quoi que ce soit, je crus pouvoir inférer qu'elle était logée dans des matières trop solides. A l'aide de fils passés dans ses anneaux et dans un bandage de corps, je croyais l'avoir fixée aussi solidement que possible; malgré cela, je fis les recommandations les plus expresses au malade, et surtout à sa gardienne, pour surveiller cette canule. Cela n'empêcha pas que le malade la tira assez pour laisser croire à sa femme qu'elle allait sortir; celle-ci la renfonça. Cette manœuvre donna issue à quelque peu de matière et à des gaz.

Le lendemain, à ma visite, je trouve B. moins souffrant; il dit que la nuit dernière a été meilleure que toutes celles qui ont précédé.

L'espoir d'obtenir un soulagement plus complet lui donne du courage. Le pouls régulier donne soixante-douze, le hoquet et les vomissements ont cessé, les tranchées sont moins fréquentes; chaque fois qu'elles reparaissent la canule donne issue à une matière épaisse d'un gris sale. — *Prescription :* eau froide, potion avec hydrochlorate de morphine sans sucre; on porte du beurre d'antimoine dans la plaie autour de la canule.

Le 29, état satisfaisant : on continue les mêmes moyens que la veille, avec addition d'un peu de vin de Frontignan étendu d'eau ; le malade est altéré, son pouls donne entre soixante-douze et soixante-quinze. J'incise l'escharre autour de la canule, puis je porte un peu de caustique de Vienne dans cette plaie.

Le 30, même état : aux moyens de la veille on ajoute quelques cuillerées de bouillon de poulet.

Le 1er juillet, la canule, qui est restée toujours plongée à douze centimètres, joue facilement au milieu de l'escharre, son inclinaison est telle que la partie qui est en dehors est penchée vers la fosse iliaque droite. Comme il ne sort par elle que quelques gouttes d'un liquide épais et grisâtre, on plonge à côté d'elle, mais directement en avant et en arrière, un trois-quarts de Récamier; il est enfoncé de six centimètres. Il sort par cette canule quelques bulles de gaz et un peu de matière semblable à celle fournie par la première, que l'on retire aussitôt; on met encore dans la plaie un peu de beurre d'antimoine, quelques bulles de gaz soulèvent le liquide au pourtour de l'instrument.

Rien à noter de plus le 2 et le 3.

Le 4, on retire la canule pour y substituer une sonde de femme qui pénètre à huit centimètres et que l'on peut porter à gauche, à droite, en haut et en bas, ce qui fait que des gaz font irruption par ce conduit, sans qu'il sorte de matières fécales. La journée se passe ainsi dans des alternatives de repos et d'expulsion d'une grande quantité de gaz par cette fistule.

Le 6, le ventre est énormément moins tendu, B. est faible, les douleurs persistent, la fistule continue à donner issue à beaucoup de gaz, un vent est expulsé par l'anus; on donne un peu de bouillon et du vin.

Le 7, introduction dans la plaie d'une pince à polype, dont on écarte les branches pour dilater la plaie. Avec des gaz qui sortent en plus grande quantité, il sort des lambeaux de matières cautérisées et des matières fécales très-liquides. Le pouls est à soixante-quinze, les douleurs persistent; chaque crise permet de constater un gonflement dans la région iliaque gauche, formé par une anse intestinale dont la circonvolution fait une saillie qui paraît dépasser la partie moyenne de l'intestin. La percussion, le palper et enfin toutes les tentatives ne sont point douloureuses; elles sont mêmes, pour B., une source d'espérance et d'encouragement. Il nous est impossible, malgré nos recherches, de déterminer quel est le côté de la fistule qui fournit les matières et le gaz. Une remarque, c'est que la plaie des téguments, dont le plus grand diamètre était perpendiculaire, devient transversale, et l'on trouve à son bord supérieur une saillie ou bosselure transversale parfaitement sonore, ce qui refoule au-dessous du bord inférieur l'ouverture qui donne passage au gaz et aux liquides stercoraux; le refoulement est tel, que, pour y porter un stylet, il faut le plonger de haut en bas.

Cette circonstance nous donne la pensée que la ponction avait été faite dans l'intestin grêle, et que cette bosselure transversale a été formée par le colon transverse. Alors nous portons le caustique en haut pour arriver au centre de cette bosselure, et pour cela nous nous servons d'un tube contenant du caustique de Vienne légèrement denté, en lui imprimant un mouvement de rotation pendant qu'avec un corps qui forme piston, on presse sur le caustique.

A l'aide de cette manœuvre on plonge à deux centimètres, et alors la canule prend sa distance à quatre. Une fois retirée, il est facile d'y plonger une sonde de femme toute entière, sans obtenir autre chose que quelques gouttes d'un liquide opalin coagulable. Tout ceci fut fait sans que B. se soit plaint, ce qui n'était pas de sa part insensibilité, car il signalait la plus légère piqûre sur un autre point du corps. Deux jours après, désespérant d'atteindre le colon, ou tout au moins d'avoir un autre pertuis, nous introduisîmes une petite sonde de gomme élastique, montée sur une seringue en verre, pour y injecter quelques gouttes de beurre d'antimoine liquéfié.

La fistule avait été préalablement desséchée autant que possible par une injection d'air, et la sonde ne fut retirée que lorsque le caustique, une fois introduit par une injection d'air faite en second lieu, eut remonté jusqu'au bord de la plaie. Le lendemain, nous répétâmes la même opération, sans déterminer plus de douleurs ; cette fois, le résultat apparent fut un gonflement des parois qui fit que pendant deux jours il sortit par la fistule moins de gaz et de matières ; mais, le troisième jour, elle en fournit abondamment. A partir de ce moment, l'alimentation fut composée de petits potages, de vin de Frontignan, de lait de poule, d'un peu de bouillon, œufs à la coque sans pain. Ce régime sembla réussir pendant trois jours ; mais bientôt, B. fut le premier à reconnaître que ses angoisses devenaient plus vives, et nous fûmes forcés de supprimer le potage et les œufs frais.

Le 18 juillet, les choses étaient dans le même état quant aux crises, et B. s'épuisait. Nous étions dans une perplexité qui ne peut guère s'exprimer près d'un malade disposé à tout subir pour vivre. Cet homme demandait une autre opération ; nous avions donc acquis la preuve de l'innocuité de ce que l'on peut tenter dans le péritoine. Une deuxième ponction était cependant un parti grave, surtout à cause des clameurs dont l'insuccès de B... venait d'être l'occasion. Enfin, en présence d'une constipation rebelle de près de soixante jours, sans tumeur apparente, sans signe d'infection, sans épanchement péritonéal, avec un malade courageux, décidé à tout ; certains que nous n'étions tombés que dans l'intestin grêle, avec la conviction que le malade allait mourir d'inanition, malgré les choses substantielles qui étaient ingérées, parce que la portion d'intestins que les aliments parcouraient était trop courte, nous mîmes en délibération une autre ponction. Puis, après quelques jours d'une fâcheuse hésitation que je regrette sincèrement, j'établis une petite cautérisation sur la région cœcale suffisamment répétée pour traverser les couches des muscles.

Le 22, comme B., que nous avions remis à l'usage de quelques aliments, se trouvait avoir encore le ventre ballonné comme au plus fort de ses mauvais jours, son pouls donnait cent douze pulsations, je plongeai un trois-quarts de Récamier qui donna issue à des liquides et à des gaz. Une fois certain d'avoir plongé dans l'intestin, j'enfonçai un trois-quarts de fort calibre que je fis pénétrer à douze centimètres ; cette ponction donna issues à des matières et à un jet de gaz tel, qu'il s'enflamma, quoique la lumière fut éloignée de plus de quarante centimètres de la canule. Le soulagement fut immédiat ; le soir, le pouls était revenu à quatre-vingts, et, chose digne d'être notée, c'est qu'aussitôt le dégorgement de l'intestin opéré, la plaie de la première ponction donna issue à des flots de matière tels, que, malgré les soins et les changements de linge, on ne put empêcher le malade de se trouver dans un cloaque de matières. La faiblesse devint extrême, malgré un lait de poule, un bouillon et un peu de Frontignan.

Le lendemain, 23 juillet : même état de faiblesse. Mais, comme ce malheureux était dans la fange, nous dûmes le changer de lit. Il s'y préta. Il n'éprouvait pas de douleurs, pas de crises, enfin rien qui indiquât une inflammation ; sa faiblesse était évidemment une conséquence de l'inanition. Il mourut dans la nuit du 24 au 25.

Nécropsie, trente-deux heures après le décès.

Le ventre est plus ballonné que quelques instants avant la mort, cet effet est cadavérique, car l'aspect de tout le tube digestif est uniformément altéré par la putréfaction ; nous fîmes une incision aux parois, de façon à former trois lambeaux : un pour la région cœcale ; un autre, depuis l'ombilic jusqu'aux côtes gauches ; enfin, le troisième recouvrait le côté gauche du ventre. Il n'y avait pas le moindre épanchement dans le péritoine, ni la plus petite inflammation. Le paquet intestinal, contenu dans la fosse iliaque gauche, formait un tout réuni par des adhérences anciennes (c'était là, si on se le rappelle bien, que l'on trouvait un point gonflé) qui enserraient fortement toute la partie inférieure du colon. Nous ne trouvâmes pas de traces de productions hétérologues. C'était donc à ces adhérences, suite d'une phlegmasie ancienne, que nous dûmes attribuer la constipation et l'obstacle des matières dont B. était victime. L'adhérence du cœcum avec l'appendice pariétal correspondant avait une largeur double d'une pièce de deux francs ; elle était donc limitée et incapable d'avoir causé la mort de B.

En relevant le lambeau tégumentaire qui recouvre le pourtour de la première ponction, nous trouvons l'épiploon épaissi, rouge dans le voisinage de la plaie. Il adhère à la fois aux intestins et au péritoine pariétal. Nous constatons qu'il a été traversé dans les diverses introductions qui ont été faites. Il n'y a pas de trace d'épanchement, ni de pus ; c'est le jejunum qui a été piqué et cautérisé. L'arc du colon, que nous avions voulu atteindre, était logé tout entier sous les côtes ; il refoulait le diaphragme si haut, qu'une ponction faite au niveau de la mamelle gauche l'aurait traversé. L'estomac est recouvert par l'intestin.

Il y a plusieurs années, je fus adjoint à M. le docteur Beaugé, pour un vigneron de Notre-Dame-d'Oé, âgé de trente ans, qui éprouvait tous les accidents de l'étranglement interne le plus rebelle. Mon confrère avait épuisé tous les moyens que la science indique. J'ai hâte de dire qu'il y avait trois ou quatre mois que cet homme était guéri de la dyssenterie épidémique. Il était au onzième ou douzième jour du début des accidents. Nous décidâmes qu'il n'y avait plus de chances heureuses que dans l'opération ; je proposai la ponction intestinale, qui fut acceptée.

Les recherches les plus minutieuses pour tâcher de reconnaître là où siégeait le mal ne furent guère plus fructueuses que dans les autres cas ; mais, comme la région ilio-cœcale me paraissait rendre un son plus obscur, ce fut elle que je choisis pour faire la ponction. Je fis d'abord, sur le point où je voulais plonger le trois-quarts, une application de pâte de Vienne suffisante pour produire une escharre large comme un centime ; je fis une incision de la peau brûlée, puis je plongeai dans la plaie un trois-quarts de Récamier. Il ne sortit point de gaz par la canule ; mais, pour être assuré que j'avais bien réellement pénétré dans la cavité de l'intestin, j'avais d'abord eu soin de nettoyer le trois-quarts. Alors, après l'avoir retiré, j'examinai ce qui maculait les surfaces de sa pointe, en le reportant à plusieurs reprises au fond de la canule, après l'avoir nettoyé chaque fois. Je pus donc parfaitement constater, sur cette pointe, la présence de quelques parcelles de matières fécales liquides. Une fois cette certitude acquise, je plongeai, à côté et dans la même direction, un trois-quarts de grosse dimension, muni d'une canule droite dépourvue de son pavillon. Aussitôt que j'eus retiré le trois-quarts, il sortit, par ce conduit bien plus ample, une certaine quantité de matières qui avaient la consistance de purée liquide.

Je maintins mon opéré à l'usage de la glace, à celui de l'eau de réglisse, de tilleul et à une diète absolue. Pendant les cinq premiers jours qui suivirent cette ponction, il n'y eut rien de bien digne d'être noté, si ce n'est qu'il sortait peu de matières par la canule, tant que je n'avais pas recours à l'introduction d'une baleine pour taquiner l'intestin et aller diviser les matières qu'il contenait ; celle que j'employai était très-flexible, parce qu'elle était plate et brûlée au bout pour en détruire les angles, et je l'avais laissée aussi large que le permettait le calibre de la canule. Je ne pus jamais la diriger que d'un côté, et c'était comme si elle eut plongé dans le petit bassin ; j'obtins par cette manœuvre, à l'aide de la canule, une grande quantité de matières. Or, comme elle était devenue très-mobile et que je ne voulais pas la retirer ou la laisser sortir sans avoir une garantie que les contractions de l'intestin ne déchiraient pas les adhérences qui l'unissaient aux parois du ventre, je fabriquai deux petits instruments, qui, je le crois, auront leur utilité un jour. Je pris deux plombs longs de deux centimètres, un peu plats et gros de deux ou trois millimètres ; je les perçai tous les deux au milieu, sur le plat ; j'en fis autant à l'une de leur extrémité. Ceci fait, je passai dans chaque trou du milieu un fil métallique très-fin et très-solide, long de dix-huit à vingt centimètres, que je pliai ensuite par le milieu, afin que le plomb put jouer entre les deux bouts, comme une lame de lancette dans la châsse; puis, je fis la même chose avec de la soie dans le trou pratiqué aux bouts de chaque plomb. J'avais pris le soin d'éprouver la grosseurs de ces petits appareils improvisés, qui, pour remplir leur but, devaient entrer facilement dans la canule et avoir assez de raideur pour plonger dans les matières. Ces précautions prises, je tordis les fils métalliques, ce qui les rendit plus raides. Je fabriquai ensuite deux cerceaux en liège un peu aplatis, de façon à pouvoir, en les réunissant l'un contre l'autre par un moyen quelconque, en faire un tout où je pourrais loger et fixer solidement les fils de métal qui se trouvaient être porteurs des plombs.

Les choses étant ainsi disposées, j'introduisis successivement les plombs dans la canule en faisant pénétrer le bout armé de la soie le premier, de façon qu'une fois que le plomb aurait dépassé la canule, il fut suffisant de tirer sur la soie pour donner à chaque plomb une direction transversale par rapport aux fils métalliques et, par conséquent, à la canule. Une fois les deux plombs introduits dans l'intestin et leur direction devenue, de perpendiculaire qu'elle était, transversale, et pouvant par conséquent accrocher, si je puis m'exprimer ainsi, l'intestin aux parois du ventre, j'ai extrait la canule, en ayant soin de tirer suffisamment sur les plombs; puis j'ai placé les fils métalliques sur le cerceau de liége, chacun d'un côté; je les ai coudés; puis j'ai fixé ensuite l'autre cerceau sur le premier placé, en y plongeant des épingles; puis j'ai attiré sur le liége les fils métalliques, assez pour être sûr qu'ils faisaient là l'office d'une ligature. Cela fait, j'ai encore courbé les fils en dehors des cerceaux de liége. J'avais donc alors une fistule intestinale bien établie au milieu du trou pratiqué au cerceau de liége, le tout maintenu par les plombs qui se trouvaient barrés dans l'intestin. Par ce moyen-là, les matières purent sortir facilement et en abondance; les soins étaient assez faciles, et la femme du malade me secondait très-bien. Pendant quatre jours, les matières coulèrent si abondamment, que, par ce succès, je pus croire (c'était à tort) que l'intestin était presque vide. Je dis a tort, puisque alors je donnai à mon malade quelques aliments; je me croyais donc possesseur d'un succès parfait. Mon illusion ne fut pas longue; car, si le premier jour le pauvre homme n'eut que quelques coliques peu sérieuses, elles furent très-vives le lendemain. A mon arrivée, je trouvai mon malade avec le ventre ballonné de nouveau, de la fièvre, des vomissements et des coliques, à chacune d'elles la plaie donnait issue à des matières plutôt fécaloïdes que fécales.

Il mourut le troisième jour avec les symptômes de la péritonite la plus épouvantable.

Nécropsie. — Le péritoine est plein de la même matière que celle expulsée si abondamment par la plaie pendant le dernier jour, il est totalement enflammé, et les adhérences qui avaient dû exister entre la portion d'intestin ouverte et la plaie faite aux téguments sont détruites. Je constatai alors que j'étais tombé sur le cœcum ou le gros intestin encore tout comblés de matières solides. Il y avait une déchirure à la partie moyenne du colon transverse, là où se trouvait une ulcération qui avait détruit la membrane muqueuse et une partie des tissus sous-jacents. Cette ulcération, pendant que le colon était tendu, comme je l'ai dit, par des matières fécales solides et vieilles, devait avoir le diamètre d'une pièce de dix centimes; d'autres ulcères avaient détruit comme par plaques la muqueuse du colon, et je pus constater que ce qui mettait obstacle au passage était un bouchon stercoral qui siégeait au niveau de l'S iliaque où se trouvaient des adhérences péritoniales. Mon opéré n'aurait donc eu des chances de vie que si j'avais pu attendre sans danger que l'intestin se fut tout à fait vidé avant de lui donner des aliments.

Comme le moyen d'aider à la solution d'une question, et de le faire honorablement, n'est pas de raconter seulement ses succès, je tiens à faire connaitre mes insuccès même les plus insignifiants. Parmi les gens qui m'ont présenté les signes d'étranglements internes, je dois citer une vieille femme, place du Cirque; je dis vieille, car elle dépassait soixante-dix ans. Elle était souffrante depuis longtemps et constipée bien avant de me consulter; elle vomissait tout ce qu'elle prenait, la matière des vomissements était souvent fécale, il y avait absence de selles, point d'expulsion de vents, le ventre était ballonné. Cet état durait depuis douze à treize jours, il avait résisté à tout. La malade descendait à vue d'œil, et j'avais renoncé à tout traitement quand elle me demanda, elle-même, s'il n'y avait pas quelque moyen qui put mettre fin à ses souffrances, ajoutant qu'elle était préparée à tout. Dans une pareille conjoncture, j'aurais cru faillir en ne lui proposant pas la ponction intestinale, qu'elle accepta sans sourciller. Je la pratiquai du côté du cœcum; il y eut issue de gaz seulement, car je n'avais employé que le trois-quarts de Récamier. Cela ne la soulagea pas sensiblement, et elle expira le lendemain matin. La nécropsie ne fut pas faite.

Je dois aussi parler d'une ponction pour étranglement interne, et qui fut, je dois le dire, manquée. C'était pour une malade de mon confrère Vinot, Mᵐᵉ A., d'Esvres. Dans ce cas, nous avions pour co-consultant Bretonneau.

Cette dame était au douzième ou quatorzième jour du début des accidents. C'était une femme de cinquante et quelques années, forte, bien développée; elle était, dit-on, gastralgique, hypocondriaque depuis de longues années, et ce qui nous fit errer, comme on va voir, c'est qu'elle était d'une famille où l'on comptait plusieurs cancéreux parmi les plus proches parents. La région ilio-cœcale paraissait bien moins sonore, plus résistante au palper; j'étais, comme je l'ai dit, avec Bretonneau. Nous convinmes de faire la ponction dans la région ilio-cœcale, nous voulions tomber, autant que possible, sur le commencement du colon ascendant, ou plutôt sur le cœcum, et, en conséquence, il fut décidé que je plongerais le trois-quarts près de la côte iliaque droite et que je dirigerais l'instrument en haut. Tout ceci fut fait. Mais, quand je retirai le trois-quarts, la canule ne donnait ni gaz, ni liquides, enfin rien. Elle était du volume de celle destinée à faire la paracenthèse. Comme elle avait pénétré assez avant dans les tissus, sans donner le résultat attendu, cela fut cause que Bretonneau s'imagina que nous étions tombés sur une tumeur cancéreuse; alors, malgré mes instances, il fit de l'opposition à toute autre tentative. La malade succomba aux progrès du mal le surlendemain. Je fis la nécropsie, et Bretonneau ne fut pas peu désappointé quand je lui apportai un gravier biliaire de la grosseur d'un petit œuf de pigeon, contenu et retenu dans l'iléon, et qui était venu faire bouchon à la valvule iléo-cœcale. Il y avait treize ans, cette dame avait été long-temps hystérique et sujette à de fréquentes coliques biliaires, circonstance que j'ai apprise seulement après cette nécropsie.

Je vais maintenant raconter les faits où j'ai opéré par la méthode de M. Nélaton :

Je fus prié par mon confrère Hélie, de Bléré, de venir voir, entre Chenonceaux et Montrichard, un pauvre maçon, âgé de trente-six à quarante ans, qui éprouvait tout ce qui caractérise un étranglement interne. Cet état grave durait depuis huit jours, le ventre était ballonné, douloureux, les vomissements incessants, les selles nulles, il n'y avait pas d'expulsion de vents depuis le début, pas de hernie apparente.

Une chose me frappa ; elle avait été remarquée par mon confrère : c'est que le ventre était un peu plus saillant, plus rénitent dans la région cœcale qu'ailleurs ; quant à la différence du son obtenu par la percussion, elle n'existait pour ainsi dire pas.

Cet homme disait ne savoir à quoi attribuer cet accident ; il ne nous déclara même pas qu'il avait eu de ce côté une hernie, et que dix ou douze jours avant, il avait eu des coliques et des vomissements qui avaient cessé après avoir fait rentrer la hernie. Ces circonstances, je le répète, ne nous furent connues qu'après que l'opération, dont je vais parler, fut faite; mais ce fut la rénitence avec la saillie légère à la région ilio-cœcale qui me fit renoncer à la ponction et choisir l'opération selon la méthode de M. Nélaton, qui ne fut point faite comme on va voir.

Quand j'eus ouvert le péritoine, ce qui me frappa ce fut la couleur foncée de l'anse intestinale sur laquelle j'étais tombé. Alors, introduisant le doigt entre cette anse et les parois abdominales, je finis par reconnaître que j'étais dans un sac herniaire, et, en fouillant plus avant, je pus, avec mon doigt, amener, non pas en dehors, mais assez près de la plaie, la bride qui enserrait l'intestin et formait l'étranglement, puis la couper. Je pus ensuite facilement remettre l'anse intestinale qui avait été étranglée, dans la cavité du péritoine.

Comme j'avais dû quitter ce malade aussitôt l'opération faite et ne plus le revoir, voici ce que j'ai appris de mon confrère : Les selles se sont rétablies, les vomissements et enfin tous les signes d'étranglement ont cessé; mais; huit jours après, quand tout faisait présager un succès, cet homme a été pris d'accidents péritonéaux très-graves, auxquels il a succombé.

Ces renseignements ne m'ont été donnés que longtemps après. Il n'y avait donc pas possibilité de faire la nécropsie.

Le second cas d'étranglement interne où j'ai cru devoir procéder comme M. Nélaton me fut fourni par mon confrère Bachelot, de Vernou. C'était pour le nommé S., tailleur d'habits. Cette homme n'offrait pas un cas bien brillant, tant s'en faut; il était trop épuisé par les écarts de régime, par l'alcoolisme. Les accidents marchaient vite. Quarante-huit heures avant l'instant dont je vais parler, il avait refusé toute proposition d'opération; ce ne fut donc que lorsque les accidents eurent pris les proportions les plus graves qu'il demanda à être opéré. Mais il y eût eu de la cruauté à lui refuser cette dernière et trop tardive ressource. Il est mort vingt-huit ou trente heures après, et, si je suis bien informé, les accidents inflammatoires du péritoine, si graves, ont continué. Quand à l'opération, elle ne présenta rien d'insolite et elle ne parut pas très-douloureuse à ce moribond.

La nécropsie ne fut pas faite.

Le troisième cas d'étranglement interne où je donnai la préférence au procédé du professeur de clinique chirurgicale de Paris, est le suivant, dont l'observation mérite d'être plus longuement rapportée :

M. était peintre à Tours; c'était un homme bien taillé, quoique pas très-grand et habituellement bien portant; il ne regardait pas comme une maladie un peu de tendance à la constipation; il devait avoir plus de cinquante ans.

Il venait, comme je l'ai dit ailleurs, d'être pris d'accidents d'étranglement interne qui avaient duré six ou sept jours et cédé après l'usage des purgatifs donnés par M. Giraudet.

A cette maladie avait succédé un appétit assez vif pendant quatre ou cinq jours; après quoi il fut alors pris de ceux pour lesquels je venais d'être adjoint à mon confrère M. Courbon, qui n'avait été appelé que parce que le premier médecin traitant était retenu au lit; et il y avait déjà cinq jours que les nouveaux accidents marchaient et résistaient aux moyens conseillés par mon confrère, quand je lui fus adjoint.

Alors, le ventre était très-tendu et douloureux, les vomissements étaient incessants. Il fut convenu que le ventre serait couvert de linges fins imbibés d'une partie d'éther et d'alcool, recouverts ensuite par un papier huilé, pour ralentir, autant que possible, la vaporisation des topiques; que le

malade ne prendrait que de la glace ou de l'eau froide ; que l'on essayerait
encore les lavements purgatifs déjà éprouvés.

Sous l'influence de ces moyens, le ventre perdit de son volume, les
vomissements parurent céder, car ils furent bien moins fréquents, mais, il
n'y eut rien dans l'effet des lavements qui nous permit d'espérer la débâcle
désirée et nécessaire. On persévéra malgré cela. Le malade resta ainsi pendant huit à neuf jours sans accidents bien sérieux, mais aussi sans éprouver rien qui annonçât le passage prochain de matières, et nous étions ainsi
arrivés au huitième ou neuvième jour de l'emploi exclusif de l'eau et de la
glace, quand la famille nous pressa d'essayer un peu de bouillon. On fit donc
faire un peu de thé de bœuf, dont le malade ne prit pas plus de quelques cuillerées par jour, ce n'est même que pour exactitude que je men-
tionne cette addition à la glace. Enfin, le quatorzième jour à partir du début
des accidents, le ballonnement reprit sa marche ascendante, des accidents
d'intoxication fécale eurent lieu, et nous étions à bout, quand l'opération
fut décidée. C'est ce malade qui, après quatorze jours de souffrances et
d'abstinence, j'ose dire absolue, a pu se lever, se faire la barbe lui-même,
puis se coucher seul avant de nous laisser procéder à l'opération, laquelle
fut faite, comme je l'ai dit, par le procédé de M. Nélaton. Sept ligatures
furent apposées sur l'anse intestinale qui se présenta sous le bistouri ,
c'est-à-dire une à chaque angle de la plaie tégumentaire, trois en dedans et
deux en dehors ; enfin, il n'y eut pas d'incident digne d'être noté, si ce n'est
que les matières retenues dans l'intestin, au-dessus de la coarctation, ne
coulèrent pas tout d'abord à flots, comme on pourrait le croire ; mais enfin,
dans la journée, elles furent expulsées abondamment et tout marchait de
façon à nous donner l'espoir du succès. Nous permettions un peu de bouillon et de vin de Malaga, depuis quelques jours, quand tout d'un coup des
coliques très-violentes survinrent, le ventre se ballonna, la plaie donna
issue, comme chez le paysan de Notre-Dame-d'Oé, à des matières fécaloïdes,
et le malade mourut le six ou septième jour après avoir été opéré.

Il nous fallait voir la cause de ce retour inopiné, si je puis le dire. La
nécropsie du ventre nous fut permise.

Tout le contenu du petit bassin baignait dans un flot de matières fécales
liquides, une ulcération de la partie inférieure du colon avait perforé le
péritoine, une portion de l'intestin grêle avait été antérieurement le siége
d'une inflammation qui avait amené des adhérences, lesquelles en faisaient
un paquet comme si elles eussent été comprises longtemps dans un sac herniaire où elles se seraient emflammées. Or, par sa disposition actuelle dans
l'abdomen, tout nous fit penser que cette inflammation avait pu avoir pour
cause la contiguïté de cette partie avec le voisinage de la portion du rectum,
qui était le siége et le point de départ des accidents.

Quant aux adhérences contractées entre la portion d'intestin ouverte et les bords de la plaie malgré la présence des ligatures, elles avaient été en partie détruites, comme chez le paysan de Notre-Dame-d'Oé ; nous avions opéré sur une anse de l'intestin iléon, mais point le cœcum. Aussi chez le paysan de Notre-Dame-d'Oé, ce n'est pas au mode de contention de l'intestin avec la paroi abdominale qu'il faut attribuer l'insuccès, puisque, dans ce cas-ci, les ligatures n'ont pas empêché les matières épanchées de rompre les adhérences.

Le fait suivant me paraît surtout mériter l'attention des chirurgiens qui auront à traiter des étranglements internes. Je le crois intéressant : 1º pour ce qui a rapport au diagnostic ; 2º pour ce qui est du choix à faire du point où il devront pratiquer une ouverture ; 3º enfin, pour celui des moyens opératoires qu'ils devront mettre en œuvre ; puis, parce que j'ai là un *meâ culpâ* à faire.

Dans les premiers jours de juin 1867, il arrivait à Saint-Avertin une femme de Troo (Loir-et-Cher), âgée de trente-deux ans, brune, bon teint, modérément grasse, mariée depuis deux ans, ayant eu, huit mois avant, un enfant dont elle était accouchée sans accidents ; mais elle vomissait et n'allait, pour ainsi dire, point à la selle depuis cette époque.

Avant de quitter son pays pour venir se confier aux soins de M. Delahaye et aux miens, il y avait déjà douze jours qu'elle ne cessait de vomir jusqu'à des matières reconnues fécales même par elle.

Au moment de ma première visite, son ventre était ballonné sans être douloureux au toucher, et uniformément tendu sans offrir un seul point plus mat ou plus dur que l'autre ; mais, de temps en temps, il y avait un mouvement intestinal et des contractions des parois qui faisaient que l'on y voyait trois saillies, lesquelles devenaient tellement prononcées et solides au palper, qu'on pouvait croire tenir sous la main trois tumeurs charnues ; enfin, la sensation que j'ai éprouvée chaque fois était celle résultant du palper d'un utérus développé et contracté, ou d'un corps vibreux extrà-utérin ; mais, à la percussion, on obtenait la même sonorité que dans tout le reste du ventre, tant après ces contractions que pendant qu'elles avaient lieu. La plus saillante et la plus longue de ces bosses, qui était située plus à gauche, s'étendait du bord des fausses côtes à l'hypogastre ; elle avait un peu la forme d'un croissant, sa concavité répondait à l'ombilic ; elle variait quelquefois de volume et un peu de forme, mais elle n'avait jamais moins de vingt centimètres de longueur sur huit de largeur, elle en avait quelquefois dix au milieu ; elle apparaissait souvent seule, mais presque toujours avec la deuxième, laquelle occupait la région ombilicale. Celle-là était plus large, plus courte et moins saillante, mais aussi dure. La troisième, plus petite, moins dure, n'apparaissait qu'à la fin de la crise, vers la fosse iliaque droite, région iléo-cœcale.

Je ne pouvais me défendre d'un sentiment de déception, quand, après avoir palpé, je percutai ; car, je le répète, le son obtenu était uniforme, soit que la percussion fut pratiquée avant, pendant ou après chaque crise de contraction, et s'il eut été possible de croire à l'existence d'un point moins sonore, c'est entre la crête iliaque droite et les fausses côtes de ce côté que l'on eût pu le croire, car c'était là seulement que le son obtenu paraissait un peu plus obscur que du côté opposé ; et pour dire toute ma pensée, tout ce qui se passait, pendant ces effets de contraction intestinale, me faisait croire que ces bosses étaient formées par l'intestin grêle, et que la plus petite indiquait la fin de l'iléon et le point de terminaison au cœcum. Je me trompais bien, comme on va le voir.

Le pouls était modérément fréquent, la peau bonne ; il fut convenu entre nous que cette femme ne prendrait que de la glace, que son ventre serait couvert de linges fins imbibés d'un mélange de parties égales d'éther et d'alcool, qu'il serait aussi donné des lavements purgatifs. Tout cela fut ponctuellement exécuté, et le seul résultat obtenu, pendant les six premiers jours après l'emploi de ces moyens, fut la diminution du volume du ventre ; pendant ce temps aussi il n'y eut qu'un seul vomissement ; il eut lieu le deuxième jour de ce traitement ; il n'y eut pas de selles, ni de vents expulsés, et ce ne fut que du septième au huitième jour qu'elle en expulsa, à long intervalle, deux seulement ; mais enfin, cette expulsion nous encouragea, comme cela devait être.

Du neuvième au dixième jour, le ventre redevint plus développé, il le devint presque autant que lorsque je le vis pour la première fois ; on ne voyait plus, pour ainsi dire, les bosses que j'ai essayé de décrire ; alors, la patiente ne demandait rien autre chose que de la glace, qui seule l'avait soulagée ; car, lorsqu'elle venait à lui manquer seulement quelques heures, cette pauvre femme reconnaissait bientôt que l'eau froide était pour elle moins soulageante.

A bout de ressources, je mis dans le rectum le pôle d'une pile et je promenai l'autre pôle sur les parois abdominales. Cette séance d'électricité ayant été bien supportée, je priai mon confrère de répéter ce *modus faciendi* trois fois par vingt-quatre heures. Or, ces séances d'électricité, que cette pauvre femme tolérait assez courageusement, furent continuées, et, sous l'influence de ce moyen uni à l'usage de la glace, le ventre perdit son volume démesuré, les contractions devinrent plus fréquentes, les saillies qu'elles déterminaient plus dessinées ; enfin, cette femme expulsa des gaz en assez grande quantité ; puis la matière des lavements contint des mucosités sanguinolentes, et, quoique les injections intestinales fussent composées le plus souvent seulement par des décoctions mucilagineuses ou végétales, l'expulsion des liquides qui s'en suivait était d'une fétidité excessive, mais ne contenait pas, pour ainsi dire, trace de matières fécales.

8

Cette médication fut continuée avec le même résultat jusqu'au quinzième jour, où des quarts de lavements de vin furent administrés. A partir du moment de leur administration, il n'y eut plus d'expulsion de gaz. Alors, cette femme eut des vomissements, puis il lui répugna de continuer la glace, le ventre se tendit de nouveau, l'expulsion des gaz ne s'étant pas rétablie, il n'y avait plus à reculer. L'opération fut décidée et pratiquée le dix-huitième jour. Je donnai le choix à l'opération conseillée par M. Nélaton. J'eus tort, comme on va voir.

Une incision oblique, de sept à huit centimètres, fut pratiquée vis-à-vis de la fosse iliaque droite, sur le point où nous avions constaté tant de fois la troisième saillie ; celle enfin que j'avais pu croire le siége de l'obstacle, ou tout au moins le plus voisin.

Comme elle avait été chloroformisée sur sa demande, nous procédâmes sans plus de renseignements que si nous eussions fait là une manœuvre d'amphithéâtre. J'arrivai sur une anse intestinale qui était violette et semblait adhérer aux parois par son bord le plus voisin de l'os iliaque. Je crus, plus que jamais, être tombé sur le cœcum ; d'autant plus que quelques gouttes de sang parurent sourdre entre les parois et l'intestin du côté externe, celui adhérent au fond de la plaie ; enfin, la portion découverte de l'anse intestinale avait trois centimètres. Pour m'assurer que j'étais bien sur l'intestin, je glissai entre lui et la lèvre interne la pointe d'un ciseau mousse et fis même une petite coupure transversale d'un à deux millimètres, pour donner à la plaie une forme un peu ovalaire ; puis, je passai deux aiguilles armées de fil aux extrémités de l'incision, de façon que, par un nœud de chirurgien, je pus m'assurer de la fixité de cette anse avec la paroi abdominale ; puis je passai alternativement sept ou huit ligatures pour lier l'intestin aux lèvres de la plaie, quatre en dedans, trois du côté externe ; mais les deux dernières furent mises du côté externe et en haut de la plaie. Cela fait, je pratiquai une petite ouverture au centre avec la lancette, ce qui donna lieu à la sortie de gaz et de quelques matières liquides, mais non pas en grande quantité, comme on pourrait le croire. Quand la malade fut revenue à elle, elle toussa, fit des efforts qui donnèrent lieu à la sortie d'un peu plus de gaz et de matières.

Comme dans les deux autres opérations semblables, je n'avais pas constaté tout d'abord une plus grande expulsion, je ne m'en inquiétai pas davantage, je pansai la plaie avec un linge graissé de suif, conseillai de continuer la glace et d'attendre ma visite du soir ; mais, quand je revins, à cinq heures, cette femme venait de mourir. Or, voici ce que j'ai appris :

Une heure et demie ou deux heures après mon départ, elle s'était plainte d'avoir envie de vomir ; des matières liquides étaient sorties avec des gaz par la plaie ; puis cette femme était devenue froide, sans grande expression de souffrance, elle s'était éteinte.

Nécropsie, le lendemain au soir, seize heures après le décès.

Le ventre est modérément ballonné, la raideur cadavérique existe encore, l'aspect du tube digestif est tel qu'il paraît généralement un peu injecté, mais sans trop d'épanchement ; deux grandes poches, si je puis dire, occupent les régions où se trouvent les saillies ; elles sont telles, que je commets l'erreur de prendre celle du milieu pour l'estomac distendu ; et la deuxième, celle située plus à gauche, pour le duodenum déplacé. Ces poches sont épaisses, elles ont la forme de besace. Quand je veux voir si je suis tombé sur le cœcum et quel rapport il y a entre ces deux parties distendues et si épaisses, je vois alors que j'ai opéré sur une anse de l'intestin grêle, l'iléon, et que deux anses ont été comprises par les ligatures. Après cet examen, fait *grosso modo,* qui, je dois le dire, me faisait commettre une méprise, je m'orientai autant que les circonstances pouvaient le permettre, ce qui n'est pas toujours parfaitement bien quand on fait des nécropsies dans de semblables circonstances ; enfin je pus constater ce qui suit :

L'estomac était tout à fait rétracté et profondément caché derrière le colon qui recouvrait les intestins grêles, lesquels étaient modérément distendus et n'offraient, je dois le dire, rien de bien digne d'être noté, si ce n'est que dans plusieurs parties on trouvait des excréments durs ayant la forme de boules grosses comme de fortes cerises ; puis, les deux anses dont je vais parler plus loin. Les deux poches que j'ai mentionnées, et que j'avais pris pour l'estomac, étaient formées par le colon transverse et la portion de cet intestin qui forme la réunion du colon transverse avec celui descendant jusqu'à l'S iliaque. Ces deux poches énormes contenaient des excréments peu solides, mais point en boules comme celles de l'intestin grêle. Cette matière avait enfin la consistance d'une purée liquide mélangée de gaz. C'est par un repli sur lui-même de la partie moyenne de cette portion d'intestin que s'était fait entre les deux un rétrécissement plus apparent que réel, qui donnait à ce tout renversé l'aspect de deux vastes poches épaisses.

Pour chercher où était le rétrécissement et l'obstacle, il me fallut les relever, car il était placé au commencement de l'S iliaque, plaqué sur la paroi postérieure du ventre où il adhérait. Là l'intestin est épaissi et plus dur, l'intérieur de cet anneau est ulcéré, grisâtre, indurci ; au-dessous de lui l'intestin avait un volume et un aspect normals.

Comme ce rétrécissement n'était pas aussi fort que si l'intestin eut été pincé, cela dut nous expliquer le passage des gaz et des matières fétides qui coloraient les lavements pendant l'électrisation. C'est à dessein que j'ai laissé pour la fin de cette observation le compte à rendre de la portion de l'intestin où se trouvaient les ligatures, et, par suite, les conséquences locales de l'opération. En faisant mon incision intestinale, j'étais tombé non pas sur le cœcum, comme je le croyais, mais sur l'iléon ; c'était donc lui qui était ouvert.

J'avais placé neuf ligatures : une à chaque anse de la plaie, trois en dehors, c'est-à-dire du côté de la crête iliaque et quatre en dedans de l'incision. Sur les quatre, les deux supérieures avaient compris un peu d'une anse intestinale voisine ; celle-ci avait donc quatre piqûres. Or, comme les ligatures n'avaient pas une grosseur suffisante pour boucher très-hermétiquement le trajet de l'aiguille, il était résulté de la tension de ces fils, pour faire les nœuds indispensables à la ligature, une petite fuite de gaz tant que cette anse était restée tendue, avant que l'intestin ait pu se vider un peu par l'incision. La mort de cette femme étant survenue immédiatement après l'opération, il y a lieu de croire qu'elle doit être attribuée à cette légère fuite de gaz intestinal dans le péritoine.

Voici un nouveau cas de ponction intestinale que je ne veux pas taire. J'ai prié M. Delahaye de me le rédiger.

Mᵐᵉ J..., âgée de 34 ans, avait assez d'embonpoint, le teint coloré ; mais depuis qu'elle était devenue nubile, elle s'était toujours plaint d'être mal réglée, de mal digérer, de mal aller à la selle, enfin elle était devenue une de ces malheureuses qui se plaignent toujours. Elle n'a pas eu d'enfants.

Quand elle me fit appeler, le 29 septembre, il y avait un jour que ses règles avaient commencé à couler, et elles venaient de cesser.

Son ventre était douloureux à la plus légère pression, il y avait dysurie, le pouls ne dépassait pas 80, la langue blanche était rouge à la pointe, la constipation habituelle était plus intense, elle éprouvait des nausées, la soif était peu vive, mais l'agitation était extrême.

Traitement : Potion de Rivière avec double dose de bicarbonate de soude. Cataplasmes et lavements de graine de lin répétés ; eau de pain.

Le 2 octobre, la malade a eu un vomissement bilieux ; la constipation persiste ainsi que la difficulté pour uriner.

Traitement : Diète ; potion de Rivière ; lavement avec sulfate de soude et séné.

Les 3, 4 et 5 octobre, la constipation persiste, le ventre est devenu très-douloureux, la dysurie continue. Je me décide alors à sonder la malade, l'introduction de la sonde est très-douloureuse ; la malade se refuse à tout.

Le soir, je prie M. Miquel de la voir. Il sonde la malade, il ne s'écoule que quelques gouttes d'urine.

Traitement : Bains de siége (mêmes moyens).

Le lendemain, la dysurie cesse, mais la constipation persiste.

Traitement : Calomel le soir ; le lendemain matin je donne 50 grammes d'huile de ricin avec addition d'une goutte d'huile de croton tiglium, dont le résultat est nul ; ce purgatif est donné le 8 octobre. C'est alors que je prie de nouveau M. Miquel de m'assister ; il veut toucher la malade, elle s'y oppose (9 octobre).

Trois jours s'écoulent alors, et les accidents continuent ; en outre, il y a un vomissement de matières fécales (10 octobre).

Traitement : Diète ; lavements au bouillon de fraise de veau, qui sont sans effet, et, comme le ventre reste douloureux, dix sangsues sont appliquées au-dessus du pubis.

Le lendemain, 11, M. Miquel voit de nouveau la malade ; le ventre est toujours douloureux à la pression, il y a matité dans tout l'hypogastre, mais surtout dans la fosse iliaque droite. Si l'on vient à placer la main à plat sur la fosse iliaque droite, et si l'on frappe du côté opposé, l'on sent une fluctuation sourde qui semble indiquer qu'il y a du liquide plutôt contenu dans l'intestin grêle qu'épanché dans le péritoine. (Le toucher vaginal n'apprend rien). C'est alors qu'un vésicatoire est appliqué sur l'hypocondre droit, et le lendemain un autre est mis sur l'hypocondre gauche.

M. Miquel ne revoit pas la malade pendant ce temps-là ; à la suite de lavements répétés, elle rend quelques matières liquides, qui contiennent des pépins de raisin.

Enfin, malgré ces divers moyens, les accidents persistent toujours ; la malade ne va pas à la selle. L'électricité est alors employée, mais sans succès. Il est bon de noter ici qu'avant d'essayer l'électricité, j'avais fait donner des lavements froids et appliquer sur le ventre une vessie de cochon remplie de glace (sans résultats).

Alors, comme le pouls s'accélère, que la malade perd de ses forces, je fais donner des lavements vineux additionnés de six gouttes de Rousseau ; la diète est continuée, la malade ayant vomi le thé de bœuf qui lui avait été permis. Elle avait malgré cela des nausées et de la pesanteur à l'épigastre.

Enfin, elle marche à une fin prochaine. Alors, le 19, M. Miquel, désirant ponctionner la malade, me prie de placer un petit cautère vers le milieu d'une ligne qui s'étendrait de la symphyse du pubis à la crête iliaque, sur le point le plus mat à la percussion.

Deux applications de caustique de Vienne sont faites dans la même journée, avec incision de l'eschare, afin de diminuer l'épaisseur de la paroi abdominale, et de rendre par cela même la ponction moins douloureuse et plus facile. Le trois-quarts explorateur de fort calibre est plongé directement et tombe dans le péritoine sans piquer l'intestin. Il faut alors attendre une colique qui rende le point mat plus résistant et permette de pouvoir, sans sortir l'instrument, le faire pénétrer de côté dans l'intestin que M. Miquel crut être le cœcum. Aussitôt après il ne sortit point de gaz, mais des matières fécales assez épaisses, qui ne s'écoulèrent que goutte par goutte ; il fallut s'en contenter : la malade n'aurait pas voulu se soumettre à une autre ponction, car celle-ci avait été faite, j'ose le dire, par surprise et sans qu'elle eût pu se plaindre.

Le soir et le lendemain, pour élargir l'ouverture, nous mîmes trois fois du caustique de Vienne à côté de la canule, et le troisième jour, cette canule étant libre, il s'écoulait plus de liquide à côté d'elle que par son conduit. C'est alors que M. Miquel introduisit un stylet, afin de s'en servir comme de guide pour introduire une sonde plus grosse, ce qui fut impossible, car l'on se serait exposé à rompre les adhérences de l'intestin avec la paroi abdominale. Chaque fois que l'introduction du stylet était faite, elle aidait beaucoup à la sortie des matières. Toute la région iliaque droite s'était affaissée; elle rendait à la percussion un son qui prouvait qu'elle était à peu près vide, les matières qui sortaient étaient ascompagnées de gaz plus nombreux, et elles étaient devenues plus liquides; mais le côté opposé était resté douloureux et sonore.

Toutes nos recherches pour trouver un point plus mat et qui put indiquer le lieu où devait se trouver l'obstacle furent sans succès.

Nous étions évidemment dans l'intestin grêle, car les matières devenues, comme je l'ai dit, plus liquides, malgré les lavements de bouillon et de vin, malgré les essais d'injestion d'un bouillon léger qui furent repoussés, car la malade ne supporta que le mélange d'eau et d'eau-de-vie, — le pouls devint de plus en plus fréquent; elle mourut le 28 octobre. Il ne nous fut pas possible de faire la nécropsie, mais tout dit qu'elle est morte d'inanition.

L'observation par laquelle je vais terminer cet entretien mérite, je crois, quelque attention; car, si le diagnostic eut été ce qu'il devait être, je n'aurais pas hésité à aller chercher le point étranglé. Cette opération eût été bien moins grave que tant d'autres.

Le 22 juin, mon confrère Girard demanda ma coopération pour le nommé X., âgé de trente-quatre ans. Cet homme était tombé de la hauteur de trois mètres environ, sans se faire de mal, disait-il, il y avait dix jours, quand il fut pris de douleurs de ventre très-aiguës, d'envies fréquentes d'uriner, qui ne donnaient lieu qu'à l'issue de quelques gouttes d'urine. Le pouls n'était pas très-fréquent; M. Girard avait pratiqué deux fois le cathétérisme, et, comme au moment de faire basculer la sonde il ne sortait que quelques gouttes d'urine, il ne croyait pas être parvenu dans la cavité de ce viscère. C'était donc pour voir si je serais plus heureux qu'il m'avait appelé. Le pouls ne dépassait pas quatre-vingts, l'hypogastre était très-développé, il en était de même de la région épigastrique, ce qui donnait à l'abdomen l'aspect d'un corps étranglé fortement par son milieu; car, toute la région ombilicale était assez fortement déprimée. Avant donc de pratiquer de nouveau le cathétérisme, je fis une exploration plessymétrique de cette cavité. L'épigastre et les deux hypocondres étaient sonores; il en était de même, mais à un moindre degré, de l'hypogastre; le flanc gauche et la partie supérieure de la fosse iliaque de ce côté rendaient un son plus mat et le palper laissait percevoir comme un sentiment de fluctuation obscure. Le côté droit rendait un son aussi sonore que la région ombilicale; la pression sur les flancs n'était pas très-douloureuse. De cet examen, je crus devoir inférer que la vessie ne contenait pas beaucoup d'urine, si tant est qu'on put supposer qu'elle en contint. A quoi était due cette matité du côté gauche? La pensée d'une collection devait nécessairement surgir ; mais, en faisant coucher le malade sur le côté droit, celui-ci donnait à la percussion un son mat, quand, du côté gauche, le son était tout autre que celui obtenu lorsque le malade était couché sur le dos. Deux fois nous répétâmes cet examen, deux fois le résultat fut le même. Je pris un cathéter de Mayor, fortement courbé, je pénétrai sans difficulté jusqu'au col de la vessie. Comme mon confrère, je heurtai légèrement contre une petite résistance qui n'était autre que le col de la vessie, refoulée vers le périnée. Une fois que le cathéter eut franchi cette petite résistance, avant de l'avoir fait basculer sous l'arcade pubienne, il sortit un jet d'une cuillerée d'urine environ, c'était tout ce que contenait la vessie ; car, une fois assuré que j'étais dans cet organe, l'instrument ne put y jouer. Il était évidemment serré par ce viscère.

Un lavement de bouillon de fraise de veau fut suivi de l'expulsion de matières grises fragmentées. Le malade, qui vomissait, fut maintenu à l'usage de l'eau froide et de la glace ; on couvrit le ventre de fomentations aromatiques; il fut mis dans des demi-bains, il urina alors fréquemment, toujours très-peu à la fois ; l'urine était épaisse et presque boueuse. Le soir, un autre lavement fut suivi d'une selle composée de matières grises très-fétides, et de vomissements de matières bilieuses.

Le lendemain, le malade est dans le même état, les demi-bains le soulagent, l'émission de l'urine est un peu plus copieuse et modérément douloureuse, les matières vomies sont fécaloïdes, le ventre est un peu moins ballonné, le flanc gauche rend toujours le même son, et nous croyons qu'il y a là un commencement de fluctuation ; mais le sentiment éprouvé n'est pas assez positif pour y croire absolument.

Lundi, même état ; le pouls ne dépasse pas quatre-vingts, il nous semble que le flanc gauche est le siége d'une fluctuation sourde plus évidente ; nous interrogeons le malade de nouveau, et il résulte de ses réponses, comme de celles de sa mère, qu'il n'est pas sujet à la constipation, qu'il n'a point eu de diarrhée, qu'il a éprouvé seulement des coliques vers l'âge de quinze ans, qu'il n'était ni buveur, ni débauché ; qu'une fois il avait commis un écart de régime, lequel l'avait rendu très-malade ; il était doué d'un appétit ordinaire, ne se plaignant jamais de ses digestions. Nous étions donc loin de le croire si près de sa fin, et ajournâmes au soir le parti à prendre. A deux heures, nous fûmes appelés en toute hâte, parce qu'à midi, faisant un mouvement brusque pour obéir à une envie de vomir, le malade avait senti un craquement dans le nombril, qui avait été suivi de douleurs atroces. J'étais loin de croire à une déchirure de l'intestin. Quand j'arrivai près du malade, il était froid et expira deux heures après.

Nécropsie. — Le péritoine est plein de liquide semblable aux matières vomies. Un paquet d'intestin rouge, fortement congestionné, est plongé dans le petit bassin, et, de ce point, nous voyons sourdre du gaz et des matières. C'est cette portion d'intestin, formée par l'iléon, qui est le siége de la déchirure. Nous faisons en dessus et en dessous une ouverture, ce qui nous permet de constater que là l'intestin est étranglé comme s'il eut été serré par une ligature, et ne laissait pour passage, aux matières fécales, qu'un très-petit pertuis. La portion supérieure à cet étranglement offrait au doigt la forme d'un léger boursouflement ; c'est dans ce point que la déchirure s'était opérée. Inutile de dire que le péritoine pariétal et intestinal était ce qu'il est toujours quand les matières fécales ont été répandues dans cette cavité. J'examinai les reins, ils étaient gris par le fait de l'épaississement de la tunique externe ; ils étaient comme ceux des chiens auxquels on a fait avaler, depuis huit jours, de la cantharide et qui ont résisté à cet agent toxique.

Comment je remplace fructueusement la charpie.

La charpie est certainement une chose assez coûteuse pour que tout ce qui peut lui être substitué fructueusement mérite quelque attention , surtout aujourd'hui, que la toile est remplacée par des tissus coton.

La ouate, la charpie anglaise qu'on a essayé de mettre en vogue, sont loin, selon moi, de remplir toutes les conditions désirables pour le pansement des plaies. Depuis vingt ans à peu près, je n'emploie plus de charpie pour mes blessés et mes opérés, et je n'ai pas encore eu une seule occasion de le regretter. La matière qui la remplace est tout simplement le papier blanc fin qu'emploient les bijoutiers pour leurs emballages ; enfin, c'est celui connu sous le nom de papier de soie blanc ; je dis blanc pour ne pas le confondre avec le gris que donnent souvent les pharmaciens, lequel est moins souple et absolument moins bon. Avant de l'appliquer, si je veux que ce soit un plumasseau, je plie la feuille à demi et lui donne la dimension voulue ; puis je la froisse entre mes mains autant que possible ; et je finis de la plier. Si je veux des bourdonnets ou des tampons, je froisse également le papier entre mes mains après l'avoir déchiré en lanière. Ainsi appliquée, cette substance est au moins aussi moelleuse et aussi perméable que de la bonne charpie ; elle a, outre cela, l'avantage immense que, si sur un point de l'appareil elle se trouve collée, il suffit de mouiller le tout un peu pour que le papier se déchire sans écorcher la plaie. Une autre qualité, c'est qu'un bourdonnet de papier mouillé par un côté constitue le pinceau le plus doux possible pour essuyer une plaie. Veut-on remplacer un linge fenestré, on peut graisser le papier et l'appliquer par petites bandelettes croisées. Enfin, il offre une économie considérable, puisque, avec une double main qui vaut moins d'un franc, on peut panser pendant un temps fort long. Disons aussi qu'en substituant le papier à la charpie, on évite certaines contaminations qui peuvent se produire par le vieux linge, avec lequel la charpie est souvent fabriquée. Sans cette substitution ou une autre, comment fera-t-on pour les grands établissements où l'on ne pourra jamais trop soigneusement éviter tout ce qui provoque les érysipèles et la pourriture d'hôpital. Car comment s'assurer que la charpie fabriquée dans les hospices et autres établissements publics ne proviennent pas de linges suspects ; tandis que le papier ne peut pas ne pas avoir été suffisamment soumis à des préparations qui garantissent contre toutes craintes semblables de contamination.

Depuis que j'ai annoncé l'intention de démontrer la prééminence du papier de soie sur toutes les substances qui ont été préconisées comme substitutives à la charpie, j'ai appris, à n'en pas douter, que M. le docteur Brame doit m'accuser d'être plus qu'un plagiaire ; mais comme je n'ai jamais voulu m'approprier les inventions des autres et que je ne pourrais laisser cette accusation sans réplique, je prie le lecteur de m'excuser si j'entre ici dans quelques détails pour lui dire comment et quand j'ai été conduit à essayer le papier en guise de charpie. En 1850, j'avais établi ce que je dois appeler un petit hôpital à mes frais pour les opérés et blessés qui m'incombaient. Ce n'était point une spéculation, puisque le seul résultat que j'en tirais était de ne pas être forcé d'envoyer mes malades peu riches dans l'hôpital de Tours, où j'ai trouvé si peu de sympathie. Alors, comme j'ai dû recourir à tous les moyens d'économie, je fis usage du papier en guise de charpie. Les preuves sont faciles à donner ; que M. Brame aille aux renseignements, et il verra que s'il a eu la même pensée que moi, c'est huit ou dix ans plus tard, puisque alors il ne s'occupait pas de faire de la clientelle, et qu'il se livrait exclusivement à la chimie. Qu'il cesse donc de me donner de nouveaux sujets de me rappeler qu'il fut celui des professeurs de l'école de Tours qui affronta les observations de Malgaigne en allant porter à la Faculté une accusation calomnieuse contre moi au nom de ses collègues, pour faire avorter ma nomination comme professeur à l'école de Tours, place que je n'avais pas demandée ; et, ce qui plus est même, c'est que, lorsqu'elle m'avait été offerte, j'avais répondu à Malgaigne que je ne voulais déplacer personne, car j'ignorais ce jour-là que la retraite de Tonnellé, que je n'estimais cependant pas, était décidée.

Genouillère.

Si l'articulation du genou est sans contredit l'une de celles qui sont les plus sujettes, elle est également de celles dont la maladie est peut-être l'une des plus compromettantes ; aussi sa compression et son immobilisation méritent, je pense, que je dise en quoi j'ai cru devoir modifier l'un des points du pansement qui est le plus essentiel, quand elle souffre ; je veux parler de la genouillère, car celles qui sont généralement employées ne peuvent réellement pas être plus mal conçues ; elles semblent, si je ne me trompe, être faites tout à fait en sens contraire du but qu'elles doivent remplir.

Toutes les genouillères élastiques ont un bord formé par un remploi de caoutchouc sur lui-même qui double l'action dans ce point ; il en résulte qu'elles compriment plus par les bords, par conséquent au pourtour de l'articulation, que dans le point qui correspond tout à fait à celui malade.

N'auraient-elles point ce vice de fabrication, qu'elles ne rempliraient pas encore le but désiré ; car là où elles pressent, quand elles le font, c'est sur les saillies articulaires, c'est-à-dire sur les parties qu'il importe de comprimer le moins, car leur compression est pour ainsi dire inutile, et si elle est assez forte pour réagir sur le mal, elle ne tarde pas à devenir, sur les points saillants, douloureuse et insupportable.

C'est pour obvier à ces inconvénients qu'il y a bien longtemps, vingt-huit à trente ans, j'en fis fabriquer pour la première fois de la manière suivante, et n'ai pas discontinué depuis :

Je fais faire un tricot très-fort, c'est-à-dire avec douze à quinze brins de laine ou de coton. L'ouvrière emploie des broches peu grosses, les deux pièces doivent avoir la largeur de sept à huit centimètres, sur trente-trois ou trente-cinq de longueur ; elles ne doivent pas être droites, il faut que vers le milieu l'ouvrière fasse, comme on dit, des levées qui par cette addition donnent à la pièce la forme un peu triangulaire vers son milieu, afin qu'étant placées sur le côté de la région fémoro-tibiale, elles s'accommodent avec la légère flexion de la jambe. On sait que précisément plus l'articulation fémoro-tibiale est affectée, plus il est impossible de mettre le membre dans un redressement complet et que la douleur revient avec la tension forcée.

Quand les deux pièces ainsi faites seront appliquées, on comprend sans doute que c'est le bord convexe qui doit être devant et celui concave en arrière. Or, pour achever de compléter avec cela la genouillère, il faut les réunir par ce dernier bord avec un morceau d'étoffe mince et peu dure, lequel doit avoir un peu la forme d'un long ovale tronqué à chaque bout, ce qui forme, par la réunion de cette troisième pièce aux deux parties en tricot, une enveloppe qui s'adapte au membre et fait que les bords des pièces en tricot ne peuvent se joindre en avant du genou que par une traction assez forte. Pour arriver à cela, il faut donc les lacer, et, pour le bien faire, il faut commencer par le milieu, en allant de ce point d'abord en haut, puis en bas, et quand le lacet a dépassé de chaque côté l'articulation, et que l'on a serré autant qu'il convient, l'on fait une double passe dans ce tissu, ce qui fixe solidement cette laçure. Le point malade ainsi serré, la laçure qui suit tant en haut qu'en bas, doit être moins serrée ; c'est donc comme on voit tout à fait le contraire de ce qui s'est produit par les genouillères élastiques, et mieux fait que par les bandes circulaires.

Comme je reproche, et je crois avec raison, aux genouillères ou autres moyens de comprimer les saillies plus que le reste de l'articulation, voici ce que j'ai fait en plus et avec succès. Je fabrique un long coussin avec du drap ou de l'agaric, aussi long que la genouillère ; il doit être large de dix à douze centimètres au milieu, moins épais sur les bords ; je pratique au centre un grand trou, presque dans toute son épaisseur, afin que la saillie de la rotule puisse aisément s'y loger, et c'est sur ce coussin appliqué avant de lacer que la réunion des bords se fait. Il résulte de cette application que l'intervalle laissé entre les bords de la genouillère n'est pas ressenti par le malade ; mais encore, et c'est là le point capital, les infractuosités laissées par la saillie de la rotule et des condyles du fémur et les tubérosités tibiales sont aussi complétement comprimées que possible ; la compression est là, je puis dire, presque égale partout et sans trop gêner la région poplitée.

Il n'est pas nécessaire qu'il y ait des œillets à ces pièces, si l'on fait que le passe-lacet soit un peu pointu en passant légèrement son bout sur un grès ; or, comme il n'est jamais passé dans le même intervalle des mailles, il résulte que le fil qui a servi à faire le tricot ne se brise pas.

J'ai quelquefois fait fabriquer, surtout pour des enfants, des genouillères avec un fort molleton auquel on adaptait des œillets, parce que ce mode de faire est moins coûteux ; mais il n'est pas aussi parfait. Si j'ai toujours eu soin de faire en sorte que le tissu qui sert à réunir les deux tricots soit mince et peu apprêté, qu'il soit mou, c'est afin qu'il garnisse le moins possible la région poplitée pendant les efforts ou mouvements de flexion que peut et doit faire le malade.

Avec ces genouillères seules, j'ai vu des malades, qui, la veille, ne pouvaient pas marcher, être, le lendemain de leur emploi, aussi agiles que du membre sain.

Ainsi, une petite ouvrière, fille d'un cabaretier près de l'hôpital de Tours, pouvait à peine faire quelques pas, la veille, en se levant. Le lendemain de mon pansement, je fus en voir l'effet : je la trouvai qui servait des consommateurs.

Une autre fois, arriva dans mon cabinet un pauvre homme de Berthenay, souffrant des deux genoux ; j'envoyai quérir une seule genouillère chez M. Plassan, seulement pour essayer sur le membre le plus malade. Or, quand ce pauvre homme fut pansé, il était si heureux, qu'il ne voulut pas s'en aller sans en avoir une deuxième pour le membre qui était le moins souffrant.

Quand il s'agit de l'articulation tibio-tarsienne, je préfère laisser le malade dans l'appareil de cuir, en mettant des joues triangulaires, épaisses, percées sur le point qui répond aux malléoles, car la flexion légère du pied n'est pas aussi indispensable que pour le genou ; et, d'ailleurs, la guêtre lacée remplace assez bien la genouillère si elle est assez longue pour aller jusqu'aux orteils et assez coudée pour tenir le pied demi-fléchi sans douleur sur le cou-de-pied.

Sur les calculs des reins et la lithotritie rénale.

Huit jours avant les événements de février 1848, je cheminais, avec Bretonneau, d'Amboise à Chenonceaux.

Avant de me raconter le résultat de la nécropsie qu'il venait de faire (Mme R...), il me fit le récit suivant, auquel je ne veux rien changer :

« Pendant que mon ami Moreau Casaubon suivait les cliniques de Boyer et de Corvisart, il fut, comme tous ceux de ses condisciples qui assistaient à une consultation de ces deux célèbres praticiens, surpris de voir l'un d'eux se refuser à la ponction pour un individu que tout le monde croyait ascite ; cet homme mourut peu de jours après, et chez lui on ne trouva qu'un rein, lequel formait une poche où était renfermé un liquide qui n'était autre que de l'urine.

La dame qui vient de mourir avait éprouvé une absence complète d'urine dans la vessie, et de plus des accidents cérébraux qu'on aurait pu attribuer à un épanchement, lesquels n'étaient autres que de l'éclampsie. J'aurais pu annoncer à la famille que la malade allait succomber, que le liquide, qui était dans le ventre, était contenu dans une poche formée par le rein et l'uretère dilatés ; que cela était dû à la présence d'un calcul qui bouchait l'uretère, et qu'il y avait absence complète ou à peu près de l'autre rein ; que cette disparition ou déformation rénale n'était point une affaire originelle, mais bien la conséquence des accidents uriques qui avaient eu lieu dix ans auparavant chez cette malade, qui depuis avait paru se porter parfaitement. Voici, me dit-il, sur quel fait j'ai bâti mon diagnostic, qui peut vous paraître un tour de force ; d'abord le renseignement donné par mon ami Moreau et ensuite l'observation suivante :

Je fus un jour appelé pour M. C., ancien négociant, qui, cinq ou six ans avant, avait éprouvé des accidents néphrétiques avec rétention d'urine, lesquels n'avaient cessés que lorsqu'il eut laissé échapper, par le canal de l'urètre, un gravier, beaucoup d'urine mêlée de sang et de pus. Pendant sa dernière maladie il éprouva des douleurs atroces dans le ventre, avec absence complète d'urine, et il succomba du cinquième au sixième jour. A la nécropsie, je trouvai, comme chez Mme R., les désordres suivants : du côté droit, à la place du rein, il ne restait plus qu'une petite masse de chair manifestement composée par le reste du rein qui avait disparu lors des premiers accidents dont j'ai parlé. Quant au rein gauche, il était énormément dilaté, ainsi que son bassinet et une portion de l'uretère qui était complétement bouché par un calcul, lequel avait tout à fait la forme d'un gland portant encore sa cupule. La portion la plus mince de ce gravier était lisse et engagée assez solidement dans l'uretère, tandis que la plus grosse était pleine d'aspérités. Comme c'était celle qui se trouvait dans la portion de ce canal la plus ample et qu'elle baignait dans l'urine, il s'y était fait des dépôts uriques, qui l'avaient ainsi grossie. Quant à l'uretère, il présentait à l'œil des portions plus larges les unes que les autres, on eût pu même croire que ce tube, qui offrait des alternatives de resserrement et de dilatation, avait dû être soumis à des liens alternés et faiblement serrés. On pouvait reconnaître les diverses stations qu'avait fait le calcul par le nombre de rétrécissements et de renflements que ce canal présentait.

Or, c'est en me rappelant ce récit de Bretonneau et en y réfléchissant que je me suis demandé s'il ne serait pas possible de donner une issue aux liquides et aux calculs, quelque soit l'épaisseur du point à traverser, en opérant par le dos, sans me dissimuler qu'il y a d'autres obstacles à éviter : le premier, les gros vaisseaux ; le second, la non adhérence parfois de l'organe avec les parois abdominales ; le troisième, les conséquences qui peuvent résulter de l'infiltration de l'urine dans les divers plans musculeux à parcourir pour arriver au rein. C'est pendant que je faisais ces réflexions que m'incomba le malade qui fait le sujet de l'observation suivante, que je vais raconter aussi exactement que possible, eu égard à la portée qu'elle peut avoir un jour.

P. était âgé de 52 ans, il avait éprouvé, dans son enfance, des douleurs dans le flanc droit, ce qu'il appelait des coliques. Elles persistèrent pendant quinze ans. Depuis ce temps, il est resté sujet à des douleurs lombaires, toujours aggravées par la fatigue. Il n'y eut jamais de sang dans son urine.

Il y a dix ou douze ans, il rendit un gravier gros comme un haricot, après avoir éprouvé un retour de douleur. Depuis ce temps jusqu'à la fin de 1849, il n'éprouva que ses souffrances lombaires habituelles. Mais alors celles qui ont fait le tourment de sa jeunesse reparurent, d'une manière irrégulière, intermittentes. Elles devinrent bientôt presque continues, et souvent si atroces, que ce malheureux passait fréquemment des journées entières à pousser des cris qui étaient entendus de tout son quartier.

Je fus appelé le troisième mois. Je vais supprimer les détails superflus pour arriver aux particularités de ce fait.

Diagnostic. — Calcul rénal.

Traitement : bicarbonate de soude, bains, lavements diversifiés ; on consulte un grand nombre de médecins ; médications les plus diverses. Après quoi son urine était devenue rare, boueuse, brûlante, quelquefois purulente. Diarrhée depuis longtemps ; vomissements assez fréquents ; maigreur sans décoloration ; ventre un peu développé sans être tendu ; flanc droit plus plein, plus rénittent que celui du côté opposé ; matité s'étendant jusqu'à la sixième côte ; P... ne toussait pas, ne pouvait rester couché que sur le côté malade ; il n'avait pas de fièvre ; mangeait peu, ses jambes et ses cuisses n'étaient pas œdématiées ; deux points surtout étaient douloureux à la pression : c'était la partie antérieure du flanc droit, puis la région du muscle carré des lombes.

J'étais encore sous l'influence du bonheur que m'avait donné le succès obtenu à Amboise chez Mme B... pour son étranglement interne, quand M. Viel, pharmacien, qui, à une rare instruction et à une inventive intelligence, joint la plus bienfaisante charité, me pria d'aller voir P..., me le recommanda, me conjurant d'essayer quelque chose pour ce malheureux.

Ce fut à cet instant que l'idée me vint de faire ce que je vais raconter. J'aime à ne pas oublier que M. Viel fut assez loyal pour me signaler les désagréments et les ennuis de tous genres que pouvaient me susciter les suites hasardeuses d'une opération que je croyais devoir aborder : comme il y avait un devoir à remplir, je n'hésitai plus, j'étudiai. Mes recherches me persuadèrent bientôt que le succès était possible. J'avais offert à P... de l'adresser à l'un des chirurgiens qui se distinguaient dans les hôpitaux de Paris.

Ma proposition fut repoussée. J'avais dit franchement aux parents, et même au malade, quelles étaient mes craintes et mes espérances, sans dissimuler, surtout, que cette opération était une innovation ; mais j'avais ajouté que j'y mettrais le temps et la mesure, que je m'arrêterais aussitôt si ce que j'allais faire paraissait compromettre l'état du malade.

Après quinze jours de réflexion de part et d'autre, je fus mis en demeure de faire ce que j'avais dit être possible, c'est-à-dire d'aller chercher le calcul dans le rein, de l'y broyer, s'il le fallait, puis de l'extraire. Il ne sera pas inutile de dire quelles réflexions je fis.

Je m'étais demandé s'il était plus difficile d'aller chercher la face postérieure d'un rein qu'une artère profonde ou d'autres organes sur lesquels les chirurgiens opèrent journellement. Cette tentative n'était-elle pas moins dangereuse que l'opération césarienne ? Je ne m'étais pas dissimulé l'action que l'urine exerce sur les tissus mis à nu par une incision ; j'avais été bientôt convaincu qu'il fallait renoncer au bistouri, et avoir recours seulement au caustique (le caustique me paraissant seul capable de m'aider à frayer une route qui ne se prêtât point aux fusées délétères de l'urine et à la résorption de la suppuration). Pour pénétrer dans la cavité du rein et le faire avec sécurité, je reconnaissais évidemment qu'il fallait aller à petits coups, je serais tenté de dire en tâtonnant. J'évitais donc par là les embarras inséparables d'une incision saignante.

Les chances pouvaient être celles-ci : Un gravier à pointes ou à crochets, trop avancé dans l'uretère et ne pouvant être ni atteint ni enlevé ; dans ce cas, P... devait rester avec une fistule urinaire dans le dos, incurable, il est vrai, mais aussi le calcul n'étant plus poussé par l'urine, de là probabilité de la cessation des douleurs, et peut-être que plus tard le calcul aurait pu revenir sur lui-même, remonter dans le rein et apparaître à la plaie par la contraction du tissu. Un ou plusieurs calculs peu gros pouvaient se trouver dans le bassinet seulement; dans ce cas, extraction peu difficile, et probabilité d'une guérison radicale. Une autre crainte, c'était des calculs dans la substance même du rein : dans ce cas, ce viscère ne pouvait-il pas se débarrasser par la suppuration, lentement, il est vrai, mais enfin amener la guérison ; car, une voie courte et facile, pour la sortie, étant une fois ouverte, pourquoi ne pas espérer voir le rein faire ce qui s'opère pour l'expulsion des corps étrangers, fichés dans nos chairs? Enfin un calcul énorme, coiffé par le rein, occupant toutes les infractuosités de cet organe développé : alors emploi de la lithotritie et extraction de fragments. L'inflammation du rein et la propagation de cet inflammation, me disais-je, sont à redouter ; mais, d'abord, l'accès de l'air est-il plus à craindre dans cette cavité que dans l'utérus, que dans la vessie, que dans le péritoine, etc.? L'air sera-t-il pour lui aussi irritant que l'urine altérée? qu'une pierre? Sera-t-il même aussi à redouter qu'il l'est dans les grandes cavités closes? Ceci même étant admis, peut-on, doit-on, me disais-je, craindre beaucoup l'inflammation traumatique d'un organe qui est souvent détruit par la suppuration? Comme je l'ai dit, je devais à Bretonneau, communication de plusieurs faits qu'une longue suite de recherches nécroscopiques peut seule fournir. De ces faits, dont j'ai tenu grand compte en traitant de l'*albuminurie et de ses suites,* il résulte que le rein peut acquérir une distension et un volume énorme par l'accumulation de l'urine retenue longtemps par un calcul faisant bouchon dans l'uretère. Cette rétention détermine la déchirure, la dilacération de l'organe ; puis, quand un flot ensanglanté, et mêlé d'une grande quantité de caillots, pousse et force le calcul à tomber dans la vessie, le rein fini par être absorbé en entier, ou tout au moins à être réduit à un simple moignon.

On doit sentir que la vérification d'un tel fait n'a pu être obtenue que par la répétition de semblables désordres, observés sur un même sujet, et cette seconde fois devenus mortels.

Un souvenir encore récent a laissé la certitude que la réparation de ce vaste désordre, qui n'avait laissé, je le répète, que le petit moignon du rein détruit, avait si peu coûté à l'organisme, qu'un mouvement fébrile s'était à peine manifesté. Il y a plus : c'est que la convalescence, peu pénible, né se prolongea pas au delà de quelques jours après l'abondante hématurie qui avait mis fin à la colique néphrétique, colique devenue de plus en plus sourde vers l'approche de la délivrance.

Je me suis dit aussi : le rein sera-t-il plus sensible à la cautérisation qu'aux blessures incessantes des calculs ?

Les quelques cas d'abcès lombaires produits par les calculs rénaux, ceux de la vésicule biliaire n'indiquaient-ils pas la marche à suivre? Je n'avais donc contre ce projet que la nouveauté, plus l'insuccès d'une tentative analogue essayée à l'aide du bistouri. D'un autre côté, j'avais affaire à un malade résolu et encore vert, lequel était appelé à mourir infailliblement et douloureusement. Reculer eût été une lâcheté.

Je fis une application de caustique de Vienne, juste en dehors de la masse commune aux muscles sacro-lombaires et long dorsal, à partir du bord de la dernière fausse côte. Je la fis longue de six centimètres. (Aujourd'hui je la ferais un peu plus bas.) Je voulais pénétrer à travers le muscle carré des lombes. Le lendemain, je pratiquai une incision longitudinale de quatre centimètres au milieu de cette eschare; puis je mis dans cette ouverture une nouvelle dose de caustique. La première application avait été difficilement supportée; le malade se plaignit peu de cette dernière. A partir de ce moment, je fis tous les deux jours une nouvelle cautérisation précédée de l'incision du tissu cautérisé.

Je dirai, en passant, que vers la fin je gagnais très-peu de profondeur, surtout quand j'arrivais sur des aponévroses; que j'ai été arrêté plusieurs jours par celle commune au muscle oblique et transverse.

Le jour où je traversai cette membrane, il sortit environ deux cuillerées à bouche d'un liquide légèrement opalin. Je piquai plus profondément et il s'y mêla aussitôt un peu de sang. A partir de ce jour, l'appareil du pansement ne cessa d'être mouillé par un liquide de même nature, dont l'odeur semblait être celle du mélange de l'urine avec le fluide fourni par un kiste.

Le malade disait lui-même reconnaître dans ce liquide l'odeur d'urine. J'étais dans le rein, mais je n'osais m'en flatter. Je dus, dès lors, renoncer à me servir d'un instrument pointu. Je fis encore cinq applications de caustique de Vienne; je le portais sur un bourdonnet de charpie; j'en mettais peu à la fois, il est vrai; mais, chose digne de remarque, c'est que le malade souffrait si peu de ces applications, qu'il n'accusait aucune douleur. Je ne dois pas aller plus loin sans dire que le quatrième jour de l'emploi du caustique, les douleurs du ventre devinrent moindres pendant cinq ou six jours; que l'urine, qui depuis très-longtemps était rare, devint plus abondante et plus limpide qu'elle ne l'avait jamais été depuis le début de la maladie. Mais il survint en même temps une douleur excessivement vive dans la cuisse opposée au côté du mal, plus des ganglions dans le pli crural, et un gonflement rénittent de tout le membre, qui ne commencèrent à se dissiper que six jours après.

La diminution des accidents rénaux dura à peu près le même temps; l'urine resta encore plusieurs jours abondante et limpide. Pour éviter des cautérisations désordonnées, j'employai des pastilles de potasse caustique que je portai dans la plaie à l'aide d'une canule, comme à travers un speculum.

J'ai dit que chaque jour je gagnais peu de profondeur ; mais enfin je ga_
gnais, et j'élargissais la plaie assez pour y porter le doigt et explorer à mesure les parties sur lesquelles j'agissais. La quantité de liquide fournie par
cette ouverture allait toujours croissant. Linge, chemises, draps se trouvaient imbibés. Depuis quelques jours je pouvais enfoncer mon petit doigt
tout entier. J'hésitais pour aller plus avant, quand Bretonneau, à qui j'avais
communiqué cette tentative et les résultats obtenus, me prêta son assistance, si bonne dans les cas difficiles ; après que je lui eus tout raconté,
il me dit :

Vous êtes sur un rein calculeux, et vous devez réussir si vous n'allez
qu'avec le caustique et si votre plaie est large et en entonnoir... Ce que j'a-
vais fait ponctuellement. Le soir de cette conversation, 24 mars, mon
doigt rencontrait une pointe de calcul ; j'acquérais en même temps la triste
certitude qu'il était gros et immobilé : mais enfin il était trouvé. Depuis
plus de douze jours j'étais dans le rein, et cet organe ne s'était pas fâché,
puisque le malade ne se plaignait pas davantage , que son ventre n'était pas
plus tendu. Il ne fallait donc pas se décourager ; il s'agissait d'élargir l'ouverture et le conduit de la plaie reinale, sans aller plus avant, afin de déchausser
le gravier qui me semblait placé plutôt en dehors de la plaie qu'en dedans,
et qui s'étendait plus haut et plus bas. J'étais à élargir cette plaie, quand
Trousseau vint en Touraine, le 1er avril. Je lui fis toucher le calcul, et il fut
le premier témoin de l'innocuité de cette tentative. Le jour de cette visite,
P... venait d'être pris d'un gonflement douloureux de la cuisse droite, semblable à celui qui avait envahi la cuisse gauche.

Pour éviter de blesser la face abdominale du rein, avant de porter un
caustique, je mettais au fond de la plaie plusieurs bourdonnets de charpie,
à côté de la pierre. Je les laissais toujours et ne les renouvelais que toutes
les vingt-quatre heures. Ce mode de pansement fut suivi de nausées et l'u_
rine devint plus rare. Tel était l'état des choses le 5 avril, quand je pus
passer la branche femelle d'un lithotriteur en dehors et en avant des branches de la pierre ; puis je fis arriver par derrière la branche mâle de l'instrument, et le calcul fut bientôt brisé. J'arrachai ce jour-là un fragment
irrégulier qui avait quatre centimètres de longueur et plus de deux de diamètre, ce qui se fit sans déterminer de douleurs excessives.

Il restait encore une carrière solide, dont je ne pouvais mesurer l'étendue.
Il est bon de dire, aussi, que ce morceau ne vint pas seul, et qu'il fallut
ensuite le déchausser avec le doigt, le tourner et le saisir avec des tenettes
pour l'amener en dehors ; que je procédais à cela bien doucement, pour
ne pas joindre une lésion traumatique à celle de la maladie et de la cautérisation.

C'est le moment de dire que le rein, là où il embrassait le calcul, serrait
mon doigt aussi fort que le peut faire une bande de caoutchouc un peu

tendue, force de constriction que je ne m'attendais pas à rencontrer dans cet organe. Le rocher, ai-je dit, paraissait encore considérable et très-solidement fixé.

Le lendemain, je fis une nouvelle cautérisation, puis, deux jours après, voulant faire une exploration, mon doigt était parvenu à une profondeur où je ne rencontrai rien. J'aurais cru que tout était sorti, si, trois jours auparavant, je n'avais touché, et bien touché, des saillies calculeuses. Enfin, je trouvai et j'élargis le fond de la plaie avec le bistouri, par de petites incisions rayonnantes qui ne dépassèrent pas la profondeur de l'eschare, et je ne désemparai pas sans avoir enlevé tout ce qui s'était présenté à mon doigt. Pour arriver à ce résultat, il me fallut introduire plusieurs fois le lithotriteur et des tenettes. Enfin, j'ai extrait ce jour-là neuf morceaux, plus beaucoup de sable.

L'un de ces fragments, beaucoup plus gros que les autres, long et gros comme le pouce, portait une petite gouttière, et était, je crois, celui qui pénétrait le plus avant dans le bassinet. Tous ces morceaux réunis pesaient 110 grammes, à l'instant de l'opération. Ils ont beaucoup perdu de leur poids par la dessication. Le sable n'avait pas été recueilli, car les personnes qui m'assistaient l'avaient jeté. Il y en avait bien une cuillerée. Les douleurs ne changèrent pas de nature ni d'acuité ; P. se découragea un peu. Les recherches les plus minutieuses, faites avec le doigt dans toutes les anfractuosités où je pouvais pénétrer, ne me laissèrent découvrir que des fragments assez petits. Depuis ce moment, je donnai un peu de vin d'Espagne avec beaucoup d'eau, du bouillon et de petites soupes. La fièvre était nulle ; le ventre dans le même état. Enfin, le seul changement qu'il y eût était l'urine plus rare et le retour de quelques nausées. Mais cinq jours après, l'urine redevint plus abondante, moins rouge, enfin telle qu'elle était dans les moments de rémission dont j'ai parlé.

Le liquide fourni par la plaie, et qui avait perdu de son abondance, était redevenu ce qu'il était, de façon que les linges du pansement pesaient, onze heures après, 60 grammes de plus qu'au moment de leur application. La suppuration proprement dite était bien abondante et de bonne nature, mais il sortait après chaque injection un détritus grisâtre, composé de petits fragments qui avaient à peu près la même consistance que du blanc d'œuf cuit.

Les douleurs ne changèrent pas de nature. Après avoir cédé un peu, elles parurent reprendre leur première intensité, surtout quand le malade allait à la selle.

Il avait toujours la diarrhée. Je faisais tous les deux ou trois jours une exploration avec le doigt, — je pouvais facilement parvenir dans toutes les anfractuosités de la cavité reinale, sans rien trouver.—Je fus cinq ou six jours sans en faire, pensant que ces douleurs pouvaient tenir à une irritation plus ou moins néphrétique ; et, quand je voulus en faire de nouvelles, je trouvai que mon doigt pénétrait difficilement. Il y a plus, c'est que, plusieurs jours auparavant, M. le docteur Haime et M. le docteur Ollyvri, à qui je montrai ce malade, qu'ils trouvèrent en bon état, avaient pu faire la même exploration sans rien trouver que de très-petits fragments.

Comme le malade accusait des douleurs plus vives dans le centre du ventre, je pensai que de nouvelles recherches étaient utiles, et qu'il fallait leur donner une autre direction. Cette fois je portai mon doigt le plus avant possible, en bas et en dedans, où je trouvai encore une portion de calcul enchatonnée dans le rein. Je pouvais toucher. Il était évident qu'il fallait abaisser la plaie, ce que je fis, le lendemain, à l'aide d'un bistouri mousse et du caustique. Je l'agrandis ainsi de deux centimètres.

Le soir même il me fut facile d'arriver sur un calcul branchu comme un corail, qui bascula aisément. Je le saisis avec une tenette, mais il me fut impossible de l'extraire sans l'avoir préalablement saisi avec le lithotriteur, et l'avoir broyé et divisé en cinq morceaux.

Cette extraction faite, mon doigt touchait encore d'autres fragments, que je croyais plus petits, tant ils me paraissaient mobiles. Je ne crus pas devoir prolonger cette séance d'extraction, qui n'avait été ni trop longue ni trop douloureuse. Je croyais que le reste sortirait avec les injections. La nuit fut bonne ; la journée suivante aussi, seulement l'urine redevint un peu moins abondante. Le malade souffrit peu, mangea plusieurs soupes, plus un œuf, et fit quelques sommes de plusieurs heures. Le deuxième et le troisième jour, même état. P. souffrait peu et était plein d'espérance. Les injections avaient amené un détritus composé de petits fragments de gravier et de parcelles de tissu organique. Le quatrième jour au matin, je trouvai P. oppressé, ayant le pouls petit, les traits tirés ; il venait d'être pris d'une douleur de côté. Un seul crachat avait été rendu ; je diagnostiquai une pleuro-pneumonie.

Mais quelle pouvait en être la cause ? Je mis un large vésicatoire sur le côté et donnai une potion éthérée que je fis alterner avec une potion de Rivière. Cet état augmenta de plus en plus. P. fit cinq selles dans la journée ; il devint plus oppressé, enfin il mourut le 24 avril, sans avoir eu le ventre tendu ni douloureux, conservant son intelligence jusqu'à la fin, le pouls étant devenu de plus en plus misérable, enfin ne se plaignant que d'étouffements et de douleurs dans le côté droit. Cette nouvelle phase de la maladie était la conséquence évidente de l'affection thoracique qui était venue la compliquer. Elle dura trente-six heures.

Nécropsie. — Elle fut faite vingt heures après, avec le soin le plus minutieux, en présence de MM. Bretonneau, Haime et Ollyvri.

Il importait surtout à tous les assistants de constater si l'inflammation présumée du rein opéré s'était propagé, soit au péritoine, soit aux tissus et organes voisins ; si ce rein n'avait pas été percé de part en part ainsi que le péritoine ; quel rôle enfin la lésion reinale avait pu jouer dans la mort de ce malade. Le crâne ne fut pas ouvert ; la poitrine droite seule était malade. Elle contenait un litre de sérosité mêlée à un dépôt d'apparence purulente, qui occupait les parties les plus déclivées de la cavité thoracique, et surtout la gouttière costo-vertébrale. Il adhérait çà et là à la plèvre, sur des points d'une teinte certainement phlegmasique, facile à distinguer de la suffusion hypostatique cadavérique.

Mais rien, absolument rien, n'a pu dénoter une trace soit d'infiltration, soit de phlegmasie récente entre la plèvre malade et le rein.

Il y a plus, c'est qu'entre le foie et le diaphragme, le tissu cellulaire est sain, flexible, élastique et nullement épaissi.

Le foie est assez développé, mais sain ; il y a dans son centre une masse de matières demi-concrètes enkistées, qui est évidemment le résidu de l'abcès hépatique d'une date antérieure très-reculée, et qui avait été sans doute non la cause, mais l'effet d'une lésion phlegmasique. Cette lésion avait été suscitée par la maladie calculeuse du rein, cela est attesté par le résidu de mêmes dépôts enkistés de matière compacte et d'aspect crayeux, que nous observons devant la colonne vertébrale. Ils s'étendent depuis le pancréas jusque dans les attaches du mésentère, entre les deux reins.

Aucun de ces dépôts n'offre de trace de phlegmasie aiguë.

Le duodenum, le colon ascendant, sont plaqués sur le rein droit par des adhérences fort anciennes, élastiques, et sans traces de vascularisation phlegmasique.

Il y a quelques adhérences du péritoine couvrant le bord reinal à celui qui revêt le bord externe du foie correspondant, et aussi le péritoine pariétal. Celles-là sont de date moins ancienne, mais encore beaucoup trop solides et exemptes de tout épanchement albumineux pour être supposées récentes. Le tube digestif est parfaitement sain. Le péritoine ne contient pas de trace d'épanchement albumineux.

Le rein gauche est un peu gros ; le droit est dur, large, il adhère aux côtés de la colonne épinière et aux muscles latéraux du ventre. Sa face antérieure est revêtue d'une membrane épaisse, nullement injectée, et exempte de toute trace de congestion récente.

Pour être plus certain que ce rein n'a pas été percé, je fais deux injections forcées par la plaie. (Pour cela, je garnis avec des linges roulés, serrés, la canule de la seringue, de façon à ce qu'elle forme elle-même un bouchon qui ferme exactement l'ouverture, et oppose une forte résistance au retour du liquide injecté par la plaie.) Les assistants peuvent voir le rein se gonfler et l'eau ne sortir qu'après de grands efforts à travers les linges, qui font bouchon à l'orifice de la plaie ; mais il ne se fait pas le plus léger écoulement dans le ventre ou dans la poitrine. Le tube digestif ainsi que les poumons ont été enlevés; la moitié antérieure du foie a été coupée pour permettre de faire l'examen le plus scrupuleux, et rien, absolument rien, je le répète, n'est venu, pendant ces injections, rendre ces parties humides. — L'ouverture de la vessie montre cet organe parfaitement sain et rempli d'urine limpide.

Les uretères sont coupés. Une incisione st faite le long des côtes, une autre longe la crête iliaque, puis une troisième la colonne vertébrale, ce qui permet d'enlever l'organe malade avec les téguments qu'il a fallu traverser pour arriver jusqu'à lui. Le rein gauche est également enlevé; une incision le montre dans l'état normal, ainsi que son uretère. L'uretère droit est perméable; le rein de ce côté a presque le double de largeur de l'autre. En l'incisant par devant dans toute sa longueur, le bistouri rencontre à la partie inférieure des fragments de calcul. Trois sont libres, deux sont encore un peu enchatonnés dans le tissu du rein, où ils tiennent fort peu. Nous en trouvons aussi un très-petit à la partie supérieure. Quant à la substance du rein, qui est mamelonnée et ulcérée à sa face interne, elle est grise dans beaucoup de points; mais, plus on approche de la surface interne, moins elle paraît altérée.

Cette altération varie infiniment d'épaisseur; car il est des points où la matière calculeuse n'était distante que de quelques millimètres des enveloppes de l'organe.

Pour moi qui ai mis tant de fois le doigt dans cette cavité, qui en ai détaché ces fragments de calcul, il est évident que ceux qui s'y trouvent encore enchatonnés tiennent beaucoup moins; je dirai même qu'il me semble constant que le rein tendait à les faire saillir de plus en plus dans sa cavité devenue libre. Celle-ci contient une assez grande quantité de détritus, semblable à ceux que faisaient sortir les injections, et qui ne sont sans doute que les débris de la matière grise détachée par la suppuration ou par les tractions faites sur les fragments de calcul, avant leur broiement.

La science peut posséder des observations où le rein était comblé d'une plus grande quantité de matières calculeuses, mais je ne crois pas qu'elle en ait recueilli où cette matière fut plus volumineuse, en raison de son apparence coralliforme, et par conséquent où elle fut aussi largement et aussi profondément enchatonnée dans les cavités distendues de cet organe.

Quoique fatalement terminée, cette observation me paraît, dans son ensemble, offrir un sérieux intérêt pratique. Je crois qu'elle indique une voie nouvelle qui pourra conduire à un traitement efficace contre une affection qui a paru généralement au-dessus des ressources de l'art. Car je puis dire que le rein avait été ouvert impunément pendant plus de six semaines; que, pendant ce temps, il a été cautérisé, et enfin qu'il a subi des manœuvres de tous genres, tant pour le broiement que pour l'extraction des calculs; qu'il se débarrassait, ou, pour être plus exact, qu'il aidait l'opérateur à le débarrasser des énormes concrétions qui avaient si longtemps et si douloureusement altéré ses fonctions, sans pour cela donner lieu à de la fièvre; sans communiquer d'inflammation aux tissus ou organes voisins, sans aggravation d'aucune espèce dans les douleurs du malade.

Quel est l'organe, je le demande, qui eût été aussi impassible, voir même la vessie?

Par rapport à ce que la chirurgie pourra faire dans la suite pour les affections calculeuses du rein, cette observation peut servir de jalon. Elle est certainement un spécimen des plus graves désordres que l'on puisse rencontrer. Je crois donc pouvoir dire que les calculs reinaux volumineux ne constituent plus une maladie incurable. Car, même en admettant que la suppuration à laquelle P... était soumis ait concouru, par intoxication, à la pleurésie qui a tué ce homme, quelle est celle qui lui aurait fait courir moins de chances? Et je ne crois pas être démenti par aucun de mes trois confrères, en disant que cette pleurésie n'a été mortelle que parce qu'elle était précédée d'une pleurésie chronique.

J'ai déposé ce rein et le calcul au Musée Dupuytren, et communiqué cette observation à l'Académie de médecine, où, par des raisons que je désire ne pas discuter, pour ne pas risquer d'être passionné par un amour-propre blessé, elle ne mérita pas, aux yeux de la Commission, les honneurs d'un rapport. J'ai dû retirer le manuscrit.

Quand un fait est unique, il a certainement moins de valeur que lorsque d'autres viennent corroborer les espérances qu'un premier essai a fait naître. Je vais donc essayer de démontrer que cette tentative n'est pas trop hasardée et qu'elle mérite d'avoir des répétitions ; enfin, qu'elle peut et doit être un jour de quelque utilité.

Pendant que je procédais à l'opération, un de nos confrères de Bléré, qui avait plusieurs fois rendu des graviers et uriné du sang, était pris de rétention d'urine, de douleurs et de gonflements dans l'hypocondre droit jusque dans la fosse iliaque de ce côté; enfin, de tout ce qui peut caractériser l'abcès du rein ; et ce ne fut qu'à la dernière extrémité, c'est-à-dire quand la tumeur fit une saillie vis-à-vis le carré des lombes, que le médecin ordinaire, M. Dugenet, prit sur lui, malgré l'avis de ses coconsultants, de faire une incision qui donna issue à du pus mêlé d'urine et à des calculs. Mais les désordres étaient trop avancés pour que cette hardiesse de mon jeune confrère fut utile. Maintenant, en voici un autre qui, par son authenticité, me semble d'un grand poids dans la question, et je crois que tout lecteur attentif se dira : Il est fâcheux que l'obscurité, qui a entouré ce diagnostic, n'ait pas permis à d'éminents praticiens de pratiquer l'ouverture en face de la région occupée normalement par le rein; ce qui lui eût permis de reconnaître la présence des calculs et de les extraire.

Je crois devoir l'emprunter à la *Gazette des hôpitaux*, du 17 février 1854, recueilli par M. Casse, et qui eût pour opérateur M. Nélaton, et le lecteur voudra bien, pour cette fois, ne pas trouver mauvais qu'en raison de la gravité du sujet, je fasse un emprunt à la pratique de ce professeur distingué.

Au commencement de novembre 1853, je fus appelé à donner des conseils à M. F..., âgé de quarante-huit ans, docteur en médecine portugais, domicilié depuis plusieurs années à Paris, rue de la Ferme-des-Mathurins, 10.

M. F... arrivait d'un voyage fait à Oporto, où réside sa famille, au sein de laquelle il avait passé environ trois mois. A la fatigue de ce voyage, fait en partie par mer, venait se joindre une cholérine intense. Mes soins immédiats eurent pour but la guérison de cette maladie épidémique intercurrente, qui aurait pu devenir fatale. Dès mes premières visites, mon attention fut attirée par l'existence d'une affection organique siégeant dans la cavité abdominale, et occupant la région splénique plus spécialement. Une tumeur volumineuse, multilobée, révélait la présence de cette maladie profonde et ancienne.

Le malade, compétent en sa qualité de docteur en médecine, ayant longtemps exercé dans sa patrie, et notamment au Brésil, put aisément m'instruire de tous les détails circonstanciés qui se rattachaient à sa maladie chronique.

Ce fut dans le courant d'avril 1853, que M. F... s'aperçut pour la première fois qu'une tumeur prenait naissance dans l'abdomen, sans qu'il pût lui assigner la moindre cause. Après une nuit très-bonne, au moment où il se réveillait pour répondre à son domestique qui lui demandait ses ordres pour déjeûner, il interrogea machinalement son estomac avec la main, et ce fut à ce premier moment qu'il sentit la présence d'une tumeur, dont le volume s'est toujours graduellement accru depuis cette époque.

Le malade n'eut à se reprocher aucune incurie, aucune négligence concernant les soins à donner à cette affection ; il consulta plusieurs confrères. La plessimétrie fut plus d'une fois invoquée ; la douleur étant alors des plus obscures, rien ne s'opposait aux investigations les plus complètes, les plus régulières et les plus répétées ; les fonctions digestives éprouvaient seules quelques perturbations légères, qui n'annonçaient rien de caractéristique ; les fonctions reinales furent toujours très-régulières, jusqu'à la cessation de la vie. Pour toute maladie antérieure, le malade ne se souvenait que d'une légère affection des voies respiratoires, vers l'âge de dix ans, et de quelques accès de fièvre intermittente durant son séjour dans les pays où cette maladie est endémique.

Les nombreux médecins qui examinèrent ce confrère au début de sa maladie portèrent un diagnostic univoque ; tous admirent une tumeur de la rate. L'un d'eux, et des plus compétents, précisa même l'existence de kistes hydatiques dans cet organe ; il avait cru obtenir la sensation de frottement révélée entre les parois de ses poches vésiculaires. La percussion exécutée méthodiquement, à partir du creux de l'aisselle gauche, traduisait la sonorité du poumon dans l'étendue normale, à laquelle succédait la matité à partir du point correspondant au bord supérieur de la rate, jusque sur la tumeur, qui était située au-dessous des deux dernières fausses-côtes gauches, tumeur que l'exploration de l'abdomen refoulait au-dessous de ces arcs osseux, région occupée par la rate. Cette tumeur était résistante ; lorsqu'on cherchait à y percevoir la fluctuation, elle se déplaçait de manière à laisser de l'incertitude sur l'existence d'un liquide. Il ne se traduisait aucun symptôme qui fît soupçonner une tumeur ayant un autre siége que la rate elle-même, d'autant plus que le malade avait longtemps séjourné, comme je l'ai déjà dit, dans des contrées où règnent des fièvres intermittentes, auxquelles il n'avait pas non plus échappé.

L'existence d'un gonflement de la rate fut aussi à cette époque, et à la suite d'examens répétés, l'opinion personnelle de M. le professeur Nélaton.

Du sulfate de quinine fut prescrit en conformité de ce diagnostic, et le malade parut en éprouver de l'amélioration.

Dans ces circonstances, le malade fut envoyé aux eaux de Bade. Il n'eut pas à s'en louer. Il revint à Paris et se mit en route pour le Portugal, dans le courant du mois d'août 1853, pour condescendre à l'espérance qu'on lui donnait de retrouver la santé dans son pays. Il le quitta encore pour arriver à Paris dans les premiers jours de novembre 1853

Dès que j'eus dominé la cholérine intense dont j'ai fait mention, je provoquai une consultation avec M. Nélaton, l'un des médecins antérieurement consultés par le malade. M. le professeur Laugier faisait aussi partie de la consultation.

En raison de l'urgence commandée par des douleurs profondes et continues, par la difficulté extrême de toute nutrition, et, d'un autre côté, par l'insistance impérieuse du malade, qui nous disait à chaque instant : « N'y aurait-il qu'une chance sur cent, que je voudrais tenter l'opération ; c'est pour moi la seule voie de salut, sans elle ma mort est certaine. » Il fut décidé d'un commun accord de procéder à une opération. Il n'y avait plus à hésiter en face d'une tumeur qui, née dans l'hypocondre gauche, était devenue successivement très-considérable et descendait dans l'abdomen, où elle avait dépassé l'ombilic pour envahir le côté droit jusqu'à la fosse iliaque. Elle présentait des bosselures très-larges, toutes fluctuantes, qui faisaient croire à trois tumeurs juxtaposées et renfermant des matières liquides.

Tous les soirs, le malade éprouvait des frissons et de fortes douleurs dans la région splénique. Il n'était plus permis d'avoir de doutes sur une suppuration profonde ; tous les symptômes concordaient à l'indiquer.

Pour éviter un épanchement dans l'abdomen, la prudence conseillait de faire une ponction en se servant du trocart, mais après avoir établi une adhérence des parois abdominales avec la poche du kiste.

Le 5 novembre, M. Nélaton appliqua un pois de potasse caustique, et renouvela trois fois cette application. Enfin, le 21 du même mois, nous pûmes parfaitement distinguer, au sommet du trajet formé par la chute successive des eschares, l'aspect lisse et luisant de la face externe du péritoine pariétal. Le même jour, en présence de MM. les docteurs Laugier, Jamain, Sappey et moi, M. Nélaton plongea dans la tumeur un trocart avec canule à robinet, muni de baudruche, pour s'opposer à l'introduction de l'air. On retira en quelques heures quatre litres et demi d'un pus couleur lie de vin, sans odeur, rappelant par son aspect le tissu de la rate à l'état de détritus et de bouillie. L'évaluation de la quantité de ce liquide n'est point arbitraire ; elle fut exactement mesurée par M. Gibon, pharmacien. Toutes les poches se sont vidées ; elles communiquaient entre elles. La canule à robinet fut laissée en place ; deux ou trois fois en vingt-quatre heures on eut soin de pratiquer dans la tumeur des injections iodées, après avoir d'abord, au moyen d'une seringue, aspiré la quantité de pus qui avait été sécrété dans la tumeur.

Sous l'influence de ce traitement méthodiquement conduit, la poche purulente revint sur elle-même, au point qu'on ne pouvait plus la retrouver par le toucher. La nutrition s'était rétablie en même temps que les douleurs avaient cessé ; le sommeil, impossible jusqu'au moment où l'abcès fut vidé, était revenu avec son calme réparateur. L'opéré passait déjà souvent quelques heures assis sur un fauteuil. Pendant trente jours, tout semblait confirmer les meilleures espérances ; puis après tout changea de face : une nouvelle collection de liquide se forma le long de la colonne vertébrale ; les digestions devinrent mauvaises ; la fièvre reparut ; les diarrhées colliquatives se répétèrent ; la fistule abdominale fournit un pus non lié, grisâtre, très-fétide et en petite quantité. L'émaciation générale et la faiblesse étaient portées à leur dernier terme ; le malade, qui conservait toute son intelligence, tomba dans un découragement complet. Enfin, il s'éteignit le 30 janvier 1854, cinquante-cinq jours après l'ouverture de l'abcès.

M. le chevalier Navarro de Andrada, ami de M. F. ., et attaché à la légation de Sa Majesté Très-Catholique, nous autorisa par écrit à procéder à l'autopsie de notre confrère, ce qui était d'ailleurs conforme à la volonté du défunt, formellement exprimée. L'ouverture du corps fut donc pratiquée par M. le docteur Jamain et par moi, le premier février 1854, à neuf heures du matin.

Taille de 1 mètre 77 centimètres ; maigreur générale très-prononcée ; nulle infiltration ; teinte verdâtre de la paroi abdominale dans sa portion sousombilicale ; rigidité cadavérique moyenne.

Ouverture fistuleuse de 3 millimètres de diamètre, située au côté gauche, à 1 centimètre et demi au-dessous du cartilage de la dixième côte, à 7 centimètres du raphé médian.

Ouverture du thorax : quelques adhérences existent entre la plèvre et là surface diaphragmatique correspondante à gauche.

Adhérences au sommet du poumon gauche, facile à rompre. Les poumons sont sains, crépitants, point de tubercules, nul épanchement.

Le cœur est peu volumineux, de la grosseur du poignet de l'autopsié, le tissu en est flasque.

L'abdomen, largement ouvert, nous fait immédiatement reconnaître que la rate n'avait jamais été le siége de la maladie. La rate est, en effet, d'un volume et d'une coloration normale, légèrement refoulée sous le diaphragme, adhérente au feuillet péritonéal diaphragmatique. Cet organe, si parfaitement sain, avait été l'objet d'une constante erreur de diagnostic.

Une bride, ou pont, est étendue de la paroi abdominale à une tumeur qui remplit en partie l'hypocondre gauche. Cette bride a une longueur de sept centimètres, et le diamètre d'une plume d'oie volumineuse. En engageant une sonde dans la fistule, on s'assure que cette bride est un véritable canal ouvert dans la tumeur, et qui dirigeait au dehors le pus sécrété dans l'intérieur du kyste.

Désireux de faire profiter la science d'une observation aussi rare, et que l'autopsie rendait si complète, nous enlevons, avec les soins les plus minutieux, la paroi abdominale et toutes les parties sous-jacentes, jusques et y compris le muscle psoas gauche. Cette pièce pathologique, préparée avec soin par MM. les internes Lorain et Cadet de Gassicourt, servit de texte à une intéressante leçon de clinique de M. le professeur Nélaton, à l'amphithéâtre de l'hôpital de la Faculté.

La tumeur était formée par un kyste d'une très-grande capacité, constitué aux dépens du rein gauche, dont la portion convexe avait été distendue sans être désorganisée par une compression du centre à la périphérie, en même temps que la partie concave correspondant au bassinet s'était dilatée dans des proportions considérables, de manière à former une poche divisée par des cloisons incomplètes.

On retrouve encore dans l'intérieur de cette poche du liquide purulent, semblable à celui qui s'écoulait pendant la vie, et, de plus, des graviers et trois gros calculs disposés en forme de branches de coraux, dont l'un mesurait sept centimètres d'étendue. L'analyse chimique de ces calculs, faite par M. Rigaud, donne du phosphate de chaux. A la partie inférieure de cette poche se découvre l'orifice de l'uretère gauche oblitéré.

Cette observation est curieuse sous plus d'un rapport :

1° Elle constate une erreur de diagnostic commise, il est vrai, sans préjudice pour le malade. Constater une erreur de diagnostic, n'est-ce pas donner la main à la vérité?

2° Elle démontre la puissance de l'intervention de l'art pour la formation d'adhérences entre la paroi d'une tumeur située dans une cavité séreuse, et la séreuse pariétale.

En effet, dans la pièce anatomique que nous venons de décrire, on voit une adhérence unique, tubuleuse, solidement organisée, étendue de la paroi abdominale à la tumeur, etc.!

Aux réflexions du rédacteur de cette curieuse observation, je crois devoir ajouter :

Ne doit-on pas avoir des regrets de ce que l'ouverture, par suite de l'erreur de diagnostic, n'ait pas été faite à la région lombaire, où il eût été si facile d'atteindre les calculs, causes du mal?

Il n'en reste pas moins prouvé que la cavité du rein a pu rester ouverte impunément pendant cinquante jours.

Dans les occasions qui se sont présentées, où j'ai cru devoir citer ces faits et manifester l'espoir de voir mon exemple trouver des imitateurs plus heureux, on m'a objecté : Mais ce qu'il y a de difficile, ce que vous ne dites pas, c'est comment on peut diagnostiquer sûrement le calcul reinal, et par conséquent comment on peut préciser la nécessité d'une semblable opération. J'ai donc dû, pour répondre à ces observations, recueillir les faits qui me paraissent aider à la solution des questions que ce point de pathologie soulève.

Je crois donc devoir recommander la lecture des observations suivantes et surtout celle qui vient en première ligne, où j'ai pris une grande part, mais où j'ai eu le regret de n'avoir pas eu plus d'influence. Mon jeune ami, M. Werberet, qui en est le rédacteur, a bien voulu me la donner.

Le mardi, premier novembre 1864, je fus consulté par le nommé R..., cultivateur de la varenne de Saint-Pierre-des-Corps, pour une rétention d'urine qui remontait au samedi précédent.

C'est un homme de moyenne taille, d'un tempérament nerveux lympha tique, doué d'une constitution bonne, et âgé de soixante-huit ans.

Le samedi précédent, il fut pris de coliques néphrétiques dans le flanc droit, de diarrhée et de vomissements ; ces symptômes durèrent une partie de la journée du samedi. Le dimanche matin, il souffrit encore de légères coliques ; la journée du lundi fut bonne, mais toujours sans uriner ; enfin, le mardi, effrayé de cet état, il vient me consulter. Il ne se plaint d'ailleurs d'aucune douleur. Il est seulement inquiet de cette absence de sécrétion. Interrogé sur l'historique de sa maladie, voici ce qu'il raconte :

Il y a environ quinze ans, en revenant d'une revue de la garde nationale, il éprouva une colique néphrétique du côté gauche, se rendit chez lui avec peine, se mit au lit, puis fut pris de vomissements et de diarrhée. Il se rappelle qu'il était fréquemment obligé d'uriner sans savoir si la quantité totale d'urine fut augmentée ou diminuée ; cependant il urinait peu, à chaque colique la douleur se faisait sentir très-violemment dans le bas-ventre et le testicule correspondant. Il n'eut pas de frissons. Cet état dura quinze jours. On employa dans cette circonstance les sangsues, les bains, les cataplasmes et les lavements simples.

La seconde fois, les coliques portèrent encore sur le côté gauche, mais l'attaque fut moins sérieuse ; il n'y eut ni diarrhée ni vomissements ; le malade alla consulter lui-même M. le docteur Morand. On lui appliqua six sangsues, et la crise ne dura que trois ou quatre jours.

La troisième attaque, toujours du côté gauche, qui eut lieu vers 1856, fut plus grave que la seconde, mais moins cependant que la première.

Elle dura une dizaine de jours, pendant lesquels il y eut encore cette douleur partant du flanc gauche qui s'étendait dans le bas-ventre et le testicule correspondant, compliquée par des vomissements et de la diarrhée. Les moyens employés furent les mêmes que pour les attaques précédentes.

Enfin, ainsi que je l'ai déjà dit, le samedi, 29 octobre 1864, il fut pris pour la quatrième fois des mêmes symptômes ; mais la douleur changea de côté, elle siégeait surtout dans le flanc droit. Le malade avait encore de la diarrhée et des vomissements, de plus une suppression complète d'urine.

Dimanche, 30, R... éprouva dans la matinée des impatiences plutôt que des coliques, pas de vomissements, pas de diarrhée ; la suppression d'urine continua.

La journée du lundi fut bonne, c'est-à-dire sans trouble sérieux, mais toujours sans urine.

Mardi, 1er novembre, jour où il vint me consulter, il était inquiet, et rien dans sa physionomie n'indiquait une souffrance physique. Étonné de cette absence des urines, je l'interrogeai pour savoir si à une époque antérieure il n'avait pas rendu quelques graviers. Il répondit ne s'en être jamais aperçu. Comme il ne souffrait pas, je me contentai de lui donner une tisane de chiendent et d'attendre qu'il me fît appeler chez lui pour le sonder.

Le mercredi, les coliques, les vomissements et la diarrhée recommencèrent ; sa femme vint me consulter pour savoir si les sangsues ne pouvaient pas lui être nuisibles. Comme elles avaient semblé réussir dans les cas précédents, je crus pouvoir lui en faire appliquer sur la région douloureuse.

Jeudi : Le propriétaire de la ferme que cet homme faisait valoir envoya M. le docteur Thomas, qui sonda ce malade, trouva la vessie vide, et se retira après avoir ordonné une potion de Rivière et une petite saignée.

Vendredi, même état à ce qu'il paraît, tantôt du calme, tantôt des coliques.

Samedi, dimanche et lundi, toujours pas d'urine.

Mardi, quand je me présentai pour faire la saignée ordonnée, je trouvai le malade n'urinant pas et dans une grande anxiété. Cependant l'action de la sonde avait amené un peu d'urine dans la vessie, car, ce jour-là et le suivant, il en a rendu plusieurs fois et goutte à goutte, plein un coquetier. Le pouls est dur et résistant, la face est bonne avec un peu de bouffissure ainsi qu'aux extrémités inférieures ; le malade vomit de temps en temps plutôt qu'il n'expectore, ce qui paraît venir du poumon est un liquide visqueux et gluant, légèrement sanguinolent, la langue est bonne, mais la bouche exhale une odeur insupportable. Enfin, je le quittai, après avoir fait une saignée de cent vingt grammes environ.

Mercredi : cet état continue.

Jeudi : M. le docteur Thomas et moi voyons le malade ensemble ; il est effrayé et pense à sa fin ; la face est bonne, mais commence à se sécher, son haleine est encore plus insupportable ; le côté droit est très-douloureux, il y a de la tympanite dans tout le ventre ; le pouls, quoique moins dur, est encore résistant ; les bains et les lavements font la base du traitement.

Vendredi : Il vomit dans le bain, on le remit dans son lit, d'où il ne sortit plus. Jusque-là, il avait toujours pris un peu de soupe et de bouillon, mais il commence à prendre la nourriture en dégoût.

Samedi. Je fais voir le malade à M. le docteur Miquel, qui me conseille de cesser complétement les ingestions de bouillon gras, comme moyen de faire cesser les accidents occasionnés par l'intoxication urémique, et, chose remarquable, ils diminuèrent sensiblement, comme on va voir.

Le pouls est excessivement fréquent, la langue est sèche, la douleur de côté est vive, le crachement de sang augmente, et je prie de mettre de côté ce qu'il rendra ; l'haleine est plus fétide encore, le bas de la face est bouffi, les extrémités sont œdematiées, le carus est complet.

M. le docteur Miquel posa le diagnostic suivant : Obturation des uretères par des calculs et atrophie du rein gauche. Je me rappelais alors l'autopsie d'un homme mort à l'hôpital de Tours, qui avait été traité quinze ans pour une maladie de la moëlle, et chez lequel on trouva, tant dans la vessie que dans les reins et les uretères, dix-sept calculs. Ceux-ci d'ailleurs étaient dilatés de manière à pouvoir loger une bouteille de litre.

Dimanche matin, 14 : L'état du malade est désespéré ; il commence à ne plus cracher. Je le vois seul (la famille, jugeant son mal sans remède, a remercié M. le docteur Thomas). Il est couché sur le dos, la bouche entr'ouverte, les lèvres recouvertes de mucus et de sang desséché, le pouls est fort et peu accéléré ; R..... refuse de prendre quoi que ce soit, son ventre est encore développé et il a une sonorité très-prononcée.

Lundi : L'état des jours précédents s'aggrave encore, la sonorité est remplacée dans les flancs par une matière légère, la langue, sèche, couverte de sang et de mucus desséchés, est retirée dans le fond de la bouche, une couche épaisse de fullegmosités recouvre les lèvres et les dents.

La veille au matin, adoptant complétement le diagnostic de M. le docteur Miquel, j'avais proposé, comme dernier moyen, une opération, afin de pénétrer dans le rein et de donner écoulement à l'urine que cet organe devait contenir; mais ma proposition fut rejetée bien loin.

Mardi : Le malade, qui est sans connaissance, s'est levé plusieurs fois sur son séant. Son état est aussi désespéré que la veille ; depuis quatre jours qu'il ne prend plus rien, son haleine, moins fétide de jour en jour, est devenue presque inodore, les fullegmosités se détachent et la langue se nettoie. Une tentative d'opération est acceptée par la famille ; une ponction fut faite le soir avec un trois-quart sans résultat ; on ne pénétra pas dans le rein.

Mercredi : Toujours perte de connaissance ; les fullegmosités se sont détachées complétement, et à leur place il vient aux lèvres du malade une légère écume blanche ; l'haleine est presque inodore ; cet homme ne paraît pas souffrir de la ponction, pas de fièvre ; le ventre donne à la partie inférieure la fluctuation.

Jeudi : Même état depuis le mardi précédent ; le mourant se soulève de temps en temps, et ses mouvements semblent correspondre à des coliques plus violentes, car à chaque fois sa figure se décompose et il s'appuie sur ceux qui le soutiennent comme pour leur révéler ses souffrances et implorer leur compassion ; douze inspirations puissantes et prolongées par minute, soixante-douze pulsations seulement, et cela à quatre heures du soir. L'opération est encore proposée, mais rejetée par la famille. R... paraît comprendre ce qu'on lui dit, il ouvre les yeux et branle la tête quand je lui demande des nouvelles de son état. Deux heures avant ma visite, il a parlé. Dans une crise on lui avait demandé ce qu'il désirait, il avait répondu qu'il voulait faire. En effet, il rendit un peu de matière et retomba dans son lit, où il resta jusqu'à la mort.

Vendredi : Mort à huit heures du matin, après avoir eu pendant la nuit plusieurs crises.

Autopsie. — A ce moment, le ventre est applati, il contient environ un demi-litre d'un liquide clair et limpide, et les intestins, libres d'adhérences, ne présentent aucune trace d'inflammation, soit récente, soit ancienne. Portée dans le côté droit, la masse intestinale laisse voir en haut une poche à paroi peu épaisse, en forme de cornet, dont la pointe, dirigée inférieurement le long de la colonne lombaire, vient se continuer insensiblement avec l'uretère du même côté. Celui-ci est de la grosseur d'un porte-nitrate, il présente de distance en distance de légers rétrécissements ; on aperçoit à travers les parois urinaires un liquide clair que l'on fait refluer vers le rein converti en poche, si on le comprime de bas en haut. Enfin, si, on le saisit dans les doigts vers le bassinet, et qu'on descende en le comprimant de manière à laisser remonter le liquide, on se trouve arrêté à environ dix centimètres de son origine par un corps dur, résistant. C'est un calcul au-dessous duquel le volume de l'uretère est normal.

Si on porte alors la masse intestinale dans le côté gauche, tout d'abord on ne distingue rien, la ponction a occasionné dans tout le tissu cellulaire sous-péritonal un épanchement de sang qui donne à cette partie une teinte ecchymosique générale. Cependant rien dans l'abdomen ne fait supposer que le péritoine se soit enflammé.

Si l'on dissèque attentivement, on trouve, de la grosseur d'une bonne plume d'oie, un cordon creux partant du rein droit, donnant la sensation de fluctuation ; c'est l'uretère, du même côté.

En le pressant comme le précédent, du haut en bas, on rencontre dans le petit bassin, au niveau où il traverse la fosse iliaque interne, un calcul de la grosseur d'un petit pois, qui obture son calibre.

Les reins, munis de leurs uretères, coupés au-dessous des obstacles, son enlevés.

Rein gauche. — La forme du rein gauche est celle d'une poche applatie d'avant en arrière, arrondie à son bord externe, dont la pointe, représentée par le bassinet, se termine en cornet. Pressé de bas en haut, le calcul est libre dans l'intérieur de l'uretère, joue facilement, mais il est impossible de le faire descendre au-delà du point où il s'est arrêté ; et, une fois là, on a beau exercer une forte pression sur le rein, il ne sort pas une seule goutte de liquide par le bout inférieur de l'uretère.

Après avoir retiré le calcul, il s'écoule environ trois cents grammes d'un liquide clair, transparent, inodore. Les parois de l'uretère sont amincies, d'un blanc mat ; les rides de la muqueuse ont disparu, et, au lieu de l'aspect velouté des muqueuses, elle présente l'aspect lisse des membranes séreuses ; même aspect de la muqueuse des calices et du bassinet ; cet organe s'est aggrandi aux dépens de la substance reinale ; et les scalices, développés outre mesure, ont transformé le rein ; devenu poche, en autant de compartiments cloisonnés. A peine si, entre la muqueuse qui tapissait les calices, il reste un peu de substance vasculaire, et pourtant elle semble adossée à elle-même par sa face adhérente.

Le calcul retiré a la grosseur d'une amande. Il est mou, s'écrasant facilement entre les doigts, car m'en étant servi comme de point d'appui pour fendre l'uretère, le bistouri l'a pénétré. Il présente une petite masse noire au centre, une couche blanche au milieu, puis extérieurement une autre couche noire.

Rein droit. — Le rein droit, hypertrophié et pressé, donne la fluctuation ; sa forme s'est également modifiée et se rapproche de celle du précédent. Comme pour l'uretère du côté précédent, le calcul remonte facilement, mais ne peut redescendre au-dessous du point d'arrêt. Comme je l'ai dit plus haut, ce calcul est de la grosseur d'un petit pois, non complétement rond, présentant des fossettes que l'on sent à travers les parois de l'uretère, entièrement composé de substance noire, graveleuse, plus mou que le précédent, car il s'écrase en une sorte de sable sous le doigt. L'uretère et le rein contiennent environ cent cinquante grammes d'un liquide inodore, mêlé de sang sans caillots.

Les parois de l'uretère, un peu amincies, présentent de distance en distance des ecchymoses qui ne portent que sur la muqueuse, et qui semblent les points où le calcul dût rester plus longtemps en contact. Là comme dans le rein, elle a son aspect ordinaire.

Dans le rein, la cavité du bassinet est sensiblement agrandie, ainsi que celle des calices.

La substance de l'organe est moins rouge et comme macérée ; d'ailleurs, on ne distingue plus les deux substances l'une de l'autre.

Le développement porte plutôt sur la cavité que sur la substance elle-même. Ce rein présente ainsi, à sa face postérieure, le long de son bord externe et à sa partie inférieure, un petit kyste de la grosseur d'une noisette et rempli d'un liquide de couleur citrine ; la vessie, complétement revenue sur elle-même, est entièrement vide.

De ce qui précède, n'est-on pas en droit de conclure :

Que le rein gauche, malade le premier, avait complétement cessé de fonctionner depuis longtemps.

A ce récit fidèle, fait par mon jeune ami, M. Werbeck, je ne dois rien ajouter. Le diagnostic était exact. J'ai regretté de n'avoir pas eu ma liberté d'action ; mais il devra encourager à l'avenir, car il n'y avait pas ici d'autre moyen de salut.

Je ne dois pas quitter ce sujet sans raconter le fait suivant :

Un menuisier de Larçay, nommé R..., homme de trente-cinq ans environ, grand, svelte, teint assez coloré, souffrait de douleurs néphrétiques excessivement violentes, dont les crises se rapprochaient de plus en plus ; il était soigné par mon ancien condisciple, M. Herpin, de Véretz, auquel je fus adjoint. Après bien des essais de bains, de calmants, etc., je proposai d'aller fouiller la région la plus douloureuse, car il ne souffrait que d'un côté. Il fallait être à bout de ressources pour en venir là, car cet homme n'a jamais expulsé de graviers, autant que je peux me rappeler. C'était du côté droit. Je fis donc une application de caustique de Vienne en long sur le côté de la colonne épinière, en dehors des muscles longs dorsaux, immédiatement en dessous des fausses côtes, puis j'incisai l'eschare pour faire le lendemain une deuxième application de caustique, puis, le quatrième jour, une troisième application dont il parut se plaindre plus vivement que de la première ; que se passa-t-il dans cette famille ? Je ne puis le dire, je n'ai pas voulu m'en enquérir ; ce que je puis dire, c'est que la douleur n'avait pas été assez violente pour expliquer ce que fit ce malade : il refusa de nous laisser continuer. Il se dit soulagé par cette cautérisation, et nous n'y retouchâmes plus ; il prit quelques purgatifs, tels que de l'eau-de-vie allemande.

Je revois souvent cet homme depuis ce temps, cinq à six ans ; je sais qu'il souffre encore parfois, mais d'une façon moins aiguë ; ses douleurs sont supportables et ne l'empêchent pas de travailler à son métier de menuisier. L'autre fait est celui du tisserand de Fondettes, qui souffrait littéralement comme Richard ; grand, mince, cinquante ans environ. Cet homme était désespéré, nous avions essayé les calmants, et enfin nous étions à bout de ces agents, et allions penser à faire une cautérisation sur la région douloureuse, quand, dans son désespoir, ce malheureux se suicida en se pendant dans son atelier. Nous en fîmes la nécropsie. J'avoue que je comptais bien trouver des calculs dans les reins ; mais à notre grande ou plutôt à ma grande stupéfaction, nous n'en trouvâmes pas ; seulement les reins étaient gros, congestionnés, et la membrane propre de l'organe était grise, littéralement comme celle que j'ai trouvée sur des chiens à qui j'avais fait avaler des cantharides douze jours avant, et qui avaient résisté à cette intoxication.

Cela me rappelle la nécropsie d'une religieuse, sœur des folles à l'hôpital de Tours, qui succomba après de nombreuses et violentes douleurs néphrétiques, et dans les reins de qui on ne trouva rien autre chose qu'un désordre reinal tout à fait semblable à celui de ce tisserand.

Cela doit et devra rendre circonspect le médecin qui, en cas d'accidents semblables, croira pouvoir se décider à la néphrotomie.

Ces faits sont-ils uniques ? Si nous consultons J. L. Petit, Chopard, Segalas, Boyer et tant d'autres, non. Et, pour ma part, je pourrais rapporter plusieurs observations où l'on aurait pu, je pense, prévenir le terme fatal. Dans le premier cas, il s'agissait de la portière de M. F..., mon voisin, femme de soixante ans, sur laquelle je constatai une tumeur enkystée, du volume d'un melon, qui siégait dans le flanc droit et contenait très-évidemment un liquide. Comme elle n'avait pas encore éprouvé de douleurs néphrétiques, je temporisai ; et, quelque temps après, ayant eu occasion de l'examiner de nouveau, je crus rêver en ne trouvant plus de tumeur. Sur l'observation que je ne pus m'empêcher de faire, la malade me raconta qu'un jour, après avoir éprouvé des douleurs très-aiguës, elle avait uriné abondamment une matière contenant du sang, du pus et de l'urine. Je la croyais débarrassée quand, trois mois après, je fus appelé de nouveau, parce qu'elle éprouvait depuis quelque temps des douleurs très-fortes dans le côté du ventre. Cette fois, je constatai une nouvelle collection. Les antécédents me faisaient une loi de temporiser, ce que je fis encore. La malade, impatientée sans doute, s'adressa à mon insu à un jeune médecin, et je ne connus l'infidélité qu'elle m'avait faite qu'au moment de son enterrement. C'était un fait perdu pour la science.

Le deuxième fait est celui d'une femme de Richelieu, âgée de quarante ans, fille d'un calculeux. Elle portait également une tumeur dans le flanc gauche; on eût pu croire qu'il y avait là un kyste ovarique, si cette malade n'avait pas éprouvé, avant de me consulter, des coliques néphrétiques et rendu des graviers. Je ne lui dissimulai pas la nécessité qu'il y aurait peut-être un jour pour elle de se laisser faire une ouverture. Cet avis trouva-t-il un écho près de son médecin? je pense que non; car je ne l'ai plus revue, mais j'ai su, par sa parente qui me l'avait amenée deux fois, que des accidents graves, que je ne puis décrire, l'avaient fait périr.

Le troisième fait fut fourni par une vieille demoiselle dont la sœur avait succombé à des accidents reinaux après avoir rendu des graviers. Voici l'histoire abrégée de cette malade : Mlle R..., demoiselle de compagnie chez M. B..., éprouvait depuis longtemps des accidents que l'on croyait purement digestifs. Consulté à mon tour, j'annonçai qu'elle était, comme sa sœur, atteinte de la gravelle. Elle n'en rendit jamais ; mais les accidents néphrétiques devinrent de plus en plus patents ; et, chose remarquable, c'est que chacune de ses coliques était précédée d'une tumeur dans le flanc gauche, qui devint de plus en plus grosse et qui avait la forme d'un demi globe, dont la portion orbiculaire répondait à la paroi abdominale.

Or, quand la douleur devait cesser, l'urine devenait plus abondante, et ce qui rendait le diagnostic aussi positif que possible, c'est que Mlle R... avait appris, par expérience, que pour mettre fin à ses crises il lui fallait se coucher sur la tumeur, mais seulement quand celle-ci avait acquis un certain volume. Ainsi il fallait que la poche, formée par le rein distendu eût acquis assez de capacité pour que le calcul, qui sans doute bouchait l'uretère et faisait piston, fût tombé dans la cavité formée par le rein distendu, pour que le canal laissât passer l'urine retenue. C'est ainsi que, pendant environ huit ans, j'ai dû rester spectateur des accidents néphrétiques de Mlle R... Elle avait soixante-quatorze à soixante-quinze ans quand elle fut prise d'hématurie sans douleurs, dont la répétition a été suivie d'anasarque et d'accidents thoraciques chroniques. Enfin elle a fini par succomber à cette suite d'accidents, et j'ai vivement regretté de n'avoir pu faire cette nécropsie. Il m'aurait fallu trop violenter les religieuses chez lesquelles elle s'était retirée.

Le quatrième fait est celui d'un ancien horloger, pour lequel je fus appelé en troisième. Ce malade avait éprouvé des accidents tels, que mes deux prédécesseurs avaient cru à une lésion de la moëlle épinière. Il lui était impossible de pouvoir marcher; quoiqu'il n'y eut point de lésion de la sensibilité dans les membres inférieurs. La pression faite sur les côtes et le long des hanches était douloureuse de chaque côté; une fois couché, il avait ses forces. Son ventre avait un développement plus que normal, les digestions étaient mauvaises, l'urine d'une teinte anormale, mais sans albumine; du fond du pot s'élevait un nuage. Quand j'émis la pensée que nous avions affaire à des accidents néphrétiques calculeux, je surpris étrangement mon co-consultant M. Thomas; il le fut plus encore quand je témoignai même mon étonnement de ce qu'on ne parlait pas de l'expulsion de quelques graviers qui avaient dû se faire quelque temps auparavant ; mon interlocuteur ne me répliqua jamais. Mais il le fut bien davantage quand, de retour près du malade, il lui fit entendre la réponse suivante : « Messieurs, à l'âge de quatorze ou quinze ans, j'en ai rendu deux si gros qu'ils s'arrêtèrent quelque temps dans le bout de la verge. » Malgré cette réponse, je ne fus pas assez heureux pour convaincre le médecin ordinaire du malade, qui n'avait pas encore été appelé pour le malade qui fait le sujet de l'observation remise par mon confrère Werbeck. Le vieil horloger fut enterré quelques jours après, sans que j'aie pu faire l'autopsie.

Il y a deux ans environ, je fus consulté par un monsieur étranger à la ville, pour ce qui suit : Il mange peu, parce qu'il éprouve bientôt une gêne dans tout le ventre et des fluctuosités. Son ventre est développé comme peut l'être celui d'un ascitique dans le péritoine duquel se trouve trois ou quatre litres de liquide; les selles sont généralement régulières; on ne perçoit point de fluctuation, le paquet intestinal est également réparti dans toute la partie antérieure du ventre; mais il y a évidemment quelque chose derrière, et il y a matité sur le côté droit surtout, qui est plus développé que le gauche; le palper produit là une douleur sourde; le malade (si tant est qu'on peut dire le malade) éprouve fréquemment des envies modérées d'uriner; la vessie se vide complétement et l'urine n'est certainement pas aussi abondante qu'elle devrait être; elle n'est point albumineuse; le teint est bon. Le monsieur, à qui j'ai dit : je ne m'explique pas votre état si vous n'avez pas eu de coliques néphrétiques, a nié obstinément en avoir jamais éprouvé. Mais, pressé de questions, voici enfin la réponse qui va éclairer ce point obscur : J'ai eu, il y a dix à douze ans, des crises qui n'étaient pas des coliques et m'ont duré très-longtemps, pour lesquelles mes médecins, notamment M. Seguin, m'ont dit que je devais avoir un rein pourri; elles étaient telles que je mordais les meubles, car ces souffrances étaient atroces. Que deviendra ce malade qui ne souffre pas assez pour que je lui propose une opération, qui est aussi hypocondriaque que possible; sera-t-il comme les quatre précédents? je n'en sais rien. Mais lorsqu'un jour, des accidents plus graves surgiront, comme cela est probable, je crois qu'un chirurgien, pénétré de son devoir, pourra et devra procéder une ouverture comme celle que j'ai pratiqué chez P.... Je me crois d'autant plus autorisé à le dire, qu'en consultant ce qui a été écrit tant par J.-L. Petit que par Chopart, il me semble que cette méthode, qu'ils n'ont employée que dans les cas désespérés, faite avec un peu plus de hardiesse, eût donné des résultats plus satisfaisants ; car, enfin, les faits que ces praticiens citent ne permettent pas de douter que la cavité reinale puisse être mise en contact avec l'air sans inconvénient sérieux. J'engage donc mes lecteurs à lire et à méditer par eux-mêmes les œuvres de ces hommes hors ligne ; car si la pratique d'un modeste praticien a pu réunir autant d'observations de rétentions d'urine dans la cavité du rein, cela suppose que les cas en sont plus nombreux qu'on ne paraît le croire. Je me suis abstenu de relater les faits où les calculs ont été non-seulement des mois, mais des années à traverser l'uretère. Dans ces cas, on a attendu et l'on devra toujours attendre au moins jusqu'à ce que des faits viennent, comme pour l'ovariotomie, démontrer non pas l'innocuité parfaite, mais au moins que les chances favorables sont assez nombreuses. Voilà pourquoi je crois devoir temporiser aujourd'hui dans le cas suivant, qui est d'autant plus intéressant que ce n'est qu'après diverses hésitations que j'ai pu voir mon diagnostic comfirmé par d'autres confrères, MM. Volmier et Maugeret.

M. M... est employé sur la ligne d'Orléans ; c'est un homme bien constitué, qui frise la quarantaine. Il digère mal, ou plutôt tous les soirs il souffre de la région épigastrique et réunit tous les symptômes d'une gastralgie rebelle ; de plus il souffre pour uriner, et ses souffrances sont augmentées par les secousses.

Comme j'ai des raisons pour ne point oublier l'observation de Torti, *que la gravelle se·dissimule souvent pendant longues années sous une forme de troubles digestifs,* j'ai, dès le début, diagnostiqué la gravelle, et le malade n'a pas tardé à confirmer mon dire, en venant me montrer des petits graviers recueillis dans son urine.

Depuis plusieurs années que durent ces souffrances, le malade est devenu inquiet. Il a maigri, les douleurs urinaires ont un peu augmenté, l'urine contient une matière qui forme un nuage, et qui, du fond du vase, va en remontant et forme là une colonne flottante. Pressé par M. M..., j'ai dû le sonder à plusieurs reprises ; les douleurs dorsales sont plus à droite qu'à gauche. La vessie étant bien remplie d'eau, le passage de la sonde sur son fond donne à droite, seulement parfois une sensation qui n'est pas celle du choc d'une pierre, mais d'un monticule sur lequel on heurte, ce que le malade ressent. Cela m'a paru suffisant pour soupçonner la présence d'un gravier dans la partie inférieure de l'uretère droit, tout près de l'extrémité qui va s'ouvrir dans la vessie, ce qui m'a fait dire que j'espérais le voir bientôt arriver dans ce viscère.

Comme l'événement n'a pas encore justifié mon dire, M. M... est allé à Paris se faire sonder par M. Leroy-Détiolles, qui a trouvé et fait percevoir au malade la même sensation signalée en portant la sonde à droite, mais il ne lui donna pas la même explication.

Le temps s'écoulant sans que mon malade ait éprouvé un peu de mieux, ses nuits étant aussi mauvaises que ses soirées, il est retourné à Paris, avec M. Maugeret, revoir M. Leroy-Détiolles et M. Volmier ; cette fois, ces Messieurs, n'ayant rien trouvé avec leur sonde, n'ont vu dans ce malade qu'une gastralgie hypocondriaque. Il devait résulter de ce conflit une hésitation et des soucis d'autant plus grands que les souffrances persistaient.

Un soir qu'ils souffrait davantage, M. M... vint me prier de palper de nouveau son ventre, que je trouvai souple dans toute son étendue et aussi exempt de gaz que possible. Mais en palpant profondément, il me fut facile de constater une tumeur oblongue, plus grosse que trois reins réunis, un peu douloureuse, occupant le côté droit, longeant la colonne épinière, remontant près du foie, mais les doigts pouvaient aisément en constater la séparation. Elle descendait jusques à la fosse iliaque ; enfin il était manifeste qu'elle était le fait du rein droit, considérablement développé. Comme je tenais à avoir un témoin compétent, j'envoyai mon malade chez le confrère Maugeret, en le priant de faire un palper justificateur ; j'avais eu raison, car quand, quelques jours après, je fis la même recherche, je ne trouvai plus rien qui put même faire soupçonner la présence d'une tumeur. Mais il faut dire que le malade était dans une de ses bonnes veines, puisqu'il ne souffrait pas ; depuis, il a expulsé quelques petits graviers, l'un d'eux ressemblait à un fragment, car il avait la forme d'un morceau de coquille. C'est depuis cette expulsion qu'il est allé à Paris de nouveau consulter M. Volmier. Ce confrère a également émis l'avis que M. M... doit avoir un gravier reinal ou urètéral.

Que va-t-il advenir de cela ? Mon malade sera-t-il assez heureux pour l'expulser, comme M. C..., premier malade de Bretonneau, et quelques autres que je crois inutile de citer ici ? Faudra-t-il un jour faire pour lui ce que j'ai cru devoir faire pour celui sujet de cette longue causerie ? ou bien sera-t-il comme la malade par laquelle je vais la terminer ?

Mme Ch... était alors une femme de quarante-huit à cinquante ans, sujette à la constipation, avec une urticaire comme je n'en ai jamais vu, laquelle avait cédé depuis peu à la belladone ; quand elle fut prise de douleurs excessives dans le côté droit, que bien d'autres auraient attribuées à la répercussion, mais que je dis due à un gravier reinal, ce que niait son mari, que mon diagnostic étonna.

Les crises se répétèrent, et comme le mal persistait depuis plusieurs années et semblait plus rapproché du bassin, qu'il y avait absence des graviers dans l'urine : tout cela me fit craindre quelque chose de mauvaise nature du côté des annexes utérines. Je fis des recherches de ce côté, tant avec le doigt qu'avec les péculum, sans rien trouver. Pendant nos recherches, faites à plusieurs reprises, la malade n'en éprouvait pas moins de souffrance ; la vessie explorée n'offrit rien.

Il y avait quelques mois que j'avais fait ces dernières explorations, quand
Mme Ch... vint me voir, et que, causant avec son mari, ce confrère me dit :
J'ai trouvé une petite tumeur très-douloureuse dans le vagin. L'inquiétude
où me jeta cette révélation fut grande, car j'ai pour cette malade l'affection
la plus sincère. Je fis donc le plus promptement possible mon inspection ;
le doigt trouva réellement une petite grosseur du volume d'une moitié d'a-
veline, plaquée à droite sur la paroi antérieure, et séparée du museau de
tanche par un espace qui permettait facilement l'introduction du doigt ;
mais il ne fallait pas la presser, car la plus légère pression donnait lieu à
une crise de douleurs complète.

Cet examen me mit dans la joie. Je pus donc dire à son mari et à M. le docteur Lagarde, qui m'assistaient : Nous avons maintenant la certitude qu'un
gravier est la cause de tout; il est là dans l'uretère, presque dans la vessie.

C'était donc un gravier près de pénétrer dans la vessie qui occasionnait
ces douleurs, et il avait donc mis plusieurs années à cheminer.

Je voulus faire sanctionner cet avis par Bretonneau, et pour cela je fis
venir la malade à Tours ; mais je ne fis pas comme j'avais l'habitude de
faire avec mon maître, qui était d'avoir l'air de ne pas savoir ce qu'avaient
les malades pour lesquels il m'était adjoint, voulant toujours le laisser chercher sans prévention. Je lui contai très-carrément l'affaire ; c'était le meilleur moyen de l'avoir pour contradicteur. Ce qui eut lieu. Car, après un long
examen, il s'avisa de nier la présence d'un gravier, et voulut ne voir là
qu'un ganglion. Mais, interpellé s'il avait vu souvent pareille chose dans
ses soixante années d'études, il me répondit que non. Cela fut suffisant
pour me faire garder la malade chez moi, afin de pouvoir l'observer mieux
et chercher encore. Je fis bien, comme on va voir, car quelques jours suffi-
rent pour me faire voir que l'urine déposait une matière qui, du fond du
vase, remontait nuageuse. Je constatai que chaque crise était précédée par
une diminution dans la quantité de l'urine expulsée (elle était de moitié
moindre, sans être plus chargée ou plus coloriée), enfin, sans que rien dans
sa composition ou dans le régime put expliquer cette diminution. Il y avait
donc demi rétention.

Non content de ces preuves, j'obtins de M. Giraudet, alors chef des travaux
anatomiques à Tours, la facilité de mettre dans l'uretère d'une vieille femme
une petite pierre, de façon à lui faire occuper la place que je supposais être
celle où se trouvait le gravier de ma malade. Je fis tout pour que la saillie
fut la même dans le vagin. Ceci fait, je conduisis à l'amphithéâtre le mari
et M. Lagarde, en les priant de toucher pour constater la ressemblance qu'il
y avait entre l'infirmité de ma façon et celle de notre malade. Quand mes
deux témoins l'eurent déclarée parfaitement semblable, je leur racontai comment je l'avais fabriquée.

Il me restait à montrer de nouveau ma cliente à Bretonneau, à qui je rendis compte de ce que j'avais fait sur ce cadavre et observé dans les urines. Cela le rendit rêveur pendant plus de vingt minutes. Il finit enfin par aller à la malade, lui frapper sur l'épaule et lui dire : *Comment a-t-il donc fait pour arriver à ce diagnostic ? Il faut que j'en convienne ; oui, il a raison, Madame, c'est un gravier que vous avez là*, etc.

Je dois, pour finir l'histoire de ce diagnostic, ajouter que quand j'eus dit à Bretonneau : Voyez comme vous êtes ; mais c'est à vous que je dois d'avoir eu cette pensée, car c'est ce que vous m'avez raconté de Corvisart et Royer, puis de M. Coudreux et de M. Roar, lorsque nous cheminions, le 16 février 1848, d'Amboise à Chenonceaux, qui m'a fait penser à la nécessité de bien diagnostiquer la présence des calculs reinaux. Nous étions en pleine rue Chaude quand je lui disais cela, alors il s'arrêta, se jeta à mon cou et m'embrassa de façon à attirer les regards des passants.

Ce qu'il faut aussi dire, c'est que, depuis cette petite scène comique, la malade porte son gravier, qu'il est resté plaqué à la vessie, que si on le touchait les douleurs reviendraient. Il n'y a plus de crises. Mme Ch. mourra sans doute avec lui. Il a dû s'y faire une gouttière ; il a dû perdre ses pointes, car l'urine passe plus facilement, à moins que le rein ne se soit atrophié, comme chez M. C... et chez le malade de M. Werbeck.

Les renseignements qui découlent de tous les faits qui précèdent, c'est, comme je l'ai dit, que la néphrotomie est possible, mais qu'elle ne devra être essayée que dans les cas où elle sera devenue urgente et que quand la présence des calculs sera bien démontrée, ce qui est possible et ce que j'espère.

Morsure de la vipère.

Tout ce qui est utile a-t-il été dit sur la morsure de la vipère ? Je serais peut-être aussi embarrassé pour répondre catégoriquement qu'à cette autre question qui pourrait m'être faite : Qu'allez-vous me dire de neuf ? Ce petit travail contient des preuves de deux ou trois petites vérités qui ne sont point admises généralement. Ainsi, je vais surtout démontrer :

1° Que le virus de la vipère peut tuer un homme, quoiqu'il n'y ait eu qu'une seule morsure ; que, par conséquent, c'est à tort qu'on a prétendu naguère que si la mort arrivait chez les individus mordus, il fallait plutôt attribuer ce résultat aux traitements qu'aux effets immédiats de cet agent septique.

2° Je crois aussi pouvoir démontrer que l'absorption de ce virus, dont les effets éclatent si promptement après la morsure, dure très-longtemps encore après que l'on a pratiqué la cautérisation, quand cela se fait.

3° La relation de la nécropsie que je rappelle, et qui est la deuxième, me semble plaider contre l'opinion qui a été émise dernièrement, que le virus des reptiles tue par asphyxie, car il y a tout d'abord congestion sanguine sur tout le parcours des virus et les alentours des tissus qu'il a parcourus, pour peu que l'examen en soit fait un peu après l'accident, c'est-à-dire assez de temps pour que la congestion réactive ait eu celui de se produire.

4° Enfin, outre les conséquences que le médecin doit tirer pour la pratique de la démonstration des assertions qui précèdent et que je déduirai à la fin de cette note, je veux démontrer de plus que les vésicatoires volants, mis de bonne heure, sont un des moyens bons à préconiser, car ils ont paru avoir une efficacité remarquable pour dissiper le gonflement qui suit toujours la morsure de ces reptiles.

Le premier individu que j'ai vu mourir sous l'influence de cette morsure était le fils de la femme C..., d'Amboise. C'était, je crois, en 1830; il avait eu pour médecin le docteur Perrier, et il avait succombé le quatrième jour. Il n'avait été vu par mon confrère que vingt-quatre heures après l'accident ; celui-ci avait fait mettre quelques sangsues et donné des boissons insignifiantes.

Depuis le moment de l'accident jusqu'à celui où Perrier avait été appelé, ce malade avait fait usage, tant en boissons que comme topique, d'eau puisée dans la Loire, où l'on avait fait baigner une dent d'hyppopotame ; et, comme on doit le penser, cette opération chimique, d'un genre si curieux, avait dû être faite le jour de Saint-Jean, avec accompagnement de certaines prières, sans lesquelles la vertu miraculeuse serait réputée nulle.

Ce jeune homme, âgé de dix-sept ans, assez grand, de grosseur moyenne, avait été atteint devant la malléole interne du pied droit ; les recherches les plus attentives prouvèrent qu'il n'y avait que deux petites plaies placées sur la même ligne, et que par conséquent il n'y avait eu qu'une morsure.

Les désordres fonctionnels s'étaient traduits par des vomissements de matières bilieuses et noirâtres très-abondantes, accompagnés de troubles dans la circulation. Dans ma causerie avec Perrier, ce confrère nous dit que le malade avait eu du délire vers la fin de la maladie, et il le répéta depuis, de façon à ne pas laisser de doutes que C... était mort avec des accidents cérébraux et non pas asphyxié ; le membre malade était énormément gonflé, offrait la teinte d'une ecchymose générale, la peau avait quelques phlictènes, la cuisse, du côté opposé, était aussi gonflée supérieurement, mais à un moindre degré et sans teinte d'ecchymose. Les parois du ventre et de la poitrine étaient également gonflés ; la teinte d'ecchymose qu'on y remarquait allait en diminuant à mesure qu'on s'éloignait du pli de la cuisse. Toutes ces parties furent incisées et la peau disséquée ; les tissus cellulaires sous-cutanés et intermusculaires, le premier, surtout, étaient énormément développés, pleins de sang noir, que l'on eût dit extravasé, il ressemblait à de la gelée de groseille ; cela avait lieu dans tout le membre, et surtout sur le trajet de la plaie, au pli de l'aine. Les ganglions lymphatiques de cette région étaient rouge-saignant et un peu gonflés ; plus on s'éloignait du trajet de la ligne qui pouvait être tracée des ganglions à la morsure, plus la teinte des tissus allait perdant de sa couleur noire ; elle finissait même par n'être que rouge ; elle n'était que rouge-foncé à la poitrine et à la cuisse opposée.

L'ouverture du ventre ainsi que de la poitrine nous montra des désordres semblables à ceux que je viens de signaler sur la cuisse du malade. Tous les viscères étaient gorgés de sang, mais ce qu'il y avait de remarquable, c'est que depuis l'aine jusqu'au cœur, en suivant la colonne vertébrale et l'artère iliaque primitive du côté malade, le tissu cellulaire qui entourait les vaisseaux était également plein de sang comme celui de la cuisse ; mais aussi plus on approchait du cœur, moins le désordre était grave.

Les cavités droites de ces viscères étaient pleines de sang noir fluide. Je n'ai rien remarqué dans tout le reste de l'organisme qui ne fût l'effet de la fluidité et de la couleur noire du sang.

Le deuxième malade que j'ai vu mourir était l'enfant d'un nommé C..., d'Amboise, jeune fille de douze à treize ans. Le siége de la morsure était à la malléole externe de la jambe gauche, un peu au-dessus ; comme chez C..., il n'y avait que deux trous. Il n'y avait donc qu'une morsure, et, comme chez le premier, le seul remède fut la fameuse eau mystique. Chez elle, les symptômes furent les mêmes ; le lendemain de l'accident, les vomissements, les évanouissements furent tels, qu'on dut m'appeler. J'étais à la campagne, et en mon absence un autre médecin fut mandé. Le confrère qui la vit fit des scarifications sur les deux plaies de la morsure, puis les cautérisa. Ceci fait, il appliqua un bandage roulé sur tout le membre gonflé, donna des boissons émollientes et fit une copieuse saignée. Ces moyens ne firent céder en rien les accidents ; au contraire, sous leur influence, ils parurent augmenter. Quand je fus appelé de nouveau, c'était quarante-huit heures après l'accident, je trouvai le membre énormément gonflé sous la bande et douloureux ; l'enfant ne cessait de vomir, elle s'évanouissait souvent, le ventre la poitrine et la partie supérieure de la cuisse opposée étaient comme chez C. . ; la malade était froide et sans pouls ; la mort me semblait inévitable pour la nuit suivante.

Prescription : Potion avec sirop diacode et éther, vésicatoire dans l'aine, le laisser quatre heures. Deuxième visite, le troisième jour au matin : La malade ne s'est pas plainte du vésicatoire, qui est à peine ampoulé, elle est réchauffée un peu, elle ne vomit plus, mais son pouls est nul. Le gonflement du ventre paraît diminué dans le rayon du vésicatoire, et la peau, dans ce point et les alentours, paraît moins violette. Troisième visite : Le soir, j'espère un peu ; je fais mettre un nouveau vésicatoire à la partie supérieure de la cuisse et continuer la même potion. A ma visite, le quatrième jour au matin, l'état est le même, il y a de plus délire et cris; la mort eut lieu le soir.

Je ne pus faire cette nécropsie; j'ai depuis vivement regretté de n'avoir pas constaté l'état des voies urinaires. Quelques partisans des idées qui règnent aujourd'hui pourront regretter qu'il ait été fait une saignée quand, en même temps, on appliquait un bandage roulé. Cela me semblait également inopportun; mais quand bien même ce fait ne paraîtrait pas concluant pour prouver la léthalité de la morsure de la vipère, celui de C..., plus âgé, plus développé, lequel ne subit aucune espèce de traitement, me semble sans réplique.

A ces faits, ajoutons le suivant:

En 1844, la femme G..., de Nazelles, fut mordue, au mois d'avril, par une vipère qui se trouvait dans son chaumier. Je n'étais pas son médecin, je ne la vis donc pas. Elle mourut par le fait seul de cette morsure, peu de jours après.

Passons maintenant à l'exposé de quelques observations qui démontrent que l'absorption du virus continue à se faire, sinon de la plaie qui est le plus souvent cautérisée, au moins des parties intermédiaires à elle et au cœur; que cette absorption peut durer plusieurs jours après l'accident, et que, si l'on fait une compression intermittente, on voit à chaque fois les accidents généraux diminuer, pour reprendre de nouveau dès qu'on la cesse, et cela se répète plusieurs fois, si l'on veut.

La femme R..., qui habitait la vallée de Raye, commune de Chançay, fut mordue par une vipère en mil huit cent vingt-deux; c'était au mois de juin. Il n'y avait que deux heures que l'accident avait eu lieu quand j'arrivai près de cette femme de moyen âge. La jambe était déjà gonflée et froide; de plus, la malade éprouvait à chaque instant des vomissements et angoisses qui allaient jusqu'à la syncope; le pouls était extrêmement petit et irrégulier. J'avais ouï dire à Bretonneau que le meilleur moyen de diminuer les fâcheux effets du virus des reptiles sur le cœur c'était autant que possible, après avoir mis en œuvre tous les moyens de le soutirer de la plaie et appliqué les caustiques, de faire que par une ligature sur le membre alternativement serrée et relâchée, ce virus n'arrivât au centre de la circulation que par petite dose. En conséquence, je ne manquai pas d'établir un garrot peu serré, fait avec un mouchoir; il fut mis sur la cuisse. Je débridai les plaies, les cautérisai avec du beurre d'antimoine, puis je fis donner des boissons théiformes, plus une potion laudanisée et éthérée.

Le lendemain, tous les accidents dits généraux étaient calmés, mais le gonflement était considérable, l'ecchymose était générale et les phlictènes me laissèrent croire à une gangrène prochaine. Comme le gonflement dépassait la ligature, que celle-ci gênait, je la lâchai tout à fait, la croyant non-seulement inutile, mais de plus nuisible. Deux ou trois heures après, les vomissements et les angoisses du premier jour étaient revenus, et le gonflement de la partie supérieure avait considérablement augmenté. Il s'étendait bien plus manifestement du bas du torse jusqu'au col. Je m'empressai donc de rétablir cette ligature ; je la maintins deux jours, après ce temps-là je crus devoir la lâcher de nouveau. Cela fut suivi d'un retour des accidents, mais il fut bien moindre que précédemment. Je ne m'en occupai plus et laissai marcher les choses : seulement je fis appliquer des sangsues, des émollients, puis des topiques résolutifs aidés de la compression par un bandage roulé. Cela fut fait sans rien obtenir pour la diminution du gonflement, qui alors m'inquiétait beaucoup plus que cela ne le ferait aujourd'hui que j'y suis habitué.

Je me tais à dessein sur les dérangements successifs que cette phlogose ecchymosi que de lapeau éprouva dans sa couleur, sous l'influence du temps. Ce qu'il me suffit de dire ici, c'est que tout cela ne céda que plus de cinq semaines après, et seulement sous l'influence des vésicatoires [volants, mis d'abord sur le flanc et dans l'aine, enfin dans les points où je redoutais le moins les ulcérations de la peau. Or le gonflement diminua si promptement dans le rayon de ces emplâtres que j'en fus étonné. J'en mis successivement plusieurs sur la cuisse et la jambe, leur effet me parut remarquable. C'était le premier malade que je traitais pour une morsure de reptile, et ce fait ne pouvait être perdu ; aussi allons-nous avoir l'occasion de le joindre à d'autres.

En 1827, au mois de juillet, le nommé P..., de Montreuil, était à moissonner, quand il marcha sur une vipère qui le mordit entre la malléole et le pied gauche. C'était un petit homme, mais dur, qui tint peu compte de cette morsure ; aussi n'en continua-t-il pas moins à travailler. Cependant les accidents signalés chez le sieur P... le forcèrent bientôt à s'aliter. Il me fit demander ; mais son commissionnaire se ravisa, vint donner contre-ordre, et fut chercher plusieurs bouteilles de cette eau très-renommée. P... crut devoir en boire et s'en lotionner pendant trois jours, malgré l'augmentation des accidents tels que : angoisses extrêmes, vomissements, ictère, gonflement énorme de presque tout le corps. Enfin, il n'y eut d'excepté que la jambe et le bras du côté opposé.

Dès ma première visite je fis la cautérisation des plaies, puis je mis une ligature à la cuisse, employai des topiques résolutifs, donnai la potion opiacée et éthérée. Presque aussitôt la mise en œuvre de cette médication énergique, tous les accidents diminuèrent. (J'en excepte le gonflement, surtout de la jambe et du tiers inférieur de la cuisse). Or, comme je craignais que la ligature ne l'augmentât et qu'elle était gênante, je la fis lâcher ; mais peu après, les vomissements revinrent ; je dus la rétablir. Ces mêmes accidents se répétèrent deux jours après, quand je voulus débarrasser P... de ce lacet ; mais alors je ne le lâchai que par degré. La compression et les résolutifs ne firent cesser que très-peu le gonflement du membre; et comme ils n'étaient pas appliqués sur le corps, le gonflement y persista. Pour cela je fis une application d'un vésicatoire volant très-large, laissé jusqu'à ce qu'il y ait eu cuisson pendant quinze minutes, et ce n'est qu'à partir de cette époque que la bouffissure et le gonflement du membre malade diminuèrent. Cela se fit en proportion du nombre que j'appliquai successivement. Aussi ai-je cru ne pas devoir les épargner.

La convalescence de cet homme ne fut pas franche. Les organes digestifs ne se rétablirent jamais complétement, et ce malheureux, après avoir eu des fièvres intermittentes rebelles, mourut infirme et ascitique un an après son accident.

Le 10 juin 1839, nous étions, M. Fasneau et moi, à déjeûner chez notre confrère M. Moreau, quand arriva chez lui une fille gagiste, qui venait d'être mordue au doigt annulaire de la main droite par un reptile. Aussitôt l'accident, cette malade s'était fait lier fortement le membre au dessus de la morsure, avec un fil. A son arrivée le bout de son doigt était gonflé, mais rien, absolument rien, n'indiquait que le mal eut franchi la ligature. Nous cautérisâmes très-fortement les deux plaies avec de petits cautères actuels, disposés en olive ; néanmoins, le gonflement de la main et de l'avant-bras commença bientôt, et avec lui les angoisses, les vomissements, etc. Je perdis cette fille de vue pendant quatre jours que notre confrère dut aller lui donner des soins chez son maître. Ce n'est qu'après ce temps qu'elle fut amenée à l'hôpital d'Amboise, où je faisais le service alors; et les vomissements étaient continuels, la fièvre excessive, accompagnée d'oppression. Je fis une saignée et conseillai de mettre deux fois des sangsues ; nous donnâmes de l'éther et de l'opium en potion. Tout le torse de côté, ainsi que le bras et le cou, étaient énormément gonflés et comme ecchymosés. Dès le troisième jour de l'arrivée de cette fille à l'hôpital, septième de son accident, je fis appliquer un vésicatoire volant au niveau du sein. Dès le lendemain la peau avait rougi dans un assez large rayon ; le gonflement était beaucoup diminué. Ce résultat m'encouragea à en mettre tous les jours un, ayant soin de le faire de plus en plus rapprocher du bras, car le dégonflement ne se faisait pour ainsi dire qu'à coups de vésicatoires.

On les descendit jusqu'au poignet, et le succès fut si prompt, que le 10 juillet cette fille, qui était en état de reprendre ses occupations, sortit de l'hôpital; j'ai acquis la certitude qu'elle était grosse de six semaines environ lors de cet accident.

En juillet 1848, le sieur C..., d'Amboise, fut mordu à la main; le gonflement devint considérable dans tout le bras. Il ne se décida à consulter que huit jours après, il avait voulu subir avant tout la panacée du pays. Je mis aussitôt des vésicatoires sur l'épaule et successivement, en baissant jusqu'au poignet. L'effet de ce traitement fut immédiat, car C... ne fut que trois semaines impotent.

Les trois premières observations démontrent que la mort par suite de la morsure est possible ; je dirai même que cette fin ne serait pas très-rare si les morsures restaient sans traitement, et la première pourra modifier les idées qu'on a généralement sur le mode d'action de ce virus. Les troisième, quatrième et cinquième, qui ne sont que les plus remarquables de celles que je pourrais encore citer, démontrent que la cautérisation, comme elle ne peut être faite immédiatement, ne détruit point tout le virus; qu'elle ne peut prévenir tout à fait son absorption ; que si celle-ci n'est pas longtemps pour arriver au centre circulatoire, elle est de longue durée, quoi que l'on fasse, et qu'il est bon, quand les accidents généraux sont graves et capables de compromettre la vie, de suivre le conseil de Bretonneau ; qu'il faut même le pratiquer assez longtemps, quel que puisse être l'inconvénient de serrer un membre à sa partie supérieure, malgré qu'il soit énormément gonflé et que l'on puisse croire à l'imminence de la gangrène, on doit le serrer seulement comme lorsque l'on agit sur le bras pour pratiquer une saignée. Il serait inutile et grave de serrer plus fortement cette ligature.

Ces observations démontrent encore l'effet surprenant des vésicatoires volants, c'est-à-dire laissés à peine cinq heures, enfin, le temps seulement de faire, j'ose dire, que cette application soit suivie d'une légère vésication ; ils sont aussi efficaces pour faire cesser le gonflement, mis quelques semaines après la morsure, mais même quelques jours seulement.

Je termine là cette note que j'ai eu l'intention de rendre utile ; si je me suis trompé, je veux au moins qu'elle n'ait pas le défaut d'être longue.

Sur la compression dans la brûlure, l'érysipèle et le phlegmon diffus.

Je tiens à ne pas laisser une impression défavorable sur la compression générale des membres, car si elle ne m'a pas donné de résultats transcendants dans le gonflement résultant de la morsure de la vipère, il n'en est pas de même dans le traitement des brûlures des érysipèles et du phlegmon érysipélateux des membres. Si j'avais un reproche à adresser aux deux remarquables élèves de Bretonneau, que la science vient de perdre, ce serait celui de n'avoir pas fait valoir, comme elle le mérite, la thèse inaugurale de leur maître, travail qui, à mon sens, a autant de portée que celui sur la diphtérite, s'il ne le dépasse pas; car, outre les services sérieux que l'on peut retirer de la compression pour les maladies que je viens de signaler et qui sont si fréquentes, il ressort des succès de ce mode de pansement une question de pathologie des plus importantes, indiquant très-positivement combien les vieilles craintes, si enracinées, de la répercussion pour toutes sortes de phlegmasies ou souffrances externes sont chimériques, car l'efficacité et l'innocuité de ce pansement pour l'érysipèle démontre que les médications résolutives sont tout à la fois ce qu'il y a de plus efficace et de moins à redouter, dans les cas 'où ces mêmes états morbides ont leur siége ailleurs qu'aux membres ; c'est au moins la conclusion pratique qui en découle. Or, comme rien ne vaut, pour propager une idée dans l'esprit des élèves, comme l'application, je ne puis exprimer trop mes regrets de ne pas avoir vu mes compatriotes enseigner pratiquement ce mode de traitement et sa prééminence sur les onctions mercurielles, les vésicatoires et surtout les émollients. Oui, combien, depuis 1816, n'a-t-on pas vu périr dans les hopitaux de Paris, par le fait d'éiysipèles, des gens traités par les onctions mercurielles, les vésicatoires, les applications émollientes surtout, et qui n'auraient heureusement peut-être pas grossi le nécrologe hospitalier' si l'on eut fait sur eux des applications résolutives abortives. Je crois qu'il fallait seulement pour cela que le travail de Bretonneau, si pratique, fut prôné et mis en œuvre comme il le mérite.

Je ne pourrais, sans sortir de mes habitudes, apporter ici toutes les preuves qui démontrent ce que je viens de dire, car il me faudrait faire des emprunts qu'on qualifierait peut-être de mauvaise confraternité. Je possède bien des faits qui ont fait sourire d'incrédulité de jeunes confrères, en me voyant employer la compression dans des cas qu'ils jugeaient désespérés. Ce que j'affirme sur l'honneur, c'est que par l'usage exclusif des astringents sur les érysipèles, soit à la tête, soit ailleurs que sur les membres, je n'ai jamais perdu un de mes malades depuis 1821, car je ne dois pas compter un agonisant qui avait été soumis aux vomitifs et aux applications mercurielles pendant cinq jours, et qui succomba quelques heures après ma visite. C'est après avoir vu faire l'auteur de cette thèse, et avoir réfléchi aux conséquences théoriques qui en découlent, que je n'hésitai pas à faire l'application des résolutifs aux maladies éruptives, dont j'ai tant eu à me louer, et à traiter exclusivement par les topiques toutes les maladies cutanées, ce dont je ne crois pas avoir eu jamais à me repentir.

Pour être réellement efficace et donner des succès, ce pansement fait à l'érysipèle simple, mais surtout appliqué au phlegmon des membres, demande quelques soins ; car, pour peu que la compression ne soit pas exactement la même partout, il peut arriver que les points où le bandage a glissé ou est mal appliqué, ces parties, dis-je, deviennent bientôt le siége d'accidents qui en compromettent le succès. Aussi, je ne crois pas pouvoir trop recommander d'avoir soin, avant tout, de couvrir préalablement le membre entier avec des compresses longuettes peu larges, doublées même comme si l'on appliquait un bandage à bandelettes un peu serré, afin que, si la bande faisait quelques godets ou formait quelques plis trop saillants, les parties comprimées ne s'en ressentent pas, puis afin que dans le cas où la bande viendrait à couler, l'effet compresseur désiré ne soit pas détruit.

Il y a aussi, je crois, une autre raison pour panser avec ce soin, c'est que ce double appareil rend la compression bien plus solide, plus constante et plus efficace. Une autre raison qui veut un bandage bien solide et qui permet que l'on soit plusieurs jours sans lever l'appareil, c'est que le mal paraît, j'ose dire, jugulé par des pansements, ou bien parfois il arrive que la deuxième application n'est pas aussi efficace, parce que dans l'intervalle qui nécessite la levée et la réapplication de l'appareil, il se fait une fusée qui fait prendre une nouvelle extension au mal, comme après la morsure de reptile, ce que j'ai vu malheureusement plus d'une fois ; ce fut un de nos confrères qui me fournit l'occasion de faire cette remarque.

M. Pelletier, médecin à Amboise, s'était fait une piqûre au doigt en ouvrant une femme qui avait succombé à un épanchement pleurétique, qui avait succédé à des accidents péritonéaux survenus quelques semaines après sa couche.

Mon confrère avait commencé par se faire des applications de sangsues répétées au-dessus du poignet ; ce qui n'avait point empêché, il s'en fallait de beaucoup, le mal de croître ; car, quand je le vis, tout l'avant-bras et la partie inférieure du bras étaient envahis. Ce ne fut que pressé par mes observations que ce médecin consentit à laisser établir la compression sur tout le membre avec des résolutifs.

Pendant deux jours, le mal n'avait pas augmenté ; la fièvre avait presque cessé ; mais la petite gêne occasionnée par le bandage, ou plutôt la souffrance que mon malade éprouvait encore, quoique bien moindre qu'avant la mise en œuvre de la compression, jointe à son peu de foi dans ce mode de traitement, le rendirent si pressant pour me faire consentir à lever l'appareil, que je dus céder.

Il était dix à onze heures du matin quand j'ôtai le bandage pour le remplacer par un autre moins compressif, et avant dix heures du soir la fièvre, le gonflement et la douleur étaient tels, qu'on me faisait chercher partout ; enfin, le mal avait pris une marche ascensionnelle qui était effrayante, malgré les résolutifs que mon confrère avait cru devoir employer. Je dus faire plusieurs incisions avant de rétablir le bandage ; mais, malgré tous mes soins, les accidents généraux furent tels, que je dus passer une partie des nuits, et que pendant trois jours je crus qu'il ne survivrait pas, car il était tombé dans un état adynamique des plus graves. Enfin, grâce aux cordiaux et, je crois, à ma persévérance, il en fut quitte pour la perte de l'extrémité de trois de ses doigts, ce qui ne l'empêcha pas de se piquer une deuxième fois, trois ou quatre années plus tard.

Quelque temps après, nous devions tous les deux constater comment l'extension du mal se fait et pourquoi il augmente si promptement.

Un jeune garçon, assez mauvais sujet, qui faisait le métier d'équarisseur, fut admis par mon intervention à l'hôpital d'Amboise, six ou huit jours après s'être coupé l'artère tibiale postérieure. Cette blessure, qui n'avait encore été pansée que par le malade, avait déjà donné lieu à trois hémorrhagies avant le jour où je le trouvai gisant et mendiant sur le pont d'Amboise. Comme le sang paraissait arrêté depuis qu'il était admis à l'hôpital, mon confrère ajourna l'opération ; et il y avait cinq jours qu'il était sous sa direction, quand une nouvelle perte de sang vint nous avertir qu'il fallait agir ; il était nuit et tard. Nous remîmes l'opération au lendemain matin, après avoir fait une compression suffisante.

Par une de ces circonstances singulières, nous étions appelés à la cour d'assises tous les deux pour déposer, ce qui nous forçait non-seulement à être matinal, mais le sang avait encore tout à fait cessé de couler. Nous crûmes pouvoir, eu égard au besoin que nous avions de nous débarrasser avant le départ de nos malades de la ville, ajourner encore cette opération, et nous eûmes du regret. Car, à notre grand désappointement, quand nous le vîmes au soir, la fièvre était violente, la jambe était gonflée, et elle était le siége d'un phlegmon diffus qui menaçait la cuisse. Dans cette conjoncture, nous décidâmes l'amputation de la jambe au-dessus du genou.

Quelle ne fut pas notre surprise de voir, quand le couteau eut entamé l'aponévrose et coupé la couche superficielle des muscles, de voir, dis-je, et d'entendre sortir des gaz de tous les points de cette plaie que nous venions de faire, puis de trouver que les muscles coupés avaient la teinte littéralement semblable à celle d'un bœuf mariné ou exposé à l'air humide. Mais comme il n'y avait plus à reculer, l'opération fut achevée. Nous croyions ce garçon perdu ; il n'en fut rien. Le tissu cellulaire intermusculaire s'exfolia dans quelques points, et malgré cela, la plaie guérit sans qu'il y eût même une forte conicité du moignon et une saillie de l'os. Seulement, la résorption avait été telle, que ce malade dût subir toutes les phases d'une pleurésie avec épanchement dans tout le côté droit. Enfin, malgré toutes ces péripéties, il a guéri, et s'est fait tailleur d'habits.

Pour ceux qui veulent des faits à l'appui des assertions, je vais joindre les deux observations suivantes :

Il y a dix ans environ, je fus appelé dans une petite ville voisine, pour un pauvre scieur de long gravement compromis par un phlegmon erysipélateux du bras gauche. C'était un homme qui dépassait cinquante ans ; le mal s'étendait jusque près de l'épaule, de nombreuses eschares offraient une traînée depuis le poignet jusqu'au haut du bras, une partie de la peau était décollée et servait de couverture à du tissu cellulaire sphacelé.

Quand je proposai la compression après avoir fait des incisions, mon jeune confrère, au mérite duquel j'aime à rendre justice, mais qui sortait de fréquenter des maîtres pour lesquels il avait un culte réel, souriait de cet air narquois et qui voulait dire : Je vous laisse faire, mais à quoi bon tant de peine? et, ce fut, si je ne me suis pas trompé, par pure politesse qu'il assista à cette première application du bandage compressif dont je lui laissai ensuite la direction.

Je n'ai jamais voulu lui rappeler ce fait, car il eût pu prendre cela pour un reproche ou une taquinerie blessante; or, non-seulement son malade guérit sans amputation, mais encore sans être le moins du monde gêné dans les mouvements de son bras. J'avoue même que ce ne fut pas sans étonnement que j'appris qu'il n'était pas infirme, que je le vis sciant en long et maniant ses outils comme s'il n'eut jamais rien eu au bras.

Voici encore le récit abrégé, avec témoins très-compétents, d'un autre fait non moins intéressant, et qui prouve qu'il ne faut pas désespérer même dans les cas les plus graves. C'est celui d'un vigneron nommé C..., de St-Symphorien, pour lequel je fus adjoint à mon confrère M. Beaugé. Lorsque nous le vîmes, le mal s'étendait de la main à l'épaule droite; toute la région scapulo-humérale était envahie, les eschares étaient nombreuses, la fièvre excessive, avec un délire violent; enfin, cet état était si grave que nous nous demandions s'il serait en vie le lendemain à l'heure où nous devions nous rencontrer. Ce qui m'encourageait à proposer et essayer la compression, c'était le souvenir du fait précédent et surtout la pensée que cet homme âgé de trente-cinq à trente-six ans, qui avait eu une jeunesse un peu turbulente, pouvait bien être un peu sous l'influence de ce délire qui accompagne les maladies aiguës des gens qui ont un peu abusé du vin. Je me rattachai à cette idée, parce qu'elle nous encourageait, quoique cependant tout nous disait qu'il n'avait pas l'habitude de boire. La compression fut donc établie aussi haut qu'il fut possible, et nous dûmes couvrir toute l'épaule et la partie supérieure du dos de ce côté avec des linges imbibés de topiques astringents résolutifs.

Nous ne levâmes cet appareil que tous les deux jours, faisant des incisions sur les eschares et là où le pus nous paraissait former collection. Près d'un cinquième de la peau du membre était gangrénée quand nous avons commencé à substituer ce mode de traitement aux moyens qui avaient été mis en œuvre. Or, j'affirme qu'à partir de ce moment, les accidents locaux cessèrent de croître, que ceux généraux, si graves, déclinèrent promptement. Bref, après avoir subi nécessairement une période de suppuration et d'exfoliation graves, mais qui ne fut entravée par aucun accident sérieux. Le pauvre C... a guéri si radicalement, qu'à ma grande surprise, il n'est point infirme et peut travailler comme par le passé à son métier de vigneron.

Il faut avoir vu ce cas grave, pour croire à la possibilité d'un aussi beau résultat.

Quant au troisième cas, celui que j'ai soigné avec mon confrère Werbeck, il fut soumis à la compression presque au début.

En novembre 1865, je vis avec M. Werbeck, dans la Varenne de Saint-Pierre-des-Corps, le nommé G..., cultivateur. C'est un homme âgé de trente ans, de belle apparence, qui n'a jamais eu de maladie. Il s'était fait une petite écorchure sur le dos de la main ; quelques jours après il avait reçu, sur cette même région, un coup en plaisantant avec des jeunes filles, et la petite plaie en voie de suppuration avait laissé échapper quelques gouttes de sang, lorsque onze jours après, un phlegmon diffus s'était déclaré. Lorsque M. Werbeck me pria de voir ce malade, il était dans un délire complet ; il y avait déjà trois jours que les accidents phlegmasiques avaient pris une progression fâcheuse. Il n'y avait pas de temps à perdre ; je fis deux incisions longitudinales sur la face dorsale de la main, et une semblable sur celle dorsale de l'avant-bras, à l'union du tiers moyen avec le tiers inférieur, puis j'établis un gantelet et comprimai légèrement l'avant-bras et le bras.

Au premier pansement qui suivit, je constatai deux petits points gangréneux : un sur le dos de la main, et l'autre un peu au-dessus du carpe ; mais tous les accidents généraux aussi bien que ceux du phlegmon étaient enrayés complétement ; les doigts avaient conservé leur mobilité. Je me croyais donc à la fin des accidents, et ce n'est pas sans surprise que, quatre jours après, mon confrère Werbeck, à qui appartenait ce malade, me pria de revenir le voir ; car, dans ces quatre jours, des douleurs intolérables étaient survenues dans le pouce et le medius, que je trouvai frappé de gangrène. Au pouce la mortification s'étendait un peu moins loin que l'articulation de la première phalange, et au medius elle s'étendait jusqu'au milieu de la deuxième phalange. Le medius était surtout plus gonflé que le pouce. Ce n'était pas la première fois que je voyais un phlegmon diffus du bras être suivi de la gangrène d'un ou plusieurs doigts, quoique ces parties n'aient pas été le siége de l'origine du mal. Mais, une chose m'a frappé dans ce fait comme dans ceux dont je viens de parler, c'est la douleur excessive, comme dans la gangrène L...

Les services que l'on peut espérer de la compression pour empêcher l'effet secondaire des brûlures des membres sont tout aussi remarquables que pour l'érysipèle, en adjoignant, pour cette dernière surtout, l'emploi de résolutifs un peu énergiques. C'est l'effet merveilleux de ce mode de pansement, que j'avais constaté à l'hôpital de Tours, qui, dès mon début dans la pratique, m'a fait traiter exclusivement les érysipèles de la tête, si fréquents chez les femmes, par les résolutifs appliqués : l'alcool camphré pour le cuir chevelu, le sous-nitrate de bismuth et le précipité blanc délayé pour la face, le premier surtout, ne m'ont jamais fait regretter leur emploi.

Récit de recherches expérimentales sur l'oblitération des artères, qui me semblent jeter quelque lumière sur la question des embolies, par conséquent sur celle de la gangrène sénile, &c.

Il y a trente ans environ, j'adressai à Lisfranc le récit des expériences qu'on va lire, lui demandant de me dire s'il le jugeait digne d'occuper l'Académie de médecine.

Pendant que j'attendais une réponse, je fus surpris de recevoir 100 exemplaires de mon factum extrait du *Journal des connaissances médicales*, avec un titre que je ne lui aurais pas donné.

Je crois que c'est à ce malentendu peu explicable que nos expériences doivent de n'avoir pas eu jusqu'à ce jour la portée qu'elles me semblent mériter.

Voilà pourquoi je crois devoir les publier de nouveau, augmentées de quelques nouvelles expériences, et de deux observations de ligatures d'artère.

Feront-elles réfléchir ceux qui voient à tous propos des embolies quand ils devraient plutôt s'enquérir de leur cause. Pour chercher à les prévenir ? Voila mes prétentions, je dois le dire franchement.

J'étais loin de penser à entreprendre des recherches sur les divers moyens de déterminer l'oblitération des grosses artères, quand, il y a longtemps, j'eus occasion de rencontrer quatre malades affectés de gangrène sénile. L'un d'eux (c'était une femme) âgé de soixante ans, atteint aux trois derniers doigts de l'une des mains, fut consulter d'autres médecins; j'ignore ce qu'il est devenu. Un autre, homme de soixante-cinq ans, avait le dessus du pied et la partie antérieure de la jambe gauche gangrenés ; il mourut par suite d'une diarrhée très-forte. Le troisième, homme de soixante-six ans, ivrogne comme le précédent, eut le deuxième orteil du pied droit malade. Je lui fis l'amputation de cet orteil dans l'articulation phalangienne ; je trouvai la phalange tellement molle, qu'elle se laissa couper comme un morceau de squirrhe. Les chairs étaient lardacées ; une seule artère latérale donna du sang par jets gros comme une plume de corbeau ; c'était celle la plus voisine du troisième orteil. La ligature immédiate était impossible, celle médiate ne l'était guère plus, car les chairs étaient d'une friabilité excessive. Je laissai couler deux palettes de sang, puis je rapprochai les lèvres de la plaie, et l'hémorrhagie cessa aussitôt que j'eus appliqué la bande qui tenait les linges.

Les douleurs cessèrent après le pansement, et le malade s'endormit aussi-tôt. Il faut noter que les souffrances étaient des plus vives depuis l'origine de la maladie. Il resta un trajet fistuleux qui ne guérit qu'après la sortie d'un séquestre du deuxième métatarsien.

Deux mois après l'amputation, le troisième orteil se gangrena : la nature fit les frais de cette guérison, la cicatrice ne fut retardée que par la fistule dont je viens de parler.

Ce fait suffit pour me démontrer sans réplique que la gangrène sénile peut au moins avoir lieu sans que les gros vaisseaux, et même ceux d'un moyen calibre, soient oblitérés au-dessus du mal ; qu'il fallait craindre que, dans l'amputation d'un membre important, on ne vint à rencontrer des artères pour lesquelles la ligature fut impossible ou même insuffisante, quand le cas suivant m'incomba.

Le quatrième sujet était la nommée A..., de Nazelles, dont voici l'histoire. Cette femme, âgée de soixante-neuf ans, très-maigre, fit en 1822 une chute dans laquelle elle se fractura le col de l'humérus gauche ; la réduction fut mal faite ; et depuis, le bras ne put exécuter ses mouvements habituels en arrière et en haut. En 1825 elle éprouva un étourdissement qui fut suivi d'hémiplégie du côté droit ; cette infirmité disparut complétement sous l'influence des antiphlogistiques.

Six mois après être guérie de sa paralysie, cette malheureuse se fractura la clavicule droite ; elle guérit dans un laps de temps assez court, et elle put encore reprendre son métier de colporteur.

Au mois de janvier 1828 elle fut prise de douleurs très aiguës dans les deux premiers orteils du pied droit ; le froid les augmentait considérable-ment ; aucune altération extérieure n'accompagnait ces souffrances.

Au mois de mai suivant, les douleurs allaient toujours en augmentant, sans qu'il y eût seulement du gonflement ; le deuxième orteil devint le siége, à sa face dorsale, d'une petite ulcération lenticulaire qui s'étendit, et laissa bientôt voir que cette femme était atteinte d'une gangrène sénile ; le som-meil et surtout le coucher étaient impossibles ; du reste, point de fièvre, ni autres désordres apparents.

La jambe était maigre ; le pied n'était même pas gonflé. De tous les moyens employés, pas un ne produisit le plus léger soulagement. Cependant j'essayai tous ceux communément conseillés. La gangrène était bornée, depuis quel-ques jours, à la face dorsale du pied ; le travail éliminatoire était déjà com-mencé, quand, après une forte application de sangsues faite au genou, le mal reprit une nouvelle extension, en sorte que l'impossibilité où cette femme était de se coucher fit gonfler ses jambes, surtout celle du côté malade. Un érysipèle survint ; alors le reste de la face dorsale du pied se gangrena.

Quelque temps après, une excoriation, faite à la face interne de la jambe, sembla être la cause de l'invasion de la gangrène dans cette partie. Pressée par mes conseils, cette malheureuse resta au lit ; en vingt-quatre heures les jambes furent complétement désenflées, mais l'eschare ne cessa point de croître. Enfin, la gangrène se borna le 15 septembre.

Depuis longtemps la femme A... demandait l'amputation ; je réunis plusieurs de mes confrères, cette opération fut décidée par ces messieurs qui trouvèrent que le visage n'était point altéré, que le pouls était bon. Il n'y avait point de fièvre ; la soif n'était pas vive ; les selles étaient régulières. La gangrène était bornée au-dessous du lieu où la jambe aurait pu être amputée ; mais comme l'artère poplitée ne battait pas, il fut décidé qu'on amputèrait la cuisse.

Le 5 octobre 1828, je procédai à l'amputation aussi près du genou que possible ; je la fis circulaire ; je laissai une grande quantité de peau. L'artère fémorale se trouva oblitérée, trois artères musculaires furent liées ; je réunis immédiatement à l'aide de bandelettes agglutinatives.

Les douleurs cessèrent aussitôt après l'opération ; la nuit suivante fut bonne, car la malade dormit continuellement.

Le 12, lorsque je levai le premier appareil, je trouvai la plaie réunie dans sa moitié antérieure.

Le quinzième jour après l'opération, le moignon devint un peu douloureux ; un petit abcès déchira la cicatrice ; les ligatures furent expulsées.

Le vingt-huitième, la cicatrice était complète, on aurait même pu se passer d'y mettre un linge.

La malade n'éprouva pas le moindre mouvement fébrile ; je la tins à la diète la plus absolue pendant huit jours. Les suivants, elle prit quelques potages maigres ; les douleurs disparurent pour toujours, et le sommeil fut bon toutes les nuits.

Le 1er janvier 1830, l'autre jambe devint le siége de douleurs tout-à-fait semblables à celles éprouvées dans la gauche ; elle rougit, se gonfla, je fus appelé, mais je ne pus empêcher la jambe entière de tomber en gangrène. L'artère poplitée était aussi sans pulsations, comme autrefois celle du côté droit. Le mal sembla commencer par le coude-pied et le gras de jambe simultanément. Les douleurs excessives que cette malheureuse éprouvait étaient telles qu'elle ne cessa de demander l'amputation. Trois semaines après que la gangrène fut bornée, lorsque l'élimination commença à se faire, je consultai, et procédai à cette opération. Le 18 mars elle fut pratiquée, comme celle de l'autre cuisse ; la plaie n'offrit pas le même aspect, elle parut moins vermeille et comme abreuvée seulement par un sang veineux. L'artère fémorale n'était pas oblitérée complètement, son diamètre était beaucoup rétréci par l'épaississement des parois ; elle laissait seulement baver un peu de sang noir, quelques artères musculaires en firent autant ; des ligatures furent posées, la plaie fut réunie immédiatement.

La cessation des douleurs fut aussi prompte que lors de la première opération ; notre malade parut aussi bien ; le sixième jour je levai l'appareil. La plaie était réunie immédiatement dans son tiers antérieur ; mais plus on approchait de son angle postérieur, plus elle était livide.

Les septième et huitième jours, les douleurs reparurent, mais elles furent moindres qu'avant l'opération ; enfin, le neuvième jour je ne dus plus douter : la gangrène avait envahi la plaie ; successivement les douleurs augmentèrent, l'eschare se forma sur toute la portion de la plaie placée derrière le fémur, puis la réunion immédiate commencée n'eut plus lieu ; les chairs se rétractèrent ; l'os fit saillie, sans se dénuder. La mortification des parties se fit insensiblement, et surtout postérieurement ; là, l'eschare acquit une épaisseur de dix lignes ; les portions gangrenées ne parurent se séparer que trois semaines après l'amputation. Cette élimination commença par la partie antérieure, c'est-à-dire la moins profondément altérée ; elle se fit lentement, sans réaction sensible, de façon que quarante jours après l'amputation, la plaie était froncée et rétrécie de moitié, et cependant les parties tendineuses mortifiées n'étaient pas encore exfoliées ; il se forma un petit abcès à la face postérieure du moignon qui s'ouvrit par la plaie.

La longueur de la maladie et la suppuration n'avaient point altéré le physique de la femme A... d'une manière bien notable, tout faisait présager que cette malade supporterait complétement les suites de cette dernière opération, quand, dans les derniers jours de mai, cédant à son habitude de n'être presque pas couverte dans son lit, elle se débarrassa de ses couvertures, et dormit ainsi pendant quelques heures ; alors elle contracta un violent catarrhe auquel elle ne voulut rien faire, et elle succomba le 20 du même mois. Je n'ai appris sa mort que quelques jours après ; de façon qu'il m'a été absolument impossible d'entreprendre des recherches sur l'état des organes de la circulation.

Avant d'amputer cette bonne femme, je redoutais beaucoup l'hémorrhagie ; je craignais de rencontrer l'artère entourée de tissus lardacés et fragiles comme dans le cas précédent, ou bien qu'elle ne fût elle-même ossifiée ou cartilagineuse, ou enfin aisée à trancher par la ligature, et alors quel moyen aurais-je eu de me rendre maître du sang ? L'embarras où de semblables cas avaient jeté devant moi des opérateurs habiles n'était rien moins que rassurant, et cependant j'aurais eu tort de refuser l'opération à cette malheureuse, qui nous fournit un des cas les plus extraordinaires.

Des recherches me semblaient indispensables ; j'entrepris donc, conjointement avec M. Pelletier, médecin à Amboise, plusieurs séries d'expériences que voici :

PREMIÈRE SÉRIE D'EXPÉRIENCES.

Sur un chien berger, âgé de vingt mois, qui m'avait servi à diverses expériences mal conçues, lesquelles avaient occasionné des hémorrhagies six jours avant, je procédai à la ligature de l'artère brachiale gauche; mais avant de la lier, j'y introduisis un morceau de corde de guitare, long de dix-huit lignes, et de la plus petite grosseur; une extrémité de cette corde resta dehors la plaie de l'artère; ce vaisseau fut lié dessus ce corps étranger, et une autre ligature fut mise au-dessous de l'ouverture.

Sept jours après, même opération à l'artère carotide droite; ce que je répétai ainsi de semaine en semaine sur les deux autres brachiale et carotide, en finissant par cette dernière, avec cette différence seulement qu'aux deux artères carotides, le morceau de corde avait été introduit complétement, et que les ligatures obturaient comme dans un cas simple; seulement on sentait que le jet de sang faisait battre la corde contre le cul-de-sac formé par la ligature : il faut noter aussi qu'un fragment de corde instrumentale fut introduit dans le bout supérieur de la dernière carotide, qu'il y fut maintenu par une ligature comme les précédents.

Dans ces deux opérations, l'artère fut coupée entre les deux ligatures, et, malgré la flexion de la partie, j'ai toujours vu l'artère se rétracter beaucoup dans les chairs. Soixante et quelques jours après la première ligature, et douze seulement après la dernière, l'animal périt sous l'influence de la noix vomique.

Nécropsie. — 1º La plaie faite pour découvrir l'artère brachiale gauche, celle liée la première, était presque complétement cicatrisée; à son angle supérieur se trouvait un petit trajet fistuleux qui suivait la direction de l'artère; celle-ci adhérait aux tissus voisins; elle était ligamenteuse jusqu'à la naissance des branches qui vont se distribuer à l'épaule, elle était entourée de ganglions lymphatiques gros comme des amandes, rouges et friables comme la substance du rein.

Ce vaisseau était rempli, dans sa portion oblitérée, par une matière blanche à demi organisée, qui adhérait intimement à la paroi interne.

2º L'artère carotide droite (celle qui avait été liée huit jours après celle dont nous venons de parler), ainsi que la plaie, étaient à peu près dans le même état que dans le cas précédent; là des flocons albumineux bouchaient ce canal jusqu'à son origine de l'aorte. Vers l'extrémité liée, dans l'étendue d'un pouce et demi, se trouvait un rouleau blanchâtre, entouré d'un tuyau albumineux solide; ce tuyau tenait à l'artère par les flocons dont je viens de parler; ce corps enveloppé, comme il sera démontré par l'examen de la carotide qui fut liée la dernière, n'était manifestement pas la corde de boyau; entre ce corps et l'origine de l'artère se trouvait une matière d'un rouge brun, entourée par une certaine quantité de flocons dont nous avons parlé ; c'était manifestement du sang ; la tunique interne était épaissie, facile à séparer de la tunique moyenne, laquelle était aussi épaisse, ridée et facile à déchirer.

3° L'artère brachiale droite (celle dernière liée) était encore grosse comme une plume à écrire; sa face interne était plus rouge que la précédente, les membranes étaient plus gonflées, les matières albumineuses étaient davantage mêlées de rouge, l'altération ne dépassait pas l'origine des artères qui se distribuent à l'épaule ; la plaie était en pleine suppuration.

4° La plaie de la carotide droite, celle qui avait été liée depuis douze jours, était très-enflammée et suppurait beaucoup ; les ganglions lymphatiques qui entouraient ce vaisseau étaient plus rouges que ceux des autres artères, lui-même formait un corps gros comme un crayon; il était très-rouge, dur; et, en le coupant, je le trouvai rempli d'une matière qu'il serait inexact d'appeler pus ou albumine, au milieu de laquelle se trouvait un caillot concret coloré; les membranes internes et moyennes étaient inséparables ; elles paraissaient divisées par bandes très-rouges ; ces bandes s'enlevaient aisément.

Dans le bout supérieur nous ne trouvâmes rien de plus que dans l'autre; il était rempli par une matière blanche, concrète à son extrémité cérébrale ; on y reconnaissait aisément encore un caillot rouge.

DEUXIÈME SÉRIE D'EXPÉRIENCES.

Sur un chien berger, croisé danois, haut, âgé de quinze mois, je liai les deux artères fémorales huit jours l'une après l'autre, ainsi que dans l'expérience précédente ; j'y introduisis un morceau de corde de guitare, d'assez gros calibre; je n'en mis pas dans la partie inférieure, que je liai seulement; puis je coupai l'artère entre les deux ligatures. Quatre jours après la dernière ligature, nous voulûmes en faire autant à l'une des carotides; peu habitué à ce genre d'opération, nous n'étions pas en garde contre les mouvements de l'animal; le sang coula par les deux bouts, nous ne pûmes pas nous rendre complétement maître du sang; il mourut dans nos mains.

Nécropsie, douze heures après.

Les bords de la plaie ne sont plus gonflés, ils sont assez rapprochés pour que la solution de continuité soit un tiers moindre qu'au moment de l'opération. Avant d'inciser l'arcade crurale j'ouvris le ventre sur le trajet de l'artère iliaque primitive. Là se trouvaient deux ganglions lymphatiques gros comme le doigt, long de plus d'un pouce et demi ; ils étaient rouges, consistants comme du rein; le tissu cellulaire qui sert ordinairement de gaîne était rouge, friable, quoique résistant au scalpel ; on aurait cru couper une tranche de pomme; il était très-développé. Au milieu de cette enveloppe, l'artère était plus grosse qu'elle ne doit être dans l'état normal.

A l'angle supérieur de la plaie, je trouvai une petite coulisse qui suivait la direction de l'artère, et, dans cet endroit, la dissection de ce vaisseau fut très-difficile ; j'y introduisis un stylet de la grosseur d'une forte broche à tricoter ; je le portai sans le serrer dans mes doigts ; son poids seul faisait la puissance de la pression ; néanmoins il entra de suite et sans résistance dans ce vaisseau ; il serait même entré plus avant si j'eusse essayé de le faire.

J'incisai l'artère depuis la naissance de l'aorte jusque près de l'endroit qui avait donné entrée au stylet ; ses parois étaient d'autant plus épaisses qu'on approchait plus près de la cuisse. Il en était de même pour la couleur, car elle était beaucoup plus foncée dans le voisinage de la plaie ; cette couleur rouge contrastait évidemment avec la pâleur de l'aorte et de l'artère qui plonge dans le bassin ; le boursouflement de la membrane moyenne de ce canal était tel, qu'on aurait cru qu'elle était déchirée par de fortes tractions.

Les rides étaient un peu enduites de matières blanches. Avaient-elles oblitéré l'artère pendant la vie ? je n'oserais répondre d'une manière ou d'une autre ; mais ce qu'il y a de positif, c'est que nous ne trouvâmes rien, absolument rien, qui pût donner à penser qu'un obstacle mécanique avait arrêté le sang. L'extrémité de l'artère adhérait par la face externe aux tissus voisins ; elle était béante dans la plaie qui était en suppuration ; dès ce moment je restai fortement disposé à croire que, dans ce cas, il y avait eu autre chose qu'un empêchement mécanique au passage du sang dans l'artère ouverte. Je ne dois pas omettre de dire que les rides formées par la tunique moyenne se détachèrent très-facilement de la membrane externe.

Non loin de l'extrémité divisée se trouvaient les origines des artères qui se distribuent au bassin et au pénis ; je ne fis pas attention si elles étaient oblitérées.

La portion inférieure de cette artère fut mise à nu et ouverte près de la patte : j'y introduisis un stylet ; supérieurement elle était adhérente aux tissus voisins ; le stylet vint frapper contre une cicatrice solide.

Nous procédâmes ensuite à l'examen de la cuisse droite, opérée depuis neuf jours seulement ; la plaie était au plus fort du travail inflammatoire ; les ligatures avaient été expulsées ; je portai avec beaucoup de précaution un stylet, dirigé dans la coulisse qui se remarquait à l'angle supérieur de la plaie ; lorsque je l'eus enfoncé d'un demi-pouce environ, je trouvai un peu de résistance qui sembla être celle d'une ouverture un peu étroite, susceptible d'être franchie au moindre effort, mais je n'enfonçai pas mon stylet plus avant.

L'artère fut mise à nu : je trouvai qu'elle, et les tissus qui y adhéraient, formait la grosseur d'un bâton de cire à cacheter ; elle était couverte par deux ganglions, qui étaient plus rouges que ceux du côté opposé.

Il fut aisé de comparer les deux côtés : le premier était manifestement moins rouge et moins gros.

Après avoir incisé l'artère comme la précédente, il fut facile de constater qu'elle était absolument dans le même état à l'intérieur que l'autre, excepté que nous y trouvâmes le morceau de corde de boyau : qu'il était à demi déroulé, et remplissait la moitié du calibre du vaisseau ; nous ne trouvâmes point devant lui, ni sur ses côtés, la plus légère trace de matière capable d'obturer l'artère. L'ouverture adhérait aux tissus environnants, et était également non bouchée.

Le bout inférieur ressemblait au même du côté opposé.

TROISIÈME SÉRIE D'EXPÉRIÉNCES.

Sur un mâtin âgé de trois ans, j'ai mis à nu l'artère fémorale droite, après l'avoir disséquée dans une certaine étendue ; je l'ai ouverte, puis j'ai porté dedans un très-long morceau de corde instrumentale de la plus grosse dimension. J'ai lié l'artère à l'aide d'un fil de soie écrue, très-mince, que j'ai peu serré ; j'ai coupé la corde deux lignes au-dessous de la ligature ; l'artère n'a point été coupée en travers ; seulement une ligature a été mise au-dessous de l'ouverture.

Immédiatement après cette première opération, j'ai mis la carotide droite à découvert ; je l'ai ouverte, puis y ai introduit un morceau de corde à boyau, que j'ai porté aussi loin que j'ai cru devoir le faire pour arriver jusqu'au cœur (on verra plus loin jusqu'où il est allé), puis j'ai lié dessus comme dans le cas précédent, ensuite j'ai fait une autre ouverture à l'artère du côté du cerveau, puis j'y ai passé un petit morceau de corde ; je n'ai cessé de pousser que lorsqu'il a fléchi sous mes efforts, puis j'ai fait une ligature ; je n'ai point coupé l'artère.

Cinq jours après, cet animal n'était point trop triste, mangeait, se promenait ; mais il maigrissait beaucoup et avait la diarrhée.

Ce qu'il éprouvait m'enhardit à recommencer sur les deux autres artères ; l'opération fut faite comme plus haut, si ce n'est que l'artère fémorale fut coupée en travers avant d'y introduire la corde, et qu'en disséquant le bout supérieur, le sang sortit par jet, et très-rutilant, de l'angle supérieur de la plaie ; il parut cesser seul de couler ; cela ne nous empêcha pas de continuer : je portai cette fois un morceau de corde dans le bout inférieur ; celui mis dans la portion postérieure fut poussé aussi avant que je le pus. Je ne cessai mes efforts que quand il refusa d'entrer plus avant.

Les deux jours suivants, ce chien continua à se promener et à manger ; un domestique l'aperçut perdant son sang (il ne saignait pas de la gueule ni de la plaie) et ne m'en parla que quatre jours après. Alors, cet animal était très-triste, très-maigre ; de très-méchant qu'il était, il semblait avoir perdu l'énergie de se défendre.

J'ouvris l'artère brachiale, y introduisis un stylet garni de nitrate d'argent que je retirai peu de temps après ; le sang coula, et l'animal mourut trois heures après. Je crois que cette dernière expérience n'a avancé sa mort que de quelques jours.

Nécropsie. — Huit heures après, dans la cuisse droite, celle qui a été opérée la première, c'est-à-dire onze jours avant sa mort, je trouve que le morceau de corde est ramolli et saillant dans la plaie ; l'artère, mise à nu depuis son origine de l'aorte, se montre entourée de gros ganglions ; un peu de pus roussâtre l'environne près de l'arcade crurale ; les tissus qui lui servent de gaîne sont très-gonflés et durs ; ils lui donnent la grosseur d'une plume d'oie : le tout est dur au toucher ; je l'incise du haut en bas avec précaution, en me servant d'une pointe de lancette, et sans faire seulement les plus légères tractions.

Je constate que la corde de boyau arrive jusqu'à un demi-pouce au-delà de la bifurcation de l'aorte ; que la ligature a tranché l'artère ; qu'elle est encore sur la corde. Les parois de cette artère sont rouges, surtout inférieurement ; elles contiennent quelques flocons rouges, mais plus généralement une matière blanche, membraniforme. La tunique interne est rayée en travers et aisée à détacher ; en quelques points, elle forme comme des valvules très-longues. La tunique moyenne est épaisse et rouge ; cette altération s'étend jusqu'à la naissance de l'iliaque, mais pas au-delà ; elle est même beaucoup moindre au-dessous du point qu'atteignait le corps étranger.

Toutes les branches que cette artère fournit sont bouchées par une substance rougeâtre, consistante et demi transparente ; cette matière oblitérante ne semble pas s'étendre à plus d'un pouce ; la membrane interne est rouge : c'est là tout ce que je pus constater dans ces petites artères.

Le bout inférieur dans lequel rien n'a été mis est rempli par un petit caillot fibrineux, mêlé de matière rougeâtre.

Je fais ensuite l'examen du côté opposé : la corde de boyau n'a pas changé de place ; au fond de la plaie seulement elle est plus grosse ; la cuisse est tuméfiée sur tout le trajet artériel.

Dans l'étendue de la main environ, tout le tissu sous-cutané abdominal environnant la plaie, et le tissu cellulaire de la cuisse, sont rouges et comme infiltrés de sang ; on les croirait plutôt ecchymosés que phlogosés.

Dans l'espace musculaire où se trouve le bout inférieur, il y a du pus qui est rouge lie de vin, au milieu duquel le vaisseau malade paraît gros comme le petit doigt ; sa cavité contient une matière rosée, demi-consistante ; la tunique interne est rouge et boursouflée. La ligature n'a pas tranché les membranes artérielles, pas même l'interne ; celle-ci se trouve seulement de couleur ardoise au niveau de la ligature.

Au-desus de la portion liée sont des ganglions et un peu de pus sanieux ;

les tissus servant de gaîne au vaisseau sont infiltrés, durs, pleins de sang et gros comme le doigt. J'ouvre l'artère depuis la mésentérique inférieure, et je trouve ce qui suit :

1º L'aorte est parfaitement saine, pâle et lisse ; la corde instrumentale a pénétré seulement jusqu'à la naissance des deux iliaques, qu'elle dépasse un peu, de façon qu'elle appuie sur la paroi de l'aorte opposée à l'artère d'où elle sort, et elle forme une spirale (ce qui prouve la résistance qu'elle a dû y éprouver) ; de cette façon le corps étranger touche aux parois de l'artère iliaque dans toutes les directions, sans la remplir complétement. Toute l'étendue de cette artère est rouge, mais peu en comparaison des endroits où le corps étranger porte ; l'impression spiroïde qui en est résultée est d'une ligne et demie de large. Les membranes internes forment là une suite de petites saillies et d'enfoncements transversaux, conséquence manifeste de l'inflammation plus forte là qu'ailleurs ; pour constater cette altération, il faut enlever une matière albuminiforme rougeâtre, qui remplit toute la cavité, et qui est très-peu résistante.

Les branches artérielles naissant de cette première sont toutes oblitérées par une matière semblable à celle dont je viens de parler.

J'examine soigneusement l'effet de la ligature sur l'artère ; je ne vois pas qu'elle l'ait tranchée, car la membrane interne, dans l'endroit où la compression a été plus forte, est, il est vrai, d'un rouge brun, mais lisse et luisante.

Je procède ensuite à l'examen de la carotide gauche, celle liée la première (je ne parlerai plus des plaies qui n'offrirent rien de particulier, je ne dirai rien également des autres, tant qu'elles n'auront pas quelque chose d'insolite). Les parties environnantes sont altérées comme autour de l'iliaque qui avait été liée le même jour ; le corps étranger avait pénétré jusques à son origine, sans arriver tout à fait à l'embranchement ; l'altération de l'artère est plus uniforme, mais pas moins vive ; il en est de même pour le bout supérieur.

Quant à celle du côté droit, qui a été liée la dernière, je dois faire ici des remarques que j'ai omises pour l'artère iliaque qui fut liée le même jour qu'elle : c'est que je trouve la corde sortie de la plaie de plus d'un pouce et demi ; la ligature est si peu serrée qu'il est aisé de la faire rentrer dans l'artère.

Les parties malades font un tout qui a plus du double de grosseur que la gaîne vasculaire du côté opposé, les parties sont beaucoup plus rouges ; en un mot, tout annonce un travail inflammatoire plus aigu et moins avancé ; le corps étranger a été plongé jusqu'à l'origine de cette artère, qui est uniformément malade, c'est-à-dire rouge, boursouflée, et qui contient des flocons rougeâtres, les stries transversales sont peu apparentes ; les ligatures n'ont pas tranché les membranes.

Le cœur de ce chien est fort gros ; il nous paraît plein.

QUATRIÈME SÉRIE D'EXPÉRIENCES.

Sur une chienne de berger, âgée de dix-huit à vingt mois, fraîche nourrice, qui avait les mamelles très-grosses et les artères tégumentaires de l'abdomen très-développées, je mis l'artère fémorale droite à découvert, et après l'avoir incisée convenablement, j'y introduisis une bougie urétrale faite de boyau : elle était ancienne ; j'ignore même si elle avait servi ; elle était grosse comme une sonde du n° 8 ; elle remplissait l'artère ; je l'introduisis toute entière jusqu'au petit renflement qu'elle portait à son extrémité ; elle boucha presque complétement la grande ouverture que j'avais pratiquée au vaisseau, de façon que pendant tout le temps que je passai à nettoyer la plaie et à passer des ligatures, à peine s'il coula quelques gouttes de sang ; je liai fortement avec une petite corde de boyau.

Aussitôt après cette opération, l'animal marcha : il était sept heures ; à onze heures il était triste ; les pulsations de l'artère fémorable intacte étaient bien moins redondantes qu'avant ; il urina un peu (du reste, tout semblait dans l'état normal).

A trois heures du soir, il reste constamment couché ; je m'aperçois qu'il a mangé et bu ; il ne se plaint pas ; le cœur paraît serré ; les battements de la fémorale sont nuls.

A onze heures du soir, le cœur bat plus fort ; ses battements sont durs, mais moins étendus qu'avant l'opération ; en touchant la cuisse saine, ma main perçoit de petits frémissements, mais pas du tout de battements artériels.

Le deuxième jour, à sept heures du matin, les deux pattes sont toujours sensibles ; les pulsations de l'artère saine sont faibles, mais très-perceptibles ; au soir, je m'assure que l'animal a bu et mangé, que les battements du cœur sont larges et onduleux ; ceux de l'artère fémorale le sont aussi (je ne parle point de l'artère ouverte.)

Le troisième jour, même état : les pulsations artérielles sont telles, et l'animal est si peu malade, que je crois l'artère non oblitérée. J'attends l'événement.

Le quatrième jour, à sept heures, cris, agitations subites, mort à sept heures et demie. Avant de mourir, l'animal changea plusieurs fois de place, se roula sur le ventre, et c'est dans cette attitude qu'il mourut.

Nécropsie : le lendemain à midi.

Deux onces de sang environ sont sorties par la plaie ; nous ouvrons le péritoine, il est plein de sang ; un gros caillot occupe le flanc gauche (côté opposé à l'artère liée) ; comme ce sang n'a pas éprouvé la plus légère altéraration, nul doute qu'il ne soit récemment épanché ; les intestins sont teints en rouge, mais non enflammés.

J'incise l'anneau inguinal, et dans tout le trajet de l'artère mon bistouri met à découvert un foyer de pus rougeâtre, dans lequel se trouve un morceau de la bougie ; il est long de peux pouces, l'artère est détruite, et le morceau de bougie est à demi pourri, ses deux bouts le sont complétement ; cette altération continue jusqu'à un pouce des artères reinales. Dans ce détritus je trouve encore un morceau de bougie semblable au précédent.

J'enlève tout le paquet intestinal et le foie ; ce dernier est large, et quoiqu'il soit baigné dans le sang, il est de couleur gris-foncé, surtout à la face diaphragmatique ; il est mou ; les reins sont également mous et faciles à déchirer; la vessie est très-rouge intérieurement ; sa membrane muqueuse est soulevée par une quantité innombrable de petites bulles gazeuses logées entre elle et la tunique moyenne ; en les comprimant il est possible d'en réunir plusieurs et de former une grosse tumeur; leur grosseur varie depuis celle d'un grain de millet, jusqu'à celle d'un pois vert.

L'aorte, dans la portion qui reste, est entourée de ganglions gros comme des amandes ; les tissus qui environnent ce conduit ne sont pas durs et engorgés comme nous avons vu, sans doute à cause du peu de temps qui s'est écoulé depuis l'opération.

En incisant cette artère, je trouve que la bougie qu'elle contient n'est pas aussi altérée que les portions que je viens de trouver dans le clapier; seulement l'extrémité qui y plonge participe de cette altération ; cette portion est longue de deux pouces, elle est très-mobile ; la face interne de ce conduit est couverte de matières blanchâtres, pultacées, demi fluides ; tout prouve que le sang n'y passait plus depuis quelque temps. Au-dessus de la portion en contact avec le fragment de la bougie, l'aorte est vide, la tunique interne est rouge et aisée à déchirer; cette rougeur se dissipe insensiblement à mesure qu'on approche du cœur.

Les artères reinales sont rouges, leur tunique Interne est facile à séparer ; ces vaisseaux ne contiennent rien, les reins sont mous et flasques; leur face externe est d'un rouge mêlé de gris; ces organes bien examinés ressemblent à ceux qu'on a laissé macérer dans un baquet anatomique, pendant un ou deux jours.

L'artère cœliaque est un peu rouge, mais beaucoup moins que les reinales ; il faut noter que le corps étranger mis dans l'aorte n'a pas atteint jusqu'à la hauteur de ce dernier.

Le cœur contient dans ses ventricules une petite quantité de sang demifluide, mais il ne me présente rien d'anormal.

Après avoir enlevé le caillot qui occupe la fosse iliaque, je vais à la recherche de l'artère iliaque; elle est d'autant plus entourée de tissus infiltrés de sang non altéré, que je m'éloigne davantage de son extrémité divisée, laquelle est frangée et n'est pas éloignée de là où devait se trouver la bifurcation de l'aorte ; cette extrémité est bouchée par un petit caillot de même aspect que celui épanché dans le ventre ; il est de très-nouvelle formation ; enfin tout prouve que les caillots trouvés, soit dans le ventre, soit à l'origine de l'artère, ont précédé la mort de très-peu d'instants; que l'hémorrhagie a été formée par le sang qui avait reflué par les branches fémorales dans l'iliaque gangrené, et pas du tout par le bout inférieur de l'aorte, dont l'extrémité est frangée, il est vrai, et tapissée de matière blanchâtre purulente non teinte de sang; de plus, cette portion d'artère est baignée dans un putrilage rougeâtre ; or, si le sang y eut passé, même quelques instants avant la mort, est-il possible de penser que toutes ces parties ne seraient pas encore bien colorées en rouge?

CINQUIÈME SÉRIE D'EXPÉRIENCES.

Sur un mâtin âgé de dix-huit ans, poil noir, de haute taille. 1° J'ai porté dans l'aorte, par l'artère fémorale droite, un morceau de corde instrumentale de la plus grosse dimension ; il était long de onze pouces; j'avais préalablement tendu la cuisse. Dans cette introduction, je ne sentis aucune résistance, de façon que j'ai la certitude que mon morceau de corde n'a pu prendre une autre direction.

L'extrémité de la corde était restée dans la plaie, je liai l'artère dessus avec une double soie écrue, je fis deux nœuds, et je laissai la plaie béante.

2° Dans l'artère brachiale droite, j'ai également introduit un morceau de la même corde ; il était long de six pouces ; une extrémité resta aussi dans la plaie; je fis la ligature comme dans la précédente.

Ces deux opérations furent faites le même jour et presque au même instant; aussitôt après, l'animal put marcher et manger.

Au soir, il était couché et incapable de se tenir sur le train de derrière, néanmoins ses pattes étaient encore sensibles, elles paraissaient se mouvoir sous l'influence de la volonté. A force de tourmenter ce chien, il fut se traîner à quatre pieds du lieu où il était couché, les pattes de devant firent tous les frais de ce déplacement. Refus des aliments solides et liquides, battements de cœur tumultueux et presque insensibles, l'artère crurale gauche ne bat pas; toutes les pattes sont également chaudes.

Le deuxième jour, il fut pris d'un tremblement, quoiqu'il fît très-chaud et qu'il fût au soleil (c'était à la fin de mai 1829) ; il était dans une prostration extrême ; je crus qu'il périrait dans la nuit. Le troisième jour, même état, excepté le tremblement.

Le quatrième, il fait quelques efforts inutiles pour changer de place ; mais il n'a ni bu ni mangé depuis le moment où il a été opéré, il n'a pas rendu d'excréments. Quand on le met sur les pattes, il se tient à l'aide du train de devant; celles de derrière sont placées l'une à côté de l'autre ; leurs doigts sont fléchis et sans force, mais aussi sans raideur, c'est sur la face dorsale des ergots qu'elles portent; dès que cet animal essaie le plus léger mouvement avec le devant, celui de derrière fléchit complétement, et il tombe à la renverse ; cependant les pattes ne sont pas paralysées complétement, car en les touchant rudement on lui arrache des signes de douleur.

Le cinquième jour, les battements du cœur sont plus forts, l'abattement est beaucoup moindre, les pattes de derrière sont plus sensibles, le plus léger attouchement fait crier l'animal ; on lui présente du pain, et pour la première fois il essaie de le manger ; il le prend et le laisse plusieurs fois, et tout annonce que c'est par lassitude plutôt que par dégoût, car il semble s'animer en le voyant, et finit par le manger quand il est réduit en petits morceaux ; entre chaque bouchée, il se repose trois ou quatre minutes, il boit ; il est d'une maigreur incroyable. Le sixième jour, il urine une fois ; du reste, même état que la veille. Septième jour, même état, il urine une fois encore ; la patte opposée à la ligature se gonfle.

Huitième jour, le gros intestin se vide, le cœur bat assez fortement, la patte gauche continue à se gonfler, les plaintes sont vives.

Les quatre jours suivants, il reste toujours couché sur le côté gauche, ne se dérange aucunement, excepté quand je le mets sur les pattes, il s'y tient à peu près comme j'ai dit ; il mange un peu et boit ; les excrétions alvines se font rarement ; tous les jours il devient de plus en plus plaintif. Treizième jours, je mets la carotide gauche à découvert ; pendant cette opération, l'animal qui est à peine contenu ne se débat point ; je porte dans la portion cordiale de cette artère un morceau de bougie à veilleuse, long de quatre pouces, et fait la ligature. Le soir de cette nouvelle opération, l'abattement est bien plus grand ; refus de tous les aliments.

Le quatorzième jour, vingt-quatre heures après, je coupe la ligature, j'ôte la bougie, laquelle est arquée et couverte de fibrine. Il s'écoule de la plaie deux cuillerées de sang environ. L'hémorrhagie se fait en nappe, et s'arrête seule après deux ou trois minutes.

Mort cinq heures après cette hémorrhagie.

Nécropsie vingt-quatre heures après. Nous commençons par l'artère carotide, celle liée trente heures avant la mort. La plaie est remplie par un caillot solide ; les tissus qui environnent l'artère sont rouges ; je l'incise avec une lancette, elle est remplie de sang noir. La ligature a tranché les deux membranes internes.

L'intérieur de ce tuyau est d'un rouge violet, surtout en approchant du point comprimé par le fil ; en faisant la ligature, il s'était épanché un peu de sang dans les tissus environnants ; cette circonstance put rendre raison de la plus grande coloration de l'artère dans le voisinage de la plaie, cependant cela a toujours lieu dans ces sortes d'expériences ; du reste, je n'observe rien d'intéressant.

Je mets ensuite à découvert l'artère brachiale droite, celle où j'avais introduis un morceau de corde de boyau ; je découvre aussi la carotide de ce côté, ainsi que leur tronc commun, jusqu'au cœur.

La plaie faite pour mettre l'artère brachiale à découvert est foncée, en voie de guérison sur la portion de la corde restée dans la plaie. Je trouve encore la ligature qui a tranché l'artère, et un petit anneau membraneux putréfié qui n'est autre chose que le lambeau de l'artère. Le vaisseau adhère aux tissus environnants près de la plaie qu'a occupée la ligature ; dans tout le reste, jusqu'au col, il est dans l'état normal, ou à peu près, tant qu'on examine à l'extérieur seulement.

Avec une lancette j'incise le tronc innominé, la carotide et l'axillaire, afin de ne rien déranger des parties qu'elles peuvent contenir. La corde de boyau va jusqu'à l'origine du tronc commun à la brachiale et aux deux carotides ; elle pénètre même dans la crosse de l'aorte.

Elle est placée dans ces artères de la façon suivante : dans la brachiale, elle semble occuper tout le calibre ; dans l'axillaire, elle est devant et en dehors ; dans sa courbure, à l'origine commune, elle est aussi en dehors, mais en arrière, tandis que, selon la loi commune, elle devrait traverser obliquement cette dernière artère pour se porter dans l'aorte.

De cette flexion exagérée de la corde de boyau qui est due à l'impulsion du sang, très-probablement, il résulte une disposition telle que ce corps étranger ne gênait en rien la colonne du sang, qui de l'aorte était lancé dans la carotide, et les deux artères scapulaires qui naissent à la face dorsale de l'axillaire, lesquelles sont les deux seules artères fournies par l'axillaire qui ne soient pas bouchées par un caillot fibrineux rougeâtre, car toutes les autres le sont exactement.

Le corps étranger est enveloppé presque partout d'une matière fibrineuse rougeâtre très-consistante ; cette enveloppe est beaucoup plus épaisse sur les parties qui répondent aux parois, et c'est sur les parties qui sont en contact immédiat avec les parois du vaisseau que la corde n'est point entourée de fibrine. Je parlerai plus loin de l'état où est l'artère dans ces divers points. Cette enveloppe se prolonge au delà de la corde, elle va jusque dans le cœur ; là, elle augmente de volume ; mais, plus on avance, plus elle prend l'aspect d'un simple caillot, qui a un prolongement, d'abord fibrineux, puis de matière colorante, qui occupe une partie de l'aorte, d'une part, et finit en s'appliquant sur la cloison des ventricules, ce qui n'interrompt pas la communication des ventricules gauches avec les carotides et les scapulaires, comme je l'ai déjà dit.

La corde, dépouillée de son enveloppe, n'est pas également altérée ; plus celle-ci est épaisse, moins elle est gonflée, moins aussi elle est ramollie ; enfin elle est doublée de volume dans les deux points en contact avec l'artère ; il en est de même de la portion contenue dans l'artère brachiale, plus elle est proche de la plaie, plus elle est molle et altérée.

12

Le cœur paraît sain, l'intérieur de l'aorte de même ; cependant la couleur de cette artère est un peu plus jaune et moins lisse que dans l'état normal. Il en est de même de la carotide droite et des deux artères scapulaires non oblitérées ; une troisième placée plus sur le devant est oblitérée, et la substance qui la bouche n'est qu'un prolongement de celle qui entoure la corde. Plus on examine avant dans cette artère, plus ce bouchon prend l'aspect d'un caillot, d'abord rouge, puis noir ; la paroi artérielle est plus altérée que dans les deux non oblitérées.

Le tronc commun des carotides et de l'axillaire n'offre pas de différence marquée avec les artères, aorte et carotide, vues dans les points éloignés du caillot ; mais à la face vertébrale, et dans l'étendue de dix lignes sur deux de large, elle tient au caillot. En enlevant celui-ci, je trouve l'artère épaissie, jaune, inégale intérieurement et très-aisée à rompre ; cette altération cesse tout d'un coup, hors les points touchés. Après la naissance des scapulaires, devant et en haut, même altération pour la même cause ; la portion de corde qui touche à l'artère est, dans cet endroit, de dix-huit à dix-neuf lignes de long ; enfin dans l'artère scapulaire, où la corde n'est, pour ainsi dire, pas enveloppée, l'artère n'est plus seulement altérée partiellement, mais dans toute sa circonférence.

En disposant le cadavre pour examiner l'artère fémorale, c'est-à-dire en tirant fortement les quatre pattes en sens inverse, il s'écoule par la plaie de la cuisse une grande quantité de pus brunâtre et fétide, qui sort de la lèvre interne de la plaie, et vient de la cuisse opposée, en passant sous la peau qui recouvre le pubis.

La plaie est dans l'état de celles dont la phlogose primitive est passée ; au fond de son angle supérieur est une petite tumeur rouge foncé très-élastique et résistante, grosse comme un pois vert de la plus forte dimension ; elle est lisse, elle forme la terminaison de l'artère liée. Pour ne rien embrouiller, je crois devoir remettre ce qui s'y rapporte au moment où je parlerai de l'intérieur de l'artère.

Je mets à découvert cette artère et l'aorte ventrale dont elle naît. Extérieurement, elle ne présente aucunes traces de maladie, si ce n'est deux ganglions très-gros, qui contiennent du pus, lesquels sont placés près du niveau des reins ; ces derniers organes sont malades.

L'aorte, l'iliaque, la crurale, décroissent sensiblement, comme dans l'état normal, à mesure qu'on les examine plus près de leur terminaison ; mais à un pouce au-dessous de la plaie où fut appliquée la ligature, l'artère augmente de calibre et de volume, de façon qu'à sa terminaison, elle est un tiers au moins plus large que dans le point où elle a commencé à croître.

J'incise avec une lancette tout le trajet artériel, depuis le niveau du diaphragme jusqu'à celui de la petite tumeur, je n'y trouve qu'un caillot noir très-allongé ; là où l'aorte fournit les iliaques, elle contient deux petites masses fibrineuses allongées, autour desquelles le sang semble s'être aggloméré, car elles sont toujours rougeâtres et solides comme la matière de la petite tumeur que j'ai trouvée dans la plaie.

La portion de la fémorale, qui est plus développée que le reste, est remplie par du sang noir solide; le caillot grossit en descendant, et ne forme qu'un avec la petite tumeur dont j'ai parlé; le collet de cette tumeur adhère très-fortement au tissu cellulaire qui borde la division de l'artère; ces adhérences sont aussi fortes que celles que l'artère elle-même a contractées avec ce même tissu et les autres environnants.

Il faut couper, pour enlever cette matière semi-organisée, séparée du caillot, auquel elle tient par un prolongement pyramidal qui a presque autant de longueur que le renflement artériel et dont le sommet est en haut; elle ressemble presque complétement, pour la forme, au petit os du marteau de l'oreille. La portion étranglée qui forme le collet et le coude est celle qui répond au niveau de la division de l'artère; celle-ci n'a pas été également coupée : elle a deux dentures très-profondes.

Dans toute la portion de l'artère, remplie par ces matières semi-organisées à différents degrés, les membranes intérieures sont très-rouges et ridées; plus haut l'artère iliaque est d'une couleur brune, mais lisse; plus on examine supérieurement, moins les traces d'inflammation deviennent apparentes; alors, la tunique interne ressemble presque parfaitement, pour les rides, à celle que formerait une deuxième peau d'oignon desséchée et mal appliquée sur un autre corps jaune. Elle s'enlève très-aisément; la couleur de l'artère est un peu plus jaune que dans l'état normal.

L'iliaque gauche, c'est-à-dire celle du côté opposé à la ligature, celle enfin du côté de la patte enflée, se trouve vide dans le premier demi-pouce; elle ressemble à celle du côté opposé ; plus près de la cuisse, je trouve une des extrémités de la corde de boyau entourée d'un caillot fibrineux de couleur rose, lequel adhère à l'artère ; en détruisant cette adhérence, qui est d'une demi-ligne environ, l'artère semble être dépouillée, dans cet endroit, de sa membrane interne, tant elle est inégale; trois lignes plus bas est une adhérence toute semblable, mais plus longue, et de la largeur de la corde seulement. Tout le reste de la circonférence interne de l'artère est ridé et rouge.

Au niveau de la deuxième adhérence, se trouve la seconde extrémité de la corde de boyau ; là, l'artère a tellement augmenté de capacité qu'elle est aussi large que l'aorte ventrale ; elle est un peu altérée.

Un demi-pouce au-dessus environ, cette dilatation cesse avec l'enduit fibrineux qui entoure cette portion de corps étranger; alors la face interne est jaune, inégalement ridée, couverte de matière demi-diffluente; cette altération va croissant à mesure qu'on examine plus inférieurement, dans le trajet de huit à neuf lignes, après quoi l'artère est complétement détruite; la corde, qui est aussi de plus en plus altérée, est également détruite.

La destruction de l'artère se trouve au centre de l'abcès ; les tissus cellulaires fibrineux, etc., sont gangrenés et baignés d'un pus semblable à celui sorti par la plaie ; l'abcès occupe toute la cuisse.

L'extrémité de la portion d'artère qui se rend à la patte et qui baigne dans l'abcès est suppurée et oblitérée par du sang. Je ne notai pas jusqu'à quelle distance, mais le fait est qu'elle ne l'était pas dans les petites divisions.

SIXIÈME SÉRIE D'EXPÉRIENCES.

Sur un chien berger, âgé de trois ans, très-méchant, et dont j'ai perdu l'observation. — J'ai introduit dans l'artère brachiale droite un morceau de corde de boyau long de plus de huit pouces et j'ai fait une ligature. Dès le soir, l'animal est tombé dans un état de torpeur considérable, son cœur a battu très-tumultueusement ; le lendemain il était mieux déjà, et quelques jours après il était redevenu aussi méchant qu'avant l'opération.

Huit jours après cette première expérience, j'introduisis dans l'une des fémorales un morceau de bougie à veilleuse qui pénétra plus haut que le tronc de la cœliaque, et peu de jours après je le fis périr avec de la noix vomique.

Voici ce que je me rappelle très-bien du résultat :

La corde de boyau avait été poussée dans la carotide gauche, jusqu'à plus de la moitié de la longueur ; celle-ci était oblitérée, mais la carotide droite, intermédiaire, recevait du sang par un conduit établi postérieurement derrière le caillot fibrineux qui enveloppait la corde et qui traversait le tronc commun ; du reste, l'état de la corde et des parois artérielles était à peu près le même que dans le cas précédent.

Dans l'aorte, l'altération était à peu près ce que nous avons déjà vu après l'introduction des autres corps étrangers, il ne bouchait l'artère que très-incomplétement. L'artère mésentérique inférieure seule était oblitérée, ainsi que quelques autres moins importantes. La cœliaque ne l'était pas, la rénale gauche l'était ; la glande à la quelle elle se rendait était flasque, décolorée, mais pas beaucoup altérée. L'artère fémorale du côté opposé et l'artère médiane du sacrum étaient aussi oblitérées. Les ventricules du cœur contenaient une matière très-élastique, difficile à rompre, blanche, et parsemée d'une infinité de petits points rouges ; elle adhérait aux parois des ventricules à l'aide des valvules mitrales dans lesquelles elle était enlacée ; celle du ventricule gauche avait au moins six lignes d'épaisseur ; la blancheur de cette fibrine et sa solidité contrastaient évidemment avec celle d'une matière gélatiniforme jaune, unie à du sang qui se trouvait vers les oreillettes ; cette nouvelle matière faisait corps avec cette fibrine.

Il était manifeste que ces deux substances avaient des dates bien différentes ; que la plus blanche, mêlée de points rouges, était du jour où la

corde avait pénétré dans le cœur ; que depuis elle avait subi un commencement d'organisation, tandis que l'autre, qui datait de la deuxième introduction dans l'aorte par la fémorale, se rapprochait encore de l'aspect des polypes d'agonie ; mais cette substance était un peu blus blanche et plus solide qu'ils ne le sont. Une fatalité veut que j'aie égaré cette note, l'une des
plus intéressantes.

SEPTIÈME SÉRIE D'EXPÉRIENCES.

Sur un chien berger. — Je mis l'artère fémorale gauche à découvert dans
une étendue assez longue ; je la séparai bien des tissus voisins, et je la liai
sans la couper, puis l'ouvris transversalement au-dessus de la ligature ; l'ouverture fut grande. J'introduisis dans la cavité un cône formé de la réunion
de plusieurs morceaux de ficelle d'inégale longueur, tordus ensemble et
réunis avec de la cire ; en tournant selon la torsion des fils, je poussai fortement ; le sang le lança à deux pieds environ aussitôt que je le lâchai ; je recommençai deux fois, le résultat fut le même ; enfin, une troisième fois, je
poussai assez fortement pour rompre l'artère ; cette fois le bouchon resta
en place.

L'artère carotide droite avait d'abord été soumise à la même épreuve, et
le bouchon était resté en place. Dès le lendemain de ces deux opérations cet
animal fut triste, il donna des marques de la plus vive douleur. La patte devint fort grosse ; il mourut le cinquième jour.

Nécropsie, dix-huit heures après. Un phlegmon érysipélateux occupe tout
le membre et la moitié correspondante du ventre ; la moitié du tissu sous-
cutané du corps est malade, rouge, infiltrée, friable sans être gangrenée,
tandis qu'à la cuisse et au ventre, qui semblent être le point de départ de la
phlegmasie, il est gangrené. Tous les gros vaisseaux et le cœur contiennent
un sang noir fluide.

Les artères sont beaucoup moins rouges à leur intérieur qu'on pourrait
le croire de la présence du sang altéré, seulement elles ont une légère teinte
vineuse dans les endroits où ce liquide est plus accumulé ; dans tout le reste,
elles sont de couleur jaune paille un peu foncée. La carotide est fortement
distendue par le tampon ; elle contient du sang épaissi noir ; elle est rouge ;
ses parois sont un peu ridées, mais moins que lorsqu'il y a eu introduction
des cordes de boyau ; la plaie est également moins enflammée. Nous procé-
dons avec soin à l'examen de l'artère crurale et iliaque du côté opéré, tout
est, pour ainsi dire, gangrené autour d'elle, qui seule semble ne pas
participer à l'altération commune ; son extrémité divisée est entourée de
pus dans la longueur d'un pouce ; elle est friable ; elle contient encore le
tampon ; le reste de l'artère jusqu'à l'aorte est oblitéré par du sang en caillot, mais le tissu même de l'artère ne paraît pas sensiblement altéré.

Ce phlegmon, qui ne suit pas pour ainsi dire le trajet de l'artère, ne me semble pas être immédiatement le fait de l'expérience, mais seulement de l'introduction dans la plaie de matières putrides, faite à l'aide des instruments employés qui étaient mal nettoyés.

Les veines ne me paraissent pas altérées ; les poumons sont affaissés et de couleur rouge mêlée de brun ; la muqueuse bronchique est en tout semblable à celle qu'on aurait fait macérer dans une matière tinctoriale de couleur marron très-foncée mêlée de rouge.

Les intestins contiennent des matières également altérées, sans que leurs vaisseaux soient notablement injectés.

HUITIÈME SÉRIE D'EXPÉRIENCES.

Sur une vieille jument. — Je mis l'artère carotide droite à découvert, vers le tiers antérieur du col : je l'ouvris transversalement dans la moitié de son diamètre ; au-dessus de l'ouverture je plaçai une pince à ressort pour arrêter le sang qui refluait de ce côté, et y introduisis du côté du cœur une vieille bougie urétrale couverte de cire, longue de neuf à dix pouces, de façon qu'elle formait un cône long. Je poussai cette espèce de cône autant que mes forces le permirent ; aussitôt que j'eus cessé de pousser, il fut rejeté à plusieurs pieds. Je répétai encore deux fois cette tentative, ce fut toujours avec le même résultat.

Ne voulant pas laisser périr l'animal, je portai de nouveau la bougie, et liai l'artère sur le cône ; elle fut encore chassée. J'introduisis alors une autre bougie d'égale grosseur à ses deux bouts, je la fis dépasser complétement l'ouverture, de façon à pouvoir lier l'artère, comme s'il n'y avait pas eu de corps étranger introduit. Lorsque la ligature fut faite, je sentis manifestement la bougie venir frapper contre le cul-de-sac formé dans la ligature. Aussitôt après, l'artère interne de l'avant-bras fut mise à découvert à sa partie supérieure ; l'opération fut extrêmement longue à cause de mon peu d'habitude à chercher le vaisseau au milieu des veines et des nerfs qui l'entourent ordinairement ; une veine fut ouverte, elle fut liée, l'artère fut mise sur une sonde et amenée au dehors de la plaie ; elle ne battait pas ; incisée en travers il ne coula pas de sang ; mais une ligature d'attente était placée derrière ; la sonde fut retirée quelques secondes après, le sang jaillit ; je mis fin à cette longue opération en faisant la ligature ; aussitôt après, l'animal se releva difficilement, mais il regagna son écurie, distante au moins de huit cents pas.

Dès le lendemain on l'envoya pacager comme à l'ordinaire ; il boitait, mais mangeait bien. Le cinquième jour il avait la jambe gauche de devant très-gonflée ; la plaie avait un mauvais aspect ; celle du col, qui avait été réunie par des épingles, suppurait néanmoins.

Sans l'abattre, la carotide gauche fut découverte et incisée ; j'introduisis du côté du cœur une bougie couverte de cire, longue de quatre pouces, un peu conoïde; un sillon circulaire avait été pratiqué préalablement sur l'extrémité qui devait rester dans la plaie; la ligature fut faite dessus, elle resta en place.

Au moment où nous allions en introduire une semblable dans la portion qui se rend à la tête (quoique la cavale ne se débattît point), une hémorrhagie très-forte se fit par l'angle supérieur de la plaie de la jambe; alors nous liâmes seulement le bout supérieur de la carotide.

Un garot fut appliqué à la jambe au-dessus de la plaie, et quoique les parties ne permissent pas une compression bien efficace, le sang cessa néanmoins de couler aussi fort, mais pas complétement; l'animal mourut vingt-quatre heures après.

Nécropsie. Dans la plaie du membre, nous trouvons que l'artère est divisée, et chaque portion est distante de plus de deux pouces de la plaie; un caillot remplit cet espace, le tissu cellulaire est gonflé et infiltré de sang et de sérosité.

Au col, dans la plaie du côté gauche, celle dernière faite, et au bout supérieur, la ligature tient encore à l'artère, qui est grosse comme le petit doigt; le bout inférieur, celui du côté du cœur, est coupé par la ligature dans la moitié de la circonférence; mais il est aisé de constater que le fil n'a point, lors de son application, tranché la tunique interne; car ce qui reste n'est pas divisé; il est aisé de la voir entière; seulement on remarque une empreinte un peu plus colorée en rouge dans la portion où a pressé le fil.

La bougie est entourée de fibrine dans toute la longueur occupée par le corps étranger; les membranes artérielles sont lisses, rouges lie de vin. Cette artère, depuis le lieu occupé par le corps étranger jusqu'à son origine contient des caillots noirs demi-solides, et une chose remarquable c'est que les membranes ne sont point rouges dans cette dernière portion. Dans la plaie du côté droit, celle où la première expérience a été faite, plus de la moitié de la bougie qui avait été mise dans le bout inférieur de l'artère se trouve sortie; elle est dans la plaie et cassée dans trois endroits; l'artère est grosse comme une chandelle de six à la livre; ses membranes sont friables, épaisses, légèrement rouges et ridées transversalement; la portion de bougie qui y est encore est entourée de fibrine semblable à celle qui remplit l'artère du côté opposé, jusqu'où a pénétré le corps obturant. Vis-à-vis la portion de ce qui reste encore dans le vaisseau, les parois artérielles sont couvertes d'une matière puriforme. A cinq pouces de la naissance de l'artère, à quatre de la profondeur où a pénétré la bougie, se trouve une artère qui naît de la carotide; elle est grosse comme un tuyau de plume à écrire, elle n'est point oblitérée; elle communique avec le cœur par un conduit qui forme une spirale à l'intérieur de l'artère; ce conduit est de même calibre que l'artère où il se rend; il est tracé dans la fibrine qui remplit l'artère; il a toujours pour l'un de ses côtés une portion de parois artérielles qui est saine.

Dans le bout supérieur, le corps étranger n'a pas bougé; il a pénétré près des branches que la carotide envoie à la face, et dépasse même d'un demi-pouce l'origine de la première de ces branches, le sang n'y revenait pas; elle est oblitérée jusqu'à sa première division par un caillot; du reste, le tissu de l'artère a éprouvé la même altération que dans l'autre portion.

NEUVIÈME SÉRIE D'EXPÉRIENCES.

Un Chien ayant plus du double de taille qu'un carlin, âgé de onze à douze ans, eut l'artère crurale du côté droit ouverte. Un morceau de bougie à veilleuse long de deux pouces et demi y fut introduit, une ligature fut établie dessus; l'animal resta peu étonné de cette opération.

Six jours après, nous mîmes l'artère brachiale gauche à découvert, nous y pratiquâmes une petite ouverture qui servit à y introduire une canule très-déliée. A l'aide de ce conduit onze à douze gouttes de dissolution aqueuse de nitrate d'argent furent poussées dans ce vaisseau; la canule fut laissée en place quelques secondes. Aussitôt après, l'animal poussa les cris les plus aigus; il ne sortit pas une seule goutte de sang par la plaie, et la patte fut dans un état tel qu'il ne put plus s'en servir; était-elle paralysée complétement? je ne le crois pas. Ce chien ne cessa de donner des marques de la plus vive douleur jusqu'au moment de sa mort, qui arriva vingt-quatre heures après cette dernière expérience.

Nécropsie. La plaie de la cuisse est en suppuration, les ligatures sont tombées, les tissus qui environnent l'artère dans toute son étendue, jusqu'à la naissance de l'aorte, sont rouges, épaissis, durs, friables à la plus légère traction; il en est de même des ganglions; les membranes de l'artère sont épaissies également; à son intérieur ce canal est rouge, on y voit une grande quantité de rides transversales d'où partent des filaments fibrineux rougeâtres qui, d'autre part, se rendent à un caillot de même nature qui environne la bougie; la couleur à part, on croirait voir un morceau de jeune pousse de noyer coupé en long au milieu de la moelle.

La patte de devant est gonflée; une incision laisse voir tous les tissus rouges et pleins de sang, plus on approche de l'épaule plus ils sont malades, car c'est dans cette partie que se rendent les branches où le nitrate a été poussé; là, les muscles sont en bouillie, les nerfs qui s'y trouvent sont rouges extérieurement, mais n'offrent rien à leur intérieur; cependant, en les examinant très-attentivement, nous croyons les voir plus rouges que ceux du côté opposé.

L'artère brachiale, dans l'étendue de deux pouces, est comme desséchée; elle est remplie dans cette partie par un caillot semblable à du sang cuit ou desséché; toutes les branches qui en partent semblent être dans le même état, tant qu'il est possible de suivre leur trajet, et de les fendre avec la pointe d'une lancette.

DIXIÈME SÉRIE D'EXPÉRIENCES.

Sur un carlin. — J'ai mis l'artère carotide droite à découvert, je l'ai liée, puis, entre la ligature et le cœur, j'ai fait une ouverture par laquelle j'ai introduit un cône fait d'une bougie à veilleuse couverte de cire disposée couche par couche. Je l'ai enfoncée à un pouce environ, enfin tant que mes forces l'ont permis. Puis j'ai coupé la portion excédante; la plaie a été médiocrement rapprochée, et l'artère laissée à elle-même.

L'animal n'ayant pas éprouvé d'accidents, cinq jours après, j'ai fait sur l'artère fémorale gauche absolument la même chose que sur la carotide droite. Ce chien n'en a pas paru sensiblement affecté.

La première plaie était cicatrisée, l'autre était en voie de guérison, lorsque dix jours après, c'est-à-dire seize après la première opération, j'ouvris l'artère fémorale droite, puis j'y introduisis du côté du cœur une bougie à veilleuse longue de treize pouces environ; la patte était tendue, cette introduction fut faite sans aucune espèce de difficulté; la bougie n'oblitéra pas complétement l'artère fémorale, néanmoins il ne coula pas de sang par ce vaisseau.

Aussitôt libre, ce chien courut se cacher, et pour cela il passa à plat ventre sous une porte; il resta trois jours dans la même place, refusant les aliments. Le quatrième jour il mangea assez avidement une soupe, et mourut dans la nuit. Il était d'une maigreur squelettique, la queue était pleine d'excréments, ce qui prouvait qu'il avait eu la diarrhée; la plaie ne présentait rien de particulier.

Nécropsie. Les poumons et le cœur sont à l'extérieur dans l'état normal. Un gros ganglion contenant du pus est placé à la grande courbure de l'estomac : toute cette partie est parsemée de vaisseaux sanguins fortement injectés; il est rempli de liquide et de pain qui n'est pas du tout altéré; la membrane muqueuse qui tapisse le bas-fond et la grande courbure est épaisse et couverte de mucosités filantes et blanches.

Les intestins grêles sont remplis de matières mucoso-sanguinolentes dans certaines portions, dans d'autres ils ne contiennent rien; les replis de la membrane muqueuse sont rouges. Le gros intestin est phlogosé très-fortement; il est lie de vin. La vessie est remplie par une grande quantité d'urine rouge. Les reins vus extérieuremeut sont couleur lie de vin, intérieurement ils sont mous, mais de couleur naturelle; le foie et la rate paraissent sains, le foie est injecté. Je mets toutes les principales artères à découvert, je les incise, sans les déranger, à l'aide d'une lancette; la bougie va de la fémorale dans l'aorte, elle pénètre à un pouce dans le tronc commun des carotides; un caillot rose fibrineux entoure l'extrémité de ce corps étranger; la bougie est également couverte de fibrine de couleur rose, elle est brisée de pouce en pouce; l'aorte n'est pas en contact avec ce corps dans toute sa circonférence ; dans les portions par où le sang passait, le tissu artériel n'est pas altéré ; mais dans les autres, au contraire, il est épaissi, rouge, ridé et adhérent à l'enveloppe de la bougie. Les artères qui se trouvent en contact avec le corps étranger sont oblitérées ; ainsi la reinale droite, la mésentérique inférieure le sont ; la cœliaque, la reinale gauche ne le sont pas ; l'artère du membre pelvien n'est oblitérée qu'au-dessous des branches qu'elle envoie au bassin ; là elle est ligamenteuse.

La carotide droite n'est pas oblitérée ; la gauche, tout près de son origine, contient du sang qui a l'aspect, la couleur et la consistance des tissus caverneux. En haut elle est ligamenteuse.

L'iliaque et la crurale sont remplies de fibrines altérées. Une méprise du garçon me priva des moyens d'examiner plus attentivement ces diverses altérations.

ONZIÈME SÉRIE D'EXPÉRIENCES.

Sur un jeune chien berger. — La carotide gauche fut ouverte et bouchée par un cône de cire poussé fortement dans ce vaisseau. Comme dans l'expérience précédente, il n'y eut point d'hémorrhagie ; la suppuration fut très-abondante.

Cinq jours après cette expérience, la même chose fut tentée sur l'artère fémorale droite ; ce cône fut poussé avec une égale force ; mais au moment où nous allions libérer l'animal, le cône fut chassé hors de l'artère et tomba à un pied et demi ; alors le sang coula avec force. Un autre cône fut introduit et poussé fortement, puis avec les ongles je pinçai l'artère dessus, de façon à faire des enfoncements sur la surface lisse de ce bouchon ; l'animal fut mis en liberté, le sang ne coula pas du tout.

Neuf jours après cette dernière opération, la plaie du col était à peu près cicatrisée, celle de la cuisse n'était pas autre chose qu'une plaie ordinaire en suppuration ; quoique ce chien n'eût pas cessé de manger comme à son ordinaire, il n'en était pas moins très-maigre. L'artère fémorale gauche fut découverte et incisée ; un morceau de bougie à veilleuse long de treize pouces y fut introduit, le sang sortit sur les côtés de ce corps étranger ; une ligature fut appliquée.

Aussitôt cet animal cessa d'être gai, mais conserva son appétit ; le quatrième jour, sa chaîne étant défaite, il courut dans toute la maison ; il était d'une maigreur squelettique, mais il n'avait point la diarrhée.

. Le dixième jour après cette opération, il devint triste, et mourut le treizième jour.

Nécropsie. Extérieurement le ventre est mouillé du pus rougeâtre fourni par la plaie de la dernière opération ; intérieurement les intestins, le mésentère, le péritoine abdominal sont plus fournis de vaisseaux rouges que d'habitude, ce qui, du reste, contraste avec la diaphanéité de la séreuse ; le

foie est rouge, il est bosselé par l'impression des côtes sur lesquelles il a
reposé ; car l'animal est mort étant couché sur le côté droit. Les reins sont
gras, de couleur jaune, mélés d'une infinité de petits points rouges ; en les
incisant il s'écoule de ces organes une matière rousse. La vessie est petite,
elle paraît saine, il en est de même de la rate ; l'estomac contient beaucoup
de détritus ligneux entouré d'une matière grise ; vers le pylore, ils sont
couverts d'une matière noire semblable à du méconium ; le duodénum et la
partie supérieure du jéjunum contiennent de cette même matière ; par un
contraste assez marqué, la vésicule est remplie d'une bile d'un jaune citron ;
les valvules intestinales sont rouges et séparées de cette matière brune par
des mucosités d'une autre couleur ; les gros intestins sont diaphanes et pleins
d'excréments moulés.

La section du sternum donne issue à du pus qui sort près des clavicules,
et semble sourdre des tissus environnant l'origine des branches fournies par
l'aorte supérieure ; une matière analogue est répandue par diffusion derrière
le sternum dans toute son étendue devant les enveloppes du cœur.

Le médiastin et le péricarde ne contiennent rien ; le cœur est mou, de la
sérosité soulève la séreuse qui le tapisse ; il contient peu de caillots fibrineux
mollasses ; les poumons sont parfaitement sains.

Après avoir enlevé le pus qui baigne l'origine des carotides, on voit qu'il
n'est arrivé dans cet endroit qu'en fusant. En incisant sur le trajet l'artère
aorte vis-à-vis sa crosse, il s'écoule une matière mélée de sang et de pus ; ce
dernier a sa source entre les tuniques cellulaire et fibreuse de l'artère.

J'incise l'aorte et les deux iliaques dans toute leur étendue, je trouve que
la bougie va jusqu'à deux pouces au-dessous de la crosse de l'aorte, elle a
été plus élevée d'abord ; elle est entourée d'un caillot rougeâtre ; elle conserve encore une courbure qui lui a été imprimée par le fait de son introduction dans l'artère, elle est brisée dans cinq endroits de la partie qui est
encore contenue dans l'artère ; elle a encore une sixième brisure dans la
partie qui se trouve déjà repoussée dans la plaie ; cette portion qui est
enfoncée dans les chairs est longue de dix-huit à vingt lignes.

Dans la plus grande partie de son étendue, l'aorte ne paraît pas sensiblement altérée, et n'est pas oblitérée ainsi que les diverses branches qui
en partent, excepté les iliaques.

Celle de ces dernières qui a servi à la deuxième expérience n'est plus
qu'un ligament contenant supérieurement un peu de matière rouge spon-
gieuse. Celle où se trouve la bougie est en suppuration à sa face intérieure.
Cette altération n'est pas aussi générale dans la partie de l'aorte qu'occupe
la bougie ; celle-ci touche la paroi antérieure ; elle s'en éloigne un peu à
l'origine des branches qui vont aux intestins vis-à-vis l'extrémité supérieure
de la bougie ; l'artère forme un renflement gros comme une mollette d'œuf ;
les tuniques internes et moyennes cèdent au plus léger attouchement, et

laissent couler un pus de couleur brique semblable à celui amassé derrière le sternum.

Un peu au-dessous du tronc de la cœliaque se trouve une altération semblable à celle dont je viens de parler; seulement le renflement est moins gros, et une ulcération lenticulaire occupe son centre.

L'artère carotide, qui a été opérée dans le commencement, est oblitérée et ligamenteuse comme l'ilio-fémorale gauche.

Dans la première série d'expériences que nous avons tentées, deux essais infructeux ont été faits pour obtenir l'agglutination de la paroi externe de l'artère avec elle-même, en recourbant l'extrémité du vaisseau. Cette idée n'était qu'une conception malheureuse, nous n'y reviendrons pas ; il n'es bon de la mentionner ici que pour empêcher d'autres expérimentateurs de l'essayer ; cependant ces deux faits ne seront pas tout à fait perdus, car l'hémorrhagie n'a pu être prévenue, quoique l'artère liée fût saine ; elle s'est arrêtée seule, il est vrai, mais il n'en aurait pas été de même, sans doute, chez l'homme, ce qui doit rendre circonspects ceux qui jugent de l'emploi des moyens hémostatiques par l'effet qu'ils obtiennent sur les animaux.

L'introduction de corps étrangers dans le calibre des artères après leur section en travers a eu des effets dignes de la plus sérieuse attention. J'ignore tout à fait si d'autres expérimentateurs en ont observé de pareils; je crois utile de les signaler.

1° Le premier de ces effets c'est l'inflammation de toute l'épaisseur des parois de l'artère ; elle est déjà remarquable au bout de vingt-quatre heures, par la rougeur, puis plus tard par l'épaississement des différentes couches qui les composent, par le boursouflement, surtout, des membranes les plus internes. — Ce boursouflement est tel que l'artère paraît intérieurement formée d'une quantité infinie de valvules transversales. Tant qu'elle n'est qu'à ce degré, l'inflammation peut se résoudre ; alors le gonflement se dissipe et les tuniques internes prennent l'aspect d'une membrane plus large que celle qui les enveloppe; mais au moins leurs intersections cessent d'être apparentes. — Quand le corps étranger est trop gros, la gangrène peut bien être la suite de cette inflammation, tandis que lorsqu'il est trop petit elle est partielle et n'a lieu seulement que dans le point le plus voisin de lui ; alors les autres portions du canal restent saines et exécutent leurs fonctions.

Un corps qui n'a guère que le huitième du calibre du vaisseau ne produit qu'une inflammation partielle ; elle est totale quand il a le quart ou un peu plus. S'il l'emplit en entier, et s'il est de substance altérable, il produit toujours la gangrène. — Le corps étranger demeure très-longtemps en place; la membrane fibrineuse s'amollit et devient jaune, pultacée, et s'ulcère absolument comme dans certains cas d'altération chronique de gros vaisseaux attribuée à un vice intérieur.

Outre le gonflement de toute l'épaisseur du tube artériel et de son enveloppe, une chose digne de remarque, et que je n'ai jamais manqué de rencontrer, c'est le gonflement des ganglions lymphatiques dans le voisinage du
mal ; gonflement semblable en tout à celui qu'éprouvent ceux placés sur le
trajet des vaisseaux lymphatiques venant des surfaces en suppuration.

2° Le second effet de la présence d'un corps étranger dans l'extrémité de
l'artère, c'est la suspension du cours du sang dans la portion du vaisseau
occupée par le corps étranger. Cette suspension est seulement partielle
quand le corps introduit n'est pas suffisamment gros ; mais quand il a la
moitié du calibre de l'artère, il a toujours lieu complétement, comme je
l'ai déjà dit. A quelle époque arrive-t-elle après cette introduction? c'est ce
que je n'ai pas pu constater bien positivement ; mais il est sûr qu'elle
ne tarde pas beaucoup, et quelle a lieu dès que l'inflammation commence
à se développer, peut-être même plus tôt. Comment se fait-elle? Ce qu'il
y a de certain, c'est qu'il n'est pas essentiel pour cela que l'artère soit oblitérée à plus de moitié de son calibre. Elle n'est pas le simple résultat d'une
action purement mécanique, mais vitale ; ce qui le prouve c'est ce que j'ai
vu sur le chien de la deuxième série où je trouvai la corde sortie de l'artère
crurale. Dans cette même artère je pouvais faire pénétrer un stylet sans
aucune espèce d'efforts. Plus tard, dans la série numéro 4, je trouvai l'aorte
divisée, et contenant un corps étranger bien petit en raison de sa cavité ; et
cependant le sang n'y passait plus depuis quelque temps, quelque voisin
que fût le cœur de cette altération. Enfin, pendant les recherches que je
faisais pour découvrir les artères sur lesquelles j'allais expérimenter, j'ai
vu plusieurs fois celles que je cherchais, confondues avec les nerfs et autres
tissus voisins, cesser de battre tout à fait au point d'être obligé de les
prendre et quitter plusieurs fois, tant elles étaient aplaties et vides, tandis
que quelques minutes après les avoir placées sur un stylet elles redevenaient
perméables au sang ; alors, dès que je les ouvrais ; le sang jaillissait, leurs
battements devenaient graduellement plus forts, et enfin plus le sang coulait, plus son jet augmentait.

Cette interruption du cours du sang peut être quelquefois partielle, mais,
au milieu des obstacles mécaniques que le corps étranger apporte, il est
encore aisé d'y voir une intelligence vitale : le cours du sang suit le trajet
sain ; toutes les expériences que j'ai faites sur l'aorte le prouvent plus ou
moins.

3° Cet état violent, sans doute, ne peut durer sans qu'il y ait bientôt obturation de l'artère ; du sang coagulé d'abord, puis une matière fibrineuse,
puis une matière plus ou moins purulente viennent former un bouchon
qui est retenu ensuite par cette série de valvules qui forment les rides,
suite du gonflement des membranes internes et moyennes des artères ; enfin
lorsque le mouvement inflammatoire est passé, lorsque le sang a pris une

route autre que celle habituelle, les parois du vaisseau finissent par contracter des adhérences à l'aide de cette substance ; plus tard le vaisseau s'atrophie et devient ligamenteux si la suppuration ou la gangrène ne l'ont pas altéré plus profondément.

4° La question de savoir si les artères jouent seulement un rôle passif dans la circulation a occupé bien des fois les physiologistes ; j'ignore même si quelques-uns les ont regardées comme bien actives dans cette importante fonction. Mes expériences m'ont appris que parfois elles peuvent acquérir une force de contraction assez considérable ; car les corps que j'ai introduits dans les artères des animaux ont été expulsés plus ou moins complétement, en raison du temps écoulé entre l'expérience et la nécropsie. Quand ils n'étaient pas expulsés, ils étaient brisés en plusieurs endroits, ce qui suppose un mouvement très-énergique et assez prompt, puisque les bougies se sont trouvées brisées de pouce en pouce dans plusieurs cas, vingt-quatre heures après leur introduction. Il est vrai que ce qui est arrivé dans les séries numéros 5 et 6, où la bougie dirigée vers le cœur a été poussée dans une carotide, et dans la série numéro 4, où la bougie poussée dans l'aorte est allé sortir dans l'artère crurale du côté opposé, semble prouver qu'il y a aussi, dans ces cas, influence du centre circulatoire. Sans doute que l'action a été multiple ; mais toujours est-il qu'il reste démontré qu'il y a dans ces vaisseaux la faculté d'acquérir un mouvement tel que les corps qu'ils contiennent finissent par être expulsés de leur cavité.

Il est encore des phénomènes généraux éprouvés par les animaux sur lesquels j'ai opéré, qui sont dignes de la méditation des physiologistes, tels sont la maigreur extraordinaire, etc. Mais comme ce n'était pas eux que je voulais étudier, qu'il eût fallu pour cela multiplier mes expériences au delà de mon loisir et de mes facultés, je ne m'y arrêterai pas. Il en est un que je ne puis oublier de faire remarquer, c'est la manière dont la vie triomphait de ces vastes altérations, et dont le cœur luttait avec avantage contre les obstacles qu'il avait à vaincre, notamment dans le cas où il se fit un si grand amas de matières fibrineuses dans les ventricules (voir la série n° 6). Puis enfin, que penser de cette hypothèse que certaines fièvres, telles que celles de la scarlatine, mettent la vie en danger par la rougeur de quelques points de l'intérieur des gros vaisseaux du cœur? Ces faits suffiraient pour prouver que désormais cette opinion n'est plus soutenable.

Peut-on espérer tirer parti de ces recherches pour la chirurgie, même après les belles expériences de MM. Amussat et Velpeau? Je crois que oui ; car enfin la torsion des artères et l'application des épingles, qui ne sont efficaces que par l'irritation locale mais violente qu'elles produisent, ne sont pas toujours praticables.

L'introduction de corps étrangers dans les artères ne pourra-t-elle pas être conseillée dans les cas d'opération chirurgicale où ces vaisseaux seront ossifiés, cartilagineux, ou seulement enflammés ou aisés à trancher, et dans les cas d'anévrisme impossible à atteindre avec le bistouri du chirurgien? Sans doute que ces introductions forcent à découvrir l'artère, et surtout à faire la ligature. Mais, dans un cas d'anévrisme, il ne sera pas toujours indispensable, pour opérer, d'aller la découvrir, pour le moins immédiatement au-dessous de la tumeur. Je crois avoir laissé suffisamment pressentir, dans l'exposé de mes expériences, qu'il n'était pas nécessaire de les lier fortement, qu'il suffirait d'arrêter le corps et d'empêcher le vaisseau de se dilater. J'ai la conviction que, dans le cas où il serait impossible de lier, il suffirait d'introduire un corps peu long, et du volume de l'artère, par l'une de ses extrémités, puisque cela m'a suffi dans un cas (voir la série n° 10), et que, dans d'autres, en pressant l'artère avec les ongles sur le corps que j'y avais introduit, cela suffisait pour le faire rester en place. D'ailleurs, autant que je puis le croire, il suffirait de contenir par les doigts, ou autres moyens, le corps obturant pour que l'inflammation qui suspend le cours du sang fût assez forte pour le retenir et prévenir l'hémorrhagie. Enfin, dans certaines amputations, où l'on trouve des artères ossifiées, cartilagineuses ou aisées à trancher avec le fil, ce moyen ne sera pas à dédaigner. N'a-t-il pas même été employé bien avant que j'aie cherché à savoir rigoureusement ce qu'on peut attendre de l'inflammation aiguë de toute l'épaisseur des parois d'une artère?

Enfin, est-ce à l'oblitération des gros vaisseaux qu'est due la gangrène sénile? Dans l'une des observations que j'ai citées, nous l'avons vue envahir, à peine à deux lignes d'étendue, une artère qui donnait à pleins jets un sang vermeil et très-rutilant; nous l'avons vue même se reproduire malgré cela dans le lambeau qu'occupait cette artère. Si ce fait pouvait paraître une exception, je pourrais en citer encore un tout semblable, pour contre-épreuve. Nous avons vu des chiens chez lesquels j'ai déterminé les oblitérations les plus considérables qu'il soit possible, avec embarras au cœur, et qui malgré cela n'ont rien éprouvé de pareil; au contraire, c'est que, malgré leur âge, nous avons vu comment la vie pouvait résister à ces grands désordres.

Quelques personnes ont attribué les ulcérations des artères à une disposition tuberculeuse; l'une des dernières séries surtout nous montre un état tout à fait semblable à celui trouvé chez l'homme et développé sous l'influence d'une irritation vive longtemps prolongée.

Telles sont les principales observations qui me semblent résulter de ces expériences; puissent-elles dédommager ceux qui auront pris la peine de les lire.

Depuis que j'ai fait ces expériences, j'ai été, comme je l'ai dit, appelé à pratiquer deux fois la ligature d'artères, où j'ai cru devoir mettre à profit les notions chirurgicales qui découlent de ce genre de recherches.

Dans le premier cas, il s'agissait d'un jeune homme âgé d'une vingtaine d'années, vigneron, près de Bléré. C'était un malade à mon bon confrère Hélie. Ce qu'il est essentiel de dire avant tout, c'est que ce garçon était issu d'un père sujet à des hémorrhagies incoërcibles pour la plus légère blessure, et que ce malheureux jeune homme, en taillant sa vigne, se donna un coup de serpe à la jambe qui ouvrit la tibiale antérieure. Quand je fus appelé, il y avait déjà une dizaine de jours qu'il s'était blessé et qu'il avait éprouvé plusieurs hémorrhagies. Mon confrère Hélie et moi pratiquâmes la ligature de l'artère fémurale à l'union du tiers moyen avec le tiers inférieur de la cuisse. Tout sembla marcher sans encombre les six premiers jours; mais le septième, la ligature tomba et cet homme éprouva une hémorrhagie qui fut cause qu'on dut faire une nouvelle ligature à la partie supérieure de la cuisse.

Avant de poser la ligature, j'introduisis dans l'artère un petit morceau de corde de boyau et posai deux liens, l'un au-dessus et l'autre au-dessous de l'ouverture qui avait servi à introduire la corde. Il y avait quatorze jours passés sans aucun accident, quand j'allai le voir pour jouir du succès que je croyais avoir obtenu. Quel ne fut pas mon chagrin lorsque j'appris que, depuis quelques heures, l'hémorrhagie avait reparu; que mon confrère avait perdu courage. Le malade était dans un état de faiblesse très-extrême. Malgré cela, je me mis à l'œuvre et je pratiquai précipitamment la ligature de la crurale à quelques centimètres au-dessus du point où la dernière avait été posée; mais le malade ne se releva pas, il mourut quelques instants après.

Dans l'empressement qu'il me fallut mettre et que je mis pour rappeler cet homme à la vie, je ne fis pas de recherches pour reconnaître par quel bout de l'artère l'hémorrhagie se faisait; je dirai même franchement que ma première impression fut que le sang venait du bout supérieur. Eh bien ! je crois aujourd'hui le contraire, et l'observation suivante, qui mérite d'être méditée à tant de titres, va, je crois, en faire douter autant que possible.

R....., de Monnaie, vingt-deux ans, grand et fort garçon très-sujet aux épistaxis, étant à une noce le mercredi   juillet, laisse tomber son couteau pendant qu'il est à table; il serre les cuisses pour le retenir; celui-ci se trouve barré entre elles. Alors ce mouvement fait enfoncer les trois quarts de la lame de cet instrument dans la cuisse droite, au niveau du tiers moyen avec le tiers inférieur. Le sang jaillit à l'instant en abondance; on retire le couteau de la plaie, dont la lame pointue et large de près de trois centimètres, a pénétré à environ dix centimètres, c'est-à-dire aux trois quarts. Est-elle entrée transversalement ou obliquement, en haut ou en bas, c'est ce

que l'on ne peut dire; dans la précipitation où tout cela s'est fait, personne
ne l'a pu remarquer. (On verra plus loin que c'est obliquement et en haut).
Il est évident, par le jet de sang rutilant, abondant, saccadé et en arcade,
que l'artère fémorale a été ouverte largement chez cet homme.

M. Besnardeau, médecin à Monnaie, est appelé; il fait un pansement, le
sang cesse de couler d'abord, mais la cuisse se gonfle; peu après une petite
hémorrhagie survient, puis d'autres ont lieu pendant huit jours, dont ce médecin espère cependant triompher sans opération. Mais ces huit jours écoulés, la cuisse qui avait été tenue fléchie est étendue, aussitôt une hémorrhagie très-abondante survient, elle semble être la conséquence de ce mouvement
insolite; elle se répète tous les jours d'une façon alarmante jusqu'au quinzième jour de la blessure. C'est alors que je suis appelé, c'était un mercredi,
je trouve ce malade décoloré, bouffi, avec un pouls très-fréquent, la cuisse
gonflée et tendue. Nous mettons ce malade dans une voiture, il est transporté à Tours, où une compression est établie sur le trajet de l'artère fémorale. Malgré tout, le vendredi, dans la nuit, une nouvelle hémorrhagie
plus abondante que celle qui a eu lieu à son arrivée à Tours, prouve l'inutilité de la compression, qui, du reste, est fort mal supportée. Le sang est
décoloré, il ne contient presque que du sérum; la ligature est donc plus indispensable que jamais; elle est pratiquée le samedi, dix-huit jours après l'accident, de la manière suivante : L'artère est mise à découvert à l'union du
quart supérieur avec le quart moyen de la cuisse, deux fils sont passés sous
elle, après l'avoir parfaitement isolée. L'épaisseur du tissu cellulaire qui entoure ce vaisseau semble nous indiquer que l'inflammation périphérique de
la blessure s'est propagée jusqu'à cette hauteur et au delà. Une ligature est
posée, puis une incision longitudinale, faite à l'aide d'une lancette, ouvre
l'artère; il sort de cette ouverture quelques gouttes de sang rutilant, ce qui
ne permet pas de douter que c'est sur l'artère fémorale que l'on opère; le
sang ne coule qu'en très-petite quantité, parce qu'une ligature, placée entre
l'incision et le centre circulatoire, est tirée par un aide; cette manœuvre bouche l'artère en l'aplatissant à volonté. Un morceau de racine de guimauve
desséché, long de six centimètres, taillé en cône très-allongé, gros à l'un de
ses bouts comme une plume d'oie, mouillé légèrement à l'instant pour le
rendre glissant, est introduit en entier dans la cavité par le bout le plus ef-
filé; puis, la ligature qui est serrée le maintient en place, ce qui bouche
l'artère complétement. La plaie est pensée à plat, couverte avec du papier
de soie froissé et bien amolli en guise de charpie, puis le malade est porté
dans son lit, où la jambe et la cuisse fléchies sont supportées par un
oreiller.

Le soir, les battements de l'artère à sa sortie de l'arcade crurale sont très-
forts, la jambe est restée sensible, mais elle est moins chaude que la gau-

13

che, les pulsations dépassent cent à la minute ; on donne du bouillon et un peu de vin, on continue le lendemain, et le malade est dans le même état pendant quatre jours, si ce n'est que la bouffissure générale a beaucoup diminué ; le soir il survient une épistaxis, le membre est moins gros, mais il s'écoule une sérosité sanguinolente abondante par la blessure.

Pas de changement notable pendant les cinquième, sixième, septième, huitième et neuvième jours qui suivent celui de l'opération, si ce n'est que le pouls a perdu de sa fréquence, que les battements de l'artère crurale sont bien moins forts au pli de l'aisne ; alors le pourtour de la blessure est douloureux, l'ouverture est le siége d'un écoulement rougeâtre très-fétide, la plaie de l'opération donne une suppuration très-abondante et séreuse, des ganglions lymphatiques se sont développés au pli crural, ils sont même un peu douloureux.

Le malade a de l'appétit, reprend de la couleur ; il éprouve deux épistaxis faibles : on continue les potages, le vin, le pain, la viande et quelques légumes.

Le dixième jour les deux ligatures tombent. Même état les onzième, douzième, treizième, quatorzième et quinzième jours, si ce n'est que le gonflement qui s'est produit autour de la blessure est rénittent, que la peau a rougi, que là elle est devenue un peu douloureuse. Cet état phlegmasique s'étend même jusque près du genou.

Le samedi, seizième jour, le malade est pâle ; il a de la fièvre assez fort, car son pouls, qui avait perdu de la fréquence, est revenu à cent douze. L'artère crurale bat aussi fortement qu'immédiatement après la ligature. Ces pulsations sont si fortes que, quoique j'eusse fait la même observation sur mes chiens, je ne pus me défendre d'un sentiment de crainte sur la résistance que pourra faire la modification déterminée par le bout de guimauve dans l'artère que j'ai liée. Deux cuillerées de sang noir coulent par la plaie de l'opération, elles proviennent de son fond qui est saignant ; enfin, deux heures après, il coule abondamment du sang plus noir par celle de la blessure. Alors, en y regardant de plus près, il reste bien évident pour moi que le sang n'est pas fourni par l'artère ; que, de plus, il est mêlé de matières purulentes, lesquelles exhalent même une odeur de putréfaction, et que le liquide qui provenait du fond de la plaie de l'opération est le même que celui de la blessure ; que, par conséquent, il n'est pas fourni, je le répète, par l'artère. Le membre est laissé exposé à l'air, et dans le repos le plus absolu ; on donne des boissons cordiales. Je supprime les aliments solides et je fais aussitôt une injection de perchlorure de fer dans le fond de la blessure, c'est-à-dire à neuf centimètres. Je la fais à l'aide d'une sonde élastique ; or, la direction que cette sonde suit est telle, qu'il devient évident qu'elle atteint à cinq centimètres au plus du point où l'artère a été liée, c'est-à-dire en dedans et en haut. Cela démontre, comme je l'ai dit, que l'instrument vulnérant a été dirigé en haut, et, en outre, que la ligature a du être faite à quatre ou cinq centimètres au plus au-dessus de la blessure.

Les dix-septième, dix-huitième, dix-neuvième et vingtième jours, les plaies, surtout celle de la blessure, sont le siége d'un écoulement brun d'une fétidité telle, que l'on ne peut rester dans l'appartement fermé. Le malade, néanmoins, se relève au physique comme au moral, et surtout ne parait pas s'épuiser trop par cette abondante suppuration ; mais il éprouve encore un épistaxis.

Vingt-deuxième, vingt-troisième jours, la suppuration devient moins odorante et de meilleure nature, moins abondante ; l'alimentation est proportionnée à l'appétit qui est vif, une bande est appliquée sur tout le membre, on fait le lit ; même état le vingt-quatrième jour. Après le vingt-neuvième, c'est-à-dire pendant mon absence et à mon insu, le malade se lève, il veut marcher; à quatre heures du soir, aussitôt, douleurs, jet de sang rutilant par la blessure, on comprime la crurale avec les doigts. A ma visite, une demi-heure après, le malade remue la cuisse (ce mouvement est suivi immédiatement d'une douleur dans tout le membre), elle se gonfle à vue, aussitôt du sang vermeil sort par les deux plaies, mais en très-petite quantité par celle de la ligature. Tout ceci se passe en moins de temps qu'il n'en faut pour l'écrire. L'artère crurale bat avec une violence sans égale ; un compresseur fait d'un ressort courbe, muni de plaques garnies, est appliqué sur le trajet de l'artère crurale, immédiatement au-dessus de la plaie de l'opération, dans le but de modérer le cours du sang qui se fait dans la fémorale profonde. Nouvelle injection de perchlorure de fer à l'aide d'une sonde, à la profondeur de neuf centimètres, par la plaie de la blessure.

La cuisse et la jambe sont tenues fléchies, suspendues par une serviette pliée en cravate et fixée au ciel du lit. Point d'autre pansement sur les plaies que l'application du papier de soie, boissons cordiales. Les vingt-cinquième et vingt-sixième jours, insomnie, fièvre, le membre est gonflé et douloureux. Vingt-septième, vingt-huitième et vingt-neuvième jours, un peu de sommeil; le gonflement diminue, le malade a de l'appétit, la blessure laisse sortir des caillots et un pus fétide, mais moins abondant que quinze jours avant; le compresseur est maintenu, le membre est moins douloureux, repos absolu. Les trentième, trente-unième et trente-deuxième jours, suppuration bonne, moins copieuse, appétit; l'appareil de compression est toujours en place, le malade le dérange souvent, car il porte un peu sur la plaie de l'incision ; les battements artériels sont peu sensibles comparativement à ce qu'ils étaient au moment de l'hémorrhagie. Bref, les deux plaies deviennent de plus en plus simples, et le malade, une fois guéri, reprend son métier de vigneron. Aujourd'hui, il est aussi vigoureux que par le passé.

Ce qui me semble démontré par cette dernière observation, c'est que l'hémorrhagie qu'a eu le vigneron de Bléré provenait du bout inférieur de l'artère, et surtout la valeur que peut avoir ce procédé dans beaucoup de cas : par exemple, qu'il devrait être d'une grande ressource dans le cas d'anévrismes, placé assez haut pour rendre la ligature ou la compression impossibles au-dessus de la tumeur; car, par l'introduction d'un corps capable d'emflammer une artère, posé au-dessous de la tumeur anévrismale, on pourrait, tout en la traversant, aller modifier les deux bouts de l'artère, aussi bien celui d'entrée que celui de sortie, sans ouvrir la poche anévrismale; et, pour l'anévrisme variqueux, comme on n'a pas encore trouvé un moyen de guérison autre que l'amputation, n'y a-t-il pas l'espoir d'obtenir par l'introduction d'un corps capable d'enflammer l'artère et de boucher en même temps l'ouverture de sa communication avec la veine, un moyen d'éviter une si terrible ressource ; l'on avait cru pouvoir le faire par les injections Pravas, mais à tort, comme le démontre le fait suivant.

J'assistais, il y a quelques années, à la visite de mon bon et savant ami Malgaigne, à Saint-Louis. Là, je vis un pauvre maçon qui avait eu l'artère bracchiale ouverte par une saignée malheureuse. Le chirurgien à qui cet accident était arrivé, n'avait pas cru devoir mieux faire que de pratiquer là une injection de perchlorure de fer. Or, il s'était produit un effet semblable à ce que j'avais déterminé sur les chiens que j'ai soumis à des injections artérielles avec du nitrate d'argent. Le malade, que j'ai pu questionner, avait ressenti à l'instant même une douleur atroce, qui ne lui avait laissé ni trève ni merci, et l'avant-bras tout entier était, peu de jours après, tombé en gangrène. Cette observation, qui fut publiée alors, mais à un autre point de vue, me semble confirmer la conclusion que j'ai cru pouvoir tirer de mes expériences, et que j'ai mentionnée plus haut. C'est que la gangrène dite sénile, est une maladie plutôt des ramuscules artérielles que des gros troncs, comme on se plaît autant à le dire qu'à le croire généralement.

Je reviens au malade, qui a succombé si malheureusement à la suite d'une piqûre artérielle, et, par conséquent, à l'anévrisme variqueux, pour lequel la science est, je crois, jusqu'à présent, restée beaucoup en arrière. Si le hasard voulait qu'un cas pareil m'incombât, je n'hésiterais donc pas à introduire dans l'artère, soit par en bas, soit par en haut, ou, s'il était possible, directement par l'ouverture de la saignée, un corps tel qu'une corde de boyau; à moins qu'on ne préférât un petit morceau de racine de guimauve, asssez gros et long pour aller simultanément enflammer l'artère, tant au-dessus qu'au dessous de l'ouverture arterioso-veineuse, et déterminer sur cette voie de communication la formation d'un caillot, pour la boucher, sans aller porter rien de toxique ou qui soit capable d'enflammer la veine; car je doute qu'on puisse jamais réussir complétement bien avec les injections de perchlorure, par l'impossibilité de faire mieux que ce qui fut fait pour l'ouvrier maçon qui succomba à Saint-Louis, après la gangrène de l'avant-bras, et l'amputation que cela nécessita.

Un résultat constant de ces expériences qui, selon moi, avait besoin d'être signalé et aussi d'être confirmé par de nouvelles épreuves, dont je laisse à d'autres le soin de donner l'explication, c'est la maigreur squelettique qui est survenue chez ces animaux avec une promptitude incroyable, et qui m'a semblé toujours proportionnée au trouble, ou plutôt être en raison de l'étendue de l'inflammation artérielle et de l'ambage apporté à la circulation, par conséquent à la lutte que le cœur avait à soutenir pour surmonter les empêchements mis au cours régulier du sang dans les artères, maigreur qui était, j'ose dire, excessive, quoique ces animaux eussent quelquefois mangé et bu ce qu'on leur donnait. Aujourd'hui, j'ai un regret sérieux de n'avoir pas pensé à examiner leur urine, afin de voir si elle avait quelque chose de semblable à celle des diabétiques.

Il est vrai que cette récolte n'était pas facile ; ce que j'aurais pu seulement, c'est d'en recueillir à l'instant de l'ouverture du corps.

Il est une autre question que ces expériences soulèvent et me conduisent à aborder ; je veux parler des embolies ; car jamais, que je sache, il n'en a été trouvé de pareilles sur l'homme à celles que j'ai produites sur ces animaux.

Il est de mode, aujourd'hui, d'attribuer bien des phénomènes morbides à ces productions, car si cela devait continuer, je ne vois pas pourquoi toutes les lésions ne seraient pas bientôt attribuées, par quelques-uns, à cette production pathologique. Or, pour quiconque voudra lire attentivement le récit exact de ces expériences que j'ai cru devoir rappeler, il résultera, je crois, la conviction que toutes ces coagulations sanguines sont incapables, en tant qu'elles agissent comme corps obturant, de produire les altérations qu'on rencontre avec elles en agissant seulement par leur effet mécanique. Mais, si l'on réfléchit qu'elles ne sont autre chose, le plus souvent, que le produit ou les conséquences d'une altération primitive du sang, et que c'est à celle-ci que la surface interne du système artériel doit ses souffrances, même ses altérations, et que sont dues ensuite les magmas embolitiques, il résultera alors la démonstration que l'embolie, quand elle fait, j'ose dire, bouchon, dans un point, si elle y produit un trouble sérieux, c'est surtout parce qu'elle a colporté et déposé, là où elle s'est arrêtée, une plus grande quantité de principes morbides ou toxiques, qui, en maculant ou altérant le sang, a fâché déjà le point qui les a produites, et que, ce qu'il importe alors de voir en elles, ce sont surtout des colporteurs de toxique dont il faut chercher ailleurs la cause, enfin, que le mal réside dans l'agent ou la souffrance organique qui modifie la qualité du sang. Il me semble aussi que, pour peu que l'on veuille réfléchir à ce qui s'est passé dans toutes ces expériences, il devient très-difficile de croire que la gangrène dite sénile, ainsi que certains autres désordres, puissent être dus seulement à un simple obstacle mis au cours du sang, et que l'oblitération même un peu étendue des artères n'en est pas la seule cause et qu'il y en a une autre. Cela est surtout évident quand, comme chez T..., la section artérielle, section faite à un ou deux millimètres au plus de la gangrène, donne un jet fort gros et en arcade, qui est assez fort pour nécessiter la compression, puisque les tissus où elle était ouverte l'étaient au point de ne pas permettre la ligature.

Pour essayer de mettre fin aux incertitudes et aux controverses que ces recherches pourraient encore susciter, tant sur la cause que sur l'effet des embolies, j'ai fait, depuis, les expériences suivantes, qu'il est bon, je crois, de raconter.

Ainsi, pour essayer d'achever la démonstration de ce que je viens de dire, j'ai plusieurs fois ouvert l'artère crurale à des chiens et à des chevreaux; puis, à l'aide d'une sonde de gomme, dirigée jusqu'au haut de l'aorte, j'ai injecté plusieurs substances dans ce conduit, afin qu'étant alors poussées au moins dans le membre inférieur non opéré, elles pussent, dis-je, par leur mélange avec le sang, et, sans avoir préalablement passé par le cœur et les poumons, venir agir topiquement dans la fin de l'arbre artériel resté sain et libre.

Mes premiers essais ont été faits avec de l'huile que l'on sert sur la table ; enfin, celle vendue par l'épicier sous le titre d'huile d'olive. Le premier chien sur lequel j'ai fait cette injection éprouva immédiatement une paraplégie complète, incurable, sans que cet animal ait donné le moindre signe de douleur. La sonde avait dépassé la hauteur des reins. Il n'éprouva rien de plus ; les pattes restèrent seulement insensible pendant les trois mois que je le laissai vivre.

Le deuxième n'éprouva rien, ce qui fut dû probablement à ce que l'injection était moins copieuse, et parce qu'elle fut poussée moins haut. Alors, les vaisseaux qui se rendent à la partie inférieure de la moelle épinière ne reçurent pas l'injection. Quelque temps après, je recommençai et dus opérer sur l'artère opposée. Je mis un peu plus d'huile, puis je poussai la sonde un peu plus avant; comme chez le premier, la paraplégie fut produite immédiatement dans les deux membres.

Sur un troisième, au lieu d'huile, j'injectai de l'eau contenant de la poudre de charbon végétal, très-fine et bien lavée. L'animal ne se plaignit pas et ne fut pas paralysé. Quand, plus tard, je le fis périr et que j'en fis l'ouverture, je ne trouvai pas trace de mon expérience.

Sur un quatrième et un cinquième, je pris pour faire l'injection, de l'eau contenant de la craie dite blanc de Meudon, lavée préalablement. La paraplégie fut produite sur le premier immédiatement, et sur le second elle se déclara plus lentement; celui-là donna des signes de douleurs.

J'avais choisi à dessein cet agent décomposable, et ce ne fut qu'après dix à douze jours que des signes de gangrène se manifestèrent dans les pattes ; aussi bien dans celle qui n'était point alimentée par l'artère qui avait été opérée que par l'autre c'est-à-dire aussi bien du côté où la ligature n'avait point été faite que de l'autre. Sur l'un d'eux elle fut produite si tardivement que je ne la constatai que quand elle fut assez avancée, car je ne m'attendais plus à la voir se produire. Il y avait quelques jours qu'entraîné par mes occupations, je n'avais pu examiner ce chien.

Dans une quatrième série, j'injectai du mercure; le premier animal parut tout à fait insensible à cette épreuve; il ne devint pas paraplégique ; quant au deuxième, il fut paralysé immédiatement, comme après l'injection d'huile. A la nécropsie de ces animaux, mais surtout du paraplégique, je pus constater que beaucoup de petites artères qui se répandaient dans le ventre, de chaque côté de la colonne épinière, derrière le péritoine, étaient pleines de mercure. Or, l'une d'elles, je veux dire celle du paraplégique, fut faite plus de douze jours après l'injection. L'aspect des muscles qui forment la paroi postérieure, était fort différente des autres régions ; ils étaient plus décolorés, l'on distinguait parfaitement les petites artères injectées de mercure, mais il n'y avait pas de traces de congestion sanguine ni de gangrène.

Sur un autre chien, j'ai injecté du lait aigri, et sur un autre, du sérum extrait de sang altéré par un long séjour à l'air. Je voulais voir ce qui résulterait de ces injections avec des liquides décomposés ou dénaturés. Mes deux chiens n'ont pas été paralysés ; ils ont éprouvé d'abord de la diarrhée; ils ont paru malades pendant quelques jours, mais rien de plus.

Sur les chevreaux, j'ai introduit la sonde si haut, que j'ai dû pénétrer jusque dans l'aorte pectorale. Sur l'un d'eux, j'injectai de l'eau très-sucrée. J'en poussai trois petites pleines seringues à injection ; à l'instant, l'animal resta paralysé, non-seulement du train de derrière, mais des flancs qui étaient littéralement dans l'état d'un cadavre sur lequel la raideur cadavérique est dissipée, aussitôt ils sont restés affaissés tout à fait; ainsi il ne remuait que les pieds de devant. Il est mort quelques heures après sans manifester de douleur. Il en fut de même d'un autre chez lequel j'injectai de la dissolution de nitrate de potasse. Celui-ci manifesta pendant l'injection des signes de douleurs très-vives. A la nécropsie de ce dernier je trouvai dans les reins, dans le foie et la rate, des traces évidentes d'un commencement de congestion inflammatoire, ou plutôt sanguine, très-fortes et très-disséminées qui n'existaient pas après l'injection sucrée. Or, si cet animal eut survécu, les désordres secondaires produits par cet agent, qui délute toujours le sang, eussent très-certainement produit la gangrène, et l'on n'eût pas pu l'attribuer à un obstacle mécanique, ou plutôt à l'embolie.

Quand la gangrène survient après le choléra, après la fièvre typhoïde ou toute autre maladie pestilentielle, comme après le diabète ou l'abus de l'ergot ou de l'alcool, cela n'a-t-il pas lieu par le fait de l'altération primitive du sang ; enfin, par l'action topique de ce liquide sur la surface interne du système artériel ; n'est-ce pas par le même mécanisme que s'opère la maladie de la peau dans l'urticaire qui suit certaines ingestions, que personne, que je sache du moins, n'a pensé attribuer à des embolies, mais bien à une action irritante, comme cela se fait pour les affections éruptives ?

Sur les ulcérations aphteuses de l'extrémité inférieure du tube digestif.

Le compte rendu des séances de la Société de médecine de Paris me semble demander que je tire de son obscurité ce que j'ai dit, il y a déjà longtemps, sur les aphtes du rectum et, plus anciennement encore, sur les fissures de l'anus. Car, si je ne m'abuse pas étrangement, ce qui devrait être admis sans conteste est bien loin de l'être par la majorité des praticiens.

La discussion qui s'est engagée dans cette réunion savante à propos de cette maladie prouve de plus, entre autres choses, combien il est difficile de faire cesser l'enseignement d'une erreur. Ainsi, à cette séance, les partisans de l'incision, ceux de la méthode de Récamier, ainsi que les adeptes de celle de Jobert de Lamballe et de celle dite de Trousseau, ont-ils même essayé d'éclairer la question ? J'en doute, si j'en juge par la lecture du résumé fait par le président de ce corps savant; et je crois même pouvoir dire que leur polémique n'a fait que l'embrouiller; elle est cependant assez intéressante et une de celles qui ne demandent qu'un peu d'observation.

Il me semble que si j'étais autre qu'un très-humble médecin de petite localité, les faits suivants que je vais extraire de la *Gazette des hôpitaux* (septembre mil huit cent trente-trois) auraient dû suffire pour faire cesser ces dissidences regrettables.

Ainsi, voici ce que je faisais insérer dans le journal dont je viens de parler; je vais copier textuellement :

Feu Boyer, qui le premier a parlé des fissures de l'anus avec resserrement du sphincter, a conseillé l'incision de ce muscle comme seul moyen de guérison. Depuis, on a vanté les applications d'extrait de belladone, plus tard d'autres extraits narcotiques unis à l'extrait de Saturne ont été également préconisés. Si je m'étais pressé, il y a deux ans que j'aurais prôné avec engouement l'heureux effet des attouchements avec le nitrate d'argent fondu. Aujourd'hui, M. Gaussement nous propose de pincer un sixième de la circonférence de l'anus, et des manœuvres propres à dilater le sphincter, ailleurs que vers le point malade, de le faire chaque fois que le malade se présente sur le siége. Le seul fait, que je vais raconter un peu longuement, donnera, je crois, quelques éclaircissements sur le mode de formation des fissures, sur la cause du resserrement du sphincter, et enfin sur le cas qu'on doit faire des divers moyens de traitements préconisés.

M. C… se croyait hémorroïdaire depuis longtemps, et les divers médecins qu'il avait consultés l'avaient toujours traité comme tel. Ses souffrances étant devenues plus aiguës que de coutume, il me fit appeler. Je vis à la marge de l'anus deux petites tumeurs très-douloureuses, sur les quelles je fis faire des applications d'un mélange d'huile camphrée quatre grammes, extrait de Saturne deux grammes, opium de Rousseau un gros. Ces applications ne soulagèrent que peu à peu et incomplétement. Cinq mois après, M. C… souffrant toujours beaucoup, me dit qu'il avait essayé en vain beaucoup d'autres remèdes que le mien, qu'il avait soin de se faire aller à la selle tous les matins par un lavement, qu'à cette heure, ses souffrances devenaient bien plus fortes, puis décroissaient jusqu'à ce que le besoin d'aller se fit sentir de nouveau. L'idée d'une fissure me vint ; j'examinai alors de nouveau l'anus : la tumeur située à droite et postérieurement était grosse comme une cerise et très-douloureuse ; celle située à gauche et en avant, qui était bien moins grosse, n'était pas douloureuse. La première était sillonnée dans toute sa longueur par un ulcère long, profond et à fond grisâtre, assez enfoncé, car je ne pus voir son extrémité supérieure. Je ne trouvai pas d'ulcère du côté opposé, que j'examinai, il est vrai, assez légèrement, parce que le malade n'y accusait aucune douleur. Je fis faire des introductions de mèches enduites d'extrait de belladone ; ce moyen, mis en usage pendant trois jours, soulagea aussi peu que le premier liniment. Trois ans auparavant, j'avais eu occasion de soigner, chez deux jeunes nouvelles accouchées, des fissures ; chez chacune d'elles, il avait suffi de faire deux applications de nitrate d'argent fondu, en quarante-huit heures : l'une et l'autre avaient été guéries en six jours. Je voulus essayer encore cette fois de ce topique avant de recourir au moyen favori de Boyer ; je fis des applications de nitrate tous les deux jours, alternativement, sur le fond et les bords de la plaie. Les premières étaient très-douloureuses, les autres ne l'étaient presque pas. Après dix jours, l'ulcération avait pris un bon aspect ; la douleur était bien moindre, la cicatrice commençait à se faire par l'angle cutané ; le sphincter se dilatait plus facilement et je pouvais voir l'angle supérieur de la fissure, qui était terminé en cul-de-sac par le fait de la séparation de la membrane muqueuse avec celle musculaire. Encouragé par ce résultat, je continuai ces applications pendant un mois. La cicatrice avait déjà six lignes et la plaie en avait encore cinq d'étendue, mais elle paraissait ne plus marcher bien, ce que j'attribuai au petit décollement de la membrane muqueuse. Je la coupai et touchai encore avec le nitrate ; mais trois jours après le cul-de-sac s'était formé de nouveau. Des affaires sérieuses empêchèrent M. C... de se soumettre à l'incision, et, pendant ce temps, je continuai les attouchements. La cicatrice se faisait, mais bien lentement ; la douleur était presque nulle. Mon malade montait à cheval sans trop de gêne, ce qui m'encourageait à continuer. Je crus m'apercevoir que les tractions que je faisais faire pour mettre le fond de la plaie à découvert entretenaient ce décollement. Je portai alors le nitrate dans une canule, mais en la retirant elle toucha, par sa face non garnie de nitrate, sur la tumeur opposée et produisit beaucoup de douleur. Alors je l'examinai avec soin et j'y trouvai un petit ulcère assez haut placé, large d'une ligne et demie, irrégulier, semblable en tout à ceux qui siégent sur la membrane muqueuse buccale : il paraissait long lorsqu'on ne déplissait pas complétement la membrane muqueuse. Je fis deux applications de nitrate en trois jours, et le cinquième jour il n'y avait pas trace d'ulcération ; seulement un petit point violacé indiquait la place qu'il avait occupée ; il ne restait plus de douleur à l'anus. Ce qui me préoccupait, c'est que la petite plaie ne guérissait pas, je pris un crin doublé que je portai sur les bords latéraux de cette ulcération ; alors je pus me convaincre qu'ils étaient roulés sur eux-mêmes, que la solution de continuité qui paraissait longue de trois lignes et large d'une et demie l'était de six ou huit.

L'incision fut décidée et pratiquée deux jours après dans le voisinage de la fissure, qui était trop près de la ligne médiane. J'eus soin de la faire plus haute que l'ulcération, qui était assez élevée. Le sang qui coula au moment de l'opération, puis le gonflement qui survint, m'empêchèrent de voir ce qui se passait dans la coupure et dans la fissure ; mais le troisième jour, je constatai que les bords de l'incision avaient une tendance extraordinaire à se rouler sur eux-mêmes par la rétraction des extrémités divisées du sphincter, que cela produisait un phénomène analogue à celui de la fissure avant l'opération. Quant à cette dernière, le bouton du stylet, un peu gros, l'aurait complétement couverte ; ce n'était plus qu'un petit pertuis qui remplissait l'ancien cul-de-sac. Les bords roulés n'existaient plus, ils formaient seulement deux petites crêtes et donnaient à la cicatrice la forme d'une gouttière. Du quinzième au seizième jour, tout était cicatrisé, excepté un coin de la plaie de la peau, où il y avait un petit bouton charnu que je cautérisai.

Deux mois après, M. C... vint de nouveau me consulter ; les douleurs étaient en partie revenues. J'examinai le siége du mal (c'était du côté opposé à l'incision et nullement dans les parties autrefois malades). Je trouvai là un petit point gris, rouge à sa circonférence, ressemblant tout à fait à un bouton qui commence à s'ulcérer ; je le touchai avec le nitrate d'argent, et depuis ce temps M. C... n'a plus souffert.

De ce fait, qui nous montre des fissures de tous les degrés, il est convenable de conclure, je pense, 1° que les fissures de l'anus sont aussi identi-

ques que possible avec les aphtes qui se trouvent souvent sur les lèvres et
la langue, où elles sont si douloureuses, ainsi que les ulcérations, souvent
à peine perceptibles, qui siégent sur la membrane muqueuse vaginale de
certaines femmes, à qui elles rendent la cohabitation excessivement douloureuse ; 2° qu'elles peuvent être si peu apparentes et cachées dans les
replis de la muqueuse, qu'on a pu croire qu'elles n'existaient pas : d'où l'on
a conclu, à tort, que la constriction du sphincter avait une toute autre
cause ; que ce muscle pouvait être pris d'une affection spasmodique (ce qui
ne se rencontre pour ainsi dire jamais, dans les autres muscles analogues,
sans une altération de la surface muqueuse correspondante); d'où l'on a
conclu encore que les fissures, cause de cette constriction, n'en étaient que
le résultat. Voilà pour l'étiologie. Maintenant, pour le traitement, disons
que lorsque les fissures sont peu apparentes, et situées assez haut pour
n'être pas visibles sans des manœuvres douloureuses, il convient d'essayer
les applications de belladone et autres narcotiques seuls ou unis aux astringents, toujours utiles contre les phlegmasies subaiguës de cette partie ;
2° que lorsqu'elles sont assez peu avant pour qu'on puisse les voir, et
qu'elles n'ont pas dépassé la couche cellulaire, la pierre infernale est le plus
efficace de tous les moyens, hors l'opération ; 3° que lorsqu'il il n'y a qu'un
ulcère encore peu profond, les manœuvres indiquées par M. Gaussement
devront être essayées ; mais qu'elles seront inutiles toutes les fois qu'il y
aura plusieurs fissures ; 4° enfin que, si l'ulcère est ancien et profond, si
ses bords sont renversés sur la plaie, les moyens ci-dessus indiqués sont
tout à fait inutiles ; que le chirurgien doit recourir de suite à l'incision ;
car, dans l'observation qui précède, il est évident que, dans le point où le
mal était trop voisin du muscle, cet organe se contractait partout, excepté
en cet endroit. Cette non-contraction écartait le fond de la plaie tout en
rapprochant les bords, et il devra en être ainsi dans tous les cas où les
fissures seront profondes.

Voyons maintenant la deuxième communication, qui est également
extraite de la *Gazette des hôpitaux;* par celle-là, je croyais et je crois
encore avoir démontré, d'une façon presque superflue, le mécanisme et la
cause du spasme qui accompagne la fissure de l'anus.

**Il s'agit ici de fissures produites par cautérisation avec
le nitrate de mercure, guéries par des applications d'une
dissolution de nitrate d'argent.**

M. B..., âgé de trente-six ans, contracta, il y a quatorze ou quinze ans,
des chancres et des bubons vénériens, qu'il ne traita que par des topiques ;

depuis ce temps, il était mal portant et sujet à des douleurs rhumatismales.
Il y a trois ans, il se plaignit, pour la première fois, de douleurs à la marge
de l'anus, qui augmentaient par là marche et les travaux de son état, mais
qui n'empêchaient en rien la défécation. Des émollients, des sédatifs, des
astringents, des bains ont tour à tour été employés, seuls ou combinés, et
n'ont jamais produit qu'un soulagement passager. Au mois de mai, je vis
une petite tumeur qui, par son pédicule large, sa dureté constante, ne me
sembla pas hémorroïdale; elle était située à la partie postérieure. Après
quelques jours de traitement, je pensai que ce pouvait être une affection
vénérienne, et le récit des anciens événements me confirma dans cette idée.
Je le soumis à l'usage des sudorifiques, des opiacés et du sublimé; après
soixante et quelques jours de cette médication, les douleurs et la tumeur
étaient beaucoup diminuées; je touchai, pendant quelques jours, avec une
dissolution de nitrate d'argent, ce qui rendit la tumeur tout à fait insensible, mais ne la fit pas disparaître complétement. Pour ôter toute crainte
de récidive, je cautérisai avec le nitrate acide de mercure; les deux premières cautérisations furent faites avec du nitrate qui avait perdu son
énergie. Comme je n'atteignais pas le but que je m'étais proposé, peu de
jours après j'en fis une troisième avec du sel nouvellement préparé; je portai
le caustique à quatre ou cinq lignes dans l'anus, afin de détruire complètement le pédicule de la tumeur. Ces applications furent plus douloureuses
que les précédentes, néanmoins, M. B... ne se plaignit pas; mais, trois jours
après, il revint dans une exaltation mentale difficile à décrire; il était tout
désappointé de s'être cru guéri et d'éprouver tous les accidents de la fissure
la plus grave; il ne pouvait marcher, la plus légère contraction du sphincter
était très-douloureuse; quoique la matière des selles fut molle, il n'en
éprouvait pas moins des douleurs intolérables pour aller à la garde-robe.
Je ne dirai pas quelle largeur avait la brûlure, car il me fut impossible de
dilater assez l'anus pour l'apercevoir; un attouchement, fait avec une très-
faible dissolution de pierre infernale, fut très-douloureux et aggrava les
accidents pendant toute la journée. Alors je conseillai au malade, chaque
fois qu'il irait à la garde-robe, d'appliquer la main, le pouce et l'indicateur
étant écartés, vis-à-vis de la partie correspondante aux douleurs, afin qu'il
pût en même temps soutenir la pression, suite de l'effort des muscles déféca-
teurs, et, par le rapprochement du pouce de l'index, s'opposer à la dilatation de la partie du sphincter qui correspondait à la brûlure; cette manœuvre
ne produisit pas de soulagement. M. B... remarqua très-bien que les douleurs commençaient avant l'instant où les excréments franchissent le
sphincter externe, qu'elles avaient lieu dès que tous les muscles entraient
en contraction pour opérer la défécation. Pendant douze jours, des demi-
bains, des topiques narcotiques et émollients furent les seuls moyens qui
soulagèrent un peu. Il me tardait d'arriver au moment où l'eschare serait

tout à fait tombée. Les plaintes furent excessives jusqu'au quatorzième ou quinzième jour, époque où je fis une application de nitrate d'argent dissous dans sept huitièmes d'eau distillée ; ce pansement fut peu douloureux, et, dès le soir même, les souffrances furent diminuées de moitié ; cet attouchement fut réitéré tous les deux jours. L'ulcère, qui avait un fond gris, devint vermeil sous cette influence. Une fois il m'arriva d'employer une dissolution chargée de cristaux de nitrate ; alors la douleur revint, persista pendant trois jours, temps pendant lequel le fond de l'ulcère resta livide.

Dès que je pus écarter convenablement le sphincter, je constatai que la perte de substance qu'avait éprouvée la surface muqueuse n'était pas très-profonde, mais qu'elle était longue de huit lignes et large de six environ. La guérison fut lente, car elle ne fut complète que le trente-cinquième jour. La cicatrice offrit un caractère assez remarquable, que j'ai noté dans l'observation de M. C... : C'est que les deux bords latéraux formaient chacun une crête et lui donnaient l'aspect d'un sillon.

Je disais alors : depuis trois mois, la guérison ne s'est pas démentie. — Elle était parfaite, car ces ulcérations ne se sont pas reproduites depuis.

La première de ces observations était seule suffisante pour trancher toutes les questions que soulève la fissure anale ; mais avec accompagnement de la seconde, la question de la cause peut-elle raisonnablement être mise en doute? Que faut-il donc encore pour démontrer que la contraction spasmodique du sphincter est un effet de la douleur produite par l'ulcération anale, surtout quand on voit que ce sont les femmes qui, après leurs couches, y sont le plus sujettes; que cela a lieu parce que dans l'accouchement la tension excessive du périnée ouvre tellement l'anus que ses bords se déchirent très-souvent, et si l'on réfléchit que ces petites excoriations sont souvent baignées par la matière de l'écoulement leucorrhéique et encore plus par le passage de bouchons stercoraux ? Les hémorroïdes des accouchées ont-elles une autre cause? Ne sont-elles pas produites par la même cause, et, j'ose dire, presque par le même mécanisme? Aussi, selon moi, on pourrait aussi bien prétendre que la difficulté d'avaler qui accompagne les aphtes dans l'angine, soit des aphtes labiales ou autres, ainsi que les aphtes de la langue, qui rendent cet organe incapable d'agir, sont un effet et non la cause de cet état nerveux exprimant la douleur produite par ces ulcérations.

D'autres observations devraient être superflues; mais enfin, devant la ténacité des opinions que je combats, il me faut ajouter les preuves que je possède. Voyons : l'observation qui suit va prouver deux choses : la première c'est que, plus que par n'importe quel argument, on voit que la fissure ne peut être attribuée à la contraction du sphincter, et que cette contraction n'est, par conséquent, que l'effet et non la cause. Elle prouve, en outre, que lorsque la fissure siége sur un paquet d'hémorroïdes, il faut en faire l'ablation; c'est alors que le procédé de Jobert de Lamballe est nécessaire.

Mme....., qui est la femme d'un militaire retraité, habitant le Morier près Tours, souffrait non pas à crier, mais à hurler, si je puis dire; cela était dû à un bourrelet hémorroïdaire labouré par une fissure. Elle était exaspérée par la douleur, et, malgré cela, elle refusait toute espèce d'opération sanglante, ainsi que le chloroforme; la méthode de Récamier était alors impossible. Je fis des applications de ratanhia opiacé, qui furent soulageantes. Le bourrelet hémorroïdaire parut devenir moins gros, plus facile à réduire, et, quand il était rentré, la malade souffrait moins. Pendant quelques jours je pus croire à un succès, lent il est vrai, mais enfin à la possibilité de la guérison à l'aide de ces applications astringentes et opiacées; quand, après une selle un peu plus solide que d'habitude, les douleurs et le gonflement reparurent comme au début du traitement.

Nous attendîmes un peu pour nous reprendre, et, malgré les précautions les plus minutieuses, la constipation avec ses inconvénients ramenèrent les mêmes accidents. De guerre lasse, il lui fallut donc se résigner : elle accepta l'opération. Après avoir vidé le rectum et soumis la malade au chloroforme, je fis sortir le bourrelet et le fixai en dehors, en l'embrochant à sa base par deux fortes aiguilles; puis, avec l'écraseur, je le saisis et le coupai. Les manœuvres, pour le dire en passant, arrachèrent la malade de son sommeil et provoquèrent l'expression de la plus vive douleur; puis, un flot de sang veineux jaillit à nous étonner fortement, M. le docteur Pasquier et moi. Il était si fort que je crus devoir introduire aussitôt dans l'anus un morceau d'agaric trempé dans du perchlorure de fer, que je retirai plusieurs jours après. Par conséquent, rien ne fut fait pour dilater le rectum après l'opération; la masse formée par le bourrelet enlevé avait une large base; il avait occupé certainement près de la moitié de la circonférence de l'anus. Eh bien, malgré toutes ces circonstances, après quelques jours, sans autres prescriptions que des soins de propreté et un pansement fait à plat, la malade a guéri; ses selles sont devenues faciles, et aujourd'hui elle dit n'avoir jamais moins souffert de cette partie. Or, l'écrasement linéaire n'était point fait pour faire cesser une contraction essentielle de l'anus, les pansements ultérieurs non plus; pourquoi donc, si la fissure eut été due aux contractions spasmodiques de cet organe, celles-ci auraient-elles cessés par le mode opératoire de M. Chassagnac, qui, lui-même, indique de revenir à des manœuvres dilatantes quand il opère sur toute la marge de l'anus. Ce qui me semble être encore bon à faire, c'est d'indiquer les cas où tel mode de pansement èst préférable à tel autre; car enfin, vouloir appliquer le même à tous serait déraisonnable. Il faut le reconnaître, il n'est pas inutile aussi de dire ce qu'il convient de faire pour éviter les récidives de cette maladie; or, pour cela, je crois ne devoir rien changer à ce que j'ai écrit plus tard sous forme de lettre, adressée à Bretonneau.

Voici ma lettre :

Cher maître,

C'est en mil huit cent trente-trois et quatre que j'ai publié, dans la *Lancette,* des observations de fissure à l'anus. Le but que je m'étais proposé et que je croyais avoir atteint assez complétement pour ne plus revenir sur ce sujet, était de démontrer que cette maladie est toujours le résultat d'une ulcération souvent très-petite, toujours superficielle et très-douloureuse; que cet ulcère a la plus grande analogie avec les aphthes et certaines ulcérations auxquelles sont sujettes toutes les surfaces de rapport, telles que la peau, la conjonctive, la muqueuse vulvaire, enfin la bouche; que le spasme du sphincter n'en est jamais la cause, comme quelques-uns le prétendent, mais l'effet; que ce qui perpétue les accidents ce sont les tiraillements produits par la défécation; qu'il suffit de dénaturer cet ulcère pour faire cesser le spasme; que l'opération doit être restreinte à un très-petit nombre de cas et faire place aux astringents énergiques.

Dans ces deux notes, je croyais avoir dit, succintement il est vrai, tout ce qui est nécessaire au praticien pour le traitement de cette maladie. J'eus bientôt occasion de reconnaître que non; car, quelque temps après, une jeune tapissière d'une ville voisine vint me consulter pour une fissure qui lui était survenue après son accouchement, comme cela arrive fréquemment. Je fis des applications de dissolution de nitrate d'argent; elles ne purent atteindre le bord supérieur de l'ulcère, et par conséquent furent seulement très-soulageantes. Je proposai l'opération, elle fut refusée; la guérison fut très-lente.

Le pas qu'il fallait faire le fut par vous, qui mîtes en œuvre les lavements de ratanhia; par ce moyen, il n'est plus à craindre que la trop grande élévation du mal dans le rectum fasse échouer les topiques. J'ai trouvé dans vos succès et ceux de vos disciples une preuve de mes assertions sur l'étiologie de cette maladie; c'est donc une affaire sur la quelle le temps doit faire le reste, et, comme il faut lui aider autant que possible, il me semble qu'il y a encore quelque chose à dire, non pas sur le fond, mais sur quelques détails du traitement. Je crois que sur cela nous serons d'accord comme sur le reste.

Les observations rendues publiques où le succès du ratanhia est incontestable ne font pas, je crois, suffisamment ressortir la nécessité de donner alternativement des lavements entiers huileux, émollients, afin de tenir le ventre libre, et faire que les excréments soient moins solides et par conséquent moins vulnérants; ce qui est indispensable, puisque les astringents ont, il faut le dire, l'inconvénient de les durcir et de rendre le bouchon stercoral rugueux; d'où il suit une déchirure ou tout au moins excoriation à chaque selle, et, par conséquent, l'entretien douloureux de l'ulcère, que le traitement a pour but d'abord de lui faire perdre. Ces détails sont sans doute très-inutiles pour quelques médecins; mais les faits suivants feront voir qu'ils ne sont pas aussi oiseux qu'on pourrait le croire.

Vous avez probablement eu occasion de rencontrer des fissures placées trop au-dessous du bord supérieur du sphincter pour que le petit ulcère fût suffisamment baigné et modifié par la matière du lavement; alors ce moyen échoue. Je ne veux pas vous parler des cas où il se trouve tout à fait à la marge de l'anus, pour lesquels M. le professeur Trousseau emploie tout simplement les lotions ratanhiées, et que je touche avec le nitrate d'argent : je veux parler de ceux qui siégent dans l'anneau anal même.

Le premier cas de ce genre me fut fourni par un pauvre bûcheron de Montreuil, pour lequel j'essayai les quarts de lavements ratanhiés et des lotions fort astringentes, et, de plus, un liniment composé de parties égales d'opium de Rousseau, d'extrait de Saturne et d'huile, qui est souvent fort efficace; cela fut à peine soulageant. Je pensai à essayer des mèches mises dans le rectum, comme je vais vous le dire plus loin : le pauvre diable était mal entouré, il lui aurait fallu venir se faire panser à Amboise. De plus, il avait besoin de moyens expéditifs; je fis l'incision du sphincter.

Je ne connaissais pas les modes de traitement de MM. Jobert et Récamier : le premier, qui consiste à faire l'ablation de l'ulcère quand elle est possible; l'autre, dit le massage en cadence, consiste à forcer le passage par l'introduction de la main, ce qui, sans doute, fait de l'ulcère une plaie par déchirement. Le mérite incontesté des deux pères de ces inventions ne peut les sauver de l'inconvénient d'être trop excentriques. N'en parlons plus et revenons aux mèches, dont l'usage bien entendu peut rendre de véritables services. J'en ai obtenu de si bons résultats dans deux cas, que je vais vous les raconter, au risque d'être un peu trop long; au surplus, ces deux histoires confirmeront la valeur des préceptes donnés plus haut.

Je fus consulté, il y a longtemps, en l'absence d'un médecin voisin, pour l'épouse adultérine d'un ex-officier supérieur de gendarmerie, qui souffrait d'une fissure à l'anus depuis son dernier accouchement. Plus prude qu'une innocente, ce n'était pas directement qu'elle demandait mes conseils, c'était par l'intermédiaire du père de ses enfants.

Son premier médecin lui avait fait prendre des quarts de lavements au ratanhia, mais il avait omis la précaution essentielle de tenir le ventre libre par des lavements entiers émollients huileux ; enfin, il n'avait rien fait pour rendre les bouchons stercoraux moins durs, moins rugueux; aussi chaque selle était tellement douloureuse, que médecin et malade faisaient tout pour pour les rendre plus rares. Les matières étaient à demi-coiffées de mucosités et d'un peu de sang. Comme vous le pensez sans doute, je substituai au régime animalisé une diète herbacée; je fis précéder les lavements ratanhiés, rendus plus actifs, puis des lavements entiers huileux laxatifs. Le changement de l'état des selles fut aussi prompt que le soulagemenl. Après un laps de quinze jours, il me fut démontré que le mieux ne serait jamais complet; que les lavements ne pouvaient pas modifier l'ulcération tout entière. Dès lors, je fis appliquer des mèches enduites d'un mélange de parties égales d'huile, de laudanum de Rousseau et d'extrait de Saturne, qui eurent un plein succès.

Dans le fait suivant, vous verrez comment je les fais mettre. Je tiens d'autant plus à le dire que là se trouve une preuve de plus que le sphincter n'est contracté spasmodiquement que par la douleur de l'ulcère.

M. M..., pharmacien, était traité depuis longtemps par un médecin trop aisé à fâcher et duquel il croyait dépendre. Vaincu par la douleur, il me consulta; c'était une fissure qui guérit promptement sous l'influence des quarts de lavements ratanhiés et opiacés. Il y avait au moins un an que j'avais donné ce premier avis, quand ce même malade me consulta de nouveau pour des accidents semblables aux premiers. Cette fois, la fissure avait été reconnue et traitée par des mèches enduites d'extrait de belladone aussi difficiles à supporter que leur introduction était douloureuse. On avait proposé l'opération à ce malade très-pusillanime ; il était au désespoir quand il revint me voir.

L'anus était rouge et douloureux à gauche; je ne pus rien y introduire pour m'assurer jusqu'à quelle hauteur l'ulcère remontait. Quoiqu'il me parût trop haut pour être modifié par les applications externes, et trop bas pour que les lavements ratanhiés fussent profitables ; mais le malade avait tellement souffert des mèches qu'il demanda à essayer les lavements et les lotions simultanément. Je cédai à ses instances : comme je m'y attendais, il n'en résulta que du soulagement et la possibilité de pouvoir entr'ouvrir un peu mieux l'anus, où se voyait le bord inférieur d'un petit ulcère, à fond grisâtre et à bords rouges. Je dus donc faire revenir mon malade à l'usage des mèches. Mais, voici comment je les mis : elles étaient peu grosses et enduites de parties égales d'huile, de laudanum de Rousseau et d'extrait de Saturne; puis, on les logeait dans un gorgeret de bois gros comme le doigt, fortement cannelé, dont le bout était bien arrondi. L'introduction se faisait sans douleur, en appuyant assez fortement sur la paroi intestinale opposée à l'ulcère que la mèche regardait. Quand il était suffisamment entré, la pression se faisait sur un sens opposé, ce qui appliquait la mèche sur le mal; puis, pendant qu'on poussait cette dernière, on faisait suivre au gorgeret une marche inverse à celle qu'on lui avait fait prendre pour son introduction. Le malade comprit très-bien le but de cette petite manœuvre, qui ne lui était pas dû tout douloureuse; il la fit avec intelligence, et le but désiré fut atteint.

Troisième fait. — J'ai été consulté, il y a quelques années, pour une démoiselle qui demeurait alors chez la sœur de notre confrère Lunier ; rien ne manquait pour caractériser une fissure anale excessivement douloureuse. Je ne fis pas une grande enquête, et me mis en devoir de prescrire de la dissolution de ratanhia opiacée.

Je n'avais pas fini d'écrire qu'on fut quérir une demi-bouteille de cette dissolution, en me disant : Monsieur, nous avons épuisé ce moyen, car voilà la troisième que mademoiselle est en train de consommer, et cela n'empêche pas la douleur et les accidents d'augmenter.

Je compris bientôt que c'était parce que le confrère qui m'avait précédé n'avait pas eu soin de prévenir la constipation. Je donnai tous les soirs une infusion de follicules de séné. Cette demoiselle eut des selles quotidiennes ; et avec la même bouteille prescrite par le médecin que je remplaçais, cette demoiselle guérit parfaitement. Elle est retombée quelques années plus tard ; j'ai débuté par l'extraction d'un bouchon stercoral qui refusait de passer, et, en huit jours, les soins ont suffi pour la guérir encore, jusqu'à ce qu'elle laisse de nouveau son rectum devenir un grenier d'abondance de matières stercorales.

Est-ce là tout ce qu'il y a à dire sur ces sortes d'ulcérations du bout inférieur du gros intestin, que je crois devoir appeler aphtheuses, malgré les critiques dont ce nom est susceptible ? Je ne le crois pas ; aussi je vous prie de m'accorder encore un peu d'attention pour les observations suivantes, qui, quoiquelles laissent à désirer, me semblent devoir être citées dans leur ordre chronologique.

Mme P..., que j'ai vu élever, et qui depuis son mariage habite Paris, où elle a fait plusieurs fausses couches, redevint grosse. Je conseillai aux parents de la rappeler près d'eux pour tâcher que cette grossesse vint à bien. L'accouchement eut lieu à terme, fut prompt. Les suites furent courtes d'abord ; mais une constipation presque constante empêchait le rétablissement complet. Quel que fut le choix des aliments, les digestions restaient toujours pénibles ; des douleurs sourdes dans le ventre suivaient chaque repas ; le volume de ces derniers ne me semblait pas étranger à l'acuité des souffrances. Je soupçonnai un obstacle à l'extrémité inférieure de l'intestin ; j'en accusai des hémorroïdes internes fort élevées, les matières des selles étaient en crottins durs, souvent coiffés de mucosités.

Je fis prendre tous les jours des lavements huileux entiers, puis des quarts de lavements avec une décoction de ratanhia, quatre grammes dans eau commune cent vingt, et gouttes de Rousseau huit ; garder ces derniers. En huit jours les selles furent faciles ; le mieux fut prompt, et bientôt complet.

J'en étais à ce seul fait de Mme P..., pour lequel j'avais mieux réussi que raisonné, quand un ami me mit dans l'obligation d'essayer, disait-il, quelque chose de soulageant pour Mme G..., parisienne envoyée en province comme tant d'autres, vous savez pourquoi. Il y avait dix ans que, depuis son dernier accouchement, cette dame avait vu successivement ses diges-tions devenir mauvaises, des accidents nerveux surgir; tout cela, notez bien, était avec accompagnement d'une constipation presque permanente; les selles n'avaient lieu communément que tous les huit jours, et elles étaient entièrement composées de crottins. Pour éviter de souffrir, cette dame évi-tait de manger; elle s'était habituée à choisir les aliments les plus substan-tiels et les moins volumineux; elle était bien à jeûn, mais faible; elle souf-frait dès qu'elle avait mangé. La jeunesse de cette malade avait été exposée à de rudes épreuves qui s'étaient continuées jusqu'à l'époque de son ma-riage; ses qualités seules l'avaient faite rechercher. Si ces raisons n'excluent pas toujours la pensée d'accidents nerveux dont on doit faire justice, au moins ils l'éloignent; cette réflexion me décida à chercher. Les moyens con-seillés par divers avaient tous été puisés dans les calmants et les ferrugineux; ces derniers avaient eu un effet purgatif, et ils avaient été soulageants. L'a-vaient-ils été comme martiaux ou comme purgatifs? telle était la question. Le seul soulagement qui avait été obtenu avait paru leur appartenir; on ne les avait cessés que parce que les selles étaient devenues très-sanguino-lentes. Les hémorroïdes externes fréquentes, une menstruation régulière et peu abondante, un sommeil rare et peu réparateur, une grande faiblesse, le teint étiolé, mais qui n'avait aucunement le cachet de la chlorose, encore moins celui d'une phlegmasie chronique, ou dû à des lésions organiques, me firent comparer ce fait au précédent.

Pensant que la différence tenait à la durée des accidents, je conseillai le même traitement, que je crois inutile de détailler. Il suffit de dire que Mme G..., après un mois, allait à la garde-robe, mangeait, prenait de l'exer-cice presque aussi bien que toute autre personne de son sexe et de sa con-dition; elle a repris ses habitudes parisiennes, et le mieux s'est maintenu; elle a un teint frais et un embonpoint qu'elle n'avait jamais eu auparavant.

Le troisième malade fut M. C..., qui fut l'occasion de mes premières ob-servations sur la fissure. Depuis son opération, ce malade ne souffrait plus pour aller à la selle, mais il était resté avec ce que j'appelais une monoma-nie de lavements; il était à l'affût des recettes purgatives. Depuis ce temps, vous et deux autres de nos confrères de Tours, ainsi que moi, nous nous sommes bien des fois renvoyés cet hypocondriaque, jusqu'au moment où, appelé dans son pays natal, non nanti de sa seringue, il assista à un déjeû-ner de chasse où il fut sobre comme à son habitude. Par précaution, le soir, il refusa de dîner; le lendemain, à son lever, son hôte lui fit accepter un potage à l'oseille, qui fut si immédiatement suivi de fortes coliques, que M. C... se crut empoisonné. Il n'eut pas de selles, les accidents se calmèrent insensiblement. La diète de ce jour fut interrompue le lendemain par un nouveau potage à l'oseille fait dans une autre maison; les accidents de la veille se renouvelèrent complétement, il se rendit immédiatement chez moi. Ce récit fut un trait de lumière, et, dès ce moment, je le soumis aux lavements huileux et à des quarts de lavements opiacés et ratanhiés; peu de jours après notre malade alla mieux à la selle. Son hypocondrie a entièrement disparu; il ne lui reste pour tourment qu'une sciatique qu'il avait antérieurement et qu'il traite à sa manière.

Les collyres opiacés, dans certaines ophthalmies, sont, je crois, un sûr garant que l'opium agit comme astringent sur la muqueuse anale.

A ces faits je pus bientôt en joindre d'autres, sans qu'il me vint à la pensée que ce n'étaient pas des hémorroïdes qui causaient ces accidents; puisque, quand ce sont elles, ou bien il y a constipation momentanée et complète, ou bien les matières sont aplaties si elles sont demi-solides. Ce ne fut qu'assez tardivement que je reconnus mon erreur.

Cette fois il s'agissait d'un jeune paysan de Larçay, nommé M...; ce garçon bien constitué, chez qui tout semblait démontrer la santé la plus parfaite, éprouvait depuis quelques mois une constipation avec des douleurs de ventre, souvent suivies de vomissements; ces accidents étaient quelquefois si forts, si inopinés, que son médecin crut à une lésion néphrétique. Beaucoup de calmants avaient été tentés sans succès. Dans le long récit que je me fis faire, une chose me frappa: c'est que de l'huile de ricin avait été administrée à dose purgative, que cette évacuation avait été assez soulageante pour que M... put reprendre ses travaux et son régime habituels; qu'il n'avait plus été souffrant, excepté lorsqu'il devait aller à la selle; que ses douleurs n'avaient plus eu leur première acuité pendant deux mois; mais que les accidents étaient revenus depuis, tout aussi forts et plus fréquents.

Je trouvai l'urin enormale et assez abondante; le ventre, souple, paraissait un peu plus dur sur le trajet du gros intestin; il était tout à fait indolore, la peau était bonne, le pouls normal.

Je fis donner un lavement émollient huileux, et ensuite introduire dans le rectum un suppositoire fait de miel durci, en le faisant cuire avec un corps gras jusqu'à ce qu'il ait acquis la couleur maron foncé. Le lavement fut rendu seul; mais le suppositoire produisit une selle peu dure, les matières se trouvant suspendues entre deux flocons de mucosités. M... dit qu'il avait beaucoup moins souffert pour cette selle qu'il ne le faisait habituellement; que celle-ci était formée de matières moins solides que lorsqu'elles étaient spontanées. J'introduisis mon doigt fort avant dans l'anus, je le fis sans produire de douleurs; je cherchai les hémorroïdes, il n'y en avait pas; toute la partie touchée me parut parfaitement saine et libre. Nous convînmes avec son médecin de le soumettre au régime laxatif, de lui faire prendre tous les jours un lavement huileux, et tous les soirs un quart de lavement opiacé ratanhié. Le résultat fut prompt: ce garçon n'a plus souffert depuis. C'est aujourd'hui un paysan actif de cinquante ans. Ce fut ce fait qui me mit au juste sur la voie de ce genre de constipation, lequel donne lieu à des accidents si variés, comme je vais le démontrer par les quelques faits que j'ai choisis parmi beaucoup d'autres ; car c'est une des maladies chroniques des plus fréquentes et qui affecte les formes les plus capables de faire errer le médecin le plus expert.

Mme B..., d'Amboise, âgée de vingt-huit ans, a toujours souffert depuis qu'elle est nubile ; son facies n'est point celui des chlorotiques, il est grippé, son teint est altéré profondément ; les accidents éprouvés sont l'aménorrhée, la céphalalgie, des digestions laborieuses, du dégoût, une constipation presque constante ; cette malade est très-irritable, triste, a quelquefois de la fièvre et des douleurs de ventre sourdes. Elle a usé abondamment des ferrugineux ; mariée, elle est devenue mère sans que cela ait apporté de changement à cet état pour lequel, malade, parents et médecin se sont immobilisés depuis douze ans.

En 1845, sa petite fille lui semblant dans un état grave, elle me l'apporta ; je dus, dans cette visite, écouter en même temps sa longue histoire. Je prescrivis de l'eau de Bussang factice, des absorbants laxatifs, un régime doux et des bains de siége qui la soulagèrent. Plus tard, je crus devoir ajouter des ferrugineux tels que le sous-carbonate de fer, uni à du gingembre. Le mieux obtenu fut bientôt perdu ; la constipation augmenta, le retour aux premiers moyens fut infructueux.

Je palpai le ventre, il était souple, mais un peu mat à la percussion vis-à-vis le gros intestin ; il y avait des hémorroïdes externes ; les matières fécales étaient en forme de crottes assez grosses, coiffées de mucosités et de stries sanguinolentes ; la défécation était presque toujours précédée d'un grand malaise qui ne cessait pas immédiatement. La question ne pouvait être éclaircie comme chez M... ; mais la grosseur des bouchons stercoraux ne permettait pas de se méprendre sur la cause des souffrances. Je prescrivis des lavements laxatifs quotidiens, et tous les soirs des quarts de lavement où entraient un gramme d'extrait de ratanhia et huit gouttes d'opium de Rousseau, etc. Tous les huit jours cette femme venait me demander s'il ne fallait rien changer à ce traitement qui l'avait soulagée presque immédiatement. Je le fis continuer cinq semaines ; le rétablissement fut si complet qu'elle est devenue méconnaissable.

Mme S... était une petite femme brune, fort vive et d'assez bonne apparence sanitaire, dont voici l'histoire très-abrégée. A l'époque où je fus consulté pour elle, il y avait quatre ans qu'elle avait éprouvé une suppression des règles dont la cause, restée inconnue, fut prise pour le commencement d'une grossesse, car son médecin le crut. Cette dame préparait même un trousseau, quand des douleurs de ventre d'abord, puis enfin la réapparition des règles qui coulèrent comme à l'ordinaire mirent fin à cette erreur.

Trompée dans ses espérances, Mme S... ne contint point sa langue. Que ne dit-elle pas de l'erreur de son médecin, qu'elle ne consulta pas, quand, quatre ans après, elle vit encore ses règles manquer pendant plusieurs mois.

Elle quitta donc celui qui, selon elle, s'était si grossièrement trompé, pour s'adresser à un accoucheur. Elle éprouvait alors non-seulement du dégoût et des nausées, mais, de plus, des douleurs et un certain développement de ventre, les seins grossirent et devinrent le siége d'une secrétion assez abondante.

L'état de cette dame était devenu tellement peu supportable qu'elle me fit appeler. Alors elle ne croyait pas que l'on put douter de sa grossesse, parce que, me dit elle, son médecin lui avait affirmé que jamais une femme n'avait une sécrétiou mammaire accompagnant un manquement dans les règles si elle n'était pas grosse.

Je ne voulus rien dire avant de m'être entendu avec ce confrère, qui allégua, pour éviter cette conférence, que le cas n'était pas assez grave pour mériter mon adjonction. Ce refus fut cause que Mme S... n'eut point mon avis, car je ne fus même pas la visiter une deuxième fois.

Huit ou dix jours s'étaient écoulés sans que j'eusse même entendu parler d'elle. Mais les nausées et surtout les douleurs du ventre étaient devenues plus intolérables. Le mari vient donc m'éveiller au milieu de la nuit. Je ne puis encore penser sans sourire à la mise grotesque et à l'air effaré de ce monsieur, qui voulait à tout prix me faire lever, etc. Sans aller la voir je prescrivis une forte potion de Rivière avec double dose de bi-carbonate, et j'assignai une heure pour un rendez-vous le lendemain, voulant à tout prix que son médecin ordinaire fut convoqué et m'entendre avec lui. Cette fois il fut encore aussi mal inspiré; il éluda cette réunion en disant qu'il était nécessaire qu'on nous adjoignit un troisième confrère.

J'avais touché Mme S... à ma première visite; j'avais exploré l'état du ventre. Je savais donc que l'utérus était vide, que cette dame était constipée, mais que son rectum ne contenait pas de matière dans sa partie inférieure. J'avais retenu les renseignements suivants : les matières fécales étaient habituellement recouvertes de mucosités et de quelques stries sanguinolentes ; la matité du flanc gauche, la tension de la région occupée par le colon transverse m'avaient assez dit que le gros intestin était plein.

Pour éviter un de ces passe-temps médicaux qui, selon moi, doivent être évités, surtout chez les malades, je conseillai à M. S...de ne pas essayer mon intervention, et de me remplacer par Bretonneau, dont le cocher était un parent de la malade, ce qui fut accepté. Mais ce conseil devait échouer, car mon doyen venait de s'absenter pour deux jours.

Mis en demeure, je fis continuer la potion de Rivière, donner des lavements huileux très-copieux, ce qui fut suivi de *six selles*, composées presque exclusivement de boules grosses comme des noix, puis de quelques matières moulées, puis par d'autres molles; l'abondance de ces évacuations fut telle que l'on me présenta deux pots de nuit littéralement pleins.

Après cette ample évacuation, tout disparut. Comme c'était là l'enfant attendu, les règles parurent peu de jours après, et Mme S.... mit fin à son habitude de constipation en usant copieusement de légumes verts, de fruits murs; de plus, elle ajouta à ce régime des lavements entiers émollients variés, les pilules de belladone, plus les quarts de lavements ratanhiés et opiacés. Comme elle a quitté Tours, je n'ai plus entendu parler d'elle, mais elle était guérie quand elle partit.

Ces faits de gastralgie, d'hypocondrie, d'aménorrhée vous suffiront; mais, voici un fait où il y avait diarrhée et accidents aigus.

Mme C.... est âgée de soixante ans; il y a cinq ans qu'elle assure avoir éprouvé les mêmes accidents que ceux pour lesquels je suis consulté; les suites, dit-elle, ont été très-longues; elle appelait cela une gastrite. Cette histoire est de juillet 1847. Une constipation de vieille date est le seul pré_ curseur des vomissements, de la diarrhée et du dégoût absolu pour lesquels je suis appelé; la langue est blanche, l'haleine fétide, le ventre souple, mat sur le trajet du colon; pas de soif, pas de fièvre, pas d'hémorroïdes; le rectum est libre à la hauteur du doigt. J'apprends que depuis que le ventre a cessé d'être convenablement libre, les matières ont acquis la forme et l'aspect de celles qui ont précédé. Je ne pense pas à attribuer les acci~ dents qu'éprouve cette dame, assez active et robuste, à autre chose qu'à la cause qui retient les matières.

Le traitement que je fais suivre est : diète absolue; et, pour unique boisson, je prescris du sirop de limon dans de l'eau contenant en dissolution du bi-carbonate de potasse, à dose suffisante pour que cette boisson soit alcaline, lavements entiers huileux et quarts de lavements opiacés et ratanhiés.

Ces moyens semblent nuls pendant cinq jours; mais le soir de ce dernier jour la débacle commence; elle en dure huit. Pendant ce temps, il y a quelquefois trois selles par jour, toutes contenant des crottins.

Il est inutile de prolonger le récit de cette prétendue gastrite. Passons à une autre observation tout aussi curieuse, qui prouve que certains accidents urinaires peuvent n'avoir pas d'autre cause.

Voici l'abrégé de ce fait :

Il y a plus de six ans que cette dame a eu, pour accident de l'époque de son retour, une néphrite supurée du rein gauche. A cette époque, sa vie fut en danger, les suites en furent longues; mais elle était complétement rétablie. Quand, il y a bientôt un an, elle vint en voiture découverte jusqu'à Amboise, accompagnée de ses enfants. Une pluie battante les surprit en route, et Mme C... fut mouillée complétement. Peu de jours après cette tribulation, les accidens des années précédentes recommencèrent. Que furent-ils d'abord? je ne pourrais le dire au juste. Mais, au mois d'avril dernier j'étais dans l'appartement de cette dame, attendant son mari; pendant mon attente, elle me raconta son histoire; ce récit me convainquit qu'elle souffrait pour uriner, mais aussi qu'elle était tourmentée d'une constipation rebelle. Son épuisement était grand, enfin tel que peuvent le faire supposer plusieurs mois d'une maladie pendant laquelle l'appétit perdu et des digestions pénibles compliquent des souffrances assez aiguës.

La constipation ayant fixé mon attention, je demandai des éclaircissements sur la forme des matières, sur ce qui les couvrait parfois; ils furent complets. Je ne pouvais méconnaitre que si cet accident n'était pas la cause des troubles urinaires, au moins il les compliquait beaucoup. Je conseillai donc l'usage des quarts de lavements ratanhiés, combinés avec ceux entiers laxatifs et une alimentation appropriée.

Quinze jours après, la même cause me fit encore passer quelques instants avec cette dame; elle avoua qu'elle avait eu de la répugnance à se soumettre au traitement que je lui avais conseillé, mais qu'elle avait dû céder, car les jours qui avaient suivi notre conversation avaient été des plus mauvais. En se soumettant au ratanhia, elle commit une erreur; j'avais dit de faire une décoction de quatre grammes de racines de ratanhia pour cent-vingt grammes d'eau, et elle avait fait dissoudre quatre grammes d'extrait de cette même plante. L'effet de ce premier quart si fort ratanhié fut, dit-elle, pénible. Les jours suivants elle en diminua la dose à des proportions convenables, et n'eut plus à s'en plaindre.

Au moment où elle me faisait ce récit, c'est-à-dire douze jours après le premier essai, elle allait librement à la selle, et toutes ses douleurs de ventre, de reins et de vessie étaient disparues comme par enchantement. Elle pouvait manger sans souffrances, et il me fut très-facile de constater comme elle qu'elle se rétablissait à vue.

Je pourrais ajouter à tous ces faits encore un autre aussi bizarre, d'une femme de Saint-Martin-le-Beau, Mme A..., que vous et tant d'autres avez connue comme moi, pour des vomissements avec accidents gastralgiques rebelles, à qui j'ai vu vomir du sang, et, plus tard, des matières couleur de suie.

Comme elle allait mal à la selle, que ses matières étaient coiffées de mucosités sanguinolentes, je l'ai soumise aux mêmes moyens, qui l'ont infiniment soulagée. Guérira-t-elle tout à fait de cette longue et ennuyeuse affection? je n'ose m'en flatter; mais enfin elle est mieux. Je me demande si la cause, au lieu d'être bornée au gros intestin, n'est pas étendue à tout le tube digestif. J'ai quelques observations qui donnent de la valeur à ce doute.

Vous avez déjà compris que j'attribue les accidents en question à une ou plusieurs petites ulcérations siégeant dans le gros intestin, ulcérations de même nature que celles qui produisent la fissure. Il peut arriver quelquefois que des hémorroïdes compliquent cette maladie, ou bien même que ces tumeurs soient ulcérées; que cette ulcération soit de même nature que celle qui siége sur la membrane muqueuse. Il est facile de distinguer ces cas. Alors les excréments, s'ils sont mous, sont plus ou moins aplatis, et, quand ils sont durs, la constipation est absolue et ne peut être vaincue. Non-seulement ils sont faciles à reconnaître, mais ils ne donnent jamais lieu à des accidents aussi décevants ni aussi durables. Je n'entreprendrai point une description exacte de ce genre d'ulcères. Ce que j'en ai dit dans mes premières notes sur la fissure, mais surtout ce que M. le professeur Blandin a dit de la fissure *infrà*, *intrà* et *suprà* des sphincters, me semble suffisant. Quand nous faisions des recherches cadavériques plus souvent, nous en rencontrions et nous n'y attachions pas l'importance qu'ils méritent; nous avons, par conséquent, laissé ce soin à d'autres plus jeunes que nous, qui, sans doute, ne tarderont pas à nous venir en aide. Je n'ai point reconnu, à cette maladie, de causes qu'on puisse précisément prévenir; sans doute les lésions traumatiques, quoiqu'elles soient plus rares dans la continuité du gros intestin qu'à son orifice supérieur, sont cependant encore celles qui, entre toutes, produisent ces ulcérations. Il suffit, pour qu'il en soit ainsi, que des corps acérés se trouvent compris dans les matières fécales un peu dures. Je vais citer deux faits qui me semblent le prouver bien suffisamment, si on oubliait que c'est ainsi que s'explique très-souvent la formation de la fistule stercorale.

Outre la cause que je viens d'indiquer, qui se perpétue souvent indéfiniment par l'effet du mal lui-même, qui est la constipation, il est, je crois, évident qu'il y a des personnes disposées aux ulcérations aphtheuses. Ainsi, elle ne peut être méconnue chez M. C... et chez Mme M..., puisque tous les deux ont été récidivistes; mais en voici une autre preuve dans le fait suivant, qui est trop curieux pour ne pas le rapporter. A son récit, vous reconnaîtrez Mme M..., de V... Nous étions loin de croire tous deux, en consultant pour elle, que les lavements ratanhiés, que vous aviez déjà employés trois fois pour triompher du bouchon stercoral, devaient être, beaucoup plus tard, son moyen de salut.

Cette dame, d'une famille toute entière sujette aux aphthes, se maria tard; Le coït lui fut toujours douloureux; elle était sujettes aux flueurs blanches et à souffrir pour uriner, à un tel point qu'elle se crut calculeuse. Elle n'a eu qu'un fils; son accouchement fut très-douloureux; elle devint assez grasse, constipée, hypocondriaque peu après.

A quarante-huit ans, diarrhée d'abord, puis constipation rebelle, tumeur dans le flanc gauche endolori, dégoût, digestions difficiles, impossibilité de faire plus d'un repas par jour; la somme d'aliments d'un seul repas, partagé en trois, amenait toujours une rechute le quatrième jour. Dans les nombreuses tentatives qui furent faites pour modifier son alimentation, ce n'est jamais que le quatrième jour que les accidents eurent lieu; ils furent graves, très-compromettants, si vous vous le rappelez. En prenant soin de vivre d'a- liments légers, de ne faire qu'un repas à midi, Mme M... se rétablit assez bien. Quand elle fut guérie une séparation se fit entre nous deux ; elle passa, pour les soins ultérieurs, en d'autres mains. Ce qu'elle acquit en dix ans, ce fut de pouvoir prendre le matin un peu de lait. Tel était son état quand elle consulta M. le docteur Lagarde, mon gendre, au mois de mai dernier. Une douleur de sein lui faisait craindre un squirre. Il n'en était rien; mais elle était toujours constipée, éprouvait presque continuellement un écoulement rougeâtre par la vulve, qui était odorant. Sa mère et son frère aîné ayant succombé à un squirre du pylore, la pensée d'une semblable affection à l'u- térus nous vint à l'esprit. Le toucher faisait arriver le doigt dans un canal très-étroit et saignant; le plus petit spéculum ne put être introduit.

Les lavements ratanhiés furent donnés comme pour les autres malades; le vagin fut touché jusqu'à son fond avec un pinceau imbibé d'une forte disso- lution de nitrate d'argent; puis, il fut fait plusieurs fois par jour des injec- tions vaginales avec une forte décoction de feuilles de noyer laudanisées. Le résultat de ces moyens fut que les selles redevinrent libres, que l'écoulement vaginal se tarit, que les digestions revinrent à un état que Mme M... ne connaissait plus depuis vingt ans.

Les réflexions que fait naître ce fait n'ont pas besoin de commentaires (1).

Il y a plus de dix ans, je fus adjoint à M. Lovot, de Saint-Avertin, pour M. C..., adjoint de cette commune, qui faisait le métier de marchand de bois.

Je n'étais pas, tant s'en faut, le premier des médecins de Tours qui avaient été appelés. Ce malade était dans un état de maigreur si déplorable, qu'on s'était dépéché de marier sa fille, car on avait la crainte qu'il ne vint à mourir avant cette union projetée.

Chemin faisant avec mon confrère, il me dit : Vous êtes appelé, comme ces messieurs, pour consoler ce malade qui est atteint d'un squirre au pylore déjà très-avancé.

En effet, il était décoloré, vomissait, était constipé, et, par-dessus tout, il portait à la région pylorique une tumeur de la grosseur de toute la main, quand les doigts sont demi-fléchis, rapprochés, et que le pouce en est porté sans être fléchi vers le milieu de la face palmante; elle était dure et rendait un son mat.

(1) Cette malade, rendue si bizarre, si tourmentée, et tourmentante par le fait de la constipation, est aujourd'hui âgée de plus de quatre-vingt-cinq ans. Sa vieillesse est aussi belle que possible, et cela n'a eu lieu que lorsque la cause des souffrances de son jeune âge a cédé au traitement

Dans le récit qui me fut fait, deux choses attirèrent mon attention. La première, c'est que, chez ce malade qui avait été souvent constipé, les vomissements et tous les accidents actuels avaient été précédés de diarrhée ; la seconde, c'est que M. C... était toutes les nuits tourmenté de coliques qui étaient suivies d'efforts de défécation, lesquelles amenaient des mucosités, mais pas, ou presque pas de matières fécales. Le confrère Lovot était un homme très-cassant, puis les accidents semblaient lui donner trop raison, et ceux qui avaient été consultés avant moi avaient trop complétement adhéré à l'avis du médecin ordinaire pour me permettre de faire la moindre objection. Je ne dis donc rien qui parût faire douter seulement du soupçon que j'avais conçu ; je ne fis pas la plus petite réserve ; mais alors, sous prétexte de calmer l'imagination du malade, et de lui faire croire qu'il n'était pas dans un état désespéré, je conseillai : 1° un régime végétal et de la dissolution de bi-carbonate de soude aromatisé, ou la potion de Rivière avec des pillules de belladone; mais je fis donner surtout, tous les jours, un quart de lavement fait d'une décoction de deux grammes de ratanhia, avec addition de deux centigrammes d'extrait de belladone. Je promis au malade de revenir le voir de temps en temps ; ce que je fis tous les huit jours. A ma première nouvelle visite, M. C... avait moins de coliques, il ne vomissait plus et était un peu moins tourmenté, mais il n'y avait encore rien de changé, au moins quant à la forme et à la grosseur de la tumeur. Je prescrivis avec une grande insistance des lavements entiers, gras, voulant plutôt obtenir un effet par le volume que par la qualité, et je fis, malgré cela, continuer les petits lavements ratanhiés. Huit ou dix jours après ma deuxième visite, la tumeur avait beaucoup diminué; le malade avait eu des selles contenant des matières mêlées. Enfin, à la quatrième, c'est-à-dire vingt jours après le début du traitement, M. C... n'avait plus de tumeur à la région du pylore, et enfin il était en voie de guérison. Je dis en voie, car il eut encore, pendant quelque temps, des selles peu faciles, précédées de coliques. Par convenance confraternelle, je ne dus pas revenir pour suivre ce malade qui m'intéressait. Il reprit avec activité son métier de marchand de bois, ce qui le faisait boire entre ses repas, et manger à toute heure dans les auberges où il se trouvait. Son rétablissement ne fut pas parfait ; car, un an après, je fus consulté parce qu'il digérait mal ; il avait le teint décoloré et celui d'un homme qui résorbe du pus, son ventre avait pris du développement; enfin, il avait du liquide dans le péritoine, mais il n'était pas constipé. Sous l'influence d'un régime mieux entendu, l'usage des absorbants, de la potion éthérée, je le vis se relever pour retomber plus fortement un an après, mais toujours sous l'influence de ses écarts de régime. Cette dernière leçon lui fut profitable, car il consentit à mieux régler ses repas, à ne pas satisfaire son appétit, parfois vif, et enfin à tout faire pour avoir des selles régulières. Aussi, aujourd'hui, est-il parfaitement bien portant, ayant repris son teint de bonne santé et portant parfaitement bien ces soixante et quelques années. Enfin, il y a bien longtemps qu'il n'a eu recours à mes conseils.

A l'instant où je revois ces notes sur les aphthes du gros intestin, je suis adjoint à mon confrère Gripouilleau, de Mont-Louis, pour Mme C..., femme du vétérinaire de l'endroit. Cette femme, âgée de près de soixante ans, excessivement maigre, a les pommettes colorées, mais le reste de la figure est pâle, sans avoir de teinte significative, soit du cancer, soit de lésion du foie ou autre. Elle pousse des cris déchirants, son ventre est souple, peu tendu, elle va à la selle en diarrhée, vomit ce qu'elle prend assez souvent. Cet état dure depuis déjà longtemps, quoique mon confrère ait essayé, pour elle, tous les absorbants et les calmants. Un purgatif a été suivi de selles molles assez copieuses, qui ont été, à leur tour, suivies d'un peu de soulagement de très-courte durée.

J'ai dit que le ventre était souple, pas du tout tendu; le palper du milieu et de la région pylorique ne décèle aucune tumeur, mais en cherchant toujours, je finis par constater la présence d'un chapelet de petites tumeurs mobiles sous les doigts, et faisant le tour du ventre, ou plutôt reconnaissable depuis la fosse iliaque de chaque côté, jusqu'au bord des côtes; la douleur, au toucher, est nulle.

Nous convenons que le traitement sera tout simplement composé de lavements très-émollients, donnés avec de grandes seringues dont se servait son mari, et de la potion de Rivière. Cette manœuvre amena des selles composées d'une grande quantité de petites boules stercorales, mêlées de matières plus liquides. Après leur expulsion, les douleurs cessèrent si bien que mon confrère vint m'annoncer cette nouvelle; il croyait sa malade guérie. Ce ne fut pas pour longtemps, car, trois jours après, les accidents avaient repris leur première intensité, et je fus appelé de nouveau. Alors je ne trouvai plus de chapelet de matières, le colon ascendant me parut vide; mais en percutant la région occupée par l'iliaque et le colon descendant, je la trouvai mate. Je prescrivis donc de revenir encore aux grands lavements, ce que l'on fit. Ils furent composés avec de la feuille de bette et du miel. Ils produisirent des selles dures, excessivement copieuses, composées de matières de consistance diverse, les accidents cessèrent aussitôt. Où était l'obstacle? Évidemment dans la fin du colon, car le toucher par l'anus avait démontré que le rectum était parfaitement vide.

Je vais terminer cette note par un fait plus concluant encore.

Mme F... est une femme de soixante-douze à soixante-quatorze ans, très-vive, très-accorte, qui ne se plaignait que d'être sujette à la constipation, mais pas assez pour exiger autre chose que des lavements ordinaires; quand elle fut prise tout d'un coup de douleurs de ventre avec vomissement, tels qu'on eut pu penser à une hernie étranglée; ce grave état n'était pas accompagné de fièvre, il était trop subit pour l'attribuer à autre chose qu'à une constipation déguisée par de petites selles incomplètes. Il n'y avait pas de soif bien vive, rien à soupçonner du côté des voies urinaires, pas de hernie. Des bains, des fomentations, des lavements émollients d'abord, laxatifs en- suite; la potion de Rivière à haute et double dose de bi-carbonate furent suivis de selles très-fétides, liquides et de vents également infects.

L'acuité des accidents persistant, je donnai des lavements de séné et du sel d'Epsom. Après avoir exploré le rectum, où je ne trouvai absolument rien (il était tout à fait vide, et l'utérus sain et mobile), je maintins la malade à une diète absolue, donnai de la belladone, répétai les lavements purgatifs, qui ne donnèrent lieu qu'à de petites selles molles, pendant que je mettais sur le ventre tantôt des fomentations calmantes, tantôt des compresses fines, imbibées d'un mélange d'alcool et d'éther. Neuf à dix jours s'étaient écoulés sans qu'il y eût eu le moindre relâche dans les accidents, malgré les selles en purée liquide que rendait la malade après les lavements. A bout de res- sources, je mis de nouveau le doigt dans le rectum, et, à ma grande stupé- faction, je le trouvai plein littéralement d'un amas de matières fécales qui, pour le dire de suite, ressemblaient à certaines parcelles solides fragmentées que j'avais constatées dans les matières expulsées après les lavements les plus actifs. Je pris, comme je l'ai fait bien des fois, le manche d'une cuiller d'étain, courbée sur sa face antérieure de façon à en faire un crochet, et, séance tenante, je fis l'extraction d'une grande quantité de cette matière so- lide, ne cessant qu'après avoir divisé le reste; puis je fis donner un lavement laxatif, après lequel Mme F... eut une selle copieuse de matières fragmentées ; mais il faut dire qu'elle n'eut pas, après cette évacuation, des selles aussi nombreuses que celles que je suis habitué à voir succéder à ces sortes d'ex- traction, qui sont assez souvent nécessaires chez les vieillards habituellement constipés. Pendant quelques jours, nous croyions Mme F... guérie, et attri- buions les douleurs qu'elle éprouvait encore à une prétendue inflammation, qui, selon nous, allait se dissiper; mais il n'en fut pas ainsi, car, peu après, les accidents recommencèrent, et, huit jours après, ils étaient tels, que je crus devoir explorer encore le rectum; bien m'en prit, car ce ne fut pas sans un autre étonnement que je le trouvai aussi comblé que la première fois par un bouchon de matières stercorales, tout aussi consistant que ce qui avait été extrait et expulsé huit jours avant; enfin, comme il était de tous points ressemblant, ce n'était très-positivement qu'une portion de ce qui avait été extrait huit jours auparavant qui avait dû descendre lentement sans doute, comme le premier.

Je dus donc me mettre de nouveau à l'œuvre, et, cette fois, je ne lâchai que lorsque je crus avoir acquis la preuve que j'avais divisé et extrait tout ce qui était solide. Puis, aussitôt, je fis donner un lavement gras, copieux, lequel provoqua plusieurs selles de matières fragmentées, semblables à celles que j'avais extrait, et j'avoue que cette fois je croyais avoir tout à fait vidé l'intestin; je me trompais encore, comme on va voir. Quoiqu'il y ait eu du calme durant quelques jours, pendant lesquels Mᵐᵉ F... prit sans plaisir quelques aliments maigres et très-peu de bouillon, puis des lavements tous les deux jours au moins, qui provoquèrent des selles du même aspect que celles des premiers jours, avec quelques fragments semblables à la matière du bouchon, je la croyais débarrassée, quand, neuf jours après cette deuxième extraction, les coliques reprirent avec la même intensité, plus de nausées. Comme elles persistaient depuis vingt-quatre heures, je dus encore explorer le rectum, que j'avais cru avoir nettoyé aux deux fois, après l'avoir trouvé tout à fait vide quand je fis mon premier examen. Je le trouvai une troisième fois rempli par un semblable amas de matières. Je dis un semblable, car tout était réuni pour pouvoir le dire, consistance, couleur, etc., etc. Je dus donc recommencer une troisième extraction; mais cette fois je pus voir que le sommet de cette dernière agrégation était composé d'une matière ayant une autre couleur et plus molle. Cette nouvelle collection n'apparut sur mon instrument qu'après en avoir extrait beaucoup de semblables aux anciennes, car mes deux mains n'eussent pu faire une capacité suffisante pour contenir ce que j'avais extrait. Cette séance fut suivie de selles molles, copieuses; enfin, elle fut la dernière. Mᵐᵉ F... s'est rétablie et se porte bien.

Si je n'avais pas exploré le rectum moi-même au dedans des accidents; si je n'avais pas aussi moi-même continué les extractions tant que la cuiller enfoncée profondément avait bien voulu en amener; si chaque recherche n'avait pas été précédée de douleurs, expulsions infructueuses très-douloureuses pendant des journées entières, l'on pourrait croire à une paralysie de l'intestin; et surtout si les selles précédentes n'avaient pas été recouvertes par des mucosités abondantes, état qui durait depuis longtemps et auquel Mme F... n'avait attaché que très-peu d'importance, la question de cause pourrait être mise en doute; mais quand je vais raconter ce que j'ai fait pour l'étranglement interne, je citerai des cas où l'altération du gros intestin joue un rôle trop grand pour qu'il y ait possibilité de douter que les altérations superficielles du colon puissent devenir, parfois, l'occasion de constipation par la rétention des matières accumulées au-dessus d'elles et des accidents que je leur attribue. Je regrette de ne pouvoir retrouver la relation d'un fait qui fut commenté il y a 18 ou 20 ans à la Société médicale d'Indre-et-Loire; celui-là corroborerait toutes mes assertions.

Mme B..., femme très-bien taillée, portait dans l'abdomen une tumeur ovarigue. Cette femme était toujours constipée, présentait tous les accidents hypocondriaques. Je la crus, ainsi que les confrères qui la virent avant et après moi, atteinte d'un cancer. Elle finit par mourir sous l'influence de troubles digestifs, et à la nécropsie on ne trouva que la tumeur dont je viens de parler, qui n'était pas cancéreuse; elle avait seulement le gros intestin non pas ulcéré profondément, mais ayant sa membrane muqueuse dans un état, j'ose dire, d'excoriation ; ce fut même, si j'ai bonne mémoire, parce que son dernier médecin fut si surpris du peu de lésion trouvé à·la nécropsie, qu'il en fit part à ses collègues.

Je reviens aux faits qui prouvent,comment les matières fécales peuvent recéler le corps vulnérant et devenir la cause de cette espèce de constipation.

Pendant les vendanges de mil huit cent trente-cinq, je fus appelé au moulin du Temple pour une·grosse femme, Mme G..., d'une cinquantaine d'années, qui était allée vendanger huit jours auparavant. Ce jour·-là, elle avait mangé copieusement des raisins ; depuis elle n'était pas allée à la selle, et faisait des efforts pour cela ; les lavements, les bains de siége avaient été inutiles. Mon doigt, mis dans le· rectum, fut littéralement piqué par des pepins de raisin qui formaient une partie d'un très-gros bouchon stercoral, que je dus rompre et amener au dehors avec le manche d'une cuiller.

Le deuxième fait est tout semblable.

La femme B... alla en vendanges ; elle mangea du raisin et des cormes. Quatre jours après, je fus appelé ; elle avait envie d'aller à la selle, et se tordait dans les souffrances. Je l'envoyai à l'hôpital, avec ordre de lui donner plusieurs lavements émollients, qui furent sans résultat. Le lendemain, à ma visite, j'en prescrivis d'autres laxatifs, et le soir un demi-lavement ratanhié opiacé.

Le troisième jour, j'appris que la constipation, qui ne datait que de six jours, ne cédait pas ; que la pauvre femme n'avait eu de soulagement que pendant les huit heures qui avaient suivi l'administration du petit lavement astringent. Je mis le doigt dans le rectum, et ne fus pas peu surpris de trouver encore un bouchon stercoral, formé de marc de raisin ; il était beaucoup moins gros que celui de la femme G... Je fis la même chose, mais je ne pus retirer que très·peu de matières ; il fut évident que le bouchon stercoral n'était pas retenu par son volume, ni par sa grande consistance, mais seulement par les aspérités formées par les pepins. Quand, avec la cueiller, j'amenais une partie de ces matières, je provoquais des efforts et des douleurs, non pas en proportion de la grosseur des excréments attirés par la cuiller, mais par la quantité de pepins qui heurtaient sur la muqueuse douloureuse.

Vous penserez, comme moi, sans doute, que la constipation, par l'effet de la douleur qu'éprouve un point assez peu étendu de l'intestin, n'a rien qui doive plus surprendre que celle qui a lieu quand l'ulcère a son siége à la marge de l'anus. Il est vrai qu'il y a encore des médecins qui persistent à voir dans la fissure un état nerveux, un je ne sais quoi, plutôt qu'un ulcère douloureux. Les moins incrédules seront sans doute les praticiens qui ont eu à traiter cette dyssenterie qui est toujours épidémique, et qui occasionne si souvent des exfoliations plus ou moins étendues de la membrane muqueuse du gros intestin. Dans les cinq épidémies que j'ai dû l'observer, il m'est arrivé souvent d'être rappelé pour des convalescents qui venaient d'être pris de douleurs de ventre et d'angoisses aussi fortes que dans le fort de leur maladie. Ces accidents, qui n'étaient dûs à aucune infraction, que je ne m'expliquais pas d'abord, m'effrayèrent, et j'aurais cru à une perforation si le ventre fut devenu tendu et douloureux au toucher. Rien ne les calmait, tant que ces malades n'avaient pas été à la selle et, que dans les évacuations, il ne se trouvait pas un peu de matières solides plus ou moins moulées ; d'où j'ai conclu, comme d'autres l'ont fait sans doute, que cette recrudescence inopinée des accidents était due au passage d'excréments plus solides que tout le reste sur la partie ulcérée nouvellement ; et, pour le dire en passant, j'avais fini par ne plus m'en inquiéter. Le seul moyen que j'opposais, c'était des lavements émollients. Il m'est arrivé de voir ces douleurs précéder l'expulsion de matières excrémentielles qui n'étaient guère plus solides que du miel. Quelques-unes de ces réflexions vous paraîtront superflues. Je les aurais abrégées, si cette lettre devait rester entre nous ; mais comme je crois qu'elle doit recevoir quelque publicité, j'ai dû faire abonder les preuves et prévenir les objections. Veuillez donc, je vous prie, excuser sa longueur.

Depuis que j'ai fait cette communication, j'en ai pleinement été récompensé ; car le docteur Bretonneau fut assez aimable pour me faire connaître qu'il l'avait utilisée avec succès dans plusieurs cas, et que ce que je lui avais annoncé s'était complétement vérifié. Au risque d'être réputé trop prolixe, je vais continuer de citer quelques autres faits qui me semblent valoir la peine de l'être par les formes décevantes que présentèrent les accidents.

A l'instant où je revisais cette note, il m'est incombé une jeune malade, dont il est bon, je crois, de parler ici.

Mlle D... est une jeune bouchère fort active et très-intelligente ; c'est presque sur elle que repose le soin de la maison. Depuis six ou sept ans que j'ai dû être appelé souvent pour sa mère, je ne l'ai jamais entendu se plaindre.

J'étais malade, quand au mois de janvier dernier, elle fut prise d'un malaise général et surtout de douleur de tête, pour laquelle elle s'adressa au médecin de sa famille, mon honorable confrère Lebled, de Rochecorbon, qui, si j'en juge par ce qui fut fait, vit là une anémie pour laquelle il prescrivit entre autre chose les pastilles de Gélis et Conté.

Ce traitement ne réussit pas, et la jeune fille consulta un autre confrère, qui prescrivit les pilules dites *ante-cibum* et de l'eau de mélisse. Fit-elle autre chose? Je l'ignore. Mais ces deux prescriptions sont assez significatives pour expliquer ce que je vais raconter, et aussi ce que j'essaie de démontrer. — Du reste, c'est par hasard, et après la guérison de Mlle D..., que j'ai obtenu ces renseignements incomplets.

Peu de jours après son époque menstruelle, qui fut plus courte que d'habitude et très-douloureuse, elle fut prise de fièvre très-intense, accompagnée de douleurs de ventre, de vomissements et de diarrhée, dont la matière était excessivement fétide; le point du ventre le plus douloureux était la fosse iliaque gauche. Cette demoiselle se plaignait aussi beaucoup de la tête; elle ne supportait même pas la potion de Rivière faite avec double dose de bicarbonate; mais, malgré la fréquence des vomissements, la quantité de matière rejetée était peu abondante.

Je ne vis pas là une fièvre typhoïde; je penchais plutôt pour une affection péri-utérine. Ma prescription fut des sangsues sur le point le plus douloureux, des cataplasmes et des boissons insignifiantes.

Les accidents ne cessant pas, je fis ingérer de la glace, mettre un vésicatoire dans l'aine, continuer la diète la plus absolue. Sous l'influence de ce traitement, il y eut un mieux seulement vers le onzième ou douzième jour. Alors je crus devoir faire essayer quelques aliments; ils furent rejetés. Il me fallut revenir à la diète. Je ne dois pas omettre de dire que le dévoiement n'avait pas cessé; il avait résisté à tout traitement; le nombre des selles était réduit à trois ou quatre par 24 heures.

Les règles parurent un peu avant l'époque, et avec elles il y eut un retour des accidents; elles furent peu abondantes et durèrent beaucoup moins que d'habitude; elles ne firent même, si je puis dire, que paraître. Cela fut suffisant pour me faire croire que la rechute leur était due. Je dois noter que cette fois le ventre était plus ballonné et plus douloureux à droite qu'à gauche. Je fis mettre successivement deux vésicatoires volants sur ce point.

Sous l'influence du repos, de la diète, des lavements opiacés, les accidents se calmèrent successivement sans céder complétement; mais chaque fois que l'on essaya de faire ingérer quelques aliments (les essais furent nombreux et variés), les vomissements, les coliques, la diarrhée augmentèrent, au point que je crus devoir mettre encore un vésicatoire sur le côté gauche.

Il y avait plus de six semaines que nous étions dans l'expectative, quand survint une nouvelle apparition des règles et avec elles les douleurs de ventre et la fièvre.

Cette fois, j'avais cru devoir rester dans l'expectative. Je fis une absence, pendant laquelle on appela M. Thomas, qui ne voulut rien prescrire, et demanda à m'être adjoint. Cette réuuion ne put se faire que le quatrième jour, je pourrais dire heureusement, car pendant ce temps la malade, après avoir éprouvé de grandes coliques, fit deux selles copieuses, composées exclusivement de matières ayant la forme de boules très-dures. Quand nous vîmes cela, nous jugeâmes bon de laisser la nature faire seule les frais. Nous fîmes bien, car pendant cinq jours, sous l'influence de lavements, faits avec du bouillon de fraise de veau, la malade fit plusieurs selles également composées de matières dures qui remplaçaient les selles diarrhéiques qui avaient eu lieu pendant sept mortelles semaines. Ainsi elle fut autant de jours à expulser les dures qu'elle était restée de semaines avec une diarrhée rebelle. Il ne fut plus rien prescrit, et la malade parut se rétablir. Je dis qu'elle parut, car il y avait plus de trois semaines que je ne m'occupais plus d'elle, quand elle me fit revenir. Alors, quoiqu'elle allât à la selle à l'aide de lavements pris tous les deux jours, la douleur était revenue dans la fosse iliaque gauche, surtout quand elle devait aller à la garde-robe. Je lui fis prendre de petits lavements ratanhiés et opiacés, le soir, et sous leur influence toute douleur cessa et les selles redevinrent régulières sans nécessiter les grands lavements. Enfin, deux nouvelles époques menstruelles ont eu lieu depuis en temps voulu ; elles se sont passées sans douleur, et Mlle D... a repris sa belle santé et sa vivacité première. Je l'ai engagée à manger plus de légumes et à surveiller l'état des selles.

Ce fait est curieux à plus d'un titre ; chez tout autre il eût donné lieu à des accidents nerveux, comme ceux que j'ai relatés en parlant des névroses qui sont l'effet de l'ivresse digestive, dont je pourrais aujourd'hui grossir la collection. Ces faits sont de ceux dont on pourrait dire : petite cause engendre de grands effets, et sont bien plus fréquents que l'on pourrait le supposer de prime abord. Si, dans ma longue carrière, j'ai toujours été dominé par la crainte de voir à tout propos l'objet de mes recherches, c'est surtout dans ce cas. Eh bien, malgré cela, je suis à chaque pas surpris par de nouveaux faits plus curieux les uns que les autres.

Une nécropsie que je viens de faire démontrera, plus que ce qui précède, combien il faut peu de chose pour que la partie supérieure du colon laisse accumuler les résidus digestifs d'une façon qui se comprend peu. Voici l'histoire abrégée de ce fait :

La femme V..., qui est morte à l'hôpital de Joué-lès-Tours, à soixante ans, était obèse, douée d'un bon appétit, aimant la bonne chère et les commodités de la vie. Elle a eu deux enfants ; sa première couche, à trente ans, a été laborieuse et suivie d'une hernie ombilicale, qu'elle a maintenue autant qu'il lui était possible, car elle était très-soigneuse de sa santé.

Deux ans après sa dernière couche, elle eut un écoulement dû à son mari; elle le garda deux ans, quoique pour cela elle eût eu recours à bien des moyens. Ces diverses médications furent-elles pour quelque chose dans ses habitudes de constipation, on pourrait le croire. C'est en 1858 qu'elle en fut plus incommodée et qu'elle eut en même temps des alternatives de diarrhée qu'elle traitait elle-même; car elle opposait à cette incommodité une riche alimentation, des lavements et quelques laxatifs, puis du vin de quinquina ou Malaga, quand elle fut prise de vomissements et d'impossibilité complète d'aller à la selle. A cet instant, le rectum était vide.

Après avoir essayé les excitants purgatifs de toutes sortes qui étaient vomis, et un lavement fait d'une décoction de 80 grammes de séné, on crut devoir cesser toutes les médications provocantes, qui étaient restées plutôt nuisibles, car elle n'avaient eu d'autre effet que de donner lieu à des douleurs inutiles. La malade ne prit plus que de la glace et du vin de quinquina ou Malaga, ou celui de Seguin, car tout autre ingesta était vomi. Le palper faisait reconnaître une tumeur de la grosseur et de la forme d'une forte betterave, placée en travers et au-dessous de l'épigastre; elle n'était pas douloureuse, et le ventre n'était pas ballonné. Notons que pendant cette période grave, qui durait depuis quatre-vingt-dix jours, la malade n'avait pas très-notablement maigri, son teint ne s'était pas altéré sensiblement.

Il y avait quelque temps que je n'étais allé la voir, quand un jour elle ressentit une pesanteur à l'anus, elle y fit mettre le doigt de son mari, qui toucha des matières dures, et retira avec ses doigts tout ce qu'il put, pour recommencer le lendemain matin, et pendant quarante jours; car ce fut le seul moyen que la malade trouva le plus exempt de douleurs et le plus efficace, et il ne cessa ces manœuvres que quand les excréments cessèrent d'être aussi solides. Tous ceux qu'il retira étaient durs, en boule, et, si j'en crois un témoin oculaire compétent, ils ressemblaient pour la couleur et la consistance à ces excréments que les chiens déposent sur les touffes d'herbes qu'on voit sur les routes. Aurait-ou pu faire que cette évacuation fut moins longtemps à se compléter. Probablement. Mais la malade repoussa tout autre moyen, je le répète, et ce n'est que quand elles furent moins dures qu'elle consentit à se laisser donner des lavements, et qu'alors elle se remit aux potages maigres, et que, successivement, elle reprit une alimentation plus solide, mais surtout composée de légumes verts et de fruits cuits. Mais sans cesser l'usage du vin de quinquina; elle dut aussi avoir recours à de légers purgatifs, et surtout aux pilules de Dehaut, et aux lavements volumineux, gras et miellés.

Il y avait quatre ans qu'elle vivait ainsi, tout en se plaignant, quand, dans une chute, elle se fractura le bassin, ce qui la condamna à rester vingt jours sur un lit mécanique, car elle était toujours obèse et peu aisée à transporter, et, chose bonne à noter, c'est que, pendant tout ce temps, elle alla à la selle tous les jours, sans être obligée d'avoir recours soit aux pilules, soit aux lavements ; enfin, jamais, depuis longues années, elle n'avait été si complétement et si régulièrement à la selle. Tous ces accidents ayant mis ces gens dans la gêne, un parent les fit entrer à l'hospice de Joué-lès-Tours, où l'on put croire que cette infirme était atteinte d'une maladie de la moelle épinière, car les jambes étaient restées impotentes et les selles redevenues peu régulières. Il y avait quelques mois qu'elle était dans cet établissement quand elle mourut subitement.

Prévenu à temps de la mort de cette femme, je courus à Joué pour obtenir la permission d'en faire la nécropsie, mais le mari m'accorda seulement celle d'ouvrir le ventre. Il est vrai que c'était le seul point que je désirais examiner après ce qui s'était passé.

Une incision longitudinale me fit tomber illico sur une adhérence de l'épiploon à l'ombilic ; elle était telle que la partie moyenne du colon transverse n'était pas éloignée de l'ombilic de plus de quatre centimètres, et, dans une étendue de dix centimètres, cet intestin était plus épais, sa membrane muqueuse plus injectée, plus villeuse que dans tout le reste, qui était aussi sain d'aspect, aussi normal que possible, car il n'était pas développé ni injecté, l'estomac et l'intestin grêle étaient assez developpés.

Une adhérence de l'épiploon due à la hernie ombilicale, qui tiraillait le colon, a donc suffi pour que ce petit déplacement, qui l'a irrité, congestionne le colon dans une étendue de quelques centimètres, sans aucune autre altération, et rendre sa partie supérieure assez indolente pour devenir un cloaque où les matières excrémentielles ont pu séjourner, s'agglomérer d'une façon si extraordinaire ; et la preuve que ce tiraillement devait en être la seule cause, c'est que, pendant les quatre-vingts jours que la femme V... est restée couchée, ses selles ont eu une régularité qu'elles n'avaient jamais eues depuis trente ans, et quelles seraient redevenues rares sans le recours aux pilules et au régime une fois qu'elle a pu être tenue levée et mise sur un fauteuil, car, comme je l'ai dit, elle se tenait si peu sur les jambes depuis son accident que, dans l'établissement de Joué, on la croyait atteinte d'une maladie de la moelle, enfin paralégique.

Quelques observations de polypes intrà et extrà - utérins.

La lécture du compte rendu de deux séances de l'Académie de médecine où il a été question des polypes utérins m'a engagé à ne pas laisser ignorées les observations suivantes :

1ʳᵉ *observation*. — Il y a quarante-trois ans, au début de ma carrière, je rencontrai à Noizay la veuve F..., femme assez bien constituée, âgée de cinquante-cinq ans, qui depuis vingt ans luttait contre des pertes utérines terribles ; son ventre était développé comme dans une grossesse à terme : c'était l'utérus qui formait une tumeur dure et lourde autant qu'une tumeur peut l'être. Cette malheureuse était exsangue, un peu œdématiée ; chaque perte était suivie de céphalalgie très-forte. Plusieurs fois, je la touchai : l'orifice était dilaté comme une pièce de 2 francs ; la tumeur qui se présentait au doigt était lisse et dure comme un polype fibreux.

Débutant dans la carrière médicale, je n'étais pas en position d'être entreprenant. Je reculai d'abord devant un parti à prendre ; je me contentai de lui donner quelques préparations astringentes et toniques. Elle vivait ainsi misérablement depuis trois ans, quand le fait suivant se présenta, qui me donna la pensée de faire pour elle quelque chose de plus positif ; mais il était trop tard, cette pauvre femme succomba étant tout à fait anasarquée.

Pendant que je délibérais, l'orifice de l'utérus s'était dilaté au moins comme dans une grossesse à terme, absolument, et il contenait un polype fibreux qui n'était fixé que par un pédicule peu vasculaire gros comme le doigt indicateur, lequel était tout à fait au fond de cet organe et un peu à droite. Je fais donc mon *meâ culpâ* de n'avoir pas osé essayer la dilatation de l'orifice pour faire ensuite l'extraction par portion de cette énorme tumeur ; je dis énorme, car elle ne pesait pas moins de 13 à 14 kilos, ce que j'aurais pu faire, je crois, comme je l'ai fait pour la malade dont l'histoire va suivre.

2º observation. — Le nommé D ... vint un jour me chercher pour sa femme qui, disait-il, avait un *politique*. Je compris ce qu'il voulait me dire ; or voici comment il me raconta pourquoi il avait cette idée qui ne devait pas paraître peu ordinaire chez ce paysan. A l'instant dont je parle, la malade était âgée de quarante-quatre ans (elle avait été mère fort jeune). Il y avait dix-huit ans que cette femme assez bien constituée avait été prise de pertes qui avaient été en augmentant de force et de fréquence ; elles durèrent dix ans sans qu'il fût venu à un de ses médecins la pensée de procéder à un examen sérieux, et ensuite de recourir à une opération, quand, un beau jour après que cette femme eut éprouvé de grandes coliques, une tumeur vint faire saillie à la vulve, et enfin tomber en gangrène, puis fut expulsée en totalité sans autre secours médical. C'est seulement après la chute de ce séquestre charnu, faite si inopinément, on peut le dire, pour ces gens, que cessèrent les pertes et que cette femme se rétablit très-bien ; il y avait donc huit ans qu'elle se croyait pour toujours guérie des polypes, quand de nouvelles pertes me firent son médecin, comme je viens de le dire. Il y avait trois mois à peine qu'elles étaient revenues quand je la vis ; elle était déjà fort épuisée, on sentait une tumeur à l'hypogastre, grosse comme dans une grossesse de quatre mois ; je la touchai et l'examinai au spéculum. L'ouverture de l'orifice dilaté était large comme un sou et laissait voir une tumeur lisse, ronde, dure, qui adhérait à la lèvre antérieure et à droite dans l'étendue d'un centimètre, une sonde de gomme élastique pouvait, étant tenue courbée par son médecin, pénétrer dans l'orifice, glisser entre le col et la tumeur. Mais il était impossible d'avancer dans cette cavité à plus de trois centimètres, et il était également impossible de faire le tour de la portion visible de la tumeur ; il ne me vint pas à la pensée d'essayer pour cela un corps plus flexible. La ligature de ce polype m'ayant paru impossible, je voulus essayer de *larder* la tumeur et y introduisis une substance caustique telle que la potasse. Mais je ne tardai pas à me convaincre que c'était un fâcheux et inutile moyen, tant à cause de l'écoulement des liquides caustiques sur les parties environnantes, que de leur peu d'action sur la tumeur elle-même. Je dus renoncer à ce moyen. Il fallut donc penser à l'ablation. Dans cette conjoncture, je devais encore me demander où était le pédicule ? Sans doute qu'il était autre que l'adhérence que je voyais. Comment ce polype avait-il pu la contracter ? Était-ce un nouveau-venu ou plutôt un reste de l'ancien qui s'était gangrené partiellement et dont la partie ulcérée avait contracté des adhérences avec le bord antérieur de l'orifice qui l'avait étranglé ; je crois à cette dernière supposition, sans vouloir l'affirmer. Cependant, pourquoi et comment cette malade avait-elle été huit ans sans avoir des pertes ? Enfin je dus me décider, étant aidé d'un spéculum, à percer cette tumeur avec un bistouri, puis à couper les portions converties en lambeaux, pour les extraires ou les arracher avec des tenettes. La tumeur était fibreuse et ne saigna pas du tout ; dès la première séance, je pus faire un trou assez profond que je récurai comme les enfants le font à des pommes vertes. Je m'arrêtai dans cette manœuvre très-peu douloureuse, quand l'écoulement du sang, qui se faisait en nappe entre la tumeur et l'orifice, me fit craindre une syncope chez cette malade affaiblie.

Le lendemain et le jour suivant, cette femme n'éprouva que de la céphalalgie et des bourdonnements d'oreilles comme après les autres pertes, mais elle n'eut point de coliques ni de douleurs de ventre, comme j'aurais pu le craindre.

Dix jours après, quand elle fut remise de sa perte de sang, je la plaçai encore sur le bord de son lit pour l'examiner avec le spéculum, et loin de trouver la plaie creuse que j'avais faite au polype, je trouvai encore une tumeur à surface bombée et parfaitement lisse et dure ; évidemment cette masse devait avoir fait un mouvement qui changeait la surface de place.

Il en fut de même aux autres séances, comme on va voir. Enfin, j'enlevai successivement, en six séances, une tumeur fibreuse qui devait être grosse, avant mon incision, au moins comme une tête d'enfant de deux ans. Car, à chaque fois, je retirais mes deux pleines mains de lambeaux d'un tissu blanc fibreux, très-résistant, et non saignant et exempt de toutes traces de kystes.

Enfin, à la dernière séance, je pus avec mes tenettes saisir le reste de la tumeur qui était encore assez gros, mais mou et lacéré. Je le tordis, puis je l'arrachai sans difficultés, laissant des portions de la membrane qui semblait lui avoir servi d'enveloppe ; il n'était uni à l'utérus que par un pédicule gros comme le petit doigt ; les adhérences de l'orifice dont j'ai parlé en commençant avaient été coupées dans une des premières séances, elles étaient larges comme je l'ai dit, mais peu épaisses. Je ne dois pas omettre de dire que, pendant cette dernière séance, cette femme eut une hémorrhagie un peu plus forte que les autres ; je mis un tampon dans le vagin, qui suffit pour arrêter le sang, et quand dix jours après je vins l'examiner au spéculum, je constatai que l'utérus était presque entièrement revenu sur lui-même.

Cette femme a été encore réglée pendant neuf ans ; elle se portait encore bien vingt-trois ans après, car alors je la vis, dans une autre occasion, pleine de force et d'énergie.

3ᵉ *observation*. — En 1837, MM. Bodin père et fils, médecins à Limeray, me proposèrent de venir voir une pauvre femme de leur commune, dont j'ai oublié le nom ; elle était âgée de quarante et quelques années, petite, maigre, affaiblie par des pertes qui duraient depuis longtemps et qui la jetaient dans une prostration absolue. Je la touchai et l'examinai au spéculum ; elle portait un polype fibreux gros comme un gros œuf de dinde, long de quinze centimètres ; son extrémité supérieure était engagée dans le col utérin qui était fortement contracté sur ce polype, le ventre était un peu douloureux à la pression, le pouls petit et fréquent, la céphalalgie était forte, la soif vive, les jambes infiltrées. Je dois dire que quand je la vis, elle venait d'avoir une perte. Il fut convenu qu'on attendrait pour l'opérer ; et comme la tumeur était tellement engagée dans l'orifice qu'il était impossible de penser à porter un ligateur assez haut pour en faire la ligature, voici ce que nous fîmes dix ou douze jours après, quand nous nous réunîmes de nouveau : J'appliquai deux érignes de Museux sur la tumeur, nous tirâmes dessus, ce qui la fit baisser et sortir de l'utérus ; alors quand cela fut fait, je pris un bistouri que je dirigeai à l'aide de mon doigt ; je coupai son pédicule, il était mince et assez long. Une fois opérée, elle fut remise au lit ; elle perdait si peu que quand je la quittai j'étais loin de croire à un revers. Je fus bien surpris d'apprendre, peu de jours après, qu'elle était morte le jour qui suivit l'opération, dans un état complet de torpeur ; son ventre était devenu tendu et douloureux, accident qui ne pouvait être que le résultat d'une inflammation abdominale ; cependant les attouchements ainsi que les tractions n'avaient pas été très-forts, et je suis certain que mon bistouri n'avait porté que sur le col de la tumeur. Cependant, il n'est pas douteux pour mes confrères, comme pour moi, que la fin de cette femme fut due à une inflammation du ventre ou des annexes de l'utérus.

J'avoue avec franchise que je regrette beaucoup d'avoir fait des tractions

sur le polype qui ont abaissé l'utérus, et de n'avoir pas tout simplement
coupé la partie apparente de cette tumeur, pour laisser à l'utérus la facilité
de repousser dans le vagin tout ou partie du reste que j'aurais pu enlever
plus tard sans tourmenter un organe qui était probablement déjà dans un
état de souffrance. Cette leçon devait me servir pour les cas suivants.

4ᵉ *observation*. — Au mois d'octobre 1845, j'étais accompagné de M. le
docteur Lagarde, mon gendre, quand je visitai, à Vernou, la femme Dupuy.
Cette malade souffrait depuis deux ans, elle éprouvait des pertes qui allaient
croissant, elle avait quarante-un ans, n'avait jamais eu de suppression ;
le ventre était un peu tendu, douloureux, je ne parle pas de la céphalalgie
et de l'épuisement qui étaient ce que l'on peut supposer en pareil cas. Il est
bon de noter que l'émission de l'urine et la défécation étaient devenues
impossibles, que cette pauvre femme n'urinait que par une sonde, et que, dans
l'intervalle des pertes, il suintait du vagin une matière sanieuse très-solide.
En la touchant, nous trouvâmes que le vagin était comblé par une tumeur bosselée et ulcérée ; aussi ce fut en nous rendant compte, M. Lagarde et moi,
de ce que nous avions trouvé à ce premier examen que nous revînmes sur
l'impression désespérante que nous avions éprouvée, car elle était telle que
nous croyions tous deux à un énorme cancer. Il résulta de nos confidences
que nous ne nous étions pas dirigés tous les deux du même côté, que l'un
avait dû passer le doigt devant la tumeur, et l'autre derrière ; cela suffisant
pour nous donner des doutes sur la nature de la tumeur, nous explorâmes
de nouveau, et, craignant même de faire saigner cette tumeur, nous tou-
châmes plus exactement, et alors il fut évident pour nous deux que ce
n'était point un cancer, mais bien un polype réellement fibreux, ulcéré et
bosselé, proéminant dans le vagin, qui comblait le petit bassin dans toute
la partie supérieure. Mais où était son pédicule, telle était la nouvelle question à résoudre, s'il était possible. Deux algalies promenées tout autour nous
permirent de constater qu'il devait être non dans le vagin, mais dans l'utérus.
A quelle hauteur était-il dans ce dernier ? Nous ne pouvions le savoir ; mais
ce qui était bien démontré, c'est que cette tumeur, par sa grosseur et son
élévation, ne pouvait peser moins de deux kilogrammes et demi. Nous décidâmes donc de l'opérer par des extractions partielles et faites sans violence,
de nous arrêter dès que la perte qui suivrait probablement nos manœuvres
nous donnerait les craintes les plus légères, tant cette femme était faible.

La première séance eut lieu quatre jours après ; je coupai en tous les sens
la face de la tumeur qui se présentait à mon bistouri, je pus même extraire
plusieurs morceaux qui nous prouvèrent que la tumeur était composée par
un véritable tissus fibreux ; nous nous arrêtâmes par crainte d'hémorragie
pour nous y reprendre sept jours après. A cette deuxième séance la tumeur
paraissait plus abaissée et nous ne trouvâmes aucune trace des incisions primi-
tives ni des pertes de substances faites la première fois ; nous en fîmes tout

autant. L'une des ponctions fut suivie de l'écoulement d'une grande quantité de sérosité de couleur citrine, telle que mon assistant crut que j'avais percé la vessie. Nous nous arrêtâmes encore cette fois quand le sang coula assez abondamment autour de la tumeur. Trois jours après, D... vint me chercher ; il était effrayé de ce que sa femme se plaignait d'avoir un morceau de chair pourrie qui sortait, disait-il, par le ventre ; en effet, c'était la tumeur qui s'était gangrenée en entier ; elle était considérablement affaissée ; aussi était-elle sur le point d'être expulsée complétement, ce à quoi nous arrivâmes sans difficultés. Quand, quelques jours après, nous examinâmes le vagin avec le spéculum, nous trouvâmes l'utérus encore ouvert largement ; mais il nous fut impossible de voir où avait été inséré le polype et comment il s'était si vite gangrené. Quoi qu'il en soit, la femme D... se rétablit sans accidents.

Ces deux faits de polype volumineux et intra-utérin ne sont pas les seuls que j'ai eu à traiter et pour lesquels j'ai cru devoir suivre le même plan de conduite, plan qui n'aura probablement pas l'honneur de mériter l'approbation des grands opérateurs, mais qui, bien médité par les praticiens modestes ne sera point dédaigné, je le crois du moins, si j'en juge par les résultats qui me sont connus, c'est-à-dire ceux que l'on ne cite point.

5e *Observation.* — Le premier qui m'incomba après Mme D... me fut fourni par la femme d'un maçon de Vernou, grande et bien bâtie, qui perdait depuis longtemps ; le polype n'était pas plus volumineux qu'un gros œuf de dinde, l'orifice était large à peine comme une pièce de 2 francs, et son pédicule ne devait pas être précisément au fond, mais je ne pouvais pas le savoir. Je le piquai, coupai tout ce qui me fut possible et enlevai ce que je pus de ces lambeaux, après avoir essayé inutilement de le lier, et quand, huit jours après, je revins voir cette malade, je trouvai que le polype était bien engagé dans l'orifice, ce qui était dû à la diminution de l'épaisseur de l'extrémité engagée : alors je pus saisir la partie qui faisait saillie en dehors de l'orifice utérin avec la pince ; je tirai dessus très-doucement, puis je fis tenir la pince par le mari qui m'assistait. Alors, me servant de trois baleines portant une ligature, je pus lier le pédicule qui fut tranché en quelques jours.

Il n'est peut-être pas inutile de dire comment j'avais disposé les baleines pour en faire des porte-fils appropriés à la circonstance, c'est-à-dire pouvant au besoin prendre la courbure voulue et être retirées sans passer par les bouts de la ligature, conditions souvent indispensables et qu'il n'est point aussi facile d'obtenir qu'on pourrait le croire, si j'en juge par les divers essais que j'ai dû faire pour entourer les pédicules du polype intra-utérin par une ligature. J'avais pris des baleines propres à mettre derrière les corsets, c'est-à-dire plattes et longues de 30 et quelques centimètres. Après avoir un peu aminci ce que j'appellerai le tiers supérieur de celle trop épaisse, j'avais fendu l'extrémité correspondante sur le plat, assez pour pouvoir, en écartan les deux parties et y interposant un petit corps mince maintenu par un lien passé dans un trou fait sur le plat autant pour cela que pour donner à ce chas une solidité suffisante ; puis, réunissant les extrémités des deux bouts de cette division par un petit peu de cire à cacheter, faire que cette petite fourche puisse former une ouverture ferme comme le chas d'une aiguille à laine, qui soit apte à recevoir la ligature, mais aussi pouvant, lorsque cette ligature serait assez élevée et serrée, retirer la baleine par la brisure de la cire, brisure qui rendrait les deux bouts libres. Je pouvais donc, de plus, en les chauffant fortement, donner à ces baleines la courbure voulue pour les introduire dans la cavité où logeait le polype, les y pousser aussi avant que possible, puis, en les y faisant maintenir et passant les deux chefs de la ligature dans un tube fait pour servir de serre-nœud, pousser aussi profondément que le permettait l'anfractuosité de la cavité où était logé le polype, serrer autant qu'il faudrait ; alors, ma ligature étant suffisamment fixée, je pus retirer chaque baleine l'une après l'autre ; il suffit pour cela d'une très-légère traction, parce que la cire à cacheter qui complétait le chas se brisa et laissa comme je l'ai dit les deux bouts de baleine libres, ce qui convertissait ces prétendues chas en des ouvertures faciles à dégager de la ligature qu'elles avaient aidé à conduire.

6e *Observation.* -- Un autre cas de polype intrà-utérin me fut fourni par la femme C..., de Mont–Louis, malade de mon confrère Gripouilleau, il y avait déja longtemps que cette femme, mère de plusieurs enfants, âgée de plus de quarante ans, éprouvait des pertes : le polype était fibreux, il était gros au moins comme une grosse pomme de rainette, dite du Canada ; il y avait une assez grande dilatation de l'orifice, car l'orifice était grand comme une pièce de 10 centimes ; mais malgré cela il n'était pas possible de penser à une ligature, eu égard au peu de saillie de la tumeur et à la hauteur du pédicule qui devait être inséré non loin du centre de la cavité utérine. Je ne voulais pas exposer cette malade aux accidents qui enlevèrent la femme de Limeray, je crus donc devoir en venir à mes petits moyens ; alors, je fus bientôt décidé à faire comme pour les autres femmes, c'est-à-dire à porter le couteau au travers de la tumeur et à couper tout ce qu'il serait possible d'entailler et d'expulser, comme si j'avais voulu la creuser et en faire une cavité. Je pris pour cela un couteau à amputation dont j'avais, comme pour d'autres cas, entouré les quatre cinquièmes de la lame avec un ruban de fil, et à l'aide de cet instrument, que je plongeai dans la partie visible de la tumeur, en ayant soin de tourner le dos de la lame du côté des bords de l'orifice que l'instrument rasait autant que possible, je pus ainsi l'entailler autant que cela me parut convenable ; je ne m'arrêtai que quand une hémorrhagie me parut à craindre, et que la femme fut un peu fatiguée. Je revins plusieurs jours après, c'est-à-dire quand j'eus laissé cette femme se reposer, et acquis la certitude qu'elle pouvait me laisser recommencer. Je la trouvai mieux que je ne m'y attendais, car le polype était en partie flétri et réduit à un tissu mort à son centre; il faisait saillie à l'orifice. Il me fut donc facile en le saisissant avec une pince de Museux de faire la section du pédicule à l'aide de ciseaux très-recourbés, et de l'extraire en entier. Les suites furent aussi simples que possible, car la femme C... se rétablit parfaitement et très-vite.

7e *Observation*. — L'avant-dernier cas de polype intrà-utérin qui m'incomba ne fut pas heureux ; mais cet insuccès ne peut être attribué au mode opératoire, comme on va le voir ; car la malade, débarrassée, était guérie parfaitement depuis plusieurs jours, quand elle fut se promener dans son jardin et s'exposer au froid : c'est alors qu'elle fut prise du tétanos. Chez cette femme, nommée B..., le polype s'était développé très-vite; car avant d'être appelé à Langeais avec mon très-estimable confrère Mignot, j'avais vu et touché plusieurs fois cette malade à Tours, et alors j'avais bien diagnostiqué un polype, mais j'avais jugé qu'il ne devait pas être plus gros qu'un petit œuf de poule, car l'utérus était peu développé, et on ne trouvait pour ainsi dire pas de tumeur à l'hypogastre. Mais quelques mois après, il n'était pas moindre qu'un gros œuf d'autruche; l'orifice, malgré cette croissance si rapide, n'était pas plus ouvert qu'une pièce de cinq centimes, et de plus, il se trouvait déjeté en arrière et peu abordable; les accidents marchaient vite. Cette croissance très-rapide, accompagnée des pertes, me décida à opérer; or il fallait pour cela avoir eu d'autres succès, surtout avec l'état de faiblesse où cette femme, quoique jeune, était jetée par ses accidents, car elle était aussi épuisée que possible. Y avait-il un autre procédé à employer, que d'attaquer la tumeur à petits coups et de s'arrêter selon les événements? Je ne le crois pas.

Dans la première séance, je ne pus faire que quelques incisions larges et profondes dans le polype, tant à cause de la petite ouverture de l'orifice que de la direction en arrière et de la faiblesse de la malade. Je ne pourrais aujourd'hui raconter jour par jour ce qui se passa, mais je puis dire que le traitement fut long, qu'il dura quatre mois, que bien des fois je fus obligé de m'en revenir sans avoir pu toucher à la tumeur, et que mon confrère croyait même si peu au succès qu'en me reconduisant à la gare du chemin de fer, il lui est arrivé plusieurs fois de me dire: « Reviendrez-vous? » Le premier essai fut fait le douze septembre, et la femme ne fut complétement débarrassée que dans les premiers jours d'avril : ce fut le vingt-trois qu'elle fut prise du tétanos, dont elle mourut le vingt-sept. Il faut dire que, pendant tout le temps que durèrent mes tentatives d'extraction, je ne fus arrêté que par la faiblesse, suite des pertes, et par la difficulté que j'avais à pénétrer convenablement dans le polype à travers la petite ouverture de l'orifice; il faut, je le répète, avoir vu la faiblesse de cette femme pour comprendre qu'il n'était pas possible de la débarrasser par un autre procédé. Le pédicule était à droite et au fond; je pus aller le pincer avec des tenettes

et l'extraire, ou plutôt le lacérer et le tirer, car si cette extraction exigea des
soins et des précautions excessives, en revanche, cette malade n'éprouva
rien de grave. Elle était donc entièrement débarrassée du polype, et je lui
avais annoncé qu'elle était guérie, puisque j'avais extrait du fond de l'utérus
le pédicule qui s'était gangrené après avoir été pincé par une tenette, ce que
j'avais fait sans avoir usé de grands tiraillements, quand le tétanos survint et la tua; nous étions donc dans des conditions telles que la malade
était considérée comme guérie depuis plusieurs jours.

9e *Observation.* — Quand je vis la femme M..., de Chançay, elle avait
de quarante-quatre à quarante-cinq ans. Depuis deux ans, elle éprouvait
des pertes fréquentes avec des coliques; elle s'était d'abord adressée au
médecin d'une commune voisine, puis à Tours. Quand elle vint me consulter, tout annonçait qu'on avait cru cette femme atteinte d'un cancer utérin.
Son teint de mulâtre n'était pas trop altéré. Je commençai par quelques
astringents et des ferrugineux, puis, plus tard, des absorbants à hautes
doses. Ces moyens furent d'abord si soulageants, que je traitai cette malade
comme une de ces femmes pour lesquelles l'époque du retour est orageuse.
Enfin le deuxième mois la perte étant revenue, je la touchai et l'examinai
avec un spéculum; je trouvai le col de l'utérus gros, couvert d'ulcères
rouges et saignants; j'y fis une application d'une dissolution légère de
nitrate d'argent, puis ordonnai des injections astringentes et l'usage des
mêmes moyens. Les pertes continuèrent. Nous nous revîmes moins souvent.
Enfin, longtemps après, je fus assez tourmenté par cette femme pour avoir
à m'occuper d'elle; je trouvai encore le museau de tanche et le col utérin
gros mais lisse et de couleur normale; l'orifice n'était pas plus ouvert qu'il
ne doit l'être chez une femme qui a eu des enfants; le ventre n'était pas
développé. Par le palper hypogastrique, on sentait profondément l'utérus,
mais il n'était pas bien saillant. L'écoulement était sans odeur; elle avait été
plusieurs mois sans éprouver des pertes, soit en rouge, soit en blanc. Alors
j'eus la pensée d'un corps contenu dans l'utérus : je ne pouvais supposer
qu'un polype ou des hydatides; il était évident que l'aspect ulcéreux qu'avait
présenté l'utérus à notre premier examen était de ces excoriations qui sont
assez fréquentes sur ces parties. Pour m'assurer si la femme M.... avait
oui ou non un polype, je pris un morceau de baleine que je limai de façon à
laisser à son extrémité une olive grosse comme le bout d'une sonde de
moyen calibre; la portion qui supportait cette olive fut amincie de façon à
la rendre très-flexible dans l'étendue de vingt centimètres. Je laissai au
reste sa grosseur, afin de m'en servir comme d'un manche. En la chauffant,
je donnai à cette baleine la courbure des algalies, puis, à l'aide du spéculum,
je l'introduisis dans l'orifice, et après quelques tentatives je fis pénétrer
cette sonde exploratrice de seize centimètres dans la cavité de l'utérus; après
quoi j'éprouvai de la résistance, d'où je conclus que j'étais assez monté dans

le fond de la cavité utérine ou contre le pédicule du polype, et, comme ma baleine fut retirée sans traces de sang, je conclus encore que ce polype était solide, donc fibreux, et qu'il était gros au moins comme un œuf de dinde. Les mouvements latéraux que je fis faire à ma baleine me donnèrent aussi une forte présomption que son pédicule était au sommet, par conséquent au fond de l'utérus. C'était le cas de la veuve F... et de la femme D... pris sur le fait. Les deux années et demie de souffrance que la femme M... avait éprouvées prouvaient assez ce qu'on devait attendre des effets de la nature. Je tentai donc la dilatation de l'orifice, quoique dans une autre occasion j'eusse vu l'éponge très-peu efficace et produire d'abord une puanteur insupportable, et de plus les ulcérations sur le museau de tanche. Je l'employai d'abord, et le deuxième jour je m'aperçus bien vite que mes prévisions allaient se réaliser sans profit. Je dus y renoncer. Je ne pouvais penser à l'incision de l'orifice, car il était beaucoup trop long. Alors je me disposai à tamponner par dedans, comme je le fais dans le cas de placenta sur l'orifice, avec la modification que l'étroitesse de l'orifice et la petite capacité utérine nécessitaient. Il fallait pour cela un petit tampon fixé sur une sonde élastique. Je pris une vessie de mouton que je liai très-fortement sur une sonde ; puis, à l'aide de son mandrin recourbé, comme était ma sonde en baleine, je poussai cette vessie dans la cavité de l'utérus, et malgré ma drécaution de faire que le tout fût très-mince, il était déjà trop gros pour pénétrer sans peine dans l'orifice. Malgré cela, j'enfonçai le tout jusqu'au niveau de la ligature, puis, à l'aide d'une seringue armée d'une canule peu grosse, je poussai par la sonde dans la cavité de la vessie autant d'eau qu'il en fallait pour la remplir, ce que je reconnus à une certaine résistance ; je retirai ensuite la seringue, puis bouchai fortement la sonde à l'aide d'un fausset en bois bien fait : aussitôt la femme Marion éprouva des douleurs qu'elle compara à celles qu'on a pour accoucher. C'était le soir. Nous la revîmes le lendemain matin de bonne heure ; elle ne souffrait plus, mais elle nous dit qu'elle avait souffert quatre heures, que son appareil était sorti tout seul, qu'il était vide à l'instant. Je crus, ainsi que M. Lagarde, que l'eau s'était écoulée par la sonde ; je réappliquai le tout comme la veille ; je fis la même injection et mis un bouchon, aussi solide qu'il me fut possible. Les choses se passèrent absolument comme la veille. J'en appliquai encore autant le soir. Déjà il était manifeste que l'orifice se dilatait. Nous en fîmes autant le lendemain.

Le quatrième jour, l'ouverture pouvait aisément recevoir un doigt à l'aide duquel il m'était possible de toucher le polype et même de le voir, en relevant bien le siége. Jusque-là tout allait bien ; mais la malade refusa, malgré nos instances, de laisser remettre la vessie. Alors, en désespoir de cause, je laissai un morceau de verge de bœuf dessécher, que j'introduisis dans l'ouverture; il était long de sept à huit centimètres; il dépassait à peu près de moitié.

Quand je la vis le lendemain, elle dit qu'elle avait eu des frissons. Le morceau de verge de bœuf ne se trouva point dans le lit ni ailleurs; la malade nous assura qu'il n'était pas tombé. Nous suspendîmes toute espèce de pansement. La journée fut assez bonne : le ventre n'était point tendu ni douloureux; le pouls n'avait rien d'anormal; seulement la femme M... était moins énergique.

Le lendemain, nouveau frisson avec soif, mal de tête, fièvre, un peu de sueur avec dépôt dans l'urine.

Comme cette femme avait eu déjà des fièvres intermittentes, nous crûmes qu'elle allait encore en avoir; nous attendîmes, mais les crises ne se régularisèrent point; le mieux se prononça; une perte se fit; la femme eut peur; elle redemanda le tamponnement qu'elle avait rejeté, ce que nous fîmes après sept jours d'interruption, avec cette différence qu'au lieu d'eau commune j'injectai de l'eau alumineuse. La douleur ne fut pas forte; le tampon se vida et sortit comme les autres fois; mais le soir, sans autre cause, un fort frisson avec fièvre survint, le ventre se développa, devint douloureux; enfin il ne fut pas douteux que nous avions à faire à une nutri-péritonite. Il n'était pas possible de penser à des pertes de sang; nous fîmes faire des fomentations et des injections émollientes; la malade fut tenue à la diète; les accidents ne furent pas des plus aigus.

Après le troisième jour, sous l'influence de deux vésicatoires volants mis dans les aines, ils parurent s'amoindrir; mais le sixième jour arrivèrent des accidents de résorption. Le septième, au soir, il sortit par la vulve une grande quantité de pus fétide. Le huitième, sans accidents, soit de la tête soit de la poitrine, la femme M... mourut. Il nous fut possible de faire l'ouverture du ventre vingt-quatre heures après, et voici le résultat de nos recherches : Nous trouvâmes des fausses membranes surtout à l'hypogastre, et le péritoine épais, rouge en certains points; le petit bassin contenant du pus, l'utérus était complétement gangréné et tombé en putréfaction dans toute la moitié postérieure. Il ne restait que la moitié antérieure, qui était développée autant qu'il fallait pour contenir un polype fibreux gros comme un bon œuf de dinde, ayant le double de longueur; il n'y avait pas de traces de pédicules; sans doute qu'elles avaient été détruites par la gangrène. La partie antérieure restant était un peu rouge, mais on ne se serait jamais douté en la voyant de l'état effroyable de la partie postérieure.

Ce qui me semble acquis à la science par ce fait, c'est la possibilité de pouvoir reconnaître un polype intra-utérin avant que l'orifice soit dilaté, de voir par ce fait qu'il n'est pas impossible d'acquérir des données sur sa grosseur, sa consistance et son implantation.

Peut-on espérer faire ce que je m'étais proposé de faire pour dilater l'orifice, tout en s'opposant aux pertes? Le tamponnement intérieur serait-il aussi utile qu'il l'est dans les cas d'implantations sur l'orifice? je le crois; car je pense d'abord que c'est au morceau de chair introduit dans la cavité utérine que sont dus les accidents. Quand cela ne serait pas, ne serait-il pas possible de faire un tampon moins gros, d'abord? Telles sont les questions que je soumets.

9e *observation.* — Je ne crois pas devoir passer sous silence trois faits de polypes énormes et inabordables par les voies naturelles. Le premier me fut fourni par une boulangère de Bléré, Mme X..., femme alors âgée de près de quarante ans, ayant toutes les apparences de la plus belle santé. Quatre ans avant l'époque dont je veux parler, je fus appelé un dimanche soir, à dix heures, en toute hâte; elle était dans un état moral difficile à décrire, ainsi que sa famille. Il y avait cinq ou six heures qu'après un effort, il s'était fait une descente de matrice si complète, que la tumeur, qui était plus grosse que le poing, appendait entre ses cuisses; elle était rouge-violet, comme étranglée, car cette tumeur était bien plus grosse qu'un utérus vide; je crus que cela était l'effet de la coarctation. Je me trompai sans doute. Je fis rentrer le tout dans le vagin, et je n'entendis plus parler de cette dame avant les premiers jours de juin 1848. J'étais appelé par mon confrère Hélie, docteur-médecin à Bléré. Alors cette malade était tourmentée par des pertes énormes avec difficultés pour uriner; son ventre était développé et tendu comme dans une grossesse de huit mois. La tumeur remontait jusqu'à l'épigastre; elle était modérément dure. Je pouvais pousser dans le vagin une sonde entière; derrière et sur les côtés, je ne trouvais qu'une surface lisse : le toucher montrait le vagin comblé par une tumeur qui pouvait être de l'utérus, mais on ne trouvait pas le museau de tanche. Ce n'est qu'en poussant fortement le doigt par derrière qu'on aurait pu espérer l'atteindre; car, excepté une plus grande épaisseur lisse, il n'y avait rien autre chose qui m'indiquât là où pouvait être l'orifice. La malade allait mal à la selle, mais enfin elle y allait. Le doigt dans le rectum n'indiquait également rien qu'un corps qui remplissait l'espace en dessus du détroit supérieur.

La position de cette malade n'était plus tenable : elle était résignée à tout. Son ventre était devenu douloureux. Il n'y avait rien à espérer d'une médication quelconque; mais quelle opération fallait-il proposer? On n'avait pas encore osé ouvrir le péritoine pour les affections utérines. Je ne pouvais penser à aller chercher la tumeur par l'orifice comme chez mes autres malades. Il fallait cependant prendre un parti ou la laisser mourir. Dans cette alternative, je pris un couteau à amputation coupant d'un seul côté, *non inter* osseux : et, comme dans tous les autres cas, j'entourai les deux tiers de sa lame par un ruban de fil. Je fis placer la malade sur le bord du lit, les jambes et les cuisses fléchies, un spéculum à quatre valves bien fixé.

Je plongeai le couteau dans la tumeur en traversant son enveloppe utérine. Quand je vis qu'elle ne saignait pas plus que chez mes autres malades,
je l'enfonçai à plus de dix centimètres, je multipliai mes coupures en les
dirigeant toujours de la circonférence au centre ; je ne pus et n'essayai
même pas de retirer aucune partie de la tumeur, et je ne cessai que quand
la malade parut un peu fatiguée ; je dis fatiguée, car cette opération ne
paraissait pas douloureuse. Je la laissai donc aux soins de mon confrère
avec une plaie utérine qui permettait de constater que cet organe faisait une
enveloppe peu épaisse d'un corps fibreux, que j'avais autant entamée que
possible sans rien extraire. Il fut convenu que si la malade éprouvait une
hémorrhagie, on la soumettrait à des applications de chlorure de fer, ce qui
ne fut pas nécessaire ; il sortait plutôt une sérosité rougeâtre que du sang.
Le lendemain, je n'entendis parler de rien, c'était signe qu'il n'y avait pas
eu d'accidents nouveaux. Nous étions convenus avec mon confrère de ne
revoir la malade ensemble que le sixième jour, à moins de choses plus
graves.

Pendant ce temps, les événements de juin m'appelèrent à Paris, et, à mon
retour, je trouvai une lettre de M. Hélie, qui me disait qu'il n'y avait rien
de nouveau, si ce n'est de la fièvre qui était survenue dans la nuit, c'est-à-
dire le cinquième jour après l'opération, qui, à mon grand étonnement,
devait suffire ; je dis qu'elle devait suffire, car la fièvre continua, le ventre
devint un peu douloureux : ces accidents durèrent jusqu'à ce que la tumeur
tout entière fut réduite en putrilage ; les accidents furent modérés ; il n'y
eut plus à intervenir médicalement que par des toniques et des injections
désinfectantes combinées avec des soins de propreté, car en ce moment il
eût fallu les rendre je puis dire excessifs.

Pendant cette période de six semaines, Mme X... éprouva tout ce qui suit
ou accompagne une vaste suppuration ; les membres inférieurs, le gauche
surtout, devinrent le siége d'une phlegmasie *alba dolens*, que je dus traiter
par la compression ; puis, plus tard, elle éprouva un épanchement pleurétique, comme cela se voit après des suppurations semblables. Mais enfin elle
s'est parfaitement rétablie. Elle est encore une des vieilles femmes les
mieux conservées de Bléré ; elle est grasse, fraîche, et fort vive.

10e *observation.* — Mme J... est une femme bien constituée, dépassant
trente-cinq ans ; il y avait déjà quelque temps qu'elle était soignée par mon
confrère, M. Chenouard, de Vouvray, quand je fus consulté par elle, et déjà
elle avait reçu les soins de notre confrère Duclos pour une tumeur qui,
lorsqu'on put la mesurer, paraissait avoir au moins treize centimètres ; cette
dame souffrait excessivement, vomissait ; son ventre était presque toujours
très-ballonné ; il y avait de la constipation ; le toucher n'indiquait qu'un
abaissement de l'utérus et un défaut de mobilité de cet organe.

Quand je la vis pour la première fois, le 12 mai, je ne prescrivis que des

calmants en potions et en lavements. La position de cette malade n'étant
plus tenable, je fis, le 15 juillet, une ponction avec un fort trois-quarts
explorateur, au centre d'une cautérisation faite sur la tumeur, et fouillée
par le caustique le 14 juin, ce qui nous confirma que nous avions affaire à
une tumeur fibreuse extra-utérine. Pendant quelque temps, les douleurs
diminuèrent un peu; mais elles reprirent bientôt. Alors on continua de
fouiller cette plaie et de la dilater avec des racines de guimauves, puis, plus
tard, mon confrère Chenouard introduisit dans cette ouverture des mèches
imbibées de styrax. Ces manœuvres furent toujours supportables, la fièvre
peu forte. Et, enfin, le 1er novembre, mon confrère put extraire de grosses
portions de chairs sphacélées fournies par la fonte de cette tumeur fibreuse;
et enfin l'extraction en fut si complète le 15 août, qu'il ne restait plus de
tumeur, mais seulement un fond où il suffit de faire des injections iodées.
Successivement l'écoulement s'est tari, et la guérison fut complète le
1er février 1861. Depuis, Mme J... s'est parfaitement portée.

11e *observation.* — Je vais terminer par l'aveu d'une faute. Il y a trois ou
quatre ans, mon cher confrère Auguste Herpin, médecin à Véretz, me con-
voqua pour la femme d'un vigneron de sa commune, malade depuis très-
longtemps; car il y avait sept ans que souvent il était forcé de la sonder.
Elle portait une tumeur à l'hypogastre qui avait le développement de deux
œufs d'autruche. Elle n'avait point de pertes. Les rétentions d'urine passa-
gères étaient devenues de plus en plus fréquentes et si inopinées, de façon
qu'il avait dû montrer au mari à sonder cette malade. Mais quand je fus
consulté, le cathétérisme était devenu presque impossible; on pouvait même
introduire de longues sondes de gomme sans avoir de l'urine; la situation
de cette pauvre femme était des plus compromises. Au toucher, le doigt trouvait un corp dur, rond; on pouvait pousser dans le vagin une sonde
presque entière et la porter de tous les côtés de cette tumeur. Cette femme
avait de la fièvre; le ventre était douloureux. Je fis des essais pour poser une
ligature, et je me servis inutilement pour cela des baleines dont j'ai parlé :
nous n'arrivions point au delà du plus grand diamètre de ce corps fibreux;
la ligature revenait toujours quand on voulait le serrer. J'essayai, à l'aide
d'un forceps, de lui imprimer quelques déplacements; je fis pour cela des
efforts inutiles. Avec les pinces et le couteau; je voulus le détruire à petits
coups, comme j'avais fait pour les malades dont l'histoire précède; je dus y
renoncer. La femme supportait mal ces tentatives, et les accidents étaient
tels, que nous dûmes essayer quelque chose de plus actif. J'eus alors la
malheureuse pensée de prendre un long trois-quarts très-gros, de le plonger
dans la tumeur, puis de porter au fond de cette ponction, à l'aide de la canule et à mesure que je le retirais, un petit crayon de potasse caustique, long,
dur. Je faisais cet essai dans la pensée de développer sûrement un point de
suppuration au milieu de ce corps, afin de le voir fondre et tomber en putré-

16

faction, comme pour Mme J... et la malade de Bléré; mais j'avais tort, je
n'avais pas assez réfléchi aux effets qu'aurait l'écoulement par le trou du
trois-quarts; aussi j'eus beau faire des lotions, des abstersions actives de ce
liquide sur les parois vaginales, pour qu'il ne fût pas caustique, il fut, malgré
cela, suivi d'une inflammation de toute la surface vaginale que la femme ne
put pas supporter; elle mourut quelques jours après. J'avais eu là une mauvaise pensée. Je ne connaissais pas encore l'effet obtenu par M. Nélaton sur
le polype avec l'électricité caustique; et si j'avais jamais un cas analogue, ce
serait à ce moyen que j'aurais recours, si je ne pouvais pas l'atteindre et
opérer une extraction partielle et successive.

Un mot à propos du traitement de l'anthrax.

L'anthrax doit-il être incisé crucialement ou circulairement si on n'emploie pas la méthode sous-cutanée? Telles sont les questions agitées à propos de son traitement. Eh bien, mon cher lecteur, veuillez ne pas me trouver trop excentrique si je viens poser la question différemment et dire :
Faut-il avoir toujours recours au bistouri dans le traitement de cette
maladie? Quant à moi, je réponds : non. Sans doute qu'aujourd'hui, avec le
chloroforme et les autres moyens torpéfiants que la chirurgie possède pour
éviter la douleur aux malades, ce que je vais proposer est moins nécessaire
qu'autrefois; mais enfin comme ma médication ne rend pas la guérison de
l'anthrax plus lente ni plus difficile, je crois ne devoir pas taire les résultats
que j'ai obtenus. Ce n'est pas, comme on pourrait le croire, par l'emploi
des émollients que je traite cette maladie; car ces moyens disposent trop la
peau même saine aux furoncles, qui sont les précurseurs habituels de
l'anthrax. Comme je veux rendre toujours à chacun ce qui lui est dû, j'ai
hâte de dire que ce fut Bretonneau qui, en traitant les furoncles et certaines
éruptions par le nitrate d'argent, me donna l'idée de mettre en œuvre contre
ces mêmes maladies les astringents catharétiques, et par conséquent les
préparations hydro-sulfureuses très-actives, méthode à laquelle M. Nélaton
a substitué depuis peu les lotions avec l'alcool le plus énergique. J'avoue
aussi que l'emploi que j'ai vu faire par les empyriques des dissolutions
salines très-astringentes avec des résultats, et j'ose dire avec une impunité
surprenante dans beaucoup d'affections cutanées chroniques, n'a pas peu
excité chez moi l'envie de faire usage, dans beaucoup de cas analogues et
notoirement contre les furoncles, de ces mêmes moyens. Une observation
qui mérite d'être vulgarisée et qui n'a pas trouvé de contradictions, c'est
que les diabétiques sont plus aptes que qui que ce soit à contracter ces
maladies et à voir leurs blessures se gangréner. Seulement, cette circons-

tance n'a pas été sans influence pour me faire essayer un autre mode de traitement que l'incision pour la maladie en question. Si depuis bien longtemps je ne fais plus pour ainsi dire usage de l'instrument tranchant quand il m'incombe des anthrax, et fais comme pour le furoncle, que je panse par les lotions hydro-sulfureuses, c'est parce qu'ayant rencoutré des malades atteints d'anthrax qui étaient récalcitrants aux iucisions, qui, il faut en convenir, sont excessivement douloureuses, d'autant plus qu'il faut les multiplier, j'ai dû céder et me contenter de l'eau sulfureuse ; or, le résultat a été parfois si complétement bon que cela m'a enhardi à continuer.

Tel était le résultat de ma pratique, quand un jour je traitais avec mon condisciple M. Herpin, Auguste, médecin à Véretz, un vieux curé de son village, je ne pourrais plus dire au juste pour quelle indisposition ; mais ce que je n'ai pas pu oublier, c'est qu'il lui fut mis un vésicatoire volant sur la nuque, et qu'il y avait déjà quelques jours que je ne m'occupais plus de ce malade quand mon confrère me rappela près de ce vieillard à col gros et court.

Qu'on se figure mon étonnement et celui de mon confrère, quand il nous fut démontré qu'à la place de ce vésicatoire nous avions un anthrax d'une largeur comme je n'en ai jamais vu, puisque sur une surface qui n'aurait pas couvert le fond large de mon chapeau, laquelle était gonflée et livide, se trouvaient de petits trous ronds à fond gris et de plus plusieurs plaques gangrenées ; enfin rien ne manquait pour nous démontrer que nous avions affaire à un anthrax d'une largeur telle je n'en avais jamais vu de semblable. Comment oser aborder avec un bistouri une pareille plaque, car il eût fallu faire des incisions sans nombre, puisque le mal n'avait pas moins de vingt-cinq centimètres de diamètre.

J'avoue que je reculai devant un pareil parti à prendre et je conseillai donc à mon ami Herpin de couvrir le tout avec une dissolution de ratanhia très-forte et de laisser ensuite les choses aller un peu à la grâce de Dieu ; je dis à la grâce de Dieu, car si notre pieux malade avait connu le danger qu'il courait, il n'aurait pas manqué de faire et d'attribuer à des prières ce que nous vîmes le jour suivant.

Le résultat fut tel que, j'en suis certain, personne n'eût pu voir sans en être ébahi le mal cesser de s'élargir et la peau de se mortifier ; la tumeur ne s'était pas élargie, elle paraissait moins vaste, car ses bords étaient moins saillants. Je puis affirmer que la gangrène n'avait pas augmenté le moins du monde dans le tissu cellulaire qui dut s'exfolier quelques jours après.

Une fois cela obtenu, la peau se recolla et il n'y eut que quelques eschar-res, ce qui ne faisait pas la cinquième partie de la peau malade. Ainsi il y eut des îles et des presqu'îles qui rendirent la cicatrisation plus facile et plus courte que nous n'avions osé l'espérer. Il faut avoir vu ce mal avant la mise en œuvre du ratanhia pour croire qu'un si bon résultat puisse être espéré.

Si dans ce cas grave j'ai cru devoir donner la préférence à la dissolution du ratanhia plutôt qu'au sulfure de potasse, que j'emploie, comme je l'ai dit, depuis bien longtemps, c'est que je voulais éviter autant que possible un accroissement de douleurs dans le pansement qui, en cas d'insuccès, aurait pu provoquer d'injustes plaintes de la part de ce malade, qui eût certainement mal interprété notre nouvelle médication, car il ne croyait pas avoir autre chose que la plaie du vésicatoire ; disons aussi que je venais précisément de me voir assez maltraiter, je pourrais plutôt dire bien mal récompensé des soins que j'avais donnés à M. de... un noble diabétique qui m'avait fait appeler en l'absence de ses deux médecins ordinaires et que j'avais cru devoir soumettre aux lotions sulfureuses pour un anthrax qui avait son siége dans le dos. Or, comme ces lotions avaient eu deux inévitables inconvénients : 1º leur odeur ; 2º celui de produire une cuisson vive, dont la malade s'était plaint à mes confrères, qui n'eurent pas la charité de lui démontrer qu'elle était bien dédommagée de ses inconvénients, puisque son anthrax, qui avait de huit à dix centimètres quand on m'appela, avait tout à fait cessé non-seulement de croître, mais, de plus, était en voie de guérison. J'avais cependant bien fait en évitant à cette ingrate des incisions, car peu de temps après elle fit une chute qui eut pour résultat une contusion à la cuisse; quoiqu'il n'y eût pas même d'écorchures, les tissus sous-cutanés, siége de l'épanchement, se gangrénèrent, et cette dame succomba à l'instant où on y pensait le moins, après avoir éprouvé des accidents typhoïques graves.

La lotion hydro-sulfureuse que j'emploie est dosée : 10 grammes sulfure potasse pour 125 grammes ou 150 d'eau. Si je prescris plus souvent cette lotion que tout autre fortement astringente, c'est parce qu'elle est plus commole à se procurer ; de plus c'est la première qui m'a réussi, et pour beaucoup de pauvres gens elle a l'avantage d'être moins chère ; mais aussi j'ai quelquefois recours au sufate de fer ou de cuivre. Je me sers également de la dissolution de chlorure de mercure (1 gramme de ce sel pour 120 grammes d'eau alcoolisée); dans une circonstance, j'employai pour un de mes patients une peinture avec le précipité blanc. Je crois devoir faire le récit abrégé de ce fait qui est le plus probant, d'autant plus qu'il eut pour témoins deux confrères très-distingués, MM. Barbay, de La Ferté-Bernard, et Dagoreau fils, de Saint-Calais. Mon ami C..., médecin à Montmirail, était diabétique depuis quelque temps, quand il fut gravement compromis par un anthrax à la fesse, précédé de quelques excoriations qui étaient les conséquences de son séjour au lit. Quand j'arrivai près de lui, je trouvai mes deux confrères découragés. Cette circonstance fut cause que nous choisîmes pour topiques les lotions alcooliques et la peinture avec le précipité blanc; il n'y

avait ~as à proposer à ce pauvre confrère les incisions, il était trop
épuisé. Le résultat en fut, j'ose dire merveilleux, et nous commencions
à espérer pour lui quelque sursis pour l'instant fatal, quand un nouvel
anthrax parut tout aussi large que le premier. Nous recommençâmes donc
les applications du précipité blanc et d'alcool ; cela fut avec le même résultat. Mais quelques jours après, quand nous nous livrions encore à l'espérance,
un nouvel anthrax survint, enfin il s'en forma ainsi successivement huit,
qui tous furent arrêtés dans leur croissance par l'emploi du précipité blanc
et la lotion alcoolique, mais cette suppuration indispensable enchaînait notre
pauvre ami d'autant plus fatalement que plus il était faible, moins il nous
était possible d'empêcher les mauvais effets du coucher et par conséquent
du décubictus. Je crois ces citations assez suffisantes pour engager mes confrères à essayer cette médication topique astringente, qui, en modérant l'en-
flammation de la peau la préserve de la gangrène et tue les petits furoncles
dont la réunion constitue l'anthrax et donne lieu à sa croissance indéfinie.

Je ne crois pas devoir quitter la question des furoncles sans dire que je
crois qu'elle renferme, ainsi que celle des dartres, toutes les affections qui se
répètent pour les moindres causes, qui sont souvent si peu apparentes
qu'elles échappent à bien des observateurs, et que l'on a cru devoir combattre par des médications générales ; elles sont aussi variées qu'elles sont
peu profitables, si ce n'est aux pharmaciens, mais elles seront moins pré-
occupantes, et se répèteront moins souvent, le jour où les médecins les
traiteront par les moyens abortifs, dès leur début, et, surtout, chaque fois
qu'elles feront la plus légère apparition ; car il y a cinquante ans, un fait de
pratique bien opposé aux idées les plus généralement répandues, c'est qu'une
suppuration quelconque intoxique toujours celui qui en est le porteur, et
qu'elle le dispose à en avoir d'autres ailleurs. Comme je ne connais pas un
seul cas contraire à cette règle, je suis donc loin d'être un bon partisan des
idées professées sur la répercussion, dont je suis encore à trouver un seul
cas, depuis quarante-sept ans que je n'ai jamais fait autre chose que de ré-
primer, autant que j'ai pu, toutes les manifestations morbides cutanées par les
topiques plus ou moins abortifs, et la compression quand elle était applicable.

Cette note était achevée et partie à l'imprimerie quand j'ai été appelé pour
un de mes anciens clients, M. B..., ancien peintre, qui a dû renoncer à son
état depuis qu'il est atteint d'une paralysie générale. Il est grand, a peu
d'embonpoint, est âgé de cinquante-cinq ans, avait, à l'instant de ma visite,
fièvre, fort délire, agitation. Je cherche, et trouve à la partie moyenne et
postérieure de la cuisse deux furoncles entourés de petites tumeurs, si tant
est que l'on puisse donner ce nom à des petites bosselures ; le tout siégeant au
milieu d'une plaque rouge ayant près de 22 à 25 centimètres de diamètre. Le
gonflement, la forme, ne permettent pas de douter que B... va avoir un

anthrax comme je n'en ai vu qu'un : celui du curé de Véretz dont j'ai parlé.

Pour tout traitement, je fais lotionner avec une dissolution de sulfure de potasse, 10 grammes pour 100 grammes. Ces lotions sont faites avec peu d'intelligence le premier et deuxième jour : car le premier on étend trop la dissolution ; le deuxième, l'agitation du malade est cause qu'elles sont un peu négligées ; le mal n'a donc qu'un temps d'arrêt : la peau est moins gonflée. Pendant mon absence on appelle mon confrère M..., qui ajoute l'usage d'une potion calmante. Alors, le troisième jour, je fais faire ces lotions avec la dissolution pure, et sans mélange d'eau , et appliquer une compresse imbibée. Dès le lendemain, plus d'agitation, plus de fièvre, le malade est assis dans un fauteuil; les accidents sont jugulés; la rougeur, le gonflement sont diminués; deux petites plaies et quelques croûtes ont été les seules suites de cet anthrax, dont j'ai laissé les soins ultérieurs à mon jeune confrère.

Deux faits de cancer du sein, qu'il n'est pas inutile de raconter.

1er *fait.* — Il y a vingt-huit ou vingt-neuf ans, quelques jours avant la Pentecôte, je conseillai à Mme B..., femme d'un charron de Chançay (j'étais alors médecin à Amboise), de prendre l'avis de quelques-uns de mes collègues de Tours avant de se laisser faire l'ablation d'une tumeur cancéreuse du sein, que j'avais jugée nécessaire, comme moyen de prolonger l'existence de cette mère de deux jeunes enfants (elle avait trente-cinq ou trente-six ans, et ceux-ci de dix à douze); c'est assez dire que c'était une de ces affections les plus sujettes à récidive, par conséquent une opération que les boutiquiers médicaux seuls réclament.

Ce ne fut donc pas pour moi un mécompte quand, le jour de la fête, B... me fit dire, par un exprès, que sa femme était beaucoup mieux; mais ce qui allait en être un, c'est que, loin d'être débarrassé d'un mauvais cas, loin d'avoir diminué pour moi la responsabilité des conséquences que pouvait avoir pour ma réputation ce cas grave, en engageant la malade à ajouter d'autres avis aux miens, en envoyant cette malade consulter mes confrères de Tours, je m'étais mis comme on va le voir, dans un vrai guêpier. Le mercredi suivant, B... arriva à Amboise; il était comme un désespéré. « Monsieur Miquel, me dit-il, je vous en prie, venez voir ma femme, qui est dans un état tel que je ne puis vous le dire; elle est allée à Tours, comme vous le lui aviez conseillé, et, depuis son retour, c'est à ne plus tenir chez moi; venez l'opérer aujourd'hui. Ses instances furent telles que, malgré tout, il me fallut consentir au désir de ce bonhomme. Je priai feu Fasneau

de venir me servir d'aide. En joignant à des occupations indispensables une
opération à trois heures de chez moi, j'étais nécessairement forcé de ne pas
perdre trop de temps en préparatifs, et, par conséquent, à raccourcir, autant que possible, tous les préambules. Je dus donc répondre brièvement aux
réflexions de tout genre que fit la malade avant l'opération, qui, ainsi que
ses préparatifs, fut bientôt terminée, et n'offrit rien qui soit digne d'être
noté. Mais ce qui ne put passer inaperçu, ce fut l'exclamation que fit la
malade quand elle fut bien installée dans son lit (comme on ne chlorofor-
mait pas alors, cette réflexion de la malade n'était pas le fait de l'ivresse
éthérée, elle était due à un tout autre effet). Je crois devoir ne rien chan
ger : « *C'est toujours bien mal à M. Tonnellé d'avoir dit de vous ce qu'il
m'en a dit.* » Pressé comme je l'étais, et ayant dans mon aide M. Fasneau un
témoin qui, par son caractère un peu emporté, eût pu donner à ce propos
une de ces suites que je voulais et que j'ai toujours aimé à éviter, je fis
semblant de n'avoir pas entendu. Mais à ma visite, le lendemain, j'étais seul
avec cette malade et la personne qui l'avait accompagnée à Tours, laquelle
s'était chargée de la soigner pendant sa maladie. Alors je crus pouvoir leur
demander pourquoi elle m'avait demandé, avant l'opération, si j'étais muni
de tous les moyens de prévenir une hémorrhagie, si j'avais tout ce qu'il fallait en cas d'accident, et, enfin, pourquoi elle s'était laissée aller à dire :
« C'est toujours bien mal à M. Tonnellé d'avoir dit cela ? »

Cette pauvre femme ne voulait pas répondre ; mais son amie lui dit
enfin : « Avouez donc ce que M. Tonnellé vous a dit, *que l'opération était
indispensable, qu'il était pressant de la faire ; de plus, qu'il vous a dit d'aller aux Dames-Blanches, et que, sur votre refus, et après la réponse que
vous avez faite que vous comptiez vous faire opérer par M. Miquel, que
vous étiez seulement venue de sa part prendre l'avis de quelques-uns de ses
confrères de Tours*, M. Tonnellé vous avait répondu que vous aviez tort,
qu'il n'y avait dans le département que lui, Tonnellé, et M. Herpin, capables
de faire une semblable opération, et il ajouta : « Il n'y a que nous deux qui
sommes munis de ce qu'il faut pour parer à tous les accidents. » Puis
M. Tonnellé ajouta, voyant la persistance de la malade à ne pas consentir à
rester aux Dames-Blanches : « Rappelez-vous que *si vous êtes mal opérée,
cela reviendra.* »

Si j'ai jamais eu un repentir de ne pas avoir écouté les propos et les
les questions, souvent saugrenus, des malades, ce fut dans ce cas ; car, je le
répèterai, c'était réellement un mauvais cas, surtout un de ceux qui revien-
nent très-vite ; et, si j'avais voulu que la femme B... fût à Tours pour
joindre d'autres avis au mien, c'était la crainte d'une récidive, et je m'étais
décidé à opérer, ou plutôt à proposer l'opération, dans la pensée que c'était
un moyen de prolonger l'existence de cette malade jusqu'à ce que ses enfants fussent dans un âge plus avancé, et, surtout, pour n'être pas accusé

de n'avoir pas fait tout le nécessaire quand, plus tard, le mal aurait fait des progrès trop considérables.

Les suites de cette opération furent aussi simples que possible, pour une plaie qui n'avait pas permis une réunion immédiate. Je ne me serais pas donné le soin de la surveiller autant que je le fis plus tard, sans la perfide observation de ce directeur de l'école de Tours, si parfaitement copié. Deux mois après sa guérison, une petite ulcération se fit sur la partie moyenne de la cicatrice; je la cautérisai légèrement, et la fis pauser avec du précipité blanc mêlé au cinquième avec du cérat. Quelques mois après, même accident, mêmes moyens; cela se répète encore quelque temps après. Dès la première fois, j'avais ajouté une compression, avec le bandage de Récamier; puis, voyant son inutilité, un brassard fut mis sur le bras, du côté malade, à l'aide duquel je fixai le membre le long du tronc, tout en laissant à la femme B... la liberté de son avant-bras sur le bras. Par ce moyen j'empêchai les mouvements d'élévation et d'écartement de ce dernier, lesquels ne peuvent se faire sans l'action, ou, plutôt, sans l'extension des muscles pectoraux, et, par conséquent, sans tiraillements, sans secouer le sein correspondant, et, par conséquent, la cicatrice.

A partir du moment où Mme B... suivit rigoureusement ces deux conseils, il ne se passa plus rien d'inquiétant dans le côté opéré; mais ce qui devait prouver la perfidie de la réflexion de ce confrère, et combien j'avais eu raison de me défier et de surveiller les suites de cette opération, c'est que, deux ans après, Mme B... succomba à des accidents chroniques du cerveau, évidemment dus à une tumeur cancéreuse développée dans le crâne.

Si cette leçon ne m'avait pas servi depuis, je n'aurais pas raconté cette mauvaise action; mais l'heureux effet, que j'ai souvent remarqué, du brassard immobilisant le bras, est tel, que je crois devoir le recommander pour les opérations faites sur le sein; et, dans tous les cas de souffrances aiguës ou chroniques de cet organe, il est certainement le premier soin qu'il faut exiger des femmes qui souffrent de ces parties.

2° *fait.* — En 1848 je donnais des soins à M. B... P..., qui était porteur de ganglions dans l'aisselle gauche; ils étaient très-durs et allaient prendre du développement. J'avais vu mourir plusieurs de ses parents, frères et sœurs, par suite de cancers, et, si mes informations sont exactes, le père avait succombé à la même affection. Je fus donc inquiet, dès le début, pour ce malade; j'examinai le sein de ce côté : une toute petite croûte, d'apparence rocailleuse, se trouvait sur le mamelon, qui ne paraissait pas gonflé, et la glande menacée n'avait pas le moins du monde changé de volume ni de consistance; la croûte était si peu large et si mince, elle était si facile à ôter, et laissait le mamelon dans un état tel, que quiconque l'aurait vu après cette ablation l'eût déclaré parfaitement sain. Je crus donc d abord n'avoir affaire qu'à un de ces gonflements dus si souvent à une suppuration de la main ou de l'un dés doigts, trop ancienne pour avoir laissé des traces; mais,

la chemise de mon malade, je dus me rappeler la petite croûte qui était remplacée par une déformation complète du mamelon correspondant à l'aisselle affectée; je dus toucher, et, alors, je constatai une dureté qui ne me permettait pas de douter de l'état cancéreux de ce sein, lequel était resté presque microscopique pendant que l'état de l'aisselle occupait et trompait malade et médecin ; car il resta toujours si peu apparent et si indolent, que le malade ne s'en est jamais plaint, ce n'était point un cancer du sein postérieur à celui des ganglions axillaires, puisque j'avais même constaté sur le mamelon la présence d'une petite croûte indiquant un état morbide.

Deux ans après, je devais rencontrer un cas pareil, qui ne me permettait plus de douter de la méprise que j'avais commise alors. Là, je vis un cancer atrophique de la mamelle chez un homme âgé de cinquante ans environ ; il avait le volume d'une pièce d'un franc, le mamelon était un peu rentré dans la glande, non pas tuméfiée mais durcie. Plus tard les ganglions se développèrent : je dis plus tard, car ce malade, qui n'habitait pas Tours, fut quelques mois sans revenir me voir ; mais j'avais gardé un trop bon souvenir du premier malade pour ne pas redouter les mêmes conséquences que pour M. P..., qui était devenu un de ces cas qui ne s'oublient pas.

A cette seconde visite les ganglions de l'aisselle étaient durs et squirreux ; nous avions donc là, aussi, un cancer atrophique, mais un peu plus apparent, au début, que chez le premier malade. Là j'avais été appelé à voir le mamelon un peu croûté et le siége d'une démangeaison, j'étais résolu à agir, si ce que j'avais conseillé au malade ne réussissait pas (des applications de précipité blanc); car, tout d'abord, je crus à une petite dartre.

Pourquoi cet homme ne revint-il que quand les ganglions étaient dans un état qui ne permettait guère de proposer une opération devant laquelle il avait reculé, quand elle était facile et avait plus de chances de réussir? Il était heureusement étranger, et je n'eus pas l'ennui d'assister à sa fin.

Ce sont les deux seuls faits de cancer du sein que j'ai eu occasion de rencontrer chez l'homme depuis 1812. Pourquoi si peu chez lui quand on en voit tant chez la femme? Question qui n'est pas à dédaigner, et qui en soulèvera d'autres ; car que le volume des mamelles, que l'état congestif subi par ces organes à certains stades, tant de la menstruation que la lactation et la grossesse, soient pour beaucoup dans cette déplorable disposition, cela ne fait pas l'ombre d'un doute; mais l'état du mamelon ne joue-t-il pas un rôle des plus importants? n'est-ce pas là qu'est, le plus souvent, le point de départ? Telle est la question que je me suis posée après avoir vu les deux cancers presque rudimentaires de ces deux mamelles d'hommes causer une affection ganglionnaire si prépondérante, et je pourrais dire si primitive en apparence. J'ai dû me dire : si la glande mammaire de la femme est aussi fréquemment malade, n'est-ce pas par le fait de la souffrance du mamelon, lequel est si souvent tendu, gercé, rendu croûteux par

16.

la succion et la salive du nourrisson ; ce canal excréteur du lait ne joue-t-il pas ici, par son rapport avec sa glande, le rôle que joue le meat urinaire et l'urétre par rapport à la vessie et aux reins; car combien ne voyons-nous pas de souffrances vesico-rénales causées ou tout au moins succédant à de simples gonorrhées, ce qui a fait dire à Amossat que les maladies des voies urinaires montent et ne descendent pas.

Depuis que j'ai été amené à faire ces réflexions, j'ai peu vu d'état congestif de la glande mammaire sans rencontrer le mamelon correspondant dans un état qui n'est pas physiologiqué ; souvent c'est l'orifice du canal secréteur du lait qui est hypertrophié, et enfin le mamelon, lui-même, qui est gercé et dans un état semblable à certaines affections herpétiques, comme celles qui occasionnent si souvent les érysipèles chez les femmes, et qui siégent derrière les oreilles. Quelquefois le mamelon a perdu sa direction, paraît devenu plus saillant, ou bien, au contraire, il est rentré dans le sein. D'autres fois, il est seulement plus saillant, plus dur, ou moins mou que son congénère. Je viens de voir une fille des environs de Loudun qui porte sous l'aisselle droite et entre le sein des ganglions indurés. Cherchant avec soin, j'ai trouvé un cordon dur, gros comme une plume de corbeau, qui peut être suivi jusqu'au mamelon, lequel est à peine plus dur que l'autre, mais un peu incliné à droite. Il fallait avoir la volonté que j'y ai mis pour le constater et trouver ce cordon dur.

Aujourd'hui, je pourrais citer des faits assez saillants pour démontrer combien cette surveillance de l'état du mamelon peut avoir d'effets préventifs; mais je crois que c'est à l'attention que j'ai eue depuis de ne pas négliger les plus petites affections de cette partie de la mamelle, chaque fois que j'ai dû conseiller la compression pour des douleurs et des gonflements, que je dois de l'avoir vue plus efficace, et que ce soin n'a pas été inutile pour m'aider à prévenir quelques cancers. J'ai rencontré peu de cancers inopérables sans avoir pu trouver dans l'état du mamelon une preuve de la nécessité qu'il y a de surveiller davantage cette partie de la mamelle. Avis à mes jeunes confrères; car ce sont souvent de ces remarques, en apparence très-futiles, que dépendent les succès du médecin. Je crois avoir donné déjà bien d'autres preuves de la nécessité qu'il y a de bien observer.

Du Décubitus.

Des moyens de le prévenir et de le guérir.

Si desint vires, tamen est laudanda voluntas.

Je crois qu'il n'est pas tout à fait hors propos ici de donner une nouvelle publicité au petit mémoire suivant qui a fait de moi un lauréat de la Société de Médecine de Gand.

Belgique, 1848.

Quelle est la cause de la gangrène de la région sacrée dans toutes les maladies qui forcent le malade à rester couché ? Tout le monde est d'accord, c'est la pression ; mais outre cette cause, qui est la principale, sans laquelle même cet accident n'aurait pas lieu, et qui, seule, ne suffit pas ordinairement, il faut aussi le concours de certaines autres conditions que j'appellerai prédisposantes, car il y a des malades qui peuvent rester un temps très-long sur le lit sans changer de position et qui cependant n'éprouvent rien de ce qui annonce un décubitus, c'est même tout au plus si chez eux, après ce long temps passé dans une même position, on voit la peau de la région sacro-coccygienne rougir et s'excorier, tandis que, dans d'autres circonstances, quarante-huit ou soixante heures suffisent pour que déjà une escarrhe soit formée, qu'elle intéresse même l'épaisseur tout entière de la peau qui recouvre le sommet du sacrum et le coccyx. Je voudrais être complet dans l'énumération de ces causes que je n'y réussirais peut-être pas ; je me contenterai d'énumérer les plus actives.

Les deux plus fréquentes et les plus redoutables sont, sans contredit, ces états de notre économie où la vie est comme anéantie, je veux parler de l'état adynamique causé par une maladie putride ou typhoïde, de celui aussi où la vie est gravement compromise par une lésion cérébrale. Après ces deux premières vient la compression de la moelle épinière ou la paraplégie, dont les effets, quoique partiels, sont les mêmes. Telles sont les trois circonstances dans lesquelles la gangrène de la région du sacrum arrive le plus promptement, où elle est le plus difficile à arrêter et à guérir, et où elle produit les accidents les plus graves.

Après ces trois premières causes prédisposantes, viennent les écorchures, soit qu'elles soient le produit de boutons, soit qu'elles proviennent du froissement du corps sur les draps ou autres linges, même très-fins ; pendant les soins de propreté, ce froissement est difficile à éviter, puisqu'il faudrait que le corps fût suffisamment soulevé, chaque fois qu'il s'agit de faire ces changements. Il est d'autant plus commun de produire des écorchures en retirant les linges, que ceux-ci sont plus souvent mouillés et ne glissent pas, qu'ils se collent à la peau. Ces écorchures peuvent encore se faire dans les changements de position que nécessite le glissement du corps au bas des oreillers, si le lit est mal fait, et plus fréquentes qu'on ne le pense avec les fonds à sangles élastiques.

Une cause active de l'ulcération de la peau de cette partie, ce sont les diverses éruptions à forme plus ou moins ulcéreuse qui peuvent être produites par l'état morbide lui-même, ou bien encore par la fréquence et l'âcreté des excrétions, dont les linges sur lesquels le corps repose ne tardent pas à être imprégnés ; ces matières agissent d'autant plus activement que l'état morbide dispose plus la peau à céder à ces actions diverses.

Dans les maladies chroniques, surtout dans les vastes suppurations, dans les affections colliquatives, dans les infiltrations, la peau contracte souvent cette disposition à une inflammation douloureuse, à l'ulcération qui favorise fortement la mortification de celle qui revêt le sacrum ; nous devons donc ranger aussi cet état parmi les causes prédisposantes au décubitus. Il doit en être de même de la maigreur et de certaines dispositions individuelles qui semblent innées.

Faire cesser le plus tôt possible toutes les altérations de la santé et par conséquent de la vie, qui disposent à la gangrène de la région sacrée, serait certainement l'indication principale.

Quand les conditions morbides existent, les moyens d'éviter, autant que possible, le décubitus sont les précautions suivantes, si nous nous en tenons à ce que nos prédécesseurs ont conseillé.

Si les malades font sous eux, il faut les changer dès qu'ils sont sales, ne pas ôter les linges sans avoir suffisamment soulevé le bassin, car, comme je l'ai déjà dit, le plus léger froissement d'un linge mouillé, qui écorche cette peau, déjà altérée dans ses propretés vitales, suffit pour être le commencement de la mortification, et déterminer une gangrène considérable : aussi vaut-il beaucoup mieux pour procéder à ces changements, quand cela n'a pas d'inconvénients graves, coucher le malade sur l'un des côtés ; alors on roule le linge à enlever sous le tronc, on y porte un demi-rouleau de celui qui est propre, puis en couchant le malade sur l'autre côté, on le fait passer par-dessus les demi-rouleaux en question. On enlève ensuite celui qui est mouillé, et l'on étale le sec. Sans doute que, lorsque l'on peut se procurer un lit à fond sanglé, percé et susceptible d'être soulevé à volonté par un treuil, les soins à donner deviennent plus faciles, mais cela n'est pas toujours aisé et à la portée de tous ; nous verrons plus loin comment un médecin peut en faire confectionner un promptement et à un prix plus que modique, quelque part qu'il se trouve.

Quant aux éruptions, qui dans ce cas ont une tendance à l'ulcération, quand bien même cette tendance ne serait due qu'à la cause qui les produit, elles réclament les soins dus à celle que nous connaissons tous, à la pression.

Dans ces circonstances, j'ai vu M. Bretonneau employer, avec un succès réel, des lotions faites plusieurs fois par jour sur le point malade avec de l'alcool pur ; en outre, il faisait saupoudrer immédiatement ces parties encore humides d'esprit de vin avec du calomel à la vapeur. Cette poudre impalpable était appliquée ainsi avec une touffe de ouate. Ce moyen, à tout bien considérer, est une heureuse modification apportée à l'usage plus ancien de faire sur ces mêmes parties des lotions avec du gros vin, aiguisé d'eau-de-vie pure, ou camphrée et saturée de tannin. Ces toniques fortement astringents donnent du ton à la peau qu'ils nettoient, étouffent dans leur germe des éruptions naissantes et sèchent les excoriations qui peuvent être, comme je l'ai dit, l'origine des escarrhes ou des ulcérations douloureuses.

Si, après cela, je jette un coup-d'œil rapide sur les moyens opposés au décubitus lui-même, c'est-à-dire sur ceux qui sont destinés à diminuer les effets directs de la compression, je trouve les suivants :

1° J'ai vu employer, et j'ai moi-même fait faire usage des basanes passées au suif (on pourra très-bien mettre à leur place des feuilles de caoutchouc) qui, parfaitement lisses et souples, ne font point de plis ou bourlets capables d'écorcher la peau, mais elles ont l'inconvénient d'avoir une odeur désagréable. Elles tiennent la peau comme dans un bain perpétuel, même quand le malade est encore dans la possibilité de se tenir propre ; par elles, les éruptions sont favorisées autant que possible, et nous avons vu que celles-ci hâtent singulièrement la formation des escarrhes ; enfin, quand mêmes elles n'auraient pas ces inconvénients, elles ont celui de ne pas faire cesser la cause principale, la compression et ses effets immédiats.

2° Vient ensuite le changement fréquent et bien entendu de position. Il est hors de doute qu'en faisant coucher le malade tantôt sur les côtés et tantôt sur le dos, on alterne par là la compression, et que la peau peut reprendre dans ces alternatives le ton, la vie que la pression lui fait perdre. Quand ce moyen est praticable, c'est un adoucissement, un palliatif qui retarde la gangrène. Il n'en est pas toujours ainsi, et même quand il est possible de le mettre en usage ; si on retarde l'accident qu'on redoute, combien de fois ne voit-on pas qu'au lieu d'une escarrhe on en a plusieurs, qu'on triple les points malades ; car les hanches, les régions trochantériennes, les coudes s'excorient aussi très-aisément et leurs ulcérations, qui sont, il est vrai, moins graves que sur le sacrum, sont extrêmement douloureuses.

3° Parlerons-nous des coussins en couronne bien faits et convenablement rembourrés ? Ce moyen semble de prime abord devoir remplir toutes les conditions. Il est bientôt si insupportable que j'ai vu des malades préférer leurs souffrances même au coussin en caoutchouc et ne pas redouter les accidents qu'on leur prédisait s'ils le repoussaient. D'ailleurs il se dérange souvent, alors il vient plutôt augmenter la compression qu'il n'en prévient les effets. Plus il est gros, plus il est incommode ; trop petit, il ne sert pour ainsi dire pas ; avec un grand trou, le siége plonge au fond de cette ouverture et le but est manqué. Ajoutons à cela que, s'il devient malpropre, ce qui se fait promptement, c'est souvent le pire de tous les moyens. Le matelas en caoutchouc rempli d'eau chaude, s'il était moins cher, serait préférable, et encore n'est-il pas sans inconvénient.

4° J'ai entendu beaucoup vanter les emplâtres très-larges de sparadrap, de diachylum gommé. Je les ai essayés ; j'ai fait plus : avec ces mêmes emplâtres percés et multipliés les uns sur les autres, j'ai tâché de préserver autant que possible les parties les plus saillantes d'un contact trop rude. Mais voici ce que j'ai vu : la matière de l'emplâtre se ramollissait par la chaleur du lit, ou ce qui était pis encore, elle s'altérait par l'humidité ; l'emplâtre se fronçait, se plissait, se roulait, se dérangeait, et ne servait à rien, ou nuisait. L'usage continu de ce moyen, avait aussi pour effet de produire des éruptions comme la basane, par les résines qui entrent dans sa composition. En somme, ce n'est pas un bon moyen.

5° Les lits tels qu'ils sont faits dans les hôpitaux militaires, c'est-à-dire ayant un creux dans le milieu de la paillasse, la paille étant refoulée vers le pied, soins qui ne sont pas à dédaigner, parce que, de cette manière, le malade peut avoir la tête assez élevée sans risquer de couler vers le pied. Dans ma pratique, il m'est arrivé bien des fois d'employer, pour atteindre le même but, un rouleau fait de deux draps que je mettais sous les matelas, vers leur milieu ; je n'avais même pas besoin de refaire le lit ; il me suffisait de coudre quatre longs rubans de fil à l'extrémité de ce rouleau, de les fixer ensuite au bout d'un manche à balai, en me servant pour cela d'une forte épingle ou d'un cordon.

Je passais ce morceau de bois entre le matelas et le sommier, puis un aide placé de l'autre côté du lit saisissait ce bâton comme moi ; nous soulevions un peu le siége du malade ; puis l'aide tirait ces cordons, pendant que je faisais glisser le rouleau. Nous pouvions ainsi le mettre à la hauteur nécessaire pour que la petite éminence, qui devait résulter de cette interposition. se trouvât juste au-dessous de la partie supérieure des cuisses, car si elle s'était trouvée plus haut, c'est-à-dire sous les fesses, elle serait devenue très-gênante et aurait manqué son but. Ce moyen est certainement une amélioration ; il est bon dans tous les cas où le malade doit rester longtemps couché, mais il ne s'oppose pas assez au décubitus.

6° Les lits mécaniques sont certainement de bons auxiliaires, mais il ne sont pas toujours applicables. Voyons ce qu'on doit faire avant d'y recourir.

1. Puisque le corps doit reposer sur quelqu'une de ses parties, il faut faire en sorte que ce soit sur la surface la plus large possible et tâcher d'effacer les saillies sur lesquelles la pression doit nécessairement se faire sentir.

2. Il faut aussi, pour résoudre le problème, que les objets composant la couche soient faciles à changer et que cela se fasse sans le moindre risque de produire des excoriations.

3. Il faut enfin pour que le malade soit tenu très-proprement, que les literies puissent être changées facilement, que le patient ne macère pas sur des linges salis et qui par eux-mêmes irritent la peau, que les parties déjà malades puissent recevoir les pansements nécessaires, qu'elles ne portent pas plus que si une compression légère était exercée.

Pour arriver à ce but, une étude physiologique très-grossière des attitudes de notre corps va je crois nous mettre sur la voie : quand couchés sur le dos, les bras placés près du corps, nous passons la main sous la région dorsale, nous reconnaissons aisément que les omoplates font saillie et éloignent du lit la colonne vertébrale et les côtes. Si nous faisons la même chose quand les bras sont portés sur la tête, nous trouvons que les omoplates se sont placés davantage sur les côtés, que le creux a presque disparu en face de la colonne épinière et que la région dorsale offre une surface plus plane, plus régulière, qu'enfin cette partie ne porte plus comme auparavant sur deux saillies, très-apparentes chez les personnes maigres.

Si nous faisons un semblable examen pour la partie inférieure, nous trouvons que les membres pelviens étant allongés, la courbure sacro–lombaire est aussi prononcée que possible, que le bassin devient de moins en moins parallèle à l'axe du tronc, qu'alors aussi le sacrum et le coccyx prennent de plus en plus une autre direction et deviennent la partie la plus saillante de toute la surface postérieure du corps, conséquemment celle qui doit porter le plus fortement sur le lit ; en mettant le dos de la main sous cette partie, nous trouvons que le poids qu'elle porte est considérable relativement à toutes les autres, que c'est la plus dénuée de chairs, celle où la peau est le moins préservée du contact des os, qui subit la plus forte pression.

Si l'on fait fléchir les cuisses sur le bassin et les jambes sur les cuisses, les choses changent tout à fait, car la colonne vertébrale tend de plus en plus à perdre sa courbure, le bassin reprend une direction bien plus en rapport avec elle, la pointe sacro-coccygienne ainsi que les ischions ne font plus saillie ; la main qui pouvait passer fermée sous la courbure lombaire porte un poids assez notable. Si vous rapprochez de plus en plus les talons des fesses, la main qui est placée sous le sacrum devient libre, et vous ne tardez pas à reconnaître que les jambes forment des colonnes ayant les pieds pour bases et portent une partie du poids qui pesait sur la saillie sacro-coccygienne, lorsque le corps était allongé. Il suffit pour cela de donner à la portion correspondante du lit un peu de solidité. Si l'on fait cet essai sur soi-même, on s'assure que cette attitude, loin d'être gênante, est commode, qu'elle ne fatigue en rien les jambes, que l'on met fin à cette douleur des talons, qui ne manque pas de se manifester quand on est longtemps couché sur le dos et si la couche est un peu solide. Ainsi, en mettant les bras croisés sur la tête et en fléchissant les membres pelviens, on efface toutes les saillies qui portaient plus que le reste du corps sur la couche, et l'on fait que son poids est réparti sur la surface la plus uniforme, la plus large possible, et sur la partie qui n'a pas d'autre fonction à remplir dans la station sur les pieds.

Les raisons de ce changement sont du ressort de la plus grosse anatomie ; quinze jours d'ostéologie et de myologie l'apprennent ; je ne m'y arrêterai pas davantage. Il me suffit d'avoir démontré ce qu'on peut obtenir en donnant à

nos parties une position, je dirai commode et sans aucune espèce d'inconvé
nient. Cette attitude est tellement aisée que le plus souvent les gardes-malades
n'ont pas de plus grande occupation que de la faire cesser. C'est peut-être
le cas de dire *qu'il faut tourner le dos à la foule pour trouver la vérité*.

Partant de cette observation, je fais mettre les membres dans une posi
tion qui est aussi facile à opérer qu'à faire cesser si cela convient. C'est de
faire mettre les bras sur la tête, ce qui n'a pas d'inconvénient, même en hiver, si le malade a de bons gilets à manches, de fléchir les membres pelviens, de lui faire faire ce que le vulgaire appelle *la grange*. Pour maintenir cette flexion, quand le malade n'est pas dans le cas de la continuer ou
quand il devient nécessaire de la faire observer rigoureusement, voici comment je m'y prends :

Je choisis une planche que j'entoure d'un linge et que je rembourre au besoin ; je la mets au niveau de la place où les pieds doivent porter ; je l'y fixe
par deux lacs attachés aux montants répondant au chevet du lit ; cette
planche doit porter à son milieu deux boucles et un ruban de fil.

Je place autour des pieds du malade une bande ou plutôt une cravate en
étrier, dont les deux bouts viennent par derrière se passer dans l'une des
boucles de la planche; un nœud les y fixe et force par là les pieds à ne pas
couler et à prendre un point d'appui sur cette planche.

Pour maintenir les genoux, il suffit de deux coussins latéraux qui sup-
portent une partie des couvertures, gardent la chaleur et permettent aux
cuisses de se reposer mollement.

Quand il y a escarrhe et nécessité d'alléger le poids du sacrum, on prend
une petite nappe pliée en cravate munie à ses deux extrémités de liens ; on
l'applique sur les cuisses en les faisant tirer légèrement par en bas pour aller
les fixer aux deux pieds de la couchette opposés au chevet; de cette façon,
les jambes, amenées de plus en plus vers la verticale, soulèvent le bassin, ce
qui n'empêche point les malades d'avoir la tête convenablement élevée. Si
un moyen d'arrêt est nécessaire pour que le tronc ne coule pas vers le pied
du lit, la planche rembourrée sur laquelle portent les pieds du malade suffit
à cela convenablement.

Quand je commençai à étudier spécialement ce qui pouvait améliorer la
condition des malades pour lesquels on redoute le décubitus, guidé par ce
que DUPUYTREN faisait pour les fractures du col du fémur, je mis mes malades sur un plan incliné ; mais ils le supportèrent difficilement quand il était
élevé. En outre, avec cet appareil, il était extrêmement difficile de les tenir
propres et de leur permettre de satisfaire, sans de grands dérangements, aux
besoins d'uriner et d'aller à la selle. La manière de faire, que je suis aujour-
d'hui me semble préférable, car avec elle il est très-facile de satisfaire à
toutes ces nécessités, beaucoup plus même que par aucun autre moyen.

Est-ce à cela que je dois d'avoir rarement des malades affectés de décubitus?

Je le pense, et n'ai point d'autres preuves à donner de son efficacité : mais les meilleures méthodes sont rarement toujours applicables ; ainsi ce que je viens de dire ne peut être mis en pratique dans les paraplégies graves et de longue durée.

J'avais pensé à substituer le son aux matelas. Voici comment cette idée m'est venue : Dans quelques contrées, il est des mères qui ne mettent point leurs nouveaux-nés dans des maillots, robes de chambre ou autres enveloppes, mais tout simplement dans des boîtes pleines de son sec et chauffé : tout le vestiaire de ces marmots consiste en une chemise, une brassière, un fichu et un bonnet ; un petit oreiller, un drap de dessus et une couverture complètent leur lit.

Quand ces enfants urinent ou vont à la garde-robe avec ou sans diarrhée, le son qui est mouillé se prend en pelottes que la nourrice enlève et remplace par d'autre. La propreté est facile, les enfants croissent et prospèrent avec toute l'apparence du bien-être ; le seul reproche qu'on puisse faire à cette méthode, c'est que cet appareil forme un tout plus embarrassant et plus lourd que l'enfant seul avec ses maillots ordinaires. Je ne vois donc pas pourquoi, quand un malade est difficile à remuer et qu'on ne peut, sans trop de souffrance, le tenir propre ; quand les linges nécessaires pour cela sont trop difficiles à ôter et à remplacer ; qu'il est reconnu que la peau a une tendance à devenir malade (ce qui a toujours lieu dans les cas où l'effet du décubitus est à redouter), on ne ferait pas usage de ce moyen.

Je me demandais quelle objection on pourrait faire à son emploi. Quand un malheureux atteint d'une arthrite suppurée du genou, avec des fusées considérables, que je soignais avec mes collègues MM. Pasquier et Ceré, l'employa spontanément et s'en trouva d'autant mieux qu'il lui manquait beaucoup de choses pour être couché convenablement et changé à propos. Je l'ai mis moi-même ensuite en pratique pour une pauvre petite fille qui allait succomber aux suites d'une fièvre typhoïde des plus graves : j'étais avec mon confrère CLenouard : nous prîmes une grande ballière ; je fis coudre les deux parois entre elles dans le milieu, de façon à les accoter dans une surface de quarante centimètres, et faire que la balle d'avoine qu'elle contenait fît pour tous les bords un rouleau assez épais et résistant, tandis que le milieu formait un creux suffisant pour recevoir le son sur lequel devaient reposer la région sacro-lombaire et les fesses. Cette ballière aurait pu remplir, étant en place, l'office d'un coussin percé large et gros.

Dans un autre cas, comme il s'agissait d'un paralytique gâteux, je fis coudre un drap plié en double tout autour de la portion où les deux toiles étaient accolées. Je pris des rouleaux de paille et j'eus soin de ne pas faire coudre les bords du côté de la lisière de l'étoffe ; je fis mettre seulement des cordons afin de pouvoir ôter de ce côté le coussin, puis nettoyer et renouveler facilement le son quand il en était besoin ; on remettait facilement en place ce coussin de paille. Le malade avait, étant couché, les cuisses demi-fléchies et la tête convenablement soulevée par des oreillers ; il ne se trouvait donc pas mal dans ce coucher improvisé.

Depuis, à ces divers moyens, j'ai ajouté une modification aux lits mécaniques pour, comme je l'ai dit, que le médecin pût en faire confectionner qui fussent à la portée de tous ; car c'est au plus grand nombre et surtout aux petites fortunes qu'il faut penser, celles qui précisément ne peuvent avoir une domesticité suffisante, celles enfin où les mauvais effets du décubitus sont plus fâcheux.

J'avais soumis les observations qui précèdent à un corps savant, quand Bretonneau m'adressa un de ses protégés, inventeur d'un appareil propre à soulever les malades, etc., etc. Qu'on se figure un tréteau très-élevé, plus long que le lit ; dont la table est percée et reçoit cinq poulies placées à distances variées : chacune d'elles reçoit une corde qui, d'un bout, s'attache à un treuil fixé à l'un des pieds, et qui, de l'autre, pendant sous la tablette, porte une traverse à chaque extrémité de laquelle peut et doit s'accrocher une alèze solide, passée préalablement sous le malade. Inutile de dire comment, les choses étant ainsi disposées, on peut, à l'aide du treuil, enlever le malade tout d'une pièce et sans secousse. Dans ce moyen bien simple, moins cher que les lits mécaniques, il y avait une idée ; j'ai cru devoir modifier son application, et il n'a pas dépendu de moi si le protégé de mon maître n'a pas su en profiter pour le dédommager de ses peines d'inventeur.

Pour modifier cet appareil comme je le désire, je prends deux pièces de bois de la forme et de la force de celles dont on fait les brancards solides ; au besoin deux longues petites bûches droites ou fragments de perches solides ; à chacun de leurs bouts et sur leur champ, j'enfonce un piton de la plus forte dimension, tandis que sur le bord, et dans les deux trous qui doivent correspondre avec le pied du lit, je place douze ou treize pitons distants de douze à quinze centimètres. Je prends ensuite deux morceaux de bois, ronds ou carrés, peu importe, ayant un peu plus de longueur que de largeur à donner à cette espèce de brancard, lequel ne doit pas être tout à fait aussi long ni aussi large que le lit où est couché le malade ; je les fais rapetisser et arrondir avec épaulement à chacune de leur extrémité. Ils doivent l'être assez pour pouvoir entrer dans les trous des quatre pitons placés au bout des pièces destinées à faire les brancards. Chacune d'elles doit porter une clavette et être percée d'un petit trou afin, comme cela doit se comprendre, que le bâti de ces quatre morceaux de bois fasse un tout solide.

Pour faire ensuite un dossier commode à manœuvrer et mobile, je réunis par l'une de leur extrémité deux planches de huit centimètres par une traverse que je fixe sur champ par des pitons ; puis par leurs extrémités libres je les fixe au brancard par deux pitons ; cette double équerre est ensuite garnie sur ses côtés et à son travers de pitons destinés à recevoir une toile solide pour former le chevet.

Aux pitons qui réunissent ces trois pièces entre elles je fixe un fort cordon qui va s'attacher aux derniers pitons du pied pour enlever et fixer à volonté ce chevet. Quelquefois je préfère me servir pour cela de ces traversins solides qui se trouvent à tous les lits et qu'il suffit d'éloigner ou de rapprocher pour l'élever ou le baisser à volonté plus commodément.

Avec un tissu solide ou replié en long, je fabrique cinq alèzes de trente centimètres de large, dont je fais rabattre et coudre solidement chacune des extrémités, de façon à pouvoir passer dans ce large ourlet, qui forme coulisse, une broche de fer ou de bois. J'ai soin de pratiquer une échancrure au milieu de cet ourlet, assez grande pour recevoir un fort lac, lequel embrasse la cheville. Il est bon qu'à l'union du tiers moyen avec les deux des bouts de ces alèzes on fasse des boutonnières pour pouvoir, à l'aide d'un cordon, les tenir plus ou moins rapprochées et rendre invariable l'espace laissé entre elles ; outre cela, pour les cas où les malades doivent rester couchés dessus, je couvre celles les plus rapprochées des fesses de petits matelas qui eux-mêmes sont, au besoin, enveloppés de couvertures pour permettre de les tenir propres ; deux cordons les fixent aux chevilles.

Mode d'application.

Les alèzes étant glissées sous le malade (trois suffisent ordinairement avec le dossier bien garni de ses oreillers, on établit facilement le brancard sans avoir besoin de déranger le pauvre souffrant), en passant autour des broches de forts cordons (un double ruban de fil très-fort suffit), on attache les alèzes au brancard vis-à-vis du point qui convient pour le soulèvement du malade, qui se trouve par conséquent ainsi couché sur trois ou quatre matelas transversaux, lesquels ne s'appliquent que sur les points qui peuvent impunément supporter une pression et maintenir le corps dans la position qui lui convient le mieux.

Les choses ainsi disposées, on a quatre courroies assez fortes et longues, qui passent dans chacun des angles de l'appareil, puis autour de chaque angle du pied et du chevet du lit ; elles servent à enlever à la hauteur voulue l'appareil sur lequel le malade se trouve placé. Alors, suivant que l'on serre davantage deux de ces liens plutôt de tel côté que de tel autre, on peut incliner plus ou moins le tronc sur celui qui peut le mieux convenir pour le moment. A l'aide de cet appareil, si facile à construire en tous lieux, on peut transporter le malade sur un autre lit ou au bain ; faire tout ce qui peut lui convenir dans les cas les plus graves sans provoquer des douleurs, puis enfin parer aux effets du décubitus.

Il y a quelques mois, j'avais à soigner avec M. Faré, de Vouvray, une jeune fille qui, pour une coxalgie négligée, avait la cuisse fléchie à angle droit sur

le bassin. Il fallait donc absolument en opérer le redressement ; le lit mécanique dont je croyais pouvoir me servir n'était pas disponible, le rendez-
vous était pour le lendemain matin, et il était dix heures du soir. Pour ne pas
manquer au rendez-vous qui était à quatre lieues, je fus à mon bûcher
choisir six morceaux de bois dans un tas de bourrées dites à deux liens et
une planche d'un mètre sur 15 ; aidé de mon cocher et de sa femme, nous
pûmes, avec trois douzaines de pitons moyens et quatre des gros, plus quatre
petites serviettes et deux pièces de ruban de fil, préparer un lit en deux
heures, lequel nous a rendu les plus grands services, car nous n'eûmes point
besoin de recourir à la gouttière de Bonnet, parce qu'il nous fut facile, en
passant des lacs qui fixaient la jeune malade sur ce carré portatif, de la
maintenir tout en ayant le membre allongé et droit ; on put la transporter sur
un autre lit chaque fois que cela fut nécessaire, etc., etc. L'extension, la
contre-extension, son action tant à droite qu'à gauche furent des plus faciles
et des plus solides, à l'aide de deux pitons placés sur la travere du dossier
mobile et d'un double brassard analogue à celui dont on se sert pour faire
tenir les petits enfants sur leur jambes. On trouve dans cet appareil un
moyen d'extension et de contre-extension qui est le plus efficace, le moins
gênant possible. Comme le point d'appui de la contre-extension se prend sous
les aisselles, que le tronc repose sur un plan qui peut se mouler à sa forme
et à ses besoins, même quand on le soulève, parce que le poids du bassin
suffit malgré la flexion de cette partie sur les cuisses, pour laisser à l'extension ses régularités nécessaires, et qu'une cravate passant sur l'hypogastre et
allant s'attacher de chaque côté aux brancards prévient l'effet du mouvement que peut vouloir faire un blessé indocile. Il suffit de se mettre un instant sur cet appareil, pour constater tout le parti que la médecine pourra
en retirer dans les fractures de la colonne vertébrale et pour les déviations,
suite des maladies du bassin et de la hanche, et constater que là se trouve,
comme je le crois, un moyen qui, jusqu'à ce jour, a été vainement cherché
et manquait aux chirurgiens.

Cela se fait avec plus de facilité et de certitude si, à l'aide des pitons, on
fixe de chaque côté deux planches armées de pitons pour fixer des alèzes,
sur lesquelles on établit les membres inférieurs dans la demi-flexion et par
conséquent laissant le poids du bassin faire la contre-extension.

En toute chose on n'arrive pas d'emblée à la perfection ; dans les nombreux cas ou j'ai employé cet appareil, je n'avais pas encore constaté l'inconvénient que le moyen de suspendre aux coins de la couchette peut avoir
quand il fait froid. Il vient de m'être signalé par une pauvre femme qui, par
suite d'un accouchement laborieux qui nécessita l'application du forceps,
subissait un écoulement vaginal tel que son médecin put croire à une fistule
vésico-vaginale ; l'on était obligé de la soulever à bras plusieurs fois le jour
pour donner cours à cet écoulement. Il fallait deux hommes forts pour la

tenir soulevée, sans cela l'écoulement de cette matière, dont le séjour était si nuisible, ne pouvait se faire, avec ce moyen de suspension qui la mettait comme assise dans son lit, l'accumulation de ce pus n'avait plus lieu, mais le froid qu'elle éprouvait, au milieu de ses linges toujours mouillés, fut cause quelle renonça à s'en servir, malgré le bien qu'elle en éprouvait.

Pour éviter la nécessité de la suspension aux montants de la couchette, voici ce que je me propose de faire à la prochaine occasion.

1° Faire que les deux traverses soient en bois solide et plus fortes, percer chacune d'elles de trois trous, un au milieu, un autre près de chaque extrémité sur un autre sens que celui du milieu, mais parallèle. Ils seront un peu obliquement percés. On pourra mettre au besoin dans les trous percés aux extrémités de ces traverses quatre morceaux de bois d'égale longueur qui formeront quatre pieds, lesquels devront prendre leur point d'appui sur le lit chaque fois que cela paraîtra utile ; le trou du milieu servant seulement à recevoir le petit levier nécessaire pour aider à tourner convenablement la traverse et donner aux morceaux servant de pieds et de moyen d'élévation la direction nécessaire.

<hr>

Sur le Pessaire.

Au nombre des conditions que l'on doit exiger du pessaire, la première c'est qu'il soit aussi facile à extraire qu'à introduire, tant pour permettre à la femme de satisfaire aux soins de propreté, que pour qu'elle n'ait point à opposer ce moyen de contention aux obligations conjugales.

2° Il faut qu'il soit plutôt un colporteur des modificateurs de la membrane muqueuse vaginale, qu'une cause d'irritation et de souffrance de cette surface.

3° Il faut aussi qu'il soit un corps redresseur de l'utérus, et qu'il ne vienne pas augmenter les déviations.

4° Il faut aussi qu'il soit peu gênant, surtout pour la femme travailleuse afin qu'elle n'ait pas la crainte continuelle de le voir sortir pendant qu'elle vaque à ses travaux.

Trouve-t-on ces conditions réunies dans les pessaires usités jusqu'à ce jour ? Je réponds non, non. Ainsi celui dit *en gimblette,* qui est le plus usité, est peut-être l'un des moins capables de le faire, car non-seulement il faut qu'il soit d'une ampleur démesurée, mais encore il ne fait pas ce qu'il faudrait pour maintenir l'utérus dans une bonne direction. De plus, il est très-difficile à extraire et peu facile à placer, il se déverse souvent et ce n'est que par son excessif volume qu'il n'échappe pas du vagin.

Celui dit *en bilboquet*, serait moins opposé aux conditions nécessaires. Mais ce manche qui sert à le soutenir, qui exige un sous-cuisse et une ceinture ! Il devient moins gênant, il est vrai, quand il est en caoutchouc, mais alors son introduction exige certains apprêts qui sont loin d'êtres simples ; de plus, il a les inconvénients qu'ont ceux en caoutchouc vulcanisé sur la muqueuse vaginale.

Ceux que l'on reproche en première ligne, ceux *en ballon*, qui ont aujourd'hui une certaine vogue que je crois imméritée, d'abord parce qu'ils augmentent les déviations utérines, puis parce qu'ils crèvent parfois à l'instant où l'on y pense le moins, et enfin parce qu'ils augmentent s'ils ne provoquent pas les leucorrhées.

Ce sont tous ces inconvénients qui, depuis longtemps, m'ont fait penser à faire des essais et j'avais renoncé à ces recherches, quand, il y a quelques années, une pauvre mère de famille vint me donner envie d'essayer encore. Son état était pitoyable, elle avait usé de tous les pessaires connus de son médecin sans en avoir retiré autre chose que des déceptions. Comme elle était d'un département voisin, je ne lui dissimulai pas la nécessité où j'étais d'exiger qu'elle restât plusieurs jours à Tours et les difficultés que j'avais rencontrées, par conséquent, du besoin de me laisser étudier pendant quelques jours l'effet de celui que j'allais lui faire ; elle consentit à tout, elle en fut assez bien récompensée, si j'en juge par les preuves de reconnaissance qu'elle me donne tous les ans, en m'envoyant un produit bien choisi des fruits de son pays, aussi en ai-je, depuis ce temps-là, fait profiter d'autres pauvres femmes.

J'ai dit qu'il fallait, pour réunir les conditions voulues, que le pessaire fut léger, aussi facile à introduire qu'à extraire et nettoyer, composé ou recouvert d'une matière qui ne soit pas facile à altérer, et même autant que possible capable de porter sur la muqueuse un topique qui fut un modificateur ; que, placé, il ne fut pas facile à déranger, qu'il offrit à l'utérus un moyen de redressement ; enfin, il faut qu'au besoin il devienne un moyen à l'aide duquel on puisse porter sur le museau de tanche les topiques qui sont si souvent nécessaires à son état morbide.

Pour fabriquer ces pessaires, on prend un morceau de liége que l'on réduit à l'épaisseur de moins de deux centimètres, et que l'on perce largement à son centre après l'avoir grossièrement arrondi ; puis, par l'une de ses faces, on élargit cette ouverture de façon à la convertir en un évasement partant d'un bord à l'autre, ce qui en fait une cavité percée au milieu.

Cela fait, on façonne les bords, afin que l'extérieur ait la forme d'une coquille ronde ou ovale, percée à son centre d'un trou qui peut admettre le doigt, puis on polit les deux surfaces, celle concave comme celle bombée ou extérieure, à l'aide d'une rape assez fine ; cela fait, on pratique tout autour de cette dernière, à l'aide d'une scie fine, une rainure capable d'admettre seulement une bonne ligature circulaire pour donner au liége ainsi aminci une solidité suffisante. Ceci fait, il faut enduire ce liége de cire ou de stéarine, puis on rend cet enduit aussi lisse que possible ; ce sont les seuls moyens que j'ai employés et je ne doute pas qu'il soit facile de faire mieux que cela.

A cette coque ainsi enduite, je fais ajouter deux cordons de soie un peu forte ; pour cela, l'aiguille qui les porte doit pénétrer par la face externe à un demi-centimètre du bord, et sortir à égale distance par celle concave, puis venir piquer et sortir en sens opposé sur le côté, de façon que les quatre bouts qui devront être liés ensemble, puissent former avec ce liége, comme une balance à plateau renversé, ce qui fait aussi qu'à la face concave les cordons forment deux anses capables de recevoir et retenir un corps mou, tel que de l'agaric, susceptible d'être imbibé ou enduit, s'il est nécessaire, d'un topique médicamenteux.

Veut-on introduire ce pessaire ? on le porte sur le côté comme celui en gimblette, puis, lorsqu'il a franchi la vulve, un doigt le pousse et le maintient dans le vagin, pendant qu'avec l'autre main on tire sur le nœud formé par la réunion des quatre bouts des cordons, ce qui fait qu'aussitôt le pessaire prend dans le vagin la position qu'il doit occuper, c'est-à-dire ayant la face concave en haut pour recevoir le museau de tanche ; par une traction faite convenablement, on peut s'assurer *illico* de son efficacité.

Veut-on le retirer ? il suffit de passer un doigt entre les cordons, de tirer ou peser plus fortement sur l'un d'eux, ce qui fait déverser le pessaire, et si l'on continue, il vient se présenter à la vulve dans la position où il était mis pour son introduction.

Cette manière de le poser et de l'extraire est tout aussi sûre que facile ; la cavité que la face supérieure offre à l'utérus, et dans laquelle le museau de tanche vient peser est un des meilleurs garants qu'il ne changera pas de direction ; aussi, cela fait qu'il n'est pas nécessaire de lui donner un diamètre très-grand.

Ceux que j'ai employés n'ont jamais guère dépassé une mesure telle qu'un fil passé tout autour des bords n'est pas beaucoup plus long que celui qui aurait servi à mesurer la grosseur de la verge en érection. Il est plus facile à poser que ceux en gimblette et même que ceux en bilboquet qui sont élastiques. Il demande moins de précautions que ceux en caoutchouc et peut servir de porte topique ; tels sont, je crois, les avantages de ce pessaire que tout médecin pourra fabriquer facilement.

Sur les Bandages herniaires.

Lorsqu'il m'incombait une personne atteinte de hernie, je l'adressais à un bandagiste du lieu, ou plutôt aux pharmaciens, et plus souvent aux couteliers, qui ne sont guère plus aptes pour cela les uns que les autres, car, en Touraine, nous n'avons pas toujours eu des spécialistes pour ce genre d'infirmité.

Dans la vie un peu rude de médecin de campagne que j'ai menée, plus rude peut-être pour moi que pour beaucoup d'autres, puisque je ne voulais pas donner aux ennemis de mon père la satisfaction de me voir trop aplati. J'ai dû faire de la science plus péniblement que qui que ce soit ; car, bien moins favorisé que Bretonneau, je devais parfois faire le métier de fossoyeur. J'ai donc à mon tour contracté une hernie que de prime abord j'ai maintenue par le Brayer-Sacramentel, qui m'a suffi assez bien pour me croire guéri quand il fut usé. Je m'en croyais depuis longtemps dispensé pour toujours quand elle reparut ; mais alors je ne fus plus aussi heureux, car ce fut inutilement que j'essayai bien des sortes de bandages. Je dus donc me mettre alors en quête d'un moyen de contention moins gênant et plus efficace. Un bon bandage herniaire fut alors le sujet de mes essais : cela eut un réel avantage, car le malade était docile et rendait fidèlement compte à l'expérimentateur des résultats obtenus. Le second sujet de mes expériences fut mon cocher. Les choses allèrent enfin si bien, qu'un an après je pus montrer à plusieurs membres de l'Académie de médecine et de la Société de chirurgie deux ex-hernieux, lesquels n'étaient pas jeunes et qui ne portaient leur bandage que par précaution, car leurs hernies n'existaient plus du tout.

Voulant faire profiter de ce perfectionnement un spécialiste auquel je portais intérêt, je pris un brevet, puis j'adressai un mémoire sur ce sujet à l'Académie de médecine ; mais il eut le sort de celui que j'avais adressé sur la ponction intestinale dans l'étranglement interne et de celui sur la lithotritie rénale. Pourquoi en fut-il ainsi, quand tant de choses si peu dignes, pour ne pas dire plus, ont les honneurs d'un rapport ? Pour ces trois notes, le rapporteur fut le même, cela est peut-être bon à dire. Laissons cette question ; ne réveillons pas certaines susceptibilités ; mais qu'il soit dit que pour ces choses-là il faut des *amis*. J'en fus donc aux regrets d'avoir perdu mon temps et ma peine, excepté cependant près de mes confrères de Nantes, auxquels je suis heureux de témoigner, quoique tardivement, ma bien sincère reconnaissance ; car, par eux, j'obtins une médaille d'or qui fut un peu utile à mon protégé.

Ce petit échec près de l'Académie n'était pas dû à ce que l'invention n'est pas bonne; car je puis affirmer que, dans ma pratique, je n'ai pas rencontré une hernie impossible à contenir; seulement, il m'a fallu quelquefois certaines études, si, à Bicêtre et aux Invalides, mes Brayer donnés à des vieillards· n'ont pas tous été aussi efficaces, cela n'a tenu qu'à leur peu d'intelligence et parce que quelques-uns voulaient les arranger à leur manière et qu'il me fut impossible de donner à ces essais le temps nécessaire. Loin de renoncer à ce mode de panser les hernies, je profitai des objections que je dus écouter pour le perfectionner. Aussi, je me crois fondé à dire qu'il est possible à tout médecin, quelque peu habile qu'il soit de ses mains, de pouvoir en faire ou faire faire à peu de frais; c'est donc, pour moi, une obligation de vulgariser autant que possible ce genre de Brayer, qui est le moins gênant de tous, le plus économique, et enfin que tout le monde peut réparer facilement.

Pour confectionner cette pièce de pansement importante, j'ai fini par ne rien trouver de plus convenable qu'un morceau de fil de fer assez fort, long de trente et quelques centimètres au plus, que je plie à la partie moyenne, après avoir arrondi ses bouts et les avoir coudés de façon à faire deux crochets courts et demi fermés qui doivent être parallèles. Cela fait, je plie encore chacun de ces bouts à deux centimètres et demi de l'extrémité, de façon à ce que le fer ainsi plié ressemble assez à un T majuscule, avec cette seule différence que les crochets regardent en devant au lieu d'en bas.

Cette double courbure étant faite, c'est au pied de cette espèce de T qu'il faut encore opérer une double courbure. La première, qui doit être faite à deux centimètres des deux premières et de façon à faire avec cette partie un angle presque droit, puis un autre moins d'un centimètre de cette dernière que doit ramener la portion restant, dans une direction telle que, vue de face, le fil reprend la forme du T. Ainsi, deux crochets qui se regardent, deux courbures qui déjètent latéralement ces branches à angle droit, courbure sur le plat à angle droit, puis une autre qui fait reprendre au fil sa première direction, ce qui fait seulement que, posé sur une surface plane, la moitié inférieure reste éloignée de l'espace fixe de la partie qui est entre les deux courbures.

Ainsi, une fois appliqué et attaché à la plaque de liége, il fournit à la partie supérieure un crochet de chaque côté pour l'agraffer à la ceinture et en bas une tige double qui est éloignée de ce liége. — Dans l'anse formée par le pli de fil de fer se met un lac double que l'on introduit dans un tube de caoutchouc vulcanisé, gros comme le doigt et long de vingt-cinq centimètres, pour revêtir à la fois le petit levier.

Pour achever la confection de ce Brayer, je fais d'abord faire une ceinture solide, soit en cuir, soit avec un tissu résistant que je fais garnir à chaque extrémité d'un cuir percé de plusieurs trous ou d'un double cordon. Je fais coudre à la face extérieure deux boucles rondes capables de recevoir un

17.

fort ruban de fil; elles doivent être distantes l'une de l'autre de quinze à dix-huit centimètres, et répondre l'une un peu en dehors de la ligne creuse qui sépare les fesses, et l'autre à la partie externe de la fesse qui répond à la hernie. Je dirai plus loin pourquoi, car c'est un point très-important pour l'efficacité du bandage.

Quant à la pelotte, depuis quelque temps, j'ai constaté que c'était celle faite exclusivement en liége qui était préférable, parce qu'elle est solide, qu'elle ne craint pas l'humidité, qu'elle se nettoie, ne se déforme pas sous l'influence des topiques, qu'elle est la plus commode à façonner selon le besoin et les exigences des parties, et qu'il suffit, après l'avoir grossièrement façonnée, de lui donner le poli convenable avec une râpe peu grosse. Sur ce morceau de liége de dimension un peu grande, épais de quinze millimètres environ, je fixe, à l'aide de fil de soie, de laiton ou même de fil de fer fin recuit qui se cache très-bien dans le liége, le petit appareil qui doit servir à accrocher cette pelotte à la ceinture et qui doit fournir le levier sur lequel repose tout le secret de la construction, et surtout un sous-cuisse que l'on ne peut jamais penser à rendre tout à fait inutile; le faire, c'est, je crois, vouloir chercher le mouvement perpétuel; aussi, ce qu'il faut, c'est le rendre le moins gênant, en faisant qu'il ne porte pas sur le pli crural et à la face interne de la cuisse, de façon à y être douloureux; ce que font tous les autres.

Ainsi, le levier portant le sous-cuisse est donc le point le plus important, car il ne doit presser aucune des parties. Il doit servir à diriger la pression de la pelotte selon la nécessité de la hernie, et c'est par lui que la pression nécessaire est tout à fait réglée, et la portion du sous-cuisse qui doit parcourir tout le pli, autant comme moyen de propreté que pour prévenir toute espèce de frottement incommode, est revêtue du tube de caoutchouc. Je fais ensuite réunir par un point d'aiguille les deux prolongations de ce double lac à leur sortie du tube de caoutchouc; puis j'y adapte, pour les personnes dont la peau est impressionnable, un petit coussin qui devra être interposé pendant l'application entre les lacs et la fesse; cela fait, les deux cordons sont introduits et fixés chacun dans la boucle fixée à la ceinture à l'aide de nœuds séparés ou qui les relient ensemble.

Quand il s'agit d'appliquer le Brayer on fixe la ceinture autour du bassin, immédiatement au-dessus des trochanters, puis, passant la pelotte entre les cuisses, puis l'appliquant sur l'ouverture herniaire, on la fixe aux bouts de la ceinture à l'aide des deux crochets. Il est nécessaire de serrer assez fortement ce qui n'est pas du tout gênant, puis on serre autant qu'il est nécessaire par les deux chefs passés dans les boucles, ce qui imprime au levier une activité aussi forte et aussi efficace que possible. Par ce levier, le malade est donc maître de graduer la compression à volonté.

Si, par exception, la pression faite par la pelotte n'est pas aussi efficace qu'il est nécessaire, cela ne peut avoir lieu que si la hernie tend à sortir par l'un des côtés, puisque la pression peut acquérir une force aussi grande que possible; alors il faut faire incliner cette pelotte plus fortement du côté où cet échappement s'opère. Eh bien, pour cela, il suffit de mettre autour du levier un double cordon, d'ajouter à la ceinture une boucle ou un crochet du côté où l'action est nécessaire pour y passer le lac en question et agir par cette traction selon le degré voulu.

Le double lac qui termine le sous-cuisse est nécessaire pour donner à la pression de la pelotte un effet constant. S'il n'y en avait qu'un seul, il n'agirait que temporairement, mais avec deux, voici ce qui se passe : dans la station du bout, celui le plus rapproché de la ligne médiane est dans le relâchement, tandis que c'est le contraire pour l'autre dans la position où le corps est fléchi, et *vice versâ*.

Sur un petit appareil propre à rendre des services réels dans le traitement de la coxalgie.

Je ne crois pas devoir cesser mes causeries qui sont peut-être déjà trop longues sans parler de ce que je viens d'essayer pour le traitement des souffrances de l'articulation coxo-fémorale. Avant de raconter mon essai j'ai cru devoir relever ce qui a été fait pour cette maladie et j'ai vu que l'idée qui m'a été suggérée n'est venue à personne ; or, quand bien même je ne serais pas tout à fait le premier inspiré, il est bon de la vulgariser.

Le jeune homme pour lequel j'ai fait l'essai dont je vais parler a quinze ans, il est à une troisième rechute de sa coxalgie et par le fait du défaut d'exercice les muscles fessiers du côté malade et la cuisse entière, la gauche, ont perdu considérablement de leur volume.

Les accidents de cette dernière rechute, la seule que j'aie eu a traiter, ont été très-aigus, mais très-heureusement comme les autres, qui datent de près de trois ans, ils n'ont pas provoqué de suppuration.

Mon mode de traitement a consisté dans le séjour sur le lit mécanique décrit plus haut où il m'a été facile de donner au malade diverses positions sans provoquer les douleurs et de prévenir un peu les effets d'une trop grande immobilité; de plus, j'ai fait des peintures larges et fréquentes sur la fesse et la hanche, puis des applications sous-épidermiques d'un sel de morphine, soins qui ont tous été très-soulageants ; c'est après le quarantième jour, quand j'ai fait lever le malade que j'ai pu constater l'état des muscles et reconnaître le besoin qu'il y avait, tout en empêchant la tête du fémur de venir presser trop vivement sur la surface cotiloïdienne, d'éviter l'effet fâcheux du repos de ces muscles si fâcheusement atrophiés ; par conséquent la nécessité de la station sur le membre et celle du jeu des muscles amaigris tout en prévenant une quatrième récidive.

J'avais, il est vrai, en cas de nécessité la possibilité d'essayer l'appareil à l'aide duquel j'ai pu montrer, il y a quelques années, aux spécialistes de l'Académie de médecine et à des membres de la société de chirurgie, une jeune fille bien droite ou plutôt bien redressée et marchant bien après avoir eu une coxalgie suivie de plusieurs rechutes et la taille très-incurvée. Mais le souvenir des difficultés que j'avais eu à vaincre pour cette petite fille, et l'impossibilité ou j'ai été de réussir dans d'autres, m'ont fait penser que dans ce cas je ne serais pas si heureux, d'autant plus que pour ce jeune homme il y avait grande nécessité de rendre le plus promptement possible à l'articulation tous ses mouvements, parce que, outre cela, il fallait se hâter de voir si à l'aide de l'électricité on pourrait rendre aux muscles la vie et la force que le repos trop prolongé leur avait fait perdre Or, un appareil prenant depuis le pied jusque dans l'aisselle, ne peut tout au plus permettre à la cuisse que le mouvement de flexion, quand il fallait ici, je le repète, permettre à cette articulation tous les mouvements. Il me fallait donc trouver un moyen qui put dans ce cas, prévenir l'effet de l'action de la cuisse sur la hanche ; moyen qui a manqué jusqu'à ce jour pour prévenir les rechutes qui sont si fréquentes après les redressements, car, si j'en crois des renseignements confidentiels la pratique du redressement a échoué souvent et les récidives sont dues à ce que l'on n'a pas encore pensé ou trouvé le moyen que j'ai cherché.

Dans les réflexions que me faisait faire ce cas grave, puisqu'il s'agissait d'empêcher un jeune homme bien actif de devenir tout à fait boiteux, je me suis demandé si en faisant porter un petit appareil qui, prenant son point d'appui sur le trochanter, irait soutenir l'aisselle, on parviendrait à repousser suffisamment le fémur pour que sa tête ne portât pas fortement dans la cavité cotiloïde ce qui pourrait atténuer les effets de la pression et du frottement de ces deux os ; si enfin, on pourrait, par ce moyen, protéger suffisamment, je puis dire, l'articulation contre les effets de l'exercice, ce qui permettrait de laisser et même de faire agir les muscles pour lesquels l'exercice était devenu un pressant besoin.

Voici comment j'ai été amené à me faire cette question. Si l'on met la main bien posée sur le trochanter, on peut en marchant donner au tronc un certain appui ; mais, si, quand on vient à s'appuyer sur le membre, on cesse de faire agir cette main, alors aussitôt que la pression a cessé, le tronc s'abaisse de plusieurs centimètres et le membre paraît bien moins solide. Cette observation si vulgaire étant notée il me restait à voir s'il serait possible de remplacer l'effet de la main par un appareil commode et facile à porter qui fut asséz solide, qui ne gênât pas plus les mouvements de la cuisse sur la hanche que la main appuyée sur la saillie trochantérienne.

Voici comment j'ai fabriqué celui qui, après divers essais qu'il est inutile de rapporter, me réussit aussi bien que je pouvais le désirer, car mon jeune malade se loue beaucoup de son effet et du peu de gêné qu'il lui cause

Je viens d'en fabriquer un pour un autre petit garçon coxalgique et claudicant depuis longtemps, et l'effet en est aussi satisfaisant.

1° J'ai pris un morceau de cuir fort, long de 25 à 28 centimètres, large de 10, que j'ai plié en long, après l'avoir mouillé et à l'aide du marteau ; à l'un des bouts j'ai ajouté deux courroies solides, et à l'autre deux boucles, afin de pouvoir avec elles entourer et serrer parfaitement le pourtour du bassin, au-dessus des trochanters, de façon aussi à faire que le pli porte sur les trochanters et que les bords libres fussent dirigés du côté de l'aisselle.

Sur ce cuir, deux coutures transversales ont été faites à l'union de chaque quart avec les deux du milieu, ce qui a fait de cette portion du milieu un pli ouvert capable d'admettre un autre morceau de cuir, plié de même et un peu aminci à ses extrémités, également porteur de deux coutures transversales mais obliques, de façon à faire que la cavité opérée par elles fut évasée et ayant un fond de 3 centimètres sur 5 d'ouverture.

Ce nouveau morceau de cuir, fut introduit dans la cavité du premier, c'est-à-dire de celui faisant ceinture ; le bord rond, celui qui devait porter sur le trochanter, fut garni d'un coussin de drap que je fixai là de façon à ne pouvoir glisser trop en dedans, ni trop en dehors ; tout cela, on le doit comprendre pour faire que le trochanter ne souffrit pas trop de la pression qu'il allait avoir à supporter.

Cela fait, j'ai pris un gros fil de fer, c'est-à-dire aussi gros que celui qui sert à faire les vergettes des petits rideaux de croisée, que j'ai d'abord plié dans son milieu à angle ferme, mais de façon à ce que l'extrémité de cet angle fût à double pli et large de 3 centimètres, pour pouvoir porter et se mouvoir convenablement dans le trou ménagé dans la ceinture.

J'ai ensuite plié à angle plus aigu, et rentrant les deux bouts de façon à parfaire, par leur rapprochement, un quart de cercle rentrant et courbé sur champ assez pour se mouler autant que possible avec la saillie du tronc et le pli de l'aisselle et faire là ce que font les béquilles. Faut-il dire que j'ai dû ensuite garnir convenablement et solidifier ce double pli formé par les extrémités du fil de fer ; les choses ainsi préparées et la ceinture étant posée sur le bassin au-dessus du trochanter, enfin la garniture portant au-dessus du fémur, le tout bien maintenu à sa place par un sous-cuisse modelé sur celui de mon bandage herniaire, pour éviter toute pression gênante. Il a suffi alors de poser le triangle de fil de fer, de façon à ce que le point converti en béquille répondit à l'aisselle, et que la partie angulaire fût mise dans la cavité laissée dans le cuir pour obtenir ce que je désirais, c'est-à-dire faire appuyer l'aisselle sur le trochanter, aussi bien que possible, sans pour cela gêner en quoi que ce soit les mouvements du membre ; cet appareil fonctionne aussi bien qu'il est possible, et il me semble, ainsi qu'à mon jeune malade, qu'il remplit son but aussi bien qu'on peut le désirer, seulement quand M. B... veut rester un peu longtemps assis, comme la tige soulève trop l'épaule pour ne pas gêner, il relève le fer de la cavité de cuir, ce qui est aussi facile que pour le remettre, et alors il n'en éprouve aucune espèce de gêne.

Par ce petit moyen, facile à se procurer et peu coûteux, on peut, je crois, protéger beaucoup l'articulation malade sans condamner les coxalgiques à un repos qui a des inconvénients. Il doit les empêcher de prendre une attitude qui est trop souvent la cause des déviations de la taille et de claudication fâcheuse.

Comment, dans les fractures du col du fémur et celles obliques du corps de cet os, on peut réunir l'extension à la demi-flexion. — Conditions sans lesquelles il n'est guère possible d'obtenir une guérison sans difformité.

J'avais fait de cette question le sujet de ma thèse inaugurale, ce qui me mit, comme je ne crois pas devoir trop le redire, vis-à-vis de mon président et de quelques-uns de mes examinateurs, dans une condition regrettable ; car, chaque fois que cela se répète, c'est une atteinte à la considération de l'école où on le tolère. Si Percival-Pott n'a pas conseillé de réunir l'extension à la demi-flexion, c'est sans doute parce qu'il ne croyait pas qu'il fût possible de le faire simultanément, et si l'extension, combinée avec la demi-flexion mise en usage par Dupuytren, n'a pas empêché les essais qui se font journellement de bandages à extension et contre-extension permanente, à propos du pansement des fractures du corps du fémur, c'est que tout ce qui a été fait jusqu'à ce jour ne remplit que très-imparfaitement les conditions nécessaires. Si l'extension avait donné des résultats passables dans le traitement de ces fractures, moins difficiles à maintenir que celles du col, comment pourrait-on expliquer les nombreuses modifications apportées aux appareils de Desault et de Boyer?

Dès que j'ai été lancé dans la pratique, je ne fus pas longtemps sans reconnaître que le moyen que je proposais, quand je n'étais que candidat au doctorat, pour mettre et maintenir la cuisse dans des conditions préférables à celle où la mettait Dupuytren, n'était pas encore ce qu'il fallait ; mais comme les objections qui m'avaient été faites le jour de ma réception ne m'avaient pas ôté, tant s'en faut, la conviction que l'extension sans la demi-flexion n'était qu'un moyen très-imparfait, je n'ai pas cessé depuis de chercher, et c'est le résultat de ces essais que je soumets aujourd'hui au jugement de mes confrères ; mais, si je le fais, c'est après l'avoir mis suffisamment en pratique depuis quatorze ou quinze ans, pour pouvoir leur dire d'essayer à leur tour. Je dis depuis quatorze où quinze ans, car c'est à partir du jour où j'ai lu le récit d'un accident arrivé à Cherbourg pendant le lancement d'un navire, quand la rupture d'un treuil fut cause que deux cents hommes furent blessés, et que sur les deux cents blessés se trouvaient huit fractures de cuisse. M....., dans cette relation, se louait beaucoup d'avoir essayé de la planche percée; mais pas un de ses malades n'était guéri sans difformité. C'est alors que, me rappelant certaines réflexions consignées dans mon mémoire sur le décubitus, je me demandai si la jambe ainsi que les épines iliaques et la partie inférieure du ventre ne pouvaient pas être utilisées pour l'extension et la contre-extension combinées avec la demi-flexion, sans avoir les inconvénients des moyens usités jusqu'à ce jour.

Nous avions, à ce moment-là, une pauvre vieille fille couchée à l'hôpital d'Amboise pour une fracture du col du fémur. Je me mis aussitôt à l'œuvre, et voici ce qui m'a paru réunir de meilleures conditions que tout ce qui a été vanté avant, je pourrais dire depuis, car il se passe peu de mois sans qu'il soit publié de nouvelles inventions pour rendre l'extension efficace.

La malade put, pendant tout son traitement, se mouvoir dans son lit, changer de place, de position, et même se glisser seule sur un lit voisin pour permettre de faire le sien; elle n'eut pas de raccourcissement notable; mais après sa guérison, elle eut de ce côté la pointe du pied tournée trop en dehors, ce qui dépendait, je crois, de ce que, dans ce premier essai, je n'avais pas pensé à maîtriser l'action des muscles fessiers ni celle de carre et des jumeaux. •

Dans un autre essai que je fis faire pour un malade de M. Beaugé, à Saint-Symphorien, le résultat fut le même. Depuis, ce praticien l'a employé une deuxième fois; il m'a dit s'en être assez bien trouvé. J'ai dû, pour lutter contre les fessiers, remédier à la petite lacune.

Voici comment cet appareil est composé :

1° Par une traverse assez solide échancrée sur son champ et dans les trois quarts de sa longueur, échancrure qui doit dépasser la largeur du bassin du malade de un ou deux centimètres de chaque côté; chacun de ses bouts doit être réuni de champ, et, l'échancrure étant tournée de ce côté, dans deux petits morceaux de bois, larges de cinq à six centimètres et longs de dix à douze, un peu épais, de façon qu'ils puissent former, tous les trois, par leur réunion, une espèce de sellette dont la concavité doit avoir la capacité suffisante pour emboîter le bassin du malade. L'intérieur de ces deux petits tasseaux formant le pied de la sellette doit être un peu garni, si l'on veut qu'il ne porte pas à nu sur les hanches; il est bon aussi que l'extrémité libre des tasseaux, celle inférieure, soit échancrée, et que cette échancrure soit convertie en un trou par un cuir cloué; on y cloue aussi une demi-ceinture solide un peu rembourrée, laquelle doit aller de l'un à l'autre comme si de cette espèce de sellette on voulait faire un arc mal tendu, et l'on cloue de plus sur l'un des tasseaux une autre demi-ceinture, mais seulement à l'un d'eux, tandis qu'à l'autre tasseau il faut clouer deux cordons ou une boucle, qui devront être aptes à fournir une attache solide à l'extrémité libre de ce lac épais formé par cette dernière demi-ceinture. Il faut à la demi-ceinture celle qui va d'un pied de l'espèce de chèvre à l'autre, c'est-à-dire celle que j'ai dit former un arc par la réunion des trois morceaux de bois, coudre solidement un lac, lequel doit être capable de faire un sous-cuisse convenable. Il devra, quand l'appareil sera mis en place, se trouver du côté du membre fracturé et aller s'attacher au tasseau répondant également au côté fracturé. Pour former cet appareil, il faut encore une atelle de huit à dix centimètres de largeur, laquelle devra être plus longue que le membre malade, car elle devra le dépasser au moins de dix à douze centimètres, et être fixée à la pièce de bois transversale de façon à ce qu'elle ait sur cette pièce la direction de la cuisse, au-devant de laquelle elle doit être posée quand l'appareil sera mis en place; elle doit, de plus, porter un piton à son bout libre, ce qui suffit si l'on a seulement affaire à une fracture du col du fémur ou à celle oblique du corps de cet os; mais si le malade est en même temps atteint d'une fracture des condyles, et surtout si l'on devait la faire servir simultanément au pansement d'une fracture oblique du tibia ou complète de la jambe, cette extrémité de l'atelle devra être un peu plus compliquée; car, alors, des petits tasseaux transversaux devront être cloués à son bout libre, de distance en distance, dans une longueur de dix-huit à vingt centimètres; ils laisseront entre eux un petit espace qui permettra de placer entre chacun d'eux un petit morceau de bois ou de fer formant une cheville qui dépassera de trois ou quatre centimètres chaque côté de l'atelle; cela fait, il faut que tout soit recouvert par une petite planchette d'un cuir ou demi-tôle pour convertir ces espaces en autant de coulisses. Je dirai plus loin pour quel usage elles sont destinées.

L'appareil étant ainsi préparé, une cravate doit être placée en étrier sur le pied, du côté malade; celle-ci doit être prolongée à l'aide d'un double lac long de soixante à quatre-vingts centimètres au moins, on passe ensuite autour de la partie supérieure de la jambe, du côté malade, une autre cravate qui fixe à cette place un lac double; il est bien de faire la même chose autour de la partie inférieure de la cuisse.

Une fois les choses ainsi disposées, on met le membre sur un plan incliné fait avec des draps, comme le faisait Dupuytren; alors on applique l'appareil de la manière suivante :

1º Ce que je vais désigner sous le nom de chèvre est posé transversalement sur l'hypogastre, de façon, comme je crois l'avoir dit, à ce que l'atelle réponde vis-à-vis le membre malade et que le sous-cuisse vienne s'attacher au pied de celui des montants de la chèvre placé du côté malade, puis la demi-ceinture ou le lac large qui est suffisamment garni, lequel passe par derrière le bassin, vient fixer le tout autour du corps en s'attachant au pied opposé par le moyen des liens ou de la boucle qui y ont été placés.

On peut même, afin de donner plus de fixité à tout l'appareil, ajouter à ce lien un autre sous-cuisse, venant de derrière s'attacher du côté sain à la pièce qui prend son point d'appui sur l'hypogastre; on peut le coudre à la sangle de devant, le passer sous la cuisse saine, l'attacher aussi à la boucle qui sert à fixer la courroie de derrière. L'appareil ayant ses bases bien établies sur l'hypogastre, où il ne gêne jamais, on prend l'un des lacs fixés à la cuisse ou à la partie supérieure de la jambe, on le passe dans le piton placé au bout de l'atelle; alors, par la traction qu'il sert à opérer, on établit l'extension à volonté, c'est-à-dire au degré désirable. Je dis l'un ou l'autre lacs, parce que, comme c'est le seul point où la pression est quelquefois incommode, on peut alors, en s'aidant tantôt de l'un ou de l'autre de ces lacs, varier à volonté le point de la pression rendu inévitable pour la contre-extension.

Cela étant bien établi, on peut, par l'aide du lacs passé autour du pied et qui vient s'attacher au pied de la chèvre, du côté malade, maintenir le membre dans le degré de demi-flexion nécessaire pour que l'effet du bandage extensif soit maintenu à un degré presque invariable; tandis que le sous-cuisse, fixé également du côté malade, s'attache à la même place que le lien posé sur le coude-pied; par ce moyen, l'extrémité inférieure du fragment supérieur se trouve attirée au dehors; elle ramène sa face et la place dans sa position normale. Ainsi ce lien sert non-seulement de sous-cuisse, mais de plus il concourt à opérer une extension transversale nécessaire pour ramener les trochanters en devant, quand la fracture à panser est celle du col du fémur; ce lien sert pour lutter contre l'action des muscles qui vont s'attacher d'une part au bassin, et de l'autre au fémur.

Quand il s'agit d'une fracture oblique du corps de l'os, il est nécessaire de joindre à cet appareil une pièce de cuir mouillée dont les bords viennent se réunir en devant du membre, presque sous l'atelle; puis, avec des cravates, on les fixe simultanément sur le membre avec l'atelle, ce qui fait un tout très-solidement contentif, et s'oppose à la disposition que l'os a pour s'incurver et empêcher de faire que la cuisse forme un arc en dedans.

Quand j'ai affaire à une fracture des condyles, après avoir d'abord opéré l'extension de la cuisse, comme je viens de le dire, je place dans l'extrémité libre de l'atelle une cheville, et, dans les bouts qui dépassent de chaque côté, je mets deux atelles percées ou échancrées, qui sont percées également à leur extrémité inférieure; puis, à l'aide d'une autre cheville passée dans cette extrémité et du lacs passé autour du pied, j'établis l'extension permanente de la jambe sur la cuisse. Il est inutile de dire que cette addition se fait avec d'autant plus de soin que la blessure de la jambe est plus ou moins oblique, comme à la fracture fémorale.

J'ai fait déjà bien des fois usage de ce mode de pansement pour les fractures du col du fémur ou celles obliques de l'os; or, ce que je puis affirmer, c'est qu'il n'est, pour ainsi dire, point incommode, et, comme on pourra le croire, il permet au malade de faire quelques mouvements sans inconvénient sérieux.

Comme je l'ai déjà dit, je n'ai pas réussi du premier coup à le confectionner aussi parfaitement que cela était désirable, et probablement d'autres perfectionnements y seront encore apportés; aussi les premiers malades sont-ils restés avec la pointe du pied portée en dehors, ce qui était dû à ce que je n'avais pas pensé à faire ce que je crois pouvoir appeler l'extension transversale à l'aide du sous-cuisse, moyen avec lequel, en attirant le fémur un peu en dehors et en devant du bassin, on lutte contre l'action des petits muscles qui s'attachent sur le bassin et le fémur.

Depuis ce temps, j'ai pu montrer à mes confrères une jeune fille, pensionnaire de Mme L..., qui, dans une chute faite en jouant, s'était fracturée le col du fémur, et chez laquelle, pour compléter la certitude du diagnostic de cette fracture, si rare à cet âge, j'ai, pour lui éviter les ennuis du bandage, trop longtemps inutile, fait plusieurs fois le redressement du membre. J'ai répété cela pendant cinq ou six visites. Or, chaque fois, j'ai pu constater que le membre, que je mettais dans une position telle que son redressement et sa longueur étaient complets une fois laissé à lui-même, il redevenait bientôt aussi raccourci qu'avant, c'est-à-dire de dix centimètres, et, de plus, que la pointe du pied se jetait en dehors. Cet accident, désolant à tant de titres pour la malade et la maîtresse de pension, n'a pas laissé de traces, car cette jeune fille a guéri sans la moindre difformité. Aujourd'hui elle est aussi droite et son membre est tout aussi agile, aussi bien posé que l'autre; enfin il n'y a absolument rien maintenant qui puisse laisser reconnaître l'accident qu'elle a éprouvé. Elle est restée soixante jours dans l'appareil, sans se plaindre de quoi que ce soit, si ce n'est d'être couchée et de ne pouvoir aller folâtrer avec ses compagnes.

J'ai pu montrer aussi depuis à quelques confrères un vieillard de soixante-seize ans, demeurant rue de la Grosse-Tour, chez ses enfants, ouvriers à Tours, chez M. Mame, auquel je n'ai fait l'application de l'appareil qu'après le vingtième jour de l'accident. Quant à ce blessé, j'ai dû le laisser ainsi plus de quatre-vingts jours, ce qu'il a bien supporté sans se plaindre et sans nécessiter de changement sérieux. Eh bien! quand j'ai eu enlevé l'appareil et que, plusieurs jours après, j'ai examiné le membre, il avait la même longueur que l'autre; mais l'on constatait facilement la présence d'un gonflement dur sur la région trochantérienne, ce qui la faisait paraître trois fois aussi volumineuse que la saillie formée par le trochanter opposé; c'était le col qui la formait et nous donnait la certitude qu'il y avait eu fracture et soudure. Il faut dire aussi que, chez ce vieillard, il y a eu une circonstance très-digne d'être notée pour l'avenir: c'est qu'à mesure qu'il se portait sur le membre malade, pour arriver à marcher sans béquilles, il s'y opérait un petit raccourcissement, ce qui fit que, six mois après, je constatai que cette difformité avait atteint près de trois centimètres. Mais cela n'a pas augmenté depuis, et il a pu marcher, quitter ses béquilles, et, enfin, venir me remercier. Il le fit avec d'autant plus de joie que je n'avais pas osé lui affirmer qu'il guérirait, et, surtout, qu'il pourrait marcher sans un appui.

Jusqu'à aujourd'hui, je n'ai encore fait l'application de ce mode de pansement pour une fracture oblique de l'extrémité inférieure du fémur qu'une seule fois, et dans les circonstances suivantes, que je désire raconter de façon à ne blesser que le moins possible des amours-propres trop susceptibles.

Un jour, M. P..., marchand de chevaux à Tours, fut culbuté de sa voiture sur une des places de la ville; un de nos confrères, appartenant à l'armée, qui se trouvait là à l'instant de l'accident, constata une fracture de l'extrémité inférieure du fémur. Comme il crut qu'elle s'était faite dans les condyles, et, par conséquent, dans l'articulation, son pronostic effraya la famille. Le médecin ordinaire fut appelé ensuite. Que se passa-t-il entre ces messieurs? Je ne puis le dire. Toujours est-il que je fus appelé par ce dernier, et qu'au rendez-vous du lendemain, le témoin de l'accident manqua. Alors on me dit qu'il avait été constaté une fracture des condyles; qu'elle était intra-articulaire. Le bas de la cuisse et l'articulation elle-même étaient très-gonflés; une demi-flexion avec l'irrigation continue avaient été mises en œuvre. Cela suffisait pour qu'il ne fût rien changé à cet appareil; seulement, comme le vase qui fournissait l'eau gênait là où il était posé, il fut changé de place, ce qui fâcha le médecin absent. J'étais donc là dans une position un peu gênée, et faisant tout pour ne pas augmenter ce que j'entrevoyais entre le médecin ordinaire, le confrère militaire et le malade, quand on nous proposa l'adjonction d'un autre confrère de la ville, M. Thomas, ce que j'acceptai très-cordialement.

Une fois réunis avec ce dernier confrère, nous maintînmes les choses dans l'état que je viens de dire pendant les premiers jours, sans avoir vu revenir le premier confrère, qui avait cru devoir se retirer et même réclamer ses honoraires malgré cette retraite. Il devait surgir un nouvel incident quelques jours après. Comme il fallait changer le malade de lit, il fut convenu avec mes deux co-consultants que l'on mettrait un appareil contentif plus sérieux, c'est-à-dire celui qui devait rester jusqu'à parfaite guérison. C'est moi qui fut chargé de préparer tout pour cela. Ce qui me sembla alors le mieux fut, tout en ayant l'air de ne faire qu'une préparation d'appareil, de mettre le malade sur un plan incliné portant une feuille épaisse de gutta-percha, capable d'envelopper toute la cuisse; puis, après cela, de disposer mon appareil de la fracture du col, mais avec une atelle capable de recevoir une cheville, et, de plus, les deux atelles comme pour la fracture de la jambe. Je disposai même la cravate avec son lacs autour de la partie supérieure de la jambe et l'étrier autour du pied; tout était ainsi disposé quand nous nous réunimes, et il n'y avait plus qu'à serrer les liens pour achever le pansement. Or, mes confrères ayant approuvé sans aucune observation ou réserve cette disposition de l'appareil, il fut tout à fait établi : cela se fit dans l'espace de quelques minutes sans, pour ainsi dire, remuer le malade.

L'extension et la demi-flexion de la cuisse, ainsi que celle de la jambe, étaient parfaites et occasionnaient peu de souffrances, si j'en juge par ce qui se passa ensuite, car le malade, qui se plaignait un peu, le fit davantage un peu plus tard, comme on va le voir. Quelques jours après, quoique tout semblât marcher assez bien, une consultation eut lieu entre le premier médecin qui revint, et, de plus, un professeur agrégé de Paris, mes deux autres adjoints et moi.

Quoique fidèle au rendez-vous, j'avais été devancé et même, si je suis bien informé, une visite de ces trois consultants avait déjà eu lieu le matin sans qu'on eût rien dérangé. Au moment où j'arrivai, l'appareil était déjà développé, mais l'extension était maintenue et tout était si parfaitement coapté que quand le dernier venu, c'est-à-dire M. Follin, voulut faire des essais de toucher pour vérifier la justesse du diagnostic de notre confrère militaire, il en fut empêché par les réclamations du malade qui redoutait le mal, et par les autres consultants.

Or, malgré cela, le confrère parisien émit un avis qui était une critique à mon endroit, critique qui fut appuyée par le médecin militaire ainsi que par le dernier médecin tourangeau, qui fut aussi oublieux que possible de ce qu'il avait trouvé convenable quelques jours avant ; et ils décidèrent tous les trois qu'il ne fallait pas continuer ce mode de pansement plus de quelques jours encore, et qu'il devait être remplacé par celui de Boyer, quoique j'eusse fait remarquer les inconvénients qu'il pouvait y avoir à faire rester tendus les muscles jumeaux et ce que leur traction pouvait faire sur le fragment inférieur, et de plus le risque d'avoir un membre inférieur tendu, par conséquent parfaitement droit si la fracture était intrà-articulaire, comme l'avait prétendu le médecin qui avait été appelé le premier, par conséquent mon contradicteur. Si je dus subir la décision de la majorité, trois voix contre deux, je crus aussi devoir laisser à l'un de ces messieurs le soin d'établir ce qui était, selon moi, si contraire à tous les principes ; car si la fracture eût eu réellement lieu jusque dans l'articulation, que serait-il arrivé de ce changement???

Quand le vingt-unième jour je dus enlever mon appareil, il me fut facile à constater que le membre fracturé avait absolument la même longueur que l'autre et qu'il n'y avait pas la moindre apparence de déviation ni de raccourcissement, ce qui me fut facile à démontrer ; car pour cela je pris une canne dans le trou où se met le cordon, j'y mis un petit bois assez long pour pouvoir, le membre étant à demi-fléchi, le faire porter sur la crête iliaque ; puis, avec une baleine pliée en double et attachée de façon à faire une tige transversale coulant sur la canne, qui alla porter sur le devant du genou, la mesuration du membre fut tout aussi facile qu'exacte pour tous les assistants. J'avais donc maintenu le membre dans sa rectitude parfaite et sa longueur normale pendant dix-huit à dix-neuf jours ; aussi le confrère qui persistait dans son opinion dût-il appliquer lui-même son appareil et, malgré les soins qu'il y mit, la guérison s'effectua mais avec trois centimètres et demi de raccourcissement : ce qui ne l'empêcha pas de glorifier son pansement et de critiquer le mien. Alors, il fut constaté que cette fracture n'était pas aussi près de l'articulation que l'avait cru le premier témoin de l'accident (elle était extrêmement oblique et au-dessus des condyles), et comme il y avait eu là des amours-propres engagés, celui de nous qui a terminé cette cure s'est beaucoup loué de ce qu'il qualifie de succès. — Je n'ai pas dit tout à fait comme lui, et si j'avais encore semblable fracture à traiter, je ne le copierais pas, je préférerais ce que mes doctes confrères ont qualifié d'absurde, et j'ose croire qu'un jour j'aurai des imitateurs.

A Monsieur Félix Herpin, directeur de l'école secondaire de Tours, chevalier de la Légion d'honneur, celui que M. le sénateur Paul de Richemont a qualifié du titre de *primus inter pares.*

Monsieur le Docteur,

Pour avoir erré grossièrement, en voulant continuer une assistance qui a honoré le conseil municipal d'Amboise, je venais d'être ruiné complétement ; mais, malgré cela, pour ne pas manquer à une parole donnée, je dus quitter ma clientèle d'Amboise, de cette ville où j'avais reçu et recevais toujours les marques de la plus affectueuse estime, pour venir me fixer à Tours.

Comme cette décision avait été aussitôt pour Tonnellé, votre maître et votre ami, le sujet de réflexions extrêmement blessantes pour moi ; que cela avait lieu dans les familles les plus honorables, et recevait une publicité qui ne me permettait pas de faire la sourde-oreille, je crus devoir remplacer ma carte de visite chez cet homme par un pli cacheté contenant ceci : « Je vous informe, Monsieur, que Miquel, le médecin le plus maltraité de la fortune, donnera des leçons de convenance confraternelle et de dignité professionnelle à ceux de ses collègues les plus favorisés par elle. »

Il y avait déjà quelques semaines que Tonnellé avait reçu ce petit avis, quand, un soir que je passais rue de la Guerche, j'entendis des pleurs qui partaient de la ruelle des Fouquets : la pleureuse était la fille d'un de vos clients, Mlle C., qu'un homme accompagnait. Je crus devoir l'attendre ; cela fut cause que cette demoiselle invoqua mon assistance pour son père, cafetier, place du Chardonnet, qui venait de tomber dans sa cave, et de se fracturer la jambe. Cette pauvre fille sortait de chez vous et M. Morand ; or, comme vous n'y étiez pas, je ne crus pas devoir refuser ce service.

La fracture était complète ; celle du tibia s'était faite immédiatement au-dessus de la malléole. Cet os avait percé la peau, quoiqu'il ne fut pas brisé en flûte ; mais le malade avait voulu se relever et se porter sur son membre fracturé ; cela était sans doute cause que le fragment supérieur était sorti, faisant une saillie hors de la plaie de plus de dix centimètres, et que l'ex-trémité fracturée était maculée de terre, et privée de son périoste dans une longueur de deux centimètres.

Je fus chercher une scie à chaînettes, fis la résection de cette partie salie et privée de son périoste, ce qui était d'autant plus nécessaire que, rapport aux nombreuses pointes qui remplaçaient l'obliquité, il eût été difficile de faire rentrer le fragment dans les chairs sans tractions violentes et sans exposer le malade à subir les péripéties d'une nécrose. Cela fait, je plaçai un appareil à bandelettes, plus des coussins et des atelles, que je secondai par la demi-flexion et par la suspension à l'aide de la planchette de Sauters, et enfin je soumis le membre à l'irrigation continue.

J'allais achever ce pansement, quand on vint dire voilà M. Morand. A ce mot, je dis au malade : Faites-le donc entrer, puisque ce monsieur est votre médecin, car je veux vous remettre à lui. C... ayant répliqué : « Ce n'est pas lui qui me soigne habituellement, c'est M. F. Herpin, » je ne crus pas devoir exiger l'introduction de M. Morand, mais je donnai l'ordre de vous prévenir et de vous demander l'heure à laquelle je pourrais vous remettre votre malade, et vous dire les raisons que j'avais eues d'opérer comme je l'avais fait. La famille C... fit exactement ce que j'avais dit de faire, et veuillez bien vous rappeler que vous m'assignâtes l'heure de onze heures, à laquelle je fus aussi exact que j'ai l'habitude de l'être, par politesse pour mes confrères. Aussitôt arrivé, vous vous plaçâtes à la droite du malade, et, sans autres préliminaires, sans m'adresser même la parole ou me donner le temps de rien vous dire devant la famille assemblée, prenant un ton que je ne veux pas qualifier, vous dîtes : *Ce n'est pas comme cela que nous pansons à l'hôpital de Tours.* Comme vous n'aviez pas encore produit l'effet que vous désiriez, et que vous vouliez sans doute une réplique, vous répétâtes trois fois cette même observation. Pour vous en éviter une quatrième édition, il me fallut alors vous dire : « Monsieur, quand vous serez seul chargé de diriger cette fracture, vous la panserez comme vous voudrez. » Je n'étais pas à bout, car, à ma réplique, vous avez fait de suite la suivante, que vous avez accompagnée d'un geste que vous n'au-riez pu accomplir si vous aviez eu, comme moi, les parents du malade à vos côtés. Je vais citer textuellement : *Eh bien ! comment donc défaire cela ?*

J'ai dû, pour mettre fin à cette scène difficile à qualifier, me baisser, prendre sous le lit un petit tabouret, le mettre sous la planchette, lâcher les cordes qui suspendaient le membre demi-fléchi, défaire les lacs, écarter les atelles, et vous dire seulement ceci : « Voilà, monsieur Herpin, comment je défais habituellement ces pansements. »

Vous défîtes alors les bandelettes ; puis, quand il n'y avait plus qu'à soulever les compresses, vous reprîtes les bandelettes, les rejetâtes sur le membre, me laissant le soin de remettre le tout en place, ce qui ne fut fait qu'à mon retour, car je sortis avec vous pour vous dire, chemin faisant : « Monsieur Herpin, je vois que vous n'avez pas compris pourquoi vous avez été appelé aujourd'hui chez C..., votre client. Sachez que c'est moi qui l'ai voulu, car je veux vous rendre votre malade ; » ce à quoi vous répliquâtes seulement : « Je n'en veux pas ; il serait à Tonnellé que je ne le lui rendrais pas. » Nous nous séparâmes, et je pensais qu'il n'en devait plus être question, quand, deux mois après, vous m'arrêtâtes, rue du Boucassin, pour me dire : « Eh bien ! et ce cafetier à la jambe fracturée, qu'est-il devenu ? on ne m'en parle plus. » Je me bornai à vous répondre : « Il est presque guéri. J'ai dû continuer à le soigner, puisque vous n'avez pas voulu vous en charger. » Vous suivîtes alors votre chemin sans répliquer.

Vous avez pu depuis vous assurer que C... était guéri, car il a été bien longtemps votre voisin. Cela a donc eu lieu, il faut le dire, par cette manière de panser qui vous a trouvé si peu sympathique. En eût-il été de même par un autre système de pansement? Peut-être que non, si j'en juge par certains faits que vous ne pouvez ignorer.

Cette guérison n'est point exceptionnelle, et, si vous en doutez, consultez le médecin de ce petit hôpital de Monts, qui est dû à la générosité de M. Dreak. Il vous dira qu'il a vu longtemps pour portier de cet établissement un charpentier qui boitait, il est vrai, c'était même pour cela que cet ouvrier avait quitté son métier, mais enfin cet homme pouvait se servir d'une jambe, la droite, s'il m'en souvient, sur laquelle *sept wagons chargés de terre* étaient passés, justement le même jour où l'on conduisit à l'hôpital de Tours, dans votre service, un ouvrier terrassier occupé dans le chantier voisin, qui, dans un éboulement, avait été renversé, et qui, dans cette chute, s'était fracturé le tibia un peu au-dessous de sa tubérosité (fracture simple, sans plaie, à l'union du quart supérieur), et qui sortit un mois après, quand on lui proposa l'amputation de la cuisse, et qui vint mourir rue de Bordeaux. Une plaie s'était faite en face de la fracture, et du pus avait fusé dans toute la longueur de la cuisse, en passant dans la région poplitée. Dans cette plaie que j'ai montrée à MM. Thomas et Blanchet, on avait introduit des bourdonnets. Il mourut le surlendemain.

Vous pourrez encore trouver une autre preuve de l'efficacité de ce mode de traiter les fractures comminutives, si vous entrez quelquefois dans l'ex-

habitation de *Tristan,* là où demeure un pauvre maçon qui, il y a plusieurs années, travaillant près de Cormery, dans le château de M. Alibert, tomba d'un troisième étage; dans cette chute il se fractura 1° la jambe gauche à la partie moyenne, la fracture du tibia était en flûte, le fragment supérieur qui perça la peau vint faire saillie; 2° il se fractura la jambe droite à son quart supérieur; 3° ce qui était plus grave, c'était le broiement complet du tarse de ce même côté avec plaie. M. Charlot l'envoya dans ma maison de santé. Fallait-il couper une jambe ou la cuisse, ou même la cuisse du côté droit et la jambe gauche? Je mis les membres dans la demi-flexion sur la planchette de Sauters, secondée par une irrigation continuelle pendant plusieurs semaines; voilà comment cet homme a gardé ses deux membres. Il est vrai qu'il a fallu, comme pour le portier de l'hôpital de Monts, extraire des sequestres, que cet homme a un pied affreusement contrefait, mais enfin il marche sur ses deux jambes et taille de la pierre. Je laisserai à mon gendre Lagardre le soin de publier une collection de faits aussi concluants. Croyez à ces succès, enseignez cette méthode qui n'est pas due à moi. Vos élèves, je puis vous l'assurer, seront heureux d'en user dans leur pratique rurale; elle n'exige pas des pansements très-fréquents.

Je voudrais également vous convaincre de la bonté d'un mode de panser les fractures et les affections articulaires des membres qui m'a rendu également des services aussi réels que ceux que j'ai obtenus de celui dont je viens de vous parler. Je pense d'ailleurs que vous suivez assez les progrès scientifiques et que vous êtes plus sympathique à ce qui est fait par d'autres chirurgiens que par vos confrères voisins; je veux parler de la substitution du cuir aux autres moyens préconisés pour la confection des bandages inamovibles et surtout ceux amovo-inamovibles. Si je m'adresse à vous, c'est pour avoir un juge qui ne pèche pas par la complaisance et qui fasse de suite une critique telle, que l'on soit fixé sur la valeur réelle du moyen que j'ai adopté et crois préférable à beaucoup d'autres.

Depuis les travaux de Seutin, bien des réclamations de priorité, bien des modifications à son mode de pansement ont été faites. Ce qu'il y a de positif, c'est que le médecin belge n'a pas tout innové pour ce *modus faciendi;* il s'en faut beaucoup, et cela prouve une chose : c'est que, comme je l'ai déjà dit, la science peut-être comparée à une ruche ou chaque abeille apporte son petit contingent; aussi en venant parler à mon tour du traitement des fractures et des bandages amovo-inamovibles, je ne viens pas me poser en novateur émérite; seulement je crois que les modifications dont je vais vous parler sont préférables sous bien des rapports à tous les autres modes de pansement préconisés avant et depuis Seutin; c'est donc un petit perfectionnement, rien de plus. Ainsi pour tous les cas de fractures dans la continuité des membres, comme pour celles articulaires, j'emploie de préférence le cuir de vache, au lieu de bandes en cartons et platine, etc.; parce que, une fois qu'il est mouillé, il devient aussi souple qu'un linge épais et lorsqu'il est desséché (ce qui demande quelques heures seulement), il acquiert une rigidité plus que suffisante pour atteindre le but désiré ; puis, parce que les valves qu'il forme, toutes solides qu'elles sont, offrent encore assez d'élasticité pour pouvoir être déplacées et replacées très-facilement, parce qu'elles peuvent recevoir sans être renouvelées les modifications reconnues nécessaires.

Avant de procéder aux soins de la fracture, je prends, sur le membre sain, avec une toile ou autre tissu, la forme et la mesure exactes autant que possible que mon appareil doit avoir. Je coupe alors les morceaux de cuir auxquels je donne la forme un peu plus ample que celle du modèle, et comme je viens de le dire; ceci fait, je les trempe dans l'eau commune afin de bien les assouplir ; puis je les applique sur le membre malade que j'ai préalablement mis et fait maintenir dans la position convenable, et que j'ai garni de compresses , ce qui n'est pas toujours nécessaire ; ensuite je les maintiens dans la position désirable avec une bande roulée ou plutôt avec les cravates de Mayor que je multiplie ; je les rallonge, s'il le faut, avec des rubans en fil autant qu'il est nécessaire pour que les pièces se moulent le plus convenablement possible sur le membre malade : cela suffit pour que mon pansement quoique provisoire se trouve fait et remplisse toutes les conditions désirables. Le lendemain, ou plus tard si le malade ne souffre pas, je défais mon appareil, je vois là où il peut gêner, ce en quoi il pêche, et alors je régularise les bords de ces atelles d'un nouveau genre ; puis, si je crains de leur bord une impression défavorable sur le membre, j'enduis aussi bien que possible de la toile douce avec du suif, que je taille ensuite en bandelettes larges de deux petits doigts environ, pour en revêtir complétement tous les bords de ces pièces de cuir : ce qui, après quelques jours, va donner de la flexibilité à cette bordure et une mollesse suffisante pour l'empêcher d'être vulnérante dans les cas où j'ai cru devoir la laisser appliquer à nu sur la peau. Quand le gonflement du membre malade est complétement dissipé, et surtout si je veux que mon appareil soit le moins gênant possible, je me sers d'un emporte-pièce pour faire sur les bords une série de trous dans lesquels je passe des cordons ou un lacet, ce qui remplace complétement et plus efficacement même les cravates ou les tours de bande. Ce qu'il y a de commode en cela, c'est que si dans le courant du traitement certaines parties du bandage deviennent gênantes, on peut lâcher quelques-uns des cordons ; si ce sont quelques points des valves qui gênent, on peut en les mouillant faire un enfoncement là ou il y avait une saillie trop forte en dedans; car, comme ces valves de cuir sont élastiques, que l'on peut aisément les ouvrir, ou les oter et les remettre, il est toujours facile de revêtir le membre malade avec les compresses nécessaires pour l'efficacité du traitement et rendre l'innocuité du bandage aussi parfaite que possible.

Cet appareil est peut-être de tous ceux qui ont été conseillés le moins coûteux, car le prix, des plus chers, ne dépasse pas quelques francs ; souvent même aussi més blessés m'ont rapporté ces pièces de pansement et j'ai pu les faire servir de nouveau.

Pour obtenir que ces cylindres creux ou demi-cylindres soient suffisamment raides, il est inutile de se servir de cuir de première force, celui-là même se moule mal, il est peu maniable ; aussi je choisis ce que les marchands de crépins appellent du flanc. On comprendra que dans les cas de plaies et de suppurations il est facile de pratiquer une fente ou de déplacer l'appareil, afin de le modifier même de façon à ce que l'on puisse facilement faire les pansements, sans pour cela nuire à son efficacité.

Ce n'est pas seulement dans les fractures que j'emploie cette matière pour faire des pansements, je le fais avec autant de succès dans les tumeurs blanches et les suites d'entorses qui demandent un repos soutenu.

Ce n'est même pas pour une fracture que la première fois j'eus l'idée de faire usage de cette matière. Il s'agissait d'une hydarthrose suppurée du genou ; plusieurs ouvertures étaient devenues nécessaires, des cautères avaient été appliqués, le moindre mouvement était atrocement douloureux. Le malade était un menuisier de Montrésor, âgé de trente-cinq à quarante ans, père de famille ; il préférait mourir que de se résigner à l'amputation. Je soignais cet homme concurremment avec mon confrère Lehée père. Le membre était dans une légère demi-flexion ; je fis donc couper deux morceaux de cuir ayant la longueur de tout le membre, qui formèrent, une fois desséchés, deux valves latérales qui emboîtaient complétement la cuisse, le genou et la jambe. C'est avec cet appareil et une genouillère convenablement faite que les douleurs et les suppurations s'appaisèrent successivement, les plaies se cicatrisèrent, le gonflement diminua, et quelques mois après cet homme. tout en conservant son appareil dont le poids ne dépassait pas un kilogramme et demi, put commencer à marcher, enfin à reprendre son état de menuisier, et, depuis 14 ou 15 ans, il n'a plus rien éprouvé dans son articulation.

La deuxième fois que je le mis en pratique, ce fut pour une fracture du bras ; il s'agissait d'une femme, Mᵐᵉ D..., que sa famille avait abandonnée à elle-même, parce qu'elle ne passait pas un seul jour sans s'enivrer au moins une fois. Elle s'était fracturée l'humérus gauche dans une de ses chutes.

Je remplaçais alors M. le docteur Lagarde ; — je ne pouvais voir cette malade, qui demeurait à quatre lieues de chez moi, assez souvent pour la surveiller autant qu'il fallait. Pour celle-là, il me fallait donc un appareil qui se maintînt bien en place et fut efficace quand même. Je fus chez le cordonnier du lieu, ce qui fut plus long que l'application de l'appareil ; car, sans plus de façon, je mis quelques compresses mouillées autour du bras ; j'appliquai le morceau de cuir convenablement découpé ; puis, avec deux mouchoirs pliés en cravates, je le fixai, et je mis le bras en écharpe, ce que la malade trouva inutile quand le cuir fut desséché. Le tout était si bien orienté que M. Lagarde ne crut pas devoir y toucher, et laissa la fracture tranquille jusqu'à sa consolidation.

La troisième fois, il s'agissait d'un pauvre jeune homme qui, dans une chute, s'était simultanément fracturé les deux bras. Comme il était employé dans une papeterie dont il était, pour ainsi dire, le directeur, et qu'il demeurait à quinze cents mètres de l'usine, son accident avait fait un grand vide. Quinze jours après, ce jeune blessé pouvait, en portant une canne à la main, aller surveiller les ouvriers confiés à sa direction. Si j'avais besoin de témoignages, j'invoquerais celui de mon confrère M. Dabilly, qui avait été appelé le premier en mon absence, et qui a pu juger du résultat.

La quatrième fois, il s'agissait d'un marchand d'avoine demeurant à Ballan; celui-là s'était fracturé complétement la jambe. L'accident était arrivé à St-Cyr, chez un de ses clients ; je le trouvai monté au deuxième étage, et il désirait être transporté chez lui, c'est-à-dire à quinze kilomètres du lieu de l'accident. Deux heures après le pansement, nous le descendîmes par un escalier étroit et composé de quarante marches ; nous le mîmes dans sa charrette et lui donnâmes un conducteur pour le transporter chez lui. Tout cela fut fait assez facilement, et, surtout, sans grandes douleurs. Quand, le troisième jour, je fus le voir, par précaution, rien n'était dérangé. Tout se passa aussi bien que possible, quand il essaya de marcher avec des béquilles, vingt-cinq jours après ; je dus seulement lui défendre de s'appuyer sur le membre malade.

Une autre fois, je pus, avec ce mode de contention, ramener de Paris un de mes amis, dont voici l'histoire abrégée. A la suite d'une chute de voiture, qui avait eu pour résultat des abcès énormes, qui du genou avaient fusé tout le long de la jambe et de la cuisse, ce qui avait longtemps compromis le membre, il était résulté une ankilose de l'articulation fémoro-tibiale. Ce boiteux fit un jour une chute dans les Champs-Elysées, qui avait tellement fracassé son articulation malade, que ce ne fut qu'en lui faisant éprouver les plus atroces douleurs qu'on pût le transporter à son hôtel. Mandé par le télégraphe, j'arrivai le lendemain matin à Paris. Arrivé à l'hôtel de ce malade, je provoquai les railleries des domestiques, quand, en demandant le numéro de la chambre du blessé, je dis que je venais le quérir. En attendant le confrère qui avait donné les premiers soins, je fus, chez le marchand de crépins du quartier, acheter ce qui était nécessaire ; lassé d'attendre et pressé par l'heure du convoi, je dus agir seul. Alors je posai un appareil semblable à celui du menuisier de Montrésor; il était plus de neuf heures et demie quand je fis cela ; à trois heures, le même jour, ce malade, que sa famille regrettait de voir tombé si loin d'elle, et qui, je l'ai dit. ne pouvait éprouver aucun choc, aucun déplacement, sans pousser des cris, put supporter, presque sans souffrances, qu'on le descendit du troisième étage pour le mettre sur un brancard, le porter à la gare d'Orléans, le mettre en wagon et le conduire à Amboise, chez son père, où nous arrivâmes la nuit suivante, à deux heures du matin, où il fut porté sur un brancard improvisé, sans même se plaindre. Le traitement fut continué comme pour une fracture grave, par M. Moreau, car ce que l'on devait redouter, c'était la formation de nouveaux abcès dans ce membre qui avait été si labouré huit mois avant. Les suites de ce nouvel accident furent donc aussi simples que l'on pouvait le désirer.

Fractures de l'humérus.

Pour pratiquer le pansement de cette fracture, je prends un morceau de cuir qui mesure toute la longueur du bras, depuis l'acroméon jusqu'au-dessous du cubitus ; bien entendu qu'il doit être assez large pour faire le tour du membre. Il est donc un peu plus large en haut qu'en bas. Il doit être échancré de façon à emboîter l'aisselle tout entière, puis, inférieurement, à recevoir l'avant-bras. La réunion des deux bords doit se faire vers la partie externe du bras, pour la commodité du pansement. Si la fracture est près du coude, il est sage de laisser assez de cuir par en bas pour que les bords se joignent et viennent prendre la forme du coude fléchi, et fassent que l'avant-bras soit immobilisé sur le bras ; je fais à peu peu près la même chose par en haut quand la fracture est voisine du col de l'humérus.

Fractures du radius et du cubitus.

Pour la fracture du radius, le morceau de cuir doit s'étendre depuis le coude jusqu'à l'extrémité du métacarpe. La réunion des deux bords doit se faire sur la région cubitale ; on comprendra qu'on doit faire une échancrure pour que le cuir puisse emboîter le coude, et inférieurement pour laisser passer le pouce et maintenir la main sans la gêner et ne pas empêcher le mouvement des doigts. Quand la fracture est à la partie supérieure du radius, je prends le cuir assez long pour qu'il soit réuni derrière le coude par une ligature. L'échancrure pratiquée pour recevoir le pouce doit avoir les bords percés, afin, je le répète, que le cuir puisse prendre la forme de la portion palmaire de la main.

Je garnis la partie répondant à la fracture du peu de linge ou de charpie que j'enlève quand le cuir est sec, pour rendre l'extension plus positive.

Quand c'est le cubitus qui est fracturé, le bandage diffère très-peu de celui nécessaire pour le radius ; le cuir n'a pas besoin d'être échancré : il doit être appliqué sur la face cubitale, et la réunion des bords se fait sur la face radiale de l'avant-bras et entre le pouce et l'index.

Quand la fracture de l'avant-bras est complète, je choisis, selon l'événement, le côté où doit d'abord porter le cuir. On le pose comme s'il s'agissait d'une fracture d'un seul os, et, quand il est sec, on met les compresses graduées, puis on le réapplique, après avoir seulement ramolli la portion qui peut avoir contracté des enfoncements qui nuiraient à la bonne conformation de la soudure des os, si cela est nécessaire, ce que j'ai rarement vu avec ce mode de panser. Je n'oblige jamais les malades à porter le bras en écharpe. Ils peuvent même, pendant le traitement, utiliser un peu leur membre. Je ne puis nombrer les services que j'en ai retirés, surtout dans les entorses et les maladies de l'articulation du poignet, comme je vous le dirai plus loin.

<hr>

Fractures des membres inférieurs.

Fémur. — La première fois que j'employai le cuir pour les fractures de la cuisse, je composai mon appareil avec un seul morceau, je mis le membre dans la demi-flexion. Le blessé était un enfant de dix à onze ans, la cuisse avait été fortement contusionnée par le passage de ce gros rouleau de labour. Aussi on pouvait craindre que la fracture se compliquât d'abcès, car l'épanchement était considérable. Je fis en sorte que la jonction des bords de l'appareil se fît au devant. Il est inutile de dire, je pense, qu'il pouvait recouvrir le membre entier et s'étendre assez pour emboîter le genou. Je l'avais échancré de façon à ce que le lambeau du milieu portât sous les muscles du mollet et que ceux latéraux recouvrissent les côtés et le devant du genou. Supérieurement il était coupé de façon à prendre son point d'appui à la partie supérieure et interne de la cuisse. Aussi pour éviter qu'il devînt blessant entre les cuisses, j'avais rabattu le morceau que j'avais dû disposer de façon à obtenir un rebord lisse et arrondi. La partie postérieure était assez allongée pour se plier et s'allonger sous la fesse. J'ai dit, je crois, que c'était pour un jeune enfant de Monnaie ; dans d'autres occasions, — c'était surtout pour des enfants, je fis emboîter les deux cuirs l'un sur l'autre ; sur l'un d'eux, — âgé de trois à quatre ans, on put sans inconvénient ôter celui qui était plat en dedans, car l'enfant n'était pas bien propre. Si je crus devoir me servir de deux pièces, c'était afin de pouvoir renouveler à volonté celle du col interne, quand la propreté l'exigeait.

En laissant à l'appareil de la cuisse une longueur qui dépasse l'articulation du genou, puis coupant un lambeau moyen de forme triangulaire dont la base répond au centre de la pièce de cuir et la pointe au bord inférieur, de façon à ce que le pli que l'on fait réponde à la région poplitée, et faisant la même chose au bord supérieur de l'appareil de la jambe, dont je vais parler, on peut, en les emboîtant les uns sur les autres, obtenir un appareil contentif qui fasse sur le membre un tout parfaitement solide auquel je donne le degré de flexion qui me convient. Il me suffit de faire au besoin un point qui réunisse entre eux le côté des deux cuirs et permette le pansement sans déranger le membre de dessus le plan incliné où il est posé.

Que la fracture de la jambe soit complète ou non, je ne modifie pas la forme à donner à la pièce de cuir pour cela. Je prends un morceau qui dépasse cette partie du membre inférieur assez pour quelle s'étende en haut, au-dessus du genou, et quelle dépasse le pied au moins de trois à quatre centimètres ; il faut qu'elle ait assez de largeur pour emboîter entièrement la jambe, et, par conséquent, qu'elle soit un peu plus large du côté qui répondra au mollet que celle qui va se trouver à la partie inférieure jusques au pied ; il faut alors laisser de côté une partie qui devra, lorsqu'elle sera en place, emboîter le pied jusque vers la fin du métatarse de façon à lui donner une position fixe.

Ainsi taillé, il faut alors pratiquer des coupures à chaque extrémité : la première, celle au bord supérieur, doit être double et angulaire. Ainsi, le lambeau moyen doit avoir cette forme et sa pointe doit correspondre au bord ; il doit être assez long et large à ce bout pour se plier et garnir la région poplitée, tandis que les deux lambeaux latéraux s'adaptent, étant plus larges à leur bord libre que celui de leur attache, s'adaptent, dis-je, à la forme du genou, la jambe étant un peu fléchie sur la cuisse, ce qui en cas de fracture double du membre assure la solidité de ce double pansement.

Quant à la partie inférieure, elle doit être également découpée, le lambeau moyen doit être droit et assez longuement découpé pour que la portion de l'appareil que logera le talon se moule sur lui, et qu'en rapprochant les deux latéraux le pied se trouve solidement emboîté sans être gêné.

Quelquefois je ne fais qu'une coupure longitudinale assez longue pour remonter jusqu'où doit porter le talon ; j'y fais même un trou assez grand.

Il est toujours nécessaire de garnir le bas de la jambe afin de combler le vide qui doit nécessairement résulter du moindre volume de la partie que forme le bas de la jambe, relativement aux saillies du mollet et celles des deux malléoles et du talon, puis de mettre sur chacun des côtés de l'articulation tibio-tarsienne un coussin triangulaire percé au milieu pour préserver les malléoles d'une pression douloureuse ; de plus, ces garnitures font que le cuir ne se plisse pas, ce qui lui ferait perdre de sa solidité.

Les choses ainsi disposées, il suffit de rapprocher les bords pour que cette pièce de cuir emboîte le genou, la jambe et le pied, où elle s'adapte et fasse un tout qui est suffisamment contentif.

On peut donc par là immobiliser au besoin la cuisse sur la jambe, et celle-ci sur le pied, ce qui est d'un grand secours dans le traitement des affections articulaires de ce membre.

Dans le principe, pour les affections articulaires du genou, comme je crois l'avoir dit, mon appareil se composait de deux pièces coupées à angle obtus ; il devait avoir la longueur complète du membre, être proportionné au volume de la partie, bien prendre la forme du membre quand les deux pièces étaient bien desséchées et appropriées. Alors, afin d'en faire un appareil facile à appliquer et à démonter, je perçais chacun de leurs bords d'un nombre suffisant de trous, je réunissais les bords postérieurs de chaque atelle à l'aide de cordons noués ; pour l'antérieur, je passais d'un côté un cordon à double chef, par conséquent, dans deux trous, et sur l'autre, en guise de bouton, je prenais deux petits morceaux de bois ou de cuir percés chacun de deux trous, que je fixais à l'atelle par un lacs à double chef. C'est alors autour de ce bouton long qu'à l'aide de deux chefs libres, j'attachais solidement une des atelles à l'autre par autant de lacs qu'il était nécessaire. On comprendra que si je me servais de boutons longs, c'était pour diminuer le nombre des nœuds à faire.

Cet appareil, garni de petits matelas débordant un peu chacun des bords, m'a permis d'établir la compression la plus complète et la plus aisée à supporter sur tout le membre malade et de pouvoir laisser mes blessés marcher, soit avec des béquilles, soit avec une canne. Il est plus expéditif d'employer la ouate comme le fait M. Nélaton. J'ai usé des deux modes de pansement et je ne saurais dire auquel il faut donner la préférence. Cet appareil pèse peu et permet de mettre un pantalon, une chaussure un peu large, même quand il s'agit du genou. Seulement on peut faire qu'il ne dépasse pas la malléole. — Dans huit cas, cela m'a parfaitement réussi.

L'un des plus remarquables est celui du fils de M. G....., employé des ponts et chaussées, car il me sembla réunir tous les signes de la véritable tumeur blanche. Chez ce jeune homme alors âgé de onze à douze ans, la partie inférieure du fémur, tous les condyles étaient gonflés énormément, douloureux au toucher ; il y avait empâtement des tissus ambiants, toute l'articulation était douloureuse, le malade ne pouvait faire un mouvement sans pousser un cri.

J'ai dû établir le bandage amovo-inamovible, dans toute l'étendue du membre, après l'avoir entouré de ouate surtout en face du point malade ; le soulagement fut presque immédiat, mais le résultat définitif fut long, bien long à obtenir ; j'ai dû faire porter ce bandage plusieurs années. Le genou est resté plus gros, plus arrondi, le membre a perdu de son volume. Aujourd'hui le jeune homme approche de la conscription, il marche en boitant comme font ceux qui ont un membre roide et un peu croche ; mais enfin il n'y a pas eu la suppuration qui paraissait imminente, la douleur a disparu, le genou est moins gros : le résultat me semble aussi beau que l'on pouvait l'espérer quand on a vu l'état grave où ce malade était.

Comment je fais le pansement des fractures de la rotule.

Si je crois pouvoir recommander à mes lecteurs cette nouvelle manière de panser les fractures de la rotule, c'est qu'elle me semble bien préférable à toutes celles qui ont été préconisées, tant pour son effet, sa solidité, que sa facilité.

La première fois que j'ai cru devoir employer ce mode de pansement, c'était pour un vieillard de soixante-dix ans qui avait eu déjà cet os fracturé quinze ans auparavant ; alors le rapprochement avait été mal fait et la réunion s'était opérée au moyen d'un tissu fibreux qui venait d'être déchiré, sa rupture était complète.

Pour procéder à ce pansement, je pris un morceau de cuir qui s'étendait du haut de la cuisse aux deux malléoles ; pour donner la mesure de son épaisseur, je dirai qu'il coûtait trois francs cinquante centimes ; seulement j'avais en le choisissant fait en sorte qu'il fut un peu plus corsé à la partie moyenne, c'est-à-dire à cette portion qui devait se trouver en face de la région poplitée ; je le détrempai tout à fait et je l'appliquai de façon à ce que les deux bords vinssent au moins se rejoindre à la partie antérieure du membre, mais je les renversai assez pour que leur jonction ne fut pas tout à fait complète, ce qui devait par ce repli du cuir sur lui-même augmenter la solidité de cette atelle presque circulaire. Je pris aussi le soin de mettre sous la région poplitée plusieurs compresses graduées, de façon à remplir un peu le vide que pouvait laisser le pli du genou malgré la tension du membre, afin que le cuir en se desséchant put rester droit ; puis, je le liai autour du membre avec plusieurs mouchoirs pliés en cravate, de façon à ce qu'il dût se mouler parfaitement sur les parties.

Le lendemain, quand il fut sec, le blessé ne me voyant pas revenir, crut pouvoir l'ôter lui-même, car je ne pus aller chez lui que le quatrième jour qui suivit cette première application. Après avoir découpé et façonné les bords des extrémités supérieures et inférieures de façon à éviter autant que possible toute espèce de pression douloureuse, j'entourai les deux parties correspondantes du membre avec plusieurs compresses ; puis, à l'aide d'un emporte-pièce, je pratiquai alors quatre trous au fond de cette gouttière ; les deux supérieures répondaient à vingt centimètres au-dessus de la partie qui devait s'appliquer près de l'articulation du genou, et les deux autres trous inférieurs à égale distance au-dessous de cette même partie. Je pratiquai également quatre trous de chaque côté de la gouttière, presqu'en face de l'articulation du genou ; chacune de ces deux paires de trous reçut un ruban de fil qui fut noué au dehors. Les choses ainsi préparées, j'avais pris deux tubes de caoutchouc de la grosseur du doigt, longs de douze centimètres chacun, dans lesquels j'avais passé un fort ruban de fil d'un mètre cinquante centimètres de longueur. Après avoir passé chacun des chefs de ce ruban dans l'anneau étroit fermé par l'un des cordons placés dans les trous latéraux, j'introduisis chacun des chefs de ce ruban dans les trous correspondants placés au fond de la gouttière ; ils étaient disposés de façon à ce que l'anse formée par le caoutchouc, qui devait porter sur le fragment inférieur, eût ses chefs dans les trous d'en haut, et que ceux de celui qui devait correspondre au-dessus du genou eût les siens dans les trous percés inférieurement.

Les choses étant ainsi disposées, je plaçai le membre dans sa gouttière ; puis, à l'aide de deux longues cravates, je le fixai en haut et en bas de façon que le membre ne put plus jouer dans cette gouttière. Il est bon de dire que j'avais eu soin d'enlever les compresses qui, dans le principe, avaient formé un coussin sur lequel portait la région poplitée ; je fis cela pour que le membre put se tendre autant que possible. Cela fait, je tirai fortement les deux chefs du ruban de fil passés dans les trous supérieurs de la gouttière et par conséquent portant le caoutchouc qui devait attirer fortement le fragment inférieur ; puis, je les nouai alors en devant du membre, après avoir fait le tour de la gouttière, de sorte que, tout en attirant fortement le fragment inférieur, ils venaient former un lien à l'union du tiers moyen avec celui de la partie inférieure de la cuisse. Je fis la même chose pour les chefs passés dans les trous inférieurs, et par conséquent chargés de rapprocher le fragment supérieur de l'inférieur et de les maintenir rapprochés ; puis, avec les quatre cordons latéraux, j'achevai de fermer la gouttière, tout en attirant latéralement et postérieurement les quatre chefs de lacs chargés de rapprocher les fragments.

Après m'être assuré que la réunion de ces fragments était parfaitement complète et maintenue aussi solidement que possible, ce bandage fut laissé soixante jours ; pendant tout ce temps, je n'eus rien à changer ; le malade ne se plaignait de rien, les fragments paraissaient aussi bien rapprochés et maintenus que possible, mais la réunion ne se fit que par le tissu ligamenteux qui avait réuni la première fois la fracture.

Pour la deuxième fois que je me suis servi de ce moyen de pansement, c'était pour panser une de mes voisines qui, dans un accès de délire occasionné chez cette femme, qui abusant des alcooliques, était aux prises avec un érysipèle de la tête ; dans son délire elle voulut sortir de la chambre où elle était couchée, et pour cela elle prit les draps de son lit, les attacha au balcon et se lança dans la rue; mais comme ce cordon était trop court et qu'elle voulait éviter les efforts qu'on faisait pour la retenir, elle lâcha prise, tomba sur le genou, se fit une plaie presque transversale sur la rotule, longue de douze centimètres, avec fracture de cet os et par conséquent avec une ouverture considérable de l'articulation que les assistants pansèrent à leur façon; je fus appelé seulement le cinquième jour après l'accident, c'est-à-dire quand il n'y avait plus possibilité de tenter avec succès la réunion immédiate de cette plaie enflammée à bords contus compliquée de fracture.

Comme je l'ai dit : la fracture était un peu oblique de dehors en dedans et de haut en bas ; elle avait lieu à peu près vers l'union du tiers inférieur avec le tiers moyen. Ce pansement exigea des soins journaliers, l'appareil ne fut jamais gênant.

Quoique la suppuration ait été considérable, les accidents sont cependant restés assez limités par ce mode de pansement; et, quoique lente à se faire, la guérison n'en a pas moins eu lieu, et le malade a pu marcher longtemps avant la cicatrisation de la plaie. Cette articulation est restée ankilosée, comme on devait s'y attendre.

Le troisième cas me fut fourni par un malade de mon très-estimable confrère M. Dabilly. Cet homme habitait rue Paul-Louis Courier, le pansement de sa fracture fut fait quelques jours après l'accident, il fut aussi facile que possible; le tuyau de caoutchouc qui fut employé était gros. J'ai dû voir que cela ne nuisait pas, tant s'en faut, et une fois l'appareil mis en place, cela exigea peu de soins ; le malade ne s'en plaignit pas plus que les autres, et mon cher confrère fut heureux de venir me rendre compte du résultat, qui fut tel que le fragment inférieur surmonte un peu le supérieur ; la fracture était un peu oblique dans l'épaisseur de l'os, aussi la coaptation fut, si je puis dire, un peu outrée, ce qui n'est pas commun.

La quatrième application fut faite par mon cher confrère Pasquier, pour un malade de la Varenne de Sainte-Anne; j'ai dû seulement lui montrer un *fac-simile* de cet appareil. Ce digne confrère a été heureux de venir me faire part du succès qu'il avait obtenu pour ce malade comme pour les autres, à la fois solidité et pas de gêne sérieuses; je me crois donc assez autorisé par ces faits à le préconiser.

La première fois que j'ai fait l'application du cuir pour le pansement d'une lésion articulaire du coude, c'est pour un rhumatisme articulaire très-douloureux de l'articulation huméro-cubitale dont souffrait mon jeune confrère le docteur Girard. Je rendis sa position bien moins insupportable en appliquant un morceau de cuir coupé de chaque côté au niveau du coude et assez long pour emboîter le bras et l'avant-bras presqu'entièrement. Les bords de cette gouttière coudée se joignaient à la partie antérieure du bras et de l'avant-bras, des points de suture qui réunissaient chaque partie des sections superposées donnaient à cette gouttière assez de solidité pour que l'articulation restât dans le degré de flexion qui lui était le plus convenable et dans l'immobilité la plus complète. L'essai que j'ai fait dans le cas que je viens de noter et dans d'autres me semble prouver suffisamment que ce mode de pansement serait celui qu'il faudrait choisir.

Je viens de faire usage de ce mode de pansement pour une fracture des condyles de l'humérus, chez un monsieur qui, cinq mois avant, étant tombé sur le verglas, s'était fracturé l'humérus et abîmé la hanche du côté opposé ; j'en ai obtenu le meilleur résultat.

L'appareil qui m'a servi pour M. Girard remplace parfaitement, dans la tumeur blanche du coude, les bandages amovo-inamovibles, comme le pratique M. Nélaton. J'ai également obtenu un succès complet de ce mode de pansement pour une tumeur blanche du coude avec ulcération et suppuration abondante, sur un pauvre petit enfant de la rue Saint-Martin ; le coude a dû rester ankilosé.

J'ai plusieurs fois employé avec beaucoup de succès l'appareil de fracture du radius, dans les cas de tumeurs blanches ou pour les suites d'entorses du poignet. Au moment où je termine cette note il sort de mon cabinet un paysan intelligent de Montlouis qui, après un an de soins donnés par le docteur Herpin, pour un gonflement de toute la portion carpienne du poignet qui avait fini par donner lieu à des abcès, est aujourd'hui dans la condition suivante, sous la seule influence de la teinture d'iode mise tous les quatre et cinq jours, secondée de l'application du bandage de cuir qui lui a laissé la liberté de ses doigts. Gonflement presque nul de la partie autrefois énormément gonflée, un peu de roideur de cette partie, sensibilité quand il essaye de remuer trop fortement et d'agir sans son petit appareil qui aujourd'hui ne l'empêche pas de travailler un peu.

Ce moyen pourra rendre les plus grands services dans le traitement du pied-bot, autant pour éviter l'opération chez les très-jeunes enfants que pour ceux plus âgés, quand l'opération a été faite, car après, il faut encore un appareil redresseur. Pour cela, il suffit seulement de faire mouler un cuir un peu fort sur une jambe et un pied en bois, taillés approximativement sur celle du malade, ce que font très-bien les fabricants de formes; puis de donner cela aussi à mouler dessus et à parfaire à un cordonnier qui en a l'habitude. Il fera disparaître tous les plis et bosses que pourrait contracter le cuir en se desséchant.

Il n'est pas nécessaire, je crois, d'entrer dans beaucoup d'explications pour faire comprendre que le modèle devra représenter une position un peu outrée à celle normale désirée, car il est sage, dans ce cas, d'exiger une position qui outre celle que l'on veut obtenir.

Cette espèce de valve étant obtenue et disposée à recevoir les lacs néces-

saires, il suffira d'entourer un peu le membre malade de quelques linges, et
même de ouate, puis de le poser dedans et de le clore dans les conditions
désirées.

On peut, selon les circonstances, en le mouillant partiellement, modifier
les points qui seraient vulnérants. Ce qui, ce me semble, le rend préférable à
tout, c'est que, par ce moyen, on peut éviter au pied blessé des pansements
fréquents et des essais répétés que le jeune âge rend nécessaires par les
autres moyens. Il peut très-bien marcher avec ce cuir, qui fait une botte
sur laquelle on peut agir et implanter toute espèce de lacs que les circonstances peuvent exiger.

Au moment où je relis cette note sur l'emploi de cuir, mon confrère
Dabilly me rappelle combien il rend de services dans les fractures des côtes;
la plaque qui se rajuste et se moule sur les côtes permet aux blessés de ne pas
interrompre leur travail.

Enfin je ne crois pas qu'il soit possible de trouver une substance plus
commode à manœuvrer et qui donnera des résultats plus satisfaisants
dans le traitement des fractures et celui des maladies articulaires.

Je ne crois pas devoir taire les deux faits suivants qui me semblent pouvoir aider dans d'autres circonstances, car là, sans les irrigations désinfectantes, j'eusse échoué sans doute. Je dois de pouvoir les publier à l'obli-
geance de confrères qui ont bien voulu me seconder et relever des notes,
MM. Gripouillaud, de Montlouis, et Charlot, de Cormery.

Observation de calcul prostatique d'un volume énorme extrait à l'aide de la ponction sus-pubienne, par consé-quent par l'hypogastre, comme dans la taille par le haut appareil.

Le nommé J..... (Silvain), âgé de trente-six ans, cultivateur, demeurant
au village de Greux, commune de Montlouis, petit de taille, doué d'un
tempérament bilieux, est d'une constitution assez robuste et n'a jamais fait
de maladie sérieuse.

Cependant, dès son plus bas âge (de quatre à cinq ans), il était sujet à de
fréquentes coliques. Ses parents, inquiets sur les jours de cet enfant, dont
la santé était fort délicate, le menèrent plusieurs fois chez M. le docteur
Tonnellé, qui ordonna l'usage du lait coupé avec de l'eau de chaux.

A seize ans, J..... fut pris tout à coup de vomissements bilieux très-abondants, de douleurs violentes dans la région hépatique, se propageant dans le flanc du même côté. Il éprouva pour la première fois une très-grande difficulté d'uriner.

Appelé auprès de ce jeune malade, je cherchai à calmer les vomissements par la potion de Rivière; les douleurs par des bains de siége, et à rétablir le cours des urines en introduisant une sonde dans l'urètre; mais ces tentatives restèrent infructueuses, car il me fut impossible de pénétrer dans la vessie.

Ne voulant point irriter l'urètre par une fausse manœuvre, j'appelai M. le docteur Miquel qui, également essaya le cathétérisme avec des sondes de différentes grosseurs et ne fut pas plus heureux; mais, après de longues et persévérantes tentatives, il réussit à pénétrer dans la vessie à l'aide d'une petite baleine filiforme qu'il laissa à demeure; elle lui servit de guide pour l'introduction de plusieurs autres d'un calibre plus gros. Cette manœuvre réussit, l'urètre fut dilaté au point que les urines coulèrent assez facilement, et J..... put continuer ses travaux des champs sans avoir recours de nouveau à ce traitement. Il se maria à vingt-six ans. Sa femme est jeune, vigoureuse et jouit d'une parfaite santé. Si malgré le vif désir qu'ils ont tous les deux d'avoir des enfants, ils n'ont jamais pu réaliser ce désir, c'est que l'éjaculation n'avait pas lieu; elle était même remplacée par une sensation pénible au col de la vessie. Au milieu de cette santé en apparence bonne, J.... finit par éprouver de temps en temps un peu de difficulté à uriner. Plus tard, il aperçut quelquefois des goutelettes de pus sur le méat urinaire. Se rappelant l'effet des baleines, et pour triompher de ces accidents, il introduisait lui-même dans l'urètre une tige d'herbe fine et rigide; il obtenait par ce procédé l'émission plus ou moins facile des urines. Cela réussit pendant quelques années; enfin les accidents augmentèrent et la tige d'herbe qui lui avait été, dit-il, d'un si grand secours, devint impuissante.

Dans la journée du 18 novembre 1868, J....., en proie à des souffrances atroces, vint chez moi sur les quatre heures du soir, je pourrais dire implorer mes soins. Je trouvai la région vésicale très-tendue et douloureuse à la pression. Dans son continuel besoin d'uriner, le malade ressentait une douleur vive au col de la vessie, un chatouillement à l'extrémité de la verge qui le forçait à exercer sur cet organe de violents tiraillements qui semblaient lui procurer un peu de soulagement. J'essayai d'introduire dans la vessie une sonde ordinaire, et ayant échoué, j'employai les plus petites que j'eusse à ma disposition; je pris même une baleine filiforme; tous mes efforts restèrent infructueux et mon malade fut obligé de retourner chez lui sans avoir pu obtenir de soulagement.

Dans la nuit suivante les symptômes de la veille prirent une telle intensité que J....., ne pouvant plus y résister, envoya chercher à une heure du

matin M. le docteur Miquel qui ne put venir, M. le docteur Courbon vint à
sa place. Toutes les tentatives que fit cet honorable confrère pour pénétrer dans la vessie furent également sans résultat. Avant son départ, il
prescrivit des bains entiers et des frictions sur la région vésicale avec la
pommade suivante : Extrait de Belladone, 10 grammes; axonge, 30 grammes.

Le lendemain, c'est-à-dire le 19, M. Miquel, accompagné de M. Courbon,
vint à trois heures du soir. Après avoir soigneusement examiné le malade,
il crut pouvoir dire que la tumeur, qu'il touchait par le rectum, devait être
due à un ou plusieurs calculs urinaires logés dans la prostate. Il essaya,
ainsi que nous l'avions fait, M. Courbon et moi, de pénétrer dans la vessie;
ce fut également sans succès. Alors, il fut décidé qu'il pratiquerait la ponction de la vessie par la région sus-pubienne. Ce qui fut fait aussitôt. Comme
le malade était trop irrité, il ajourna les investigations nécessaires pour
confirmer son diagnostic. La canule du trois-quarts fut maintenue en place.
La nuit suivante fut très-mauvaise, car sur les onze heures du soir, le malade éprouva des douleurs dans le ventre, de fréquents vomissements abondants et bilieux, le pouls petit, déprimé, monta à cent dix pulsations, la
langue devint sèche, la soif ardente, le ventre légèrement météorisé. Je
prescrivis une potion calmante éthérée, à prendre par cuillerées d'heure en
heure, et la diète la plus sévère.

20 novembre. — A sa visite du matin, M. Miquel constate la gravité des
symptômes qui s'étaient révélés la nuit précédente. Le ventre était toujours
ballonné et douloureux à la pression. Continuation de la potion calmante.
Il laisse couler librement l'urine par la canule, supposant que les accidents
péritonéaux signalés étaient la conséquence du séjour trop prolongé de ce
liquide dans la vessie, et de son expansion dans les tissus environnants.

21. — Le malade a passé une assez bonne nuit; les vomissements ont
cessé, le pouls est tombé à quatre-vingts pulsations; le ventre est moins
ballonné, moins douloureux; de copieuses selles ont été obtenues au
moyen de lavements composés de sulfate de magnésie et de séné. M. Miquel
repousse dans la vessie la canule qui a tendance à sortir. Il la maintient de
nouveau avec des fils collés sur le ventre avec du collodion, puis, pour
confirmer son diagnostic, c'est-à-dire la présence d'un calcul prostatique
que son doigt, mis dans le rectum, a cru constater par la dureté insolite de
la tumeur, et la sensation d'un glissement opéré dans cette tumeur quand
il la pressait contre l'arcade du pubis. Il introduisit dans la vessie, à l'aide
de la canule restée dans la plaie de la ponction, une sonde métallique légèrement courbée comme le poinçon du trois-quarts qu'il dirigea derrière le
pubis vers le col de la vessie, et alors, par le choc qu'il lui fit subir, il
acquit la certitude de son premier diagnostic. Il laissa couler librement
les urines, et, pour éviter que ce liquide, en coulant le long de la canule,
ne vînt à pénétrer dans les tissus environnants et empêcher le malade d'être

mouillé, il adapta à la canule un tube de caoutchouc de cinquante centimètres de long, dont l'une des extrémités coupée en long embrassait ce canal conducteur de façon à former autour un entonnoir de manière à recevoir l'urine et la faire couler dans un vase placé à côté du malade.

22. — La nuit a été bonne, la fièvre a complétement disparu au moyen de la poudre de Vienne. M. Miquel fait une escarre ovale contournant la canule métallique, ayant pour but d'établir une inflammation adhésive, et de préparer une plus grande ouverture pour l'opération projetée.

23. — On incise l'escarre, puis on fait une nouvelle introduction du caustique.

24, 25. — Même opération. C'est-à-dire que l'on approfondit toujours un peu l'escarre, et on introduit encore dans la plaie un peu de pâte caustique.

26. — On retire la canule et l'on procède à la dilatation de la plaie, et pour cela on la remplace en introduisant dans le trajet qu'elle occupe une canule moins volumineuse, mais garnie d'une éponge préparée.

27, 28, 29. — Même opération. Ces jours-là, comme le 30, on augmente la grosseur de l'éponge.

1er décembre. — On incise l'escarre jusqu'à la vessie. Continuation des éponges préparées. Le malade est toujours dans un état satisfaisant. De petites panades pour aliment, et pour boisson un petit verre d'eau-de-vie dans un litre d'eau fraiche.

2. — Continuation du traitement.

3. — M. Miquel coupe en rayonnant avec un bistouri boutonné les parois de la vessie, mais pas au delà des parties que le caustique a mortifiées, et il met dans cette ouverture deux fragments de canule garnis d'éponges préparées, afin d'agrandir l'ouverture de la plaie vésicale tout en laissant l'urine sortir librement par l'ouverture sus-pubienne qui est la seule voie d'élimination.

4. — On enlève difficilement les éponges qui se sont gonflées pendant la nuit; on en remet de nouvelles.

5. — Même difficulté que la veille pour arracher les fragments de canule, car les éponges sont collées au point de faire venir quelques gouttes de sang.

Enfin le 6, M. Miquel, en présence de M. Courbon et moi, élargit de nouveau l'ouverture vésicale avec un bistouri boutonné, mais dirigé seulement sous l'arcade du pubis, par conséquent absolument du côté de l'orifice, pour rendre la voie qui mène au calcul plus droite, plus sûre, et pour ne pas créer à l'urine des cloaques pernicieux. Cela fait, il fut facile de pénétrer dans la vessie à l'aide de fortes tenettes, ce qui permit de briser la masse de calcul et d'extraire un grand nombre de graviers et beaucoup de sables prostatiques. La portion la plus volumineuse de ce calcul qui fut retirée a 0^m,04 de long sur 0^m,03,005 de large et 0^m,12 de circonférence dans son épaisseur. Cinq de ces fragments ont en moyenne la grosseur d'une amende, et tous les autres, au nombre d'une soixantaine, ont un aspect irrégulier et varient entre la grosseur d'un pois rond et celle d'une fève. Ils produisent, avec une grande quantité de petits graviers et de sable, un poids total de 88 grammes. Enfin, nous ne cessâmes que quand le doigt de chacun de nous trois, introduit successivement, ne rencontra plus trace de graviers. Nous ne trouvions alors qu'une masse charnue, flottant, qui nous paraissait être la prostate lacérée.

Le malade supporta l'opération avec beaucoup de courage et de résignation. On injecta dans l'intérieur de la vessie de l'eau tiède, toutes les deux heures ; ce pansement facile fut très-soulageant. L'on continua les jours suivants : 7, 8, 9, 10, 11, 12, 13, 14, 15, 16, 17, 18, 19, pendant lesquels le malade fut dans un état satisfaisant. Point de fièvre, urines coulant abondamment par la canule maintenue dans la plaie sus-pubienne. Elles déposent un peu de pus au fond du vase. Les injections avec l'eau de goudron sont aussi continuées huit à dix fois par jour. On nourrit le malade avec des petites soupes maigres. Point de bouillon gras. Il boit un peu d'eau rougie.

20. — M. Miquel essaie, à l'aide d'une sonde métallique recourbée, de franchir le col de la vessie et de passer dans l'urètre par la plaie sus-pubienne. Impossibilité d'arriver. Il essaie également d'introduire une baleine filiforme par l'urètre. Même insuccès. Continuation du traitement.

21. — Comme j'étais également désireux de rétablir le cours des urines par l'urètre, j'essayai d'introduire dans le canal de petites cordes à boyau, et je ne pus franchir la région prostatique, mais je les laissai néanmoins dans le canal. Vers le soir, le malade, trouvant que les deux petites cordes de boyau que j'avais introduites très-avant dans l'urètre le faisaient trop souffrir, commença par en ôter une, puis la seconde vers les onze heures. Ensuite il essaya lui-même d'introduire une petite baleine filiforme qu'il laissa séjourner toute la nuit dans l'urètre. Au matin, en changeant de linge et en épongeant la plaie, il aperçut le bout de cette petite sonde, qu'il tira avec précaution, afin de la faire sortir de quelques centimètres hors la plaie sus-pubienne. M. Miquel vint à trois heures ; il profita de ce succès pour introduire dans l'urètre et la vessie une sonde d'un plus gros calibre. Voici comment il procéda : Après avoir percé avec une aiguille les deux extrémités de la petite baleine, il y attacha un fil ciré. Ceci terminé, il passa un de ces fils (celui qui dépassait le bout de la verge) dans une sonde de gomme n° 8, également percée au bout de son centre inférieur avec une broche chauffée, puis, tirant par la plaie sus-pubienne le bout de la petite baleine (qui jouait dans ce cas le rôle de passe-galon), il parvint à faire franchir à la sonde n° 8, d'abord l'urètre, puis le col de la vessie, et à la faire ressortir par la plaie. A partir de cette époque, quand on fit des injections avec de l'eau

de goudron, on les poussa tantôt par l'orifice de la sonde laissée dans l'urètre, tantôt par la plaie.

22, 23. — Même position. Le malade est bien, il ne souffre pas. On introduit dans l'urètre, tous les deux ou trois jours, des sondes d'un calibre successivement plus gros ; cela se fait toujours au moyen du fil qu'on a eu soin de dévider sur deux petites pelottes, et que l'on renouvelle de temps en temps, pour qu'il ne se tranche pas par le contact trop prolongé du pus et de l'urine.

24, 25, 26, 27, 28, 29, 30, 31. — L'état du malade est toujours satisfaisant. Tous les trois jours, introduction de sondes d'un numéro plus gros. Injection fréquente d'eau de goudron. Pendant ces diverses opérations, J..... se plaint parfois de douleurs qu'il croit dues à un corps rude. Cela donne la pensée que peut-être quelques parcelles de gravier sont restées ; alors M. Miquel, qui a introduit son doigt dans le rectum, trouve que la région prostatique qu'il avait palpée bien des fois sans y rien trouver est plus saillante, plus dure à droite, et qu'elle est douloureuse au toucher ; alors il croit pouvoir conclure que par le fait de l'exfoliation qui a eu lieu des parties lacérées depuis l'extraction des calculs, que cette partie, qui devait être alors trop éloignée pour être touchée par le doigt mis dans le rectum, a pu, a dû même, par le dégonflement et l'exfoliation, devenir plus rapprochée du col de la vessie et qu'elle peut contenir encore des portions de gravier. Alors, en introduisant une sonde métallique par la plaie sus-pubienne, il obtient la certitude de la présence d'un corps rude qui, venant heurter la sonde, lui donne la sensation d'une pierre, et reconnaît la nécessité d'opérer de nouveau, quoique jusqu'à ce jour, 20 janvier, rien n'ait été changé dans le traitement et qu'il ne soit rien survenu d'important à noter dans l'état du malade.

Le 21. — Nous procédâmes donc de nouveau à l'extraction de ces graviers, et voici comment : Pour éviter toute espèce de déchirures ou de fouillis sur les côtés du conduit formé par la plaie sus-pubienne menant à la vessie, un nouveau fil fut mis dans l'urètre, et avec lui nous liâmes la pince qui devait servir à la recherche et à l'extraction des calculs, en fixant ce fil conducteur au trou pratiqué dans l'une des cuillères de cette pince, et alors, en tirant par l'urètre ce fil conducteur, la tenette arrivait chaque fois sans tâtonnement, sans arrêt, sans déviation dans la vessie, à travers la plaie qui s'était un peu rétrécie. Pour achever cette extraction de calcul, il nous fallut faire une dizaine d'introductions, ce qui fut facile, comme on doit le supposer, car, pendant l'opération, M. Miquel, qui avait son doigt dans le rectum, faisait saillir en dedans de la vessie la partie qui contenait des graviers qui étaient restés adhérents. Nous en retirâmes douze grammes.

Continuation des injections. 22, 23, 24, 25, 26, 27, 28, 29, 30, 31, même traitement. Cette nouvelle opération ne fut pas suivie d'accidents sérieux. Il en résulta cependant un nouvel accroissement de la suppuration intra-vésicale, et aussi, sans doute, une exfoliation de ce qui faisait l'enveloppe de ce reste de calculs, comme va le démontrer, je crois, la suite de ce récit.

1, 2, 3, 4, 5, 6 février. — Même traitement; injections nombreuses. Les urines contenaient beaucoup de pus, comme je l'ai dit.

7. — Le malade accuse une douleur dans la cuisse droite, se propageant dans l'aine et dans la région lombaire du même côté, ce qui dura toute la nuit. Mais le lendemain cette douleur avait disparu pour reparaître avec plus d'intensité dans la cuisse gauche.

Le 9, et pendant quinze jours consécutifs, cette douleur fut tellement aiguë, que parfois le malade jetait des cris perçants et ne trouva un peu de soulagement qu'en fléchissant la jambe sur la cuisse. Le pus, très-épais et qui était en grande quantité dans les urines, était devenu moins abondant.

Le 21, nouveau frisson qui dure environ une heure, grande altération, fièvre intense, langue sèche, constipation. Potion éthérée, lavements avec séné et sulfate de magnésie.

22, 23, 24, 25, 26. — Même traitement.

27. — Le scrotum est le siége d'un gonflement douloureux; cataplasmes de mie de pain arrosés d'eau blanche.

1, 2, 3, 4, 5, 6, 7, 8, 9 mars. — Les accidents inflammatoires continuent. Pendant tous ces jours il ne sort plus d'urine par l'urètre : on ne peut même y faire passer une sonde. L'urine ne sort donc plus que par la plaie; alors le soupçon d'un abcès prostatique remplaçant, par son volume l'obstacle formé par les calculs avant l'opération et bouchant la voie naturelle des urines, semble confirmé.

10. — Nouveau frisson qui dure une heure et demie. Toute la région du scrotum est gonflée, douloureuse.

11, 12, 13, 14. — Continuation du traitement.

15. — M. Miquel, qui reconnaît un abcès du scrotum, désire attendre pour l'ouvrir avec le bistouri. Continuation des cataplasmes mouillés d'eau blanche.

18. — L'abcès scrotal s'ouvre de lui-même et rend une grande quantité de pus. Les douleurs de la cuisse diminuent, mais l'état de la vessie est le même, car l'urine ne coule pas du tout par l'urètre, mais seulement par la plaie sus-pubienne.

20. — Le pus coule abondamment à la fois par la plaie et par l'urètre. Injections d'eau de goudron souvent répétées.

Le 21. — M. Miquel m'avait dit et répété : Je soupçonne un abcès dans la partie de la vessie, que nous avons nécessairement dû lacérer pour extraire les graviers qui restaient. Mais comme il n'avait pu s'en assurer, il était parti fort inquiet. Malgré son inquiétude, il fut trois jours sans pouvoir venir. Aussi fut-il agréablement informé de son ouverture dans la vessie.

Dans une circonstance semblable, la prudence voulait que le fil conducteur qui avait été si souvent nécessaire pour guider les instruments ne fût pas ôté. Aussi voilà pourquoi, pendant les quinze jours qui suivirent, nous nous bornâmes à faire des injections intra-vésicales comme par le passé, lequelles avaient toujours été si soulageantes et si utiles, c'est-à-dire par les deux voies. Pendant ce temps, nous eûmes la satisfaction de voir les forces et l'appétit revenir remarquablement.

Avant de se décider à enlever le fil conducteur, M. Miquel crut qu'il fallait acquérir autant que possible la certitude que la vessie était parfaitement débarrassée des graviers, chose qui n'était pas pour lui suffisamment démontrée et que les plaintes du malade laissaient soupçonner, car il accusait encore la sensation d'une cuisson et un sentiment de froissement rude au col de la vessie quand elle se contractait; mais le doigt mis dans le rectum et une sonde mise dans la vessie, tant par la plaie que par l'urètre, ne laissaient rien apercevoir. Enfin, pour plus de sûreté, et dans la crainte qu'il n'y eut encore quelques fragments un peu gros cachés dans les replis des débris de cette prostate hypertrophique, voici ce que fit M. Miquel :

Il fit d'abord deux petits écheveaux de coton en enroulant cette substance sur ses quatre doigts, puis il prit un fil métallique très-fin, long de trois mètres, qu'il plia par le milieu, puis le tordit de façon à n'en faire qu'une petite corde; mais quand il fut au milieu, il comprit dans cette corde les deux écheveaux de coton qu'il y fixa, les lia aussi solidement que possible par un seul côté, puis il acheva de confectionner sa petite corde métallique.

Ceci fait, il prit deux petites sondes en gomme dont il coupa le bout et qu'il fit glisser par chaque bout sur cette corde métallique, puis il fixa chacun des écheveaux de coton à l'aide d'un fil qu'il avait d'abord mis au bout de la sonde qui allait correspondre à chacun d'eux; puis il passa deux ligatures autour de chaque anneau de coton pour les fixer à la corde métallique, absolument comme pour les petits appareils dont il s'est servi pour extraire les fausses membranes de la trachée; car l'instrument ne différait de celui-là que parce qu'il était double et monté sur un fil métallique cordelé et très-flexible.

Cela fait, il le fixa par l'extrémité, faisant un petit anneau au fil conducteur contenu dans l'urètre; alors il put introduire, par conséquent, sans tâtonnement et sans douleur, son petit instrument balayeur dans la vessie et l'urètre. Ceci fait, chacun de nous prit un bout de la corde métallique, poussa la sonde en tirant sur la corde, ce qui fit de ces deux écheveaux de coton deux goupillons que nous pouvions d'autant plus grossir que nous poussions plus la sonde en tirant la corde métallique, et par le va-et-vient de cet instrument nous parvînmes à extraire des petits graviers par les deux voies, et nous ne cessâmes cette petite manœuvre que quand J..... ne ressentit plus de ces picotements qui pour lui étaient caractéristiques.

Nous attendîmes encore quelques jours avant de sortir le fil. Quand cela fut fait, la plaie sus-pubienne ne fut que quelques jours à se cicatriser.

J..... s'est parfaitement et promptement remis. Il n'a jamais été plus heureux ; car il ne se rappelle pas avoir été moins souffrant depuis. Il a encore expulsé quelques petits graviers. Enfin toutes les incommodités qu'il éprouvait comme mari sont parfaitement dissipées ; seulement l'éjaculation est lente à se faire (1).

(1) Plus je relis ce récit fait par mon confrère, qui a été plus que moi à même de suivre et de se rappeler les phases de la maladie de J....., plus je suis persuadé que dans ce cas nous avons eu affaire à un double enchatonnement de gravier. Le premier avait lieu dans la prostate et le deuxième devait être dans la paroi même de la vessie, c'est-à-dire dans l'ouverture de l'uretère droite dans cet organe. Si mes observations sont exactes, c'est quand les graviers grossissent dans l'uretère que cela se fait, parce qu'ils sont longtemps à y cheminer, qu'ils y acquièrent des formes qui les empêchent de franchir cette ouverture. Alors ils forment ce que l'on appelle un chatonnement, car les vessies à colonnes, &c., &c., sont bien moins communes, ainsi que ce que l'on a dit des calculs enchatonnés semblerait le faire penser.

Pour confirmer mes soupçons, j'ai dû me rappeler : 1° ce que j'ai rapporté de mes causeries avec Bretonneau à propos des calculs rénaux ;

2° Les accidents dont J..... souffrait depuis l'âge de quatre ans, qui ont débuté par une douleur du côté droit ;

3° Que malgré l'introduction de nos doigts tant dans la vessie par le rectum, il ne fut pas trouvé trace de gravier à l'instant où nous dûmes cesser notre première opération ;

4° Que dans les recherches que je fis par le rectum, quelques jours après, je ne trouvai rien qui put faire craindre une opération incomplète ;

5° Que pour trouver ce deuxième gravier assez volumineux, comme son poids le dit (car, comme son devancier, il était très-spongieux), j'ai dû porter le doigt assez haut et surtout à droite ;

6° Que pendant toutes les introductions de tenettes que j'avais chargé mon confrère de faire pour le broyer et l'extraire, j'ai dû maintenir mon doigt dans le rectum et faire que la tumeur que je poussais vint de droite à gauche pour être opérée ;

7° Ce qui corrobore encore plus mes croyances, ce sont les accidents qui ont été la suite de cette dernière extraction, car il est, je crois, bien évident que l'abcès a eu son siége dans la paroi postérieure de la vessie, et plus à droite qu'à gauche ;

8° Enfin il est aussi une dernière circonstance que je dois signaler. Pendant les premières péripéties de ce traitement, j'en causais un jour avec mon jeune confrère Werbeck. Or, voici la réflexion qu'il me fit : « Je crains, mon doyen, me dit-il, que vous n'ayez pas fini avec votre malade au calcul prostatique, si j'en juge par une nécropsie que j'ai faite pendant mon séjour à l'hôpital de Tours, où je trouvai un gros calcul dans la prostate, et, de plus, il y en avait une collection dans dans un uretère. »

Telles sont les raisons qui font que ce fait, bien excentrique à plus d'un titre, mérite qu'on le signale à l'attention des praticiens.

Observation d'un kyste hydatique qui me semble digne d'attention.

Mme B....., marchande de vin à Cormery, âgée de cinquante ans, a été parfaitement réglée jusqu'au 3 juin, époque où l'opération dont je vais parler fut commencée. C'est une femme brune, pas grosse, vive, assez bien constituée; son état de débitante, qui exige d'elle, tous les jeudis, une activité assez grande, dit ce que peut être cette femme. Il y a vingt ans au moins qu'elle commença à se plaindre et à consulter un médecin de la localité, le Dr Lepsky, pour une tumeur abdominale, à laquelle celui-ci opposa inutilement des applications de ventouses, des frictions iodurées et des vésicatoires.

Comme la tumeur grossissait toujours, elle vint à Tours me consulter, et voici ce que je pus constater : point d'altération du teint, point de fièvre, digestions assez normales, règles non interrompues et ne paraissant pas influencer la marche de cette tumeur, qui est dure; elle siége dans la région de la rate, dont elle a la forme de celles qui sont excessivement développées sous l'influence des fièvres intermittentes; elle envahit au moins un tiers du ventre, car elle borde l'ombilic, descend jusqu'à la fosse iliaque; elle n'est point bosselée, point douloureuse, refoule le diaphragme, fait saillir les fausses côtes gauches; on peut lui imprimer quelques mouvements; elle n'est donc pas adhérente. Cette malade était plutôt inquiète que souffrante. Je crus devoir conseiller seulement l'usage d'une ceinture et un peu de quinquina. Je recommandai à la femme B..... de s'abstenir de toute médication perturbatrice.

Un an après, me trouvant près de chez elle, avec mon confrère Vinot, son voisin, elle me fit examiner sa tumeur, qui avait pris encore du développement. La palper était un peu douloureux; mais il me fut possible de constater cette fois un kyste. Je crus même pouvoir dire à mon confrère qu'il deviendrait bientôt nécessaire d'en faire la ponction si on voulait éviter son ouverture spontanée dans le péritoine. Il me serait impossible aujourd'hui de dire exactement sur quel motif je fondai alors ce pronostic qui se réalisa ponctuellement quatre semaines après.

Il y avait donc peu de temps que j'avais reconnu que cette tumeur recellait un kyste volumineux, quand je reçus une lettre de mon ami Vinot qui me disait : « Hâtez-vous. Votre pronostic va se réaliser : la femme B..... a des douleurs de ventre, la fièvre, elle vomit, etc. etc. » A mon arrivée, je trouvai la malade dans l'état qui m'avait été signalé, mais avec le péritoine plein de liquide. Il n'y avait plus rien à faire qu'à conseiller le repos, la diète. Un palper capable de constater l'état présent de la région occupée autrefois par la tumeur n'était pas possible.

Le soin que j'eus de conseiller la diète et le repos le plus absolu eut un plein succès pour aider la résorption du liquide et les adhérences de la masse intestinale, qui se fait et doit se faire nécessairement, en pareil cas, pour qu'il y ait guérison complète.

Vingt mois ou deux ans après, je ne fus pas peu surpris quand, passant à Cormery, Mme B... me consulta pour sa grossesse, qu'elle paraissait assez bien supporter depuis trois mois ; mais, malgré les soins qui lui furent conseillés, elle fit une fausse couche à six mois. Les suites de cet avortement ne furent pas sérieuses ; elle se rétablit assez promptement pour reprendre les soins de son commerce.

Il y avait huit ou neuf ans que je n'avais été consulté pour cette femme, que j'aimais à suivre de l'œil, car son passé m'intéressait, et j'étais curieux, après ces incidents, de la voir jouir d'une santé parfaite, quand, à l'une de mes visites chez son voisin, mon confrère Vinot, je la rencontrai. Je fus frappé de son état de maigreur et de son visage, qui, sans être décoloré précisément, avait un cachet de souffrance ; ses traits étaient tirés. Je voulus voir à quoi tenait ce changement qui avait, me dit-on, progressé sensiblement depuis quelque temps, et voici ce que je constatai en examinant son ventre.

Il est développé surtout à la partie supérieure ; l'épigastre et les côtes font une saillie uniforme ; mais le développement est plus saillant à gauche ; le palper fait constater une tumeur dure qui semble formée de trois bosses de la grosseur chacune d'un très-gros œuf, réunies à quelque chose de mou à son point supérieur. Cette masse dure siége un peu au-dessus de la crête iliaque gauche et n'est pas mobile ; mais ce qui comble l'hypocondre gauche et l'épigastre, et refoule enfin le foie en haut et le paquet intestinal en bas et à droite, à partir de l'ombilic, rend à la percussion un son très-mat ; le palper donne une sensation de fluctuation sourde plus saillante à l'épigastre et au bord des fausses côtes gauches, qui sont écartées ; le palper est un peu douloureux ; les digestions sont pénibles.

Il me sembla sage de ne rien conseiller de plus que l'usage d'une ceinture et un régime un peu sévère, sans y mettre trop d'importance, ne voulant pas effrayer cette malade. La femme B... crut-elle que c'était parce que je l'avais examinée, je dirai au passage, que je n'avais rien dit de plus ? c'est probable ; car, quinze jours après, elle vint me consulter à Tours. Dans cette nouvelle occasion qu'elle me fournit de l'examiner et lui donner un conseil, je ne vis et ne trouvai rien de nouveau, tout confirma ma pensée qu'il n'y avait rien à faire de plus, et que nous avions une collection énorme qui avait son siége dans la région qui longtemps avant m'avait préoccupé et qui refoulait en bas et à droite le paquet intestinal qui devait ne faire qu'un par les adhérences, suite de l'ancien épanchement; qu'à l'ancien siége du kyste était due l'espèce de dureté insolite qui accompagna cette nouvelle collection resserrée entre les côtes, le foie et lui.

Je devais être bientôt mis en demeure de prendre un parti et d'agir, car ce voyage de quarante kilomètres en voiture allait être l'occasion d'accidents fort aigus, et peu de jours après j'étais appelé à Cormery pour la trouver avec le ventre excessivement tendu, douloureux, une fièvre très-forte, enfin avec tous les accidents d'une péritonite aiguë dont le point central était la tumeur, ce qui était probablement le résultat de la déchirure d'une partie des adhérences occasionnée par la secousse, que le trajet assez long sur une route un peu cahotante et dans une voiture plus ou moins bien suspendue avait dû nécessairement imprimer à ce ventre malade, et aussi aux progrès que faisait la tumeur, progrès qui étaient de moins en moins bien supportés, comme on peut le concevoir.

Je ne puis dissimuler que lorsque je vis cette malheureuse, je la crus perdue sans ressource, tant ses traits étaient tirés, la fièvre et tous les signes de l'inflammation violents.

Fidèle à mes habitudes de ne lâcher prise que quand tout est perdu, je conseillai la diète la plus absolue, les boissons les moins chargées, le repos, et des fomentations avec un mélange de parties égales d'alcool et d'éther, moyens dont le résultat dépassa mon attente, car tous ces accidents aigus se calmèrent assez promptement.

Ce fut alors que, voyant les ressources que la constitution de cette femme pouvait nous offrir, je proposai à mes confrères Vinot et Charlot d'intervenir. Ainsi, à cinquante ans, sa menstruation, malgré tous ces précédents, n'avait pas cessé d'être régulière et aussi normale que possible, etc. etc.

Le 2 juin, nous fîmes une application de pâte de Vienne près de la pointe des fausses côtes, enfin sur le point qui paraissait le plus déclive du centre, où la fluctuation paraissait plus sensible. On incisa l'escarre, puis on y fit une deuxième application de pâte. Ceci fait, le lendemain je plongeai dans cette escarre un trois-quarts très-gros, celui avec lequel je pratique la ponction de la vessie, et à l'étonnement de mes deux collègues et de moi, il ne sortit pas une seule goutte de liquide. Nous dûmes nous demander dans quelle substance nous avions plongé l'instrument. Ce ne pouvait être dans une collection purulente ni dans un simple kyste plein d'un liquide quelconque. Retirer la canule eût été une faute avant d'avoir élucidé la question.

J'ajustai à l'ouverture de la canule le syphon d'une seringue bien aspirante, ce qui fut facile à l'aide d'un tube de caoutchouc et de deux sondes. Par ce moyen je pus faire de fortes aspirations qui n'amenèrent qu'un peu de substance gélatiniforme transparente qui n'était pas plus grosse qu'un pois vert, point de sang ni rien de liquide; mais cela suffit pour me faire reconnaître que j'étais dans une collection d'hydatides, et ce qui dut confirmer ce diagnostic, c'est que mon confrère Charlot, qui avait pu examiner antérieurement cette malade, avait constaté à la région poplitée gauche la présence d'une tumeur grosse comme un œuf d'autruche, indolente, et qui, au palper, lui avait fait soupçonner, avant nous, un kyste hydatique. J'appris cela quand mon diagnostic fut porté.

Aussitôt ce résultat obtenu, le parti qu'il convenait de prendre fut bientôt pris, c'est-à-dire laisser la canule dans la plaie, fouiller celle-ci par l'introduction d'une nouvelle dose de caustique de Vienne, puis laisser au temps le soin de faire que la plaie devînt plus large, les adhérences plus solides, si cela était utile, dans le cas où le kyste ne serait pas suffisamment adhérent aux parois, et enfin laisser le contenu de ce kyste se décomposer pour pouvoir nous permettre d'en faire l'extraction sans trop de manœuvre, ce qui commença le quatrième jour et suffisait le cinquième.

C'était à peu près la seule conduite qu'il fût possible de tenir si on voulait être utile à cette femme, car elle était dans un état de faiblesse qui, non-seulement ne lui permettait pas de se lever, mais même de changer de lit depuis les accidents qui avaient surgi après son voyage à Tours.

Le 8. — Il se manifestait déjà des signes de putréfaction non équivoques dans les matières que composaient le contenu de cette tumeur, j'avais hâte d'en faire l'extraction et surtout de prévenir les effets de l'intoxication que je craignais et voulais à tout prix prévenir. Je fis des essais qui furent infructueux, quoique la sonde que j'avais ajustée au bout de la canule de ma seringue fut grosse et bien adaptée. Je ne pus presque rien attirer, elle s'applatissait sous les efforts d'inspiration, les yeux se bouchaient par des flocons. Nous fîmes l'extraction de la canule, nous la remplaçâmes par un fort morceau de racine de guimauve qui, par son gonflement, élargit la la plaie et nous permit d'y introduire une sonde en gomme du plus fort calibre.

Le lendemain 9. — Je fis de nouvelles tentatives pour vider cette poche. Nous ne retirâmes encore que peu de liquide, la sonde était aussitôt bouchée par de longs fragments de membranes provenant de celles des hydatiques qui étaient mortes et putréfiées. Je dus remettre encore un plus gros morceau de racine et ajourner au lendemain nos manœuvres d'extraction.

Le 10. — J'apportai un lithotriteur qu'il me fut facile d'introduire dans ce foyer et de diriger profondément, tant à droite qu'à gauche, sans provoquer de douleurs notables. Je l'ouvris en entier pour le fermer complétement, puis à l'aide d'un tube de caoutchouc assez solide, mis sur la seringue et coupé en biseau à son extrémité libre, que nous pouvions introduire et retirer facilement pour agir assez profondément, nous pûmes ainsi retirer deux litres de matières liquides, mêlées de substances gélatiniformes et de fausses membranes qui exhalaient une odeur forte de putréfaction. Ces matières demi-solides et membraniformes, qui venaient boucher l'orifice du tube, nous forcèrent à de fréquentes introductions, cela se faisait sans douleur. Seulement la malade, qui était inquiète de voir ces introductions, se dit fatiguée de cette séance qui dura une heure; mais qui avait été parfaitement supportée. Nous injectâmes dans cette poche de l'eau chaude mêlée de phénol Bobœuf.

Le même soir, mes confrères Charlot et Vinot recommencèrent avec les mêmes moyens d'extraction, excepté le lithotriteur. Ils ne parvinrent pas à en obtenir plus d'un tiers de litre, et firent comme il était convenu une injection phénolée.

· Le lendemain matin, 11. — Mes confrères firent le même pansement que la veille et purent encore extraire près de deux litres de matières semblables à celles de la veille.

Le soir, quand je fis le même essai, il n'en sortit pas un demi-litre, mais déjà les côtes étaient devenues saillantes, l'épigastre un peu enfoncé, et, dans les mouvements d'inspirations que faisait la malade, l'air pénétrait et sortait avec un grand bruit si on n'était pas assez prompt pour pincer le tube qui servait à faire les aspirations et les injections. Bien entendu que nous continuâmes les injections et les lavages intérieurs avec l'eau phénol e pour nous opposer autant que nous pouvions à tout ce qui menaçait de produire l'infection ; et, après avoir nettoyé autant que possible cette vaste poche qui se dilatait à chaque mouvement respiratoire et faisait une aspiration d'air presque impossible à maîtriser, on eut soin de la remplir en partie par une injection d'eau phénolée qui était presque soulageante en faisant cesser un sentiment de traction que le vide occasionnait dans la tumeur. Il fallait remplacer la matière épaisse par un tiers de liquide.

Les jours suivants les mêmes pansements furent faits matin et soir, et par les matières putréfiées qu'on retirait à chaque fois à l'aide d'un gros tube de caoutchouc mis sur un tube de verre fixé à la seringue à l'aide d'un bouchon, pour offrir une voie aussi large que possible aux débris des hydatiques, à mesure qu'ils se détachaient, il était évident que le liquide anti-putride injecté était absorbé en grande partie par le kiste.

La fièvre ne fut jamais forte, car le pouls ne dépassa jamais 90.

Les selles étaient rares et difficiles, le ventre n'était point douloureux, l'appétit nul. Il fallait forcer la malade à prendre quelques aliments, on aida les digestions par l'usage des alcalins et du vin de quinquina fait au Malaga, et crainte de lui voir contracter des aphtes si communes et si redoutables dans des cas analogues, sa boisson se composa surtout d'eau-de-vie dans de l'eau.

Ces moyens furent invariablement suivis pendant tout le mois de juin, temps pendant lequel les matières retirées exhalèrent une odeur putride et continrent toujours des lambeaux d'hydatides, car le premier juillet il en fut encore retiré des débris. Mais enfin ce fut les derniers, car à partir de ce jour, les matières fournies par cette vaste poche devinrent bien moins odorantes et plus rapprochées du pus. L'eau pour servir d'injection contenait un huitième de phénol.

Celle qui était laissée dans le kiste en contenait un cinquième, et pendant tout le mois de juillet on laissa à chaque pansement 400 grammes de cette dissolution anti-putride. Il est essentiel de noter ici que, dès les premiers jours de ce mois, le teint prit une teinte qui semblait se rapprocher de celle ictérique, que les urines se chargèrent de phénol dans une proportion si grande que j'en conserve depuis deux mois, qui est très-brune et exhale l'odeur de cette composition qui,\ mise sur le feu dans une cuillère, a donné un résidu épais, poisseux, exhalant l'odeur de phénol.

Cette particularité a persisté à un plus ou moindre degré pendant tout le mois de juillet. Vers le milieu de ce mois l'appétit est revenu avec les forces, car cette malade a pu quitter alors son lit, se promener dans sa chambre, et successivement le kyste est devenu de moins en moins ample. Il a fallu diminuer la quantité de liquide à injecter et surtout celui qu'on s'était habitué à laisser après le nettoiement de cette poche. C'est la malade elle-même qui en signalait la nécessité ; car, poussée trop loin, l'injection était douloureuse. Aussi c'est toujours elle qui indiqua la dose et qui par ses réclamations traçait à mes confrères, pour ainsi dire, le progrès du mal vers sa guérison.

Le même soin fut apporté aux pansements par mes deux confrères, matin et soir, pendant tout le mois d'août, quoique les matières qui étaient retirées ne continssent plus de détritus, et quoique le liquide mêlé de pus ne fut point fétide ; seulement on dut diminuer graduellement la quantité du liquide d'injection, car le kyste était arrivé à ne plus pouvoir en contenir que 200 grammes, contenant un cinquième de phénol ; passé le 15 août, il ne fut plus possible d'injecter plus de 100 grammes de ce mélange ; et à la fin du mois, quand on voulait dépasser la dose de 50 grammes, la malade souffrait. Pendant ce mois, l'appétit était si parfaitement revenu, et la malade reprenait si visiblement ses forces, que vers le milieu elle put descendre les quinze à vingt marches qui mènent de sa chambre à coucher dans son cabaret, et que le 26 du même mois, jour de la foire du pays, elle put vaquer toute la journée aux occupations de son industrie et qu'elle servit sa clientèle.

A la visite que je viens de lui faire, 7 septembre, j'ai trouvé que la quantité de pus que l'on a extrait du kyste ne dépassait pas quelques grammes, qu'il a très-bonne apparence, que le ventre est souple, qu'il a son volume et sa sonorité normale, que la femme B..... a très-bonne mine, enfin tout ce qui caractérise une convalescence franche.

Une chose très-digne d'être notée et que m'a fait remarquer le confrère

Charlot, c'est que la tumeur qui siége à la région poplitée, celle où ce confrère croit avoir constaté ce qui caractérise les kystes hydatiques, c'est que cette tumeur qui était dure au moment de l'opération, et longtemps après, a perdu depuis quelques semaines de son volume, au point qu'elle n'a pas la moitié de celui qu'elle avait, qu'elle est devenue flasque comme un ballon qui serait rempli à peine à moitié. Il faut noter que cela n'a lieu que depuis le moment où l'absorption phénolée est devenue très-transcendante; les hydatides qu'elle contient ont-elles été tuées par le phénol absorbé? Cette question serait grave et bien digne d'intérêt.

Quoi qu'il en soit, voilà un kyste qui ne contenait pas moins de six litres de matières et qui, malgré toutes les conditions qui pouvaient en faire un cloaque infectant chez une femme épuisée a pu, par des lavages très-bien faits et répétés avec un liquide anti-septique, arriver à une guérison sans qu'il y ait eu le moindre accident. Ce fait peut donc avoir la plus grande portée pour le traitement des collections abdominales inopérables; or, celles-là sont et resteront encore nombreuses malgré les succès que donne l'ovariotomie à quelques praticiens. Il a été employé 33 flacons de phénol.

Comme je crois que c'est un devoir de ne pas taire ces insuccès, j'ai depuis commis une erreur de diagnostic et voulu faire l'application de ce mode de faire sur une femme chez laquelle sept ponctions avaient été nécessaires pour une ascète circonscrite dans la partie inférieure du ventre par des adhérents de tout le tube intestinal : après quinze jours de soins, je l'ai perdue.

Un dernier mot à propos de Bretonneau et Trousseau.

Je ne crois pas devoir terminer ces notes sans revenir sur le sujet de mes lettres à Trousseau ; cela engagera peut-être les chirurgiens à abuser un peu moins de ces moyens dont les médecins eux-mêmes se rendent si peu compte, et enfin pour payer plus complétement mon tribut à Bretonneau.

Si ces lettres n'ont point atteint le but que je m'étais proposé en les rédigeant, c'est, je crois, parce qu'elles ont paru trop tard, puisque Trousseau n'était plus.

J'espérais, par cette publication, provoquer une réplique de la part de mon éminent compatriote, soit dans une nouvelle édition de sa *Clinique,* soit dans ses leçons à l'Hôtel-Dieu, et par la polémique qui s'en serait suivie, lui faire mettre en évidence ce qui ressort, je crois, de la doctrine de son maître, qui fut également le mien. Je voulais que son élève le plus distingué, le plus populaire, si je puis le dire, celui que Bretonneau était si heureux de voir briller, sortit de la ligne un peu bâtarde qu'il suivait souvent, au désespoir de son maître ; car, il faut bien l'avouer, dominé par le milieu où il se trouvait, Trousseau a parfois exagéré quelques défauts de son ami et mis en évidence plutôt quelques-unes de ses faiblesses que ses véritables qualités. Ainsi, selon moi, il représentait plutôt Bretonneau vu à une époque où cet éminent observateur payait encore son tribut aux conséquences de sa première éducation médicale, dont il n'a peut-être même jamais fait un sacrifice complet ; car ce n'est pas une seule fois, mais souvent, qu'il m'a fait des objections, dont il a été plus tard le premier à reconnaître la contradiction avec ce qui découle nécessairement de la spécificité, ou, pour être d'accord avec M. Stanski, de la spécialité de chaque cause des maladies. Par exemple, il s'en faut de beaucoup que Bretonneau soit resté un grand partisan de la substitution. Je puis affirmer même qu'il a été le premier à reconnaître que ce qu'il faisait dans la diphtérite débutante était comme ce que l'on fait pour le zona, pour la pustule maligne, et ce que fait M. Ricord pour le chancre vénérien, etc. Il savait bien qu'il suffisait de paralyser ou d'annihiler l'effet de l'agent contaminant, sans croire qu'il fallait pour cela déterminer *loco dolenti*, un autre genre d'irritation, enfin une maladie nouvelle ; ce n'était donc pas pour lui autre chose que ce qu'il faisait par la compression opposée à l'érysipèle simple ou phlegmoneux et aux brûlures des membres, sujet de sa thèse inaugurale, effet thérapeutique, qui, bien compris devrait changer les idées professées sur la répercussion ; car, pour le dire en passant, comment se fait-il que si on ne la redoute pas après l'emploi de ce moyen abortif dans les cas dont je viens de parler, pas plus que dans le traitement de ces suppurations, qui sont l'effet des ulcères variqueux, — traitement admis par tous et sans conteste depuis bientôt un siècle, — pourquoi donc la répercussion serait-elle plus à craindre dans les affections similaires, mais dont le siége n'est pas attingible par une bande ou tout autre moyen compresseur ? Pourquoi un topique qui maîtrise un mal serait-il plus redoutable que la compression ?

Ce premier point est déjà par lui-même assez grave pour mériter d'être signalé à l'attention des praticiens ; or cela est bien loin d'être généralement admis, et je n'explique pas pourquoi Velpeau, ainsi que Trousseau, n'ont pas fait ce qu'il fallait pour vulgariser cette observation.

Deuxièmement, ce que je désirais faire dire à Trousseau, c'est que Bretonneau, comme je crois l'avoir dit en racontant une conversation qui avait eu lieu entre ce savant, Malgaigne et moi, n'admettait pas qu'il pût y avoir de fièvres avec fréquence du pouls, sans qu'il y ait eu préalablement introduction dans la circulation d'un agent quelconque, par conséquent une absorption, une intoxication. Il n'a donc jamais pensé que la dothinenterie ou fièvre typhoïde fût une maladie exclusive de l'intestin, enfin une maladie locale, et que ce qui devait attirer l'attention c'était l'éruption intestinale seule ; il ne croyait pas que cette éruption une fois entravée, tout était fait, et la fièvre enrayée ; disons qu'il pensait de même pour toutes les autres affections éruptives. Je me rappelle même qu'après avoir fait, en 1824, la nécropsie d'une scarlatineuse en compagnie de Trousseau, Guimier, Chenouard père et moi, au début de l'épidémie de Vernou, il regarda ce décès, arrivé le quatrième jour, comme provenant de l'action sidérante de l'agent producteur ; enfin, comme l'effet immédiat de ce poison sur le principe vital. Cette circonstance est d'autant plus à noter que nous ne fûmes pas d'accord, car je crus, dès ce jour, devoir attribuer le danger que courent les scarlatineux à la maladie de la peau, enfin à un effet qui a quelque chose de semblable à ce qui se passe chez les brûlés qui succombent en vingt-quatre ou trente heures, plutôt même quand la brûlure est superficielle que quand elle est profonde. Mais il voyait dans l'éruption intestinale un point grave, celui qui est peut-être le seul dont le médecin peut amoindrir la marche et les effets sur l'économie entière par des soins bien dirigés.

Si dans le commencement de ses recherches sur cette maladie il a pensé un instant pouvoir arrêter l'éruption par les purgatifs salins, il dût bientôt reconnaître son erreur et j'assure qu'il était opposé à tout ce qui peut rendre l'éruption intestinale plus confluente, ainsi qu'à tout ce qui augmente les suites de l'exfoliation des plaques malades ; car un jour qu'il était appelé auprès de Saumur pour deux dothinentériques, l'un des deux étant mort, il s'éleva, entre lui et le médecin traitant, une petite discussion. Le confrère saumurois avait traité ses malades par les purgatifs, ce que Bretonneau désapprouva. Or, comme le confrère crut pouvoir répliquer à Bretonneau : « Mais, Monsieur, j'ai suivi votre méthode, » voici la réplique que fit à son tour Bretonneau : « Confrère, quand un malade va avoir la variole, essayez de faire sur certaines parties des applications excitantes et vous serez sûr de voir l'éruption devenir plus confluente que sur le reste du corps. Sur ce point, je n'ai pas d'autre réponse à vous faire. »

Bretonneau n'admettait pas non plus les inflammations spontanées, et nous étions complétement d'accord puisque, si on excepte celles qui sont dues à une action vulnérante, toutes sont précédées de frissons et de nausées, de troubles digestifs, proportionnels, enfin parce qu'elles sont toujours précédées d'une lésion antérieure, quand elles ne sont pas la suite de l'introduction dans le point affecté et dans la circulation d'un agent provocateur et toxique, car il est peu de plaie ou de foyer suppurant ayant une ouverture qui puisse être longtemps assez bien pansé pour qu'il soit exempt d'un bain de matières altérées, lequel est toujours fourni par celles secrétées dans le point malade ; ce qui, par conséquent, fait que cette plaie ou ce foyer devient à l'instant où l'on y pense le moins quelque chose de similaire à une blessure faite par un instrument chargé d'un virus. On sera convaincu qu'il n'en peut guère être autrement si on a été à même d'observer ce qui se passe chez les malades auxquels les paysans font l'application, soit sur la tête, soit sur la poitrine, d'un cataplasme fait avec un animal, *poule, lapin, chat ou pigeon*, tué à coups de serpe à l'instant de faire cette application, puisque en moins de six heures l'odeur putride que ce singulier topique exhale devient telle, même en hiver, qu'il est impossible de rester dans l'appartement. Or, si de la chair palpitante mise sur un point du corps en contact avec la peau se putréfie en quelques heures, peut-on croire que le produit d'une secrétion morbide maintenu et placé sous un plumasseau ou sous une croûte puisse résister longtemps aux lois de la décomposition et qu'il ne se fasse pas dessous une absorption fâcheuse ?

Ce qui avait surtout fortifié Bretonneau dans la croyance qu'une intoxication devait toujours préluder aux accidents fébriles et congestifs, ce sont ses observations sur l'arthrite aiguë. Que penserait-il de ce qu'on professe aujourd'hui sur le rhumatisme ? Croit-on que l'auteur de la *Spécificité* ne protesterait pas de toutes ses forces en voyant spécialiser le rhumatisme articulaire, comme on essaie de le faire ? Est-il une maladie dont les causes soient plus nombreuses, plus diverses, enfin moins spécifiques ? Ne voit-on pas l'arthrite surgir après la dysurie, la scarlatine, enfin, moins souvent, il est vrai, après presque toutes les maladies éruptives et toutes celles intoxicantes, après la gonnorrhée, le cathéthérisme, les règles difficiles, les altérations chroniques de nutrition, après l'ozène, l'impression du froid, et qui donne lieu aux accidents les plus variés, puisqu'il complique presque toutes les souffrances que l'homme est susceptible d'éprouver ? Reparait-il sans cause, enfin est-ce qu'il ne peut pas être évité ? Que penserait-il de ces qualifications de rhumatisme cérébral, abdominal, blénorrhagique, et par conséquent de celui dyssentérique, scarlatineux, etc., etc. ? Bretonneau, qui est et doit être regardé comme le type des partisans de la spécificité, est peut-être celui qui pourrait le mieux démontrer combien ceux qui font du rhumatisme une spécificité, et à plus forte raison de ce qu'ils appellent diathèse rhumatismale, font fausse route ; cela n'était plus pour lui une question à étudier, car il y a apporté aussi son cachet dès le début.

Un point de pathologie qui n'est plus révoqué en doute par personne, qui est le plus beau titre de M. Bouillaud, car c'est lui qui a signalé la coïncidence des maladies du cœur et des gros vaisseaux avec le rhumatisme articulaire, coïncidence dont l'explication n'a pas été donnée, que je sache du moins, et qui se trouve dans deux observations remarquables faites par Bretonneau ; d'abord qu'il n'y a point de fièvre et de troubles circulatoires sans une absorption préalable, par conséquent sans l'introduction dans la circulation d'un agent quelconque, secondée par cette autre observation plus pratique encore, que l'arthrite dite rhumatismale est toujours précédée

d'un effet intoxicant sur l'économie entière dont les causes sont très-mul-
tiples, mais dont la plus commune, celle qui domine toutes les autres, est
très-certainement une résorption purulente parfois très-peu notable.

Si l'on admet, avec cet observateur, que quand cette manifestation morbide a lieu, tout le système synovial articulaire est affecté simultanément
avec le reste de l'économie, mais que si cette généralisation du mal articulaire ne paraît pas être complète, que si elle disparaît sans que les accidents
généraux qui sont souvent concomitants cessent en même temps , cela
dépend de ce que les organes ou les parties qui sont les plus impressionnables et, par conséquent, les plus relativement intoxiquées, semblent
faire taire, par l'expression de leur souffrance, celle des autres parties
primitivement modifiées et congestionnées par la cause du mal ; que, par
ainsi, il n'y a pas, à proprement parler, déplacement du mal, seulement
les parties qui sont les plus souffrantes et les plus impressionnables font,
si je puis dire, taire momentanément les autres, ce qui explique ces préten-
dus déplacements que l'on pourrait appeler des promenades rhumatismales.

Le préjugé qui attribue cette maladie au froid tombe devant même l'ouvrage de M. Bouillaud, qui est pourtant partisan de cette doctrine, puisque,
je le répèterai, sur cent vingt-six faits cités par lui, vingt-cinq seulement ont
été attribués à cette cause. Encore faut-il noter que cela est signalé seulement sur le rapport des malades, ce qui, par conséquent, demanderait confir-
mation ; mais quand bien même cela serait exact, il ne s'ensuivrait pas que
quelquefois l'arthrite dite rhumatismale n'est pas toujours le fait d'une intoxication qui se voit si souvent, répétons-le, dans une gonorrhée, après le
cathétérisme, après des règles fétides, la dyssenterie, les maladies éruptives,
la scarlatine ; surtout après des digestions fausses, dans l'ozène chronique, et,
comme Bretonneau le signale, après des suppurations plus ou moins vastes,
car la suppression de la transpiration ne peut avoir lieu sans que les matières
qu'elle devait exporter deviennent, par leur séjour, dans la circulation, une
cause d'intoxication, comme tout ce qui est indûment retenu dans le sang ;
or ce liquide peut-il, quand il reste ainsi un colporteur de matières hétéro-
gènes, si je puis dire, n'être pas dénaturé? Ne doit-il pas devenir pour son
contenant un topique dont l'action ne peut être innocente? Est-il possible
qu'il puisse pénétrer les tissus sans les impressionner fâcheusement, comme
le font tous les topiques appliqués sur les surfaces de rapport.

Si la manifestation de la souffrance des organes circulatoires paraît postérieure parfois à celle des synoviales, cela tient simplement au défaut de nos
moyens d'investigation ou à ce que le système vasculaire parle, si je puis dire,
moins haut, ou plutôt à ce que nous n'avons pas généralement attaché assez
d'importance à celui de la circulation, enfin à la cause de la fièvre ; mais faire
autant d'espèces de rhumatismes qu'il y a de points affectés d'une façon plus
transcendante, et surtout autant qu'il a de causes, n'est-ce pas tomber dans

la puérilité? Or, ce qu'il faut seulement chercher chaque fois que l'on est consulté, c'est la cause infectante actuelle, pour y mettre fin autant que possible; ce qui est essentiel, c'est de l'empêcher de se reproduire et de déterminer cet état que l'on qualifie de diathèse.

La qualification de diathèse, que l'on prodigue tant aujourd'hui, devrait bien avoir une autre signification que celle actuelle pour la généralité des médecins, pour qui ce mot signifie disposition originelle et incurable plutôt qu'autre chose; cependant on ne naît pas plus goutteux, tuberculeux, scrofuleux, suppurant, rhumatisant, que varioleux, syphilitique, etc. Si l'on a quelquefois rencontré des fœtus tuberculeux, n'a-t-on pas vu plus souvent des nouveaux-nés atteints de la variole ou de la syphilis dont était affectée leur mère? Pour cela, s'avise-t-on de dire diathèse variolique et même sypbilitique, ce qui serait moins déraisonnable? Y a-t-il un seul de ces états morbides réputés diathésiques qui, par l'éducation ou des soins hygiéniques bien entendus, ne puisse pas être fructueusement combattu? Que chaque individu naisse plus disposé à contracter telle ou telle de ces affections, soit parce qu'il est porteur de quelques-uns des caractères propres aux auteurs de ses jours, et aussi de leurs défauts, ou même que, par une de ces conditions accidentelles qui font que certains enfants, quoique issus de pères et mères bien constitués, apportent une disposition à ces maladies classées dans les diathésiques, cela est vrai, sans que, pour cela, ces sujets-là soient fatalement voués aux misères que ces taches constitutionnelles entraînent, mais rien de plus; car, autrement, où en serait donc depuis longtemps l'espèce humaine, qui se reproduit plutôt par les hommes à constitution tarée, usée, que par les types? J'ai déjà cité quelques faits prouvant que la médecine peut lutter contre certaines diathèses, notamment : 1° celui d'un frère de deux tuberculeux, fils et petits-fils de tuberculeux ; 2° des enfants atteints déjà d'accidents cérébraux comme leurs grands parents, pour lesquels il a suffi de choisir de bonnes nourrices, de surveiller plus tard autant le régime alimentaire que l'éducation.

Il y a de ces faits qui, pour avoir quelque valeur, demandent plus d'un demi-siècle de soins et d'observations. Il faut donc, comme ils ne sont pas communs, les prendre où ils sont, car souvent les faits parlent plus que les raisonnements.

Ma mère était fille d'un tuberculeux, nièce de deux tuberculeux ; elle a eu huit enfants, elle en a nourri deux, elle a été asthmatique et a succombé à cinquante-trois ans, par le fait d'accidents cérébraux aigus, mais pas tuberculeux; dans les trois qui survivent sont les deux qu'elle a nourris. Le dernier des huit, P... M....., chirurgien militaire, chéri de M. Gama, qui était assez grand, fort, avait les cheveux châtains, est mort tuberculeux : c'est le seul qui a succombé à cette affection. Ce garçon n'a jamais concouru sans être le premier ou le second. Mais pour ne pas paraître faire plus que ses condisciples, c'est la nuit qu'il travaillait, et, pour vaincre le sommeil, il se couchait sur le parquet ou le carreau, enveloppé seulement d'une couverture. Il avait alors vingt-six ans.

Des deux enfants nourris par ma mère, l'une, ma sœur, âgée aujourd'hui de soixante-quatorze ans, a toujours été grêle, et, comme sa mère, elle a été asthmatique; puis elle éprouve souvent, depuis l'âge de quarante ans, des douleurs de tête, avec un sommeil parfois excessif le jour, puis des douleurs dans le bras et la jambe du côté droit. Depuis vingt-huit ans, cette fille pieuse, qui jeûne souvent, a usé très-largement de bicarbonate de soude et de la magnésie carbonatée, dont l'usage fait cesser chaque fois les accidents mentionnés. Rien n'indique chez elle la disposition tuberculeuse; les moyens qu'elle a employés ont donc arrêté, depuis près de trente ans, la marche des accidents dont a été affectée et est morte sa mère.

Mon frère, âgé de soixante-neuf ans, avait autrefois des ganglions suppurants sous l'aisselle et avait été sujet d'abord à des éruptions de furoncles que, depuis quarante ans, on a toujours fait cesser à l'aide de lotions hydrosulfureuses. Cela s'est fait avec plus de soin depuis qu'ils avaient été l'occasion d'un rhumatisme articulaire. Eh bien, mon frère, à l'exception de quelques vertiges stomacaux dûs aussi à la constipation et qui cessent toujours sous l'influence de la magnésie et du bicarbonate uni à un amer, a donc pu ainsi éviter l'effet de cette disposition à suppurer et celle à l'arthrite.

De ces faits, que je pourrais multiplier, je crois pouvoir dire : si l'on veut prévenir ou combattre une diathèse, qu'elle soit rhumatismale, scrofuleuse, aussi bien que celle furonculeuse, suppurante, dartreuse, tuberculeuse même, ce qu'il faut, dis-je, c'est surveiller le régime pour maintenir l'état général autant bien que possible, mais, surtout, faire taire la cause et tous les accidents qui la décèlent. Il faut faire cela par tous les moyens topiques possibles, car les plus petites causes, et à plus forte raison les grandes, celles qui ont donné lieu à la première crainte d'un tel état morbide, doivent être l'objet d'une surveillance, car c'est là que se trouve ordinairement le ferment ou principe qui peut occasionner le retour, et par conséquent produire ce que l'on a qualifié de diathèse. Il va sans dire qu'il faut, autant que possible, ne pas laisser les premiers accidents suivre leur marche, laquelle est loin d'être un moyen de révulsion ou de dépuration, comme tant de gens le croient, et sont si fortement imbus de cette erreur que beaucoup de médecins n'osent pas les contredire. Ces écoulements sont, au contraire, l'une des causes les plus prédisposantes à ce que l'on veut éviter, car la résorption qui a fatalement lieu, et par conséquent l'intoxication qui en résulte, sont très-certainement ce qu'il faut le plus redouter. Peut-on suppurer sans résorber et sans avoir un cachet tout particulier qui est long à s'effacer? Depuis 1821 que ma pratique est basée sur ces principes puisés, je le répète, dans la thèse de Bretonneau, que je me raille de ceux qui craignent la répercussion, je suis encore à trouver un cas qui me fasse seulement douter de la valeur de cette manière de traiter les maladies cutanées, c'est-à-dire par les astringents abortifs, sans autre médication interne qu'un régime convenable.

Ce qui sera toujours, pour longtemps du moins, très-difficile à faire admettre tant par le public que par les pharmaciens et les médecins jaloux d'avoir de la clientèle, c'est que, dans ces cas, les médications internes sont bien loin d'être préventives. Elles sont peut-être même ce qui dispose le plus à ce que l'on a qualifié de répercussion. Ainsi, je n'ai jamais pu persuader à Trousseau que les purgatifs répétés qu'il a cru devoir opposer aux furoncles qui faisaient son tourment, devaient être aussi nuisibles à ses voies digestives qu'inutiles aux furoncles qu'il voulait faire cesser, comme elles le furent, en pareil cas, pendant dix-huit ans, pour ceux de Roux. J'eus trop raison, puisqu'elles ont hâté l'éclat de la lésion digestive qui a enlevé si tôt à la science et à ses amis ce professeur distingué.

Si Bretonneau était certainement l'opposant le plus déterminé à toutes les médications anti-goutteuses, c'est parce qu'il possédait une grande collection de faits où ces médications internes avaient été suivies de souffrances qui, par leur variété, leur déplacement, ressemblaient beaucoup à ce que l'on qualifie de rhumatisme cardiaque, cérébral, etc., et qui, dans ce dernier cas, comme après la goutte, sont, le plus souvent, l'œuvre des médications très-intempestives appelées préventives et curatives, ce qu'elles sont loin d'être.

Je ne crois pas devoir trop répéter qu'un individu devient d'autant plus diathésique qu'il est plus faible, plus souffrant, mais surtout qu'il met plus de négligence pour mettre fin à certaines suppurations ou à certains écoulements, lesquels ne peuvent durer quelque temps sans qu'il se fasse un peu de résorption et, par conséquent, sans produire une intoxication qui doit fatalement disposer ce patient à d'autres affections similaires.

J'ai vu un jeune garçon de seize ans, d'Autrèche ; il était bien portant, quand il fit une chute qui occasionna une forte contusion à la cuisse, laquelle fut suivie d'un abcès profond avec nécrose d'une grande partie du fémur. Père, mère, frères et sœurs étaient bien portants ; on attendit longtemps pour enlever ce fort séquestre ; l'opération eut un plein succès. Mais pendant les deux ans qui suivirent, il éprouva dix-huit autres abcès dans diverses régions, et les dix-huit furent tous avec des nécroses. Il ne dut la fin de cette déplorable disposition que quand, ayant été de nouveau consulté, je fis tout pour guérir ces abcès le plus vite possible. Je ne ménageai pas plus les incisions que les astringents.

Une jeune et forte fille, également alliée de parents bien portants, tombe d'un arbre où elle était montée pour dénicher des oiseaux : contusion de la cuisse, abcès, nécrose, extraction du séquestre ; peu après, nouvel abcès avec nécrose. Je fus consulté, et par des incisions promptes j'ai mis fin à cette fâcheuse diathèse débutante. Ces deux malades auraient-ils eu des nécroses sans leur chute?

J'ai raconté ailleurs le fait du jeune homme qui, pour un polype fibreux que je ne pus retirer des fosses nasales en temps voulu, fut pris d'abcès avec carie du tarse, et chez lequel je fus cause de deux autres abcès dans le dos en voulant dilater les fistules, qui guérit de cette diathèse par des incisions larges suivies de pansements bien faits pour les abcès du dos et par l'amputation de la jambe.

Je viens de mettre fin à une diathèse semblable chez le fils d'un vigneron de Joué-lès-Tours, porteur d'abcès avec nécrose de la phalangette du gros orteil droit. Pour extraire ce séquestre il fallait fendre l'ongle et faire, par conséquent, une opération assez douloureuse. Jour pris, le garçon prit la fuite. Je fus dix-huit mois sans le revoir. Eh bien, pendant ce temps, combien de médecins et d'empiriques ont-ils été consultés? il passa plusieurs mois à l'hôpital de Tours, puis revint dans celui de Joué, où je l'ai retrouvé *avec cinq autres foyers de suppuration :* un à la jambe, deux à la cuisse, un dans l'aine droite; enfin un cinquième que j'ouvris sur le thorax avant de faire l'opération nécessaire pour extraire le séquestre qui était là depuis près de deux ans à attendre un chirurgien. Cette extraction faite, je fis panser tous les abcès avec du précipité blanc; ils étaient guéris six semaines après, et avec eux la disposition à en contracter de nouveaux. Ce malade s'est fait ouvrier du chemin de fer; on a fait des difficultés pour l'admettre, parce que les cicatrices qu'il porte en ont imposé à mon confrère, qui le croit scrofuleux.

J'aurais voulu faire dire par Trousseau combien il est rare que dans la pratique on rencontre, si toutefois on en rencontre, des inflammations ou des congestions spontanées, c'est-à-dire qui n'ont pas été précédées d'une souffrance préalable de l'organe qui en est le siége, et que, si quelques cas sont cités, ce n'est que par ceux qui n'ont pas le temps ou les moyens de faire les investigations nécessaires, mais que, pour quiconque peut ou veut bien prendre la peine de rechercher comme il faut, c'est tout autre chose. Pour l'érysipèle, je l'ai déjà dit, je cherche en vain depuis plus de trente ans un cas qui n'ait pas eu lieu sur un point déjà malade; je fais la même chose pour les affections pulmonaires : exceptons les pleurésies chroniques qui sont quelquefois le deuxième acte d'une intoxication occulte. Je cherche depuis moins longtemps, il est vrai, pour l'arthrite; car ce n'est que depuis l'observation suscitée à Bretonneau par la jeune fille qui lui dit : « Je vais avoir mon rhumatisme, parce que mon mal de nez est revenu; et, chaque fois qu'il revient, mon rhumatisme ne manque pas de me reprendre.»

Ainsi, quand l'inflammation de la peau survient comme l'érysipèle simple ou phlegmoneux, comme les affections torachiques et celles arthritiques, si l'on veut bien chercher, on trouve une affection plus minime ou une cause d'intoxication qui en est le point de départ, qui est par conséquent le prélude de l'incendie, si je puis dire ainsi, tantôt une petite phlegmasie chronique locale, une ozène, une gonorrhée, le cathétérisme, avec pénétration d'air dans la vessie et altération de l'urine, une menstruation pénible avec altération de la matière de l'écoulement, enfin dans tous les cas, celui qui veut chercher trouve ce que l'on peut appeler une épine.

Cette observation nous conduit nécessairement à constater ce fait de pathologie, c'est combien de petits effets en engendrent de plus grands, d'où découle si positivement pour le médecin ce précepte qui est de guérir toutes les sources de petites suppurations ou de sécrétions anormales capables d'être viciées, lesquelles sont, on ne peut trop le répéter, le prélude de tant de souffrances et de dispositions diathésiques et auxquelles on oppose généralement ou si inutilement, pour ne rien dire de plus, tant de médications internes, et surtout ce régime enfant gâté du père de la chloro-anémie, cent fois plus utile aux bouchers qu'aux malades.

La diathèse scrofuleuse a-t-elle, je me le demande, une cause plus puissante que ces petites suppurations que l'on néglige, si même on ne les favorise pas? Je ne puis pas ne pas me faire cette question, quand je vois tant d'enfants mal nourris, ayant les os mal formés, la poitrine en ventre de poulet et être exempts de ces suppurations dites scrofuleuses, si j'obtiens qu'il ne leur soit pas laissé un seul bouton suppurer, tandis que des enfants appartenant à des gens opulents, dont la peau et les membranes muqueuses sont impressionnables, nous donnent de ces fâcheuses transformations chroniques qui sont le désespoir des familles, puisqu'elles laissent souvent des stigmates ineffaçables, ce qui a lieu parce que médecins et parents de ces enfants bien choyés ont cru les *épurer* en leur laissant de ces éruptions du cuir chevelu ou des oreilles ou sur les bras, après le vaccin, etc. Combien de gens ne seraient point sujets aux bronchites s'ils ne gardaient pas un petit coryza chronique ou s'ils guérissaient mieux leur premier catarrhe pulmonaire?

En traçant ces lignes, je me fais la question suivante : Les topiques de toutes espèces, excepté les émollients qui n'ont d'utilité que pour calmer pendant les premiers moments de la congestion les douleurs trop vives occasionnées par la non élasticité des tissus, — car c'est seulement en aidant et en facilitant la distension de l'enveloppe tégumentaire qu'ils soulagent, mais qui, en revanche, favorisent fâcheusement les éruptions et les érysipèles, — je me demande donc si les autres topiques, ceux dits résolutifs, astringents, antiseptiques, etc., doivent leur efficacité à toute autre chose qu'à la propriété qu'ils ont tous de mettre un frein plus ou moins grand à la décomposition des produits sécrétés par les lésions morbides auxquelles on les oppose? si, par conséquent, leur effet curatif n'est pas proportionné à leur activité, qui doit être mesurée sans doute à la sensibilité de la surface sur laquelle ils sont appliqués?

. Ce que j'aurais voulu voir Trousseau enseigner, ce qui devra très-nécessairement ressortir des observations de son maître, le jour qu'elles seront comprises comme elles le méritent, c'est que le rôle du médecin, dans le plus grand nombre des maladies, doit se réduire à faire de la chirurgie, non pas de la chirurgie opératoire, mais seulement à faire une médication locale, topique, chaque fois qu'elle est possible. Or, que fait un chirurgien après une brûlure, une coupure, une déchirure, une fracture, une contusion, un coup de feu, enfin dans les lésions qui ressortent de son ministère? Il met l'organe ou le membre blessé en repos; il fait tout son possible pour prévenir les effets de la congestion qui va suivre nécessairement cette lésion, et, s'il est tant soit peu physiologiste, il évite toute médication par les ingestions qui, en bonne santé, troubleraient l'économie et la rendraient plus ou moins souffrante. Enfin, il prescrit tout ce qui est indiqué pour empêcher le blessé de devenir de moins en moins apte à supporter les conséquences que sa blessure peut avoir sur l'organisme entier; il s'abstient donc de ces évacuations alvines qui n'ont pas d'autre effet que de bouleverser l'état des voies digestives et surtout de ces ingestas qui vont porter le trouble dans l'économie entière, même quand ils sont donnés à des hommes valides; et, s'il a recours à quelques médications internes, c'est pour donner à son souffrant la puissance qui semble échapper par le fait de la suppuration. Enfin il fait tout pour maintenir l'équilibre organique, c'est-à-dire ce qui est le plus puissant moyen de lutter ou de prévenir les accidents possibles. Il évite surtout, ce qui est presque une règle aujourd'hui, de donner des purgatifs ou des vomitifs dont pas un de ceux qui les donnent pourrait indiquer et expliquer physiologiquement l'effet; ce n'est pas pour expulser l'agent morbide; car quand le médecin est appelé, ce n'est pas certes avant que le malade le soit devenu, c'est, au moins, quand l'effet de l'agent ou de la cause morbifique est produit et commence à se faire sentir. Il n'a donc plus à agir, je dirai préventivement.

Quand le médecin est appelé près d'un malade qui subit ce que l'on appelle les prodromes d'une affection éruptive ou de toute autre maladie due à une intoxication *ab intra*, est-ce que l'agent qui en est la cause n'a pas déjà fait non-seulement son entrée, mais encore son impression? Est-ce qu'il n'a pas déjà agi sur chaque organe dans une proportion égale à la dose introduite et à la susceptibilité de chacun de ceux impressionnés? Eh bien, le médecin, quelle que soit la promptitude qu'il mettra à venir et à agir, peut-il empêcher que cela soit fait? Peut-il faire que l'effet que va produire cette impression n'ait pas lieu? Autant vouloir empêcher la rivière de couler.

Ce qu'il peut tout au plus quand c'est la peau par exemple, qui va, par sa souffrance, compromettre la vie, — je dis quand c'est la peau, car si ce sont les viscères qui sont les plus impressionnés, les plus souffrants, et surtout s'ils le sont assez pour que le principe de la vie ne puisse suffire; alors la peau ne paraîtra pas affectée, et ce qui doit caractériser l'impression cutanée n'aura pas lieu d'abord, · ou même pas du tout, et enfin, si elle a lieu plus tard, elle n'aura pas une marche régulière; ainsi, après avoir commencé à paraître, elle rétrocédera tant que la souffrance viscérale n'aura pas diminué assez pour que cela se fasse convenablement ; — mais si c'est la peau qui est la plus impressionnée, si c'est elle qui, par sa souffrance, va compromettre la vie comme quand elle a éprouvé une large brûlure, c'est sur elle que le médecin devra agir topiquement, si cela est possible, pour tuer l'agent morbide, comme quand ce tissu est envahi par l'acarus, et si cela ne l'est pas, ce qu'il doit faire, c'est tempérer la réaction que cet agent va produire, c'est modérer l'effet de l'impression qu'il a faite. Il faut enfin agir comme l'on fait après une brûlure ou un coup de soleil, ou toute autre maladie cutanée due à un agent traumatique.

La preuve que c'est là le point important, c'est que quand l'effet de l'impression est passé, soit qu'il ait été jugulé, si je puis dire, ou bien si l'on a dû lui laisser suivre son développement normal, ainsi que j'ai fait cela tant pour la scarlatine que pour la variole par les lotions résolutives et abortives selon le cas, alors l'effet est le même ; il est aussi efficace que s'il s'était agi du traitement des furoncles, du zona par les abortifs, ou de la maladie cutanée due à l'acarus, car les accidents produits par les agents arrivés à la peau par la circulation cessent d'agir ou plutôt de manifester les effets habituels sous l'influence de la médication topique comme s'ils avaient été primitivement déposés dans ce tissu. Mais ce résultat ne doit pas faire oublier au médecin que les viscères ont également reçu une impression du virus, enfin de l'agent toxique; car quel est le poison qui, lorsqu'il est susceptible d'être absorbé, ne fait pas acte de présence dans les viscères? Les médecins légistes riraient devant une prétention opposée.

Or, comme tous les viscères sont également impressionnés, comme ils sont tous plus ou moins excités ou susceptibles de réagir contre l'agent, cause de la perturbation qui appelle le médecin, ce qu'il faut que celui-ci fasse n'est-ce pas surveiller et faire tout pour prévenir la réaction de ces organes, effet de leur modification par l'agent toxique? Ainsi, après l'éruption scarlatineuse, il faut surveiller les voies naso-gutturales, les ganglions sous-maxillaires, parotidiens, dont le gonflement tue si vite les enfants, puis les voies digestives qui, quand elles sont mal surveillées, causent l'anasarque, puis l'éclampsie, et plus tard l'arthrite aigue. Pour la rougeole, si les mêmes accidents sont un peu moins à craindre, ce sont les ganglions bronchiques qui sont aussi malades que ceux misentériques, qui, après la dothinentérie, sont ou doivent être le sujet de nos préoccupations. Enfin, si l'on veut être ce que j'appelle un praticien heureux, il faut faire la même chose, avoir la même surveillance après la variole, la dothinentérie et les autres affections de ce genre.

S'il s'agit d'un agent chimique capable d'être absorbé, mis sous la peau ou dans l'estomac, sans doute qu'il faut l'extraire autant que cela est possible, s'il n'est pas entièrement absorbé; mais, une fois arrivé dans la circulation, ce qu'il faut, ce qui est possible, c'est absolument tout ce qui est indiqué pour les agents contaminants absorbés par inhalation, car que peut-on faire de plus, quand la strichine a été absorbée ainsi que pour la digitaline, la nicotine, que peut-il être fait, vingt-quatre heures après une ingestion de champignons, puisqu'il n'est plus temps de les expulser? Dans tous les cas, il ne reste donc plus qu'à faire la médecine des symptômes, c'est-à-dire modérer les souffrances viscérales qui en résultent nécessairement.

Enfin, si l'intoxication part d'un point infecté, sans dou'e que le premier soin doit être de faire cesser l'absorption autant que possible, si on ne peut enlever ou détruire son foyer. Mais, quand il y a effet déjà produit par l'absorption que faire de plus que ce qui est possible pour les autres genres d'intoxications et les diathèses?

Ceci étant admis, et je ne crois pas qu'il puisse y avoir moyen de contredire sérieusement, alors à quoi donc sont bonnes ces ingestions vomitives, purgatives, excitantes, données d'une façon exagérée, qui toutes sans beaucoup d'exceptions réagissent et viennent troubler les fonctions digestives, et, de plus, augmenter les troubles organiques qui sont concomittant des premiers désordres, troubles qu'il est si nécessaire de diminuer autant que possible et pour le moins de ne pas augmenter ou compliquer par d'autres?

Je n'ignore pas que la réponse qui peut être faite est celle-ci : En provoquant une action contre-stimulante, on contre-balance, on anihile les effets du mal, on agit selon l'adage : *Duobus doloribus simul abortis vehementior obscurat alterum.* Mais sera-t-il bien appliqué dans ces circonstances, car, si l'affection à laquelle on oppose ces médications exagérées et à tout venant n'est pas assez compromettante, pourquoi les employer, et dans le cas contraire, est-ce que les médications n'aggravent pas la position puisque leur effet toxique, pour être efficace, doit dépasser celui de l'agent morbide? Alors si, dans ce cas, le malade survit, c'est qu'il a résisté à deux causes de mort.

Nier les succès prônés par les écoles, qui dans le doute où les jettent les variantes thérapeuthiques auxquelles nous assistons depuis Brown, variantes qui ne sont pas moindres que celles enfantées pour la coiffure de nos dames, suivant des pratiques qui sont loin de faire honneur à la matière médicale nier, — je le répète, le succès de ces écoles n'est pas tout à fait possible, les faits que l'on oppose de part et d'autre ne prouvent qu'une chose, c'est que l'homme peut plus qu'on le croit résister à des médications acrobatiques, et que la thérapeutique est dans une situation qui demande des réformes importantes à plus d'un titre.

Voilà ce qui ressort, je crois, des doctrines du médecin de l'hôpital de Tours, ce que j'aurais voulu voir professer plus carrément et mettre en pratique par Trousseau. J'aime à penser qu'un jour viendra où un enfant de la Touraine reprendra cette tâche, qui est belle ; car n'est-il pas fâcheux, sous plusieurs rapports, de voir les médecins divisés autant qu'ils le sont sur ce qu'il y a à faire dans les maladies mêmes les plus communes, et que ces dissidences, c'est-à-dire que des médications si opposées, souvent si inexplicables, soient prônées, enseignées dans les mêmes facultés ?

FIN.

Tours. — Imp. Ernest Mazereau, rue Richelieu, 11.

POST-SCRIPTUM.

Un meâ culpâ qui peut être très-instructif.

Voici une observation qui doit, malgré le résultat obtenu, servir dans le cas de graviers reinaux ou autres souffrances des secréteurs de l'urine, car, malgré ma déception, elle promet de venir à l'appui de ce que m'a démontré l'observation de Poisson, page 128, c'est-à-dire combien il est possible et même peu dangereux d'aller fouiller le rein pour y chercher au besoin les calculs qu'ils recèlent parfois.

M. M..., chef de section au chemin de fer d'Orléans, âgé de quarante-six-ans, petit-fils d'un goutteux, homme actif, assez bien constitué, a été sujet, dans son enfance, à des douleurs de ventre qu'on ne pouvait calmer, dit-il, que par des cataplasmes.

D'autres renseignements, donnés par la famille, m'ont appris qu'il était grand mangeur, que très-souvent, surtout quand il avait un peu attardé son repas, dès qu'il avait mangé le potage, il était forcé de quitter la table pour aller à la selle. Avant cela, sa santé était restée généralement bonne; mais il était sujet aux coliques. En février 1869, après un repas de noces, il fut pris de coliques violentes suivies de vomissements et de diarrhée, ce qui le rendit très-malade pendant quelques jours.

C'est à la fin de février 1866 que, sans cause bien connue, il commença à souffrir de dérangements digestifs qu'il qualifiait de fringales, car il éprouvait des besoins excessifs de manger, surtout si, comme cela lui arrivait souvent rapport à son état, il dépassait un peu l'heure de ses repas; à cela s'ajouta bientôt des douleurs d'entrailles très-violentes après ses repas, quoiqu'il se soit astreint aussitôt au régime et aux précautions qui lui furent prescrites. Il faut noter que de tous les moyens qui lui furent indiqués, ce fut l'usage des pilules opiacées suivantes qui lui furent ou parurent plus soulageantes :

Opium gommeux, 14 centigrammes,
Hydro-chlorate de morphine, 3 centigrammes, } pour 50 pilules.

Il devait en prendre une demi-heure avant les repas.

Je dis qu'elles furent plus soulageantes que les autres moyens, lesquels ne le furent pas du tout, mais elles ne firent pas cesser tout à fait les coliques ni les autres troubles digestifs.

Comme on peut le supposer, on attribua cet état aux mêmes causes que les douleurs éprouvées par M. M... dans son enfance; ce n'est que peu à peu et successivement que des douleurs dorsales, puis des souffrances vésicales, vinrent s'ajouter aux troubles digestifs qui furent suivis à leur tour par l'expulsion de petits graviers et par des urines troubles et graveleuses. A cette succession d'accidents uriques on opposa les alcalins dans une double intention, c'est-à-dire comme anti-gastralgiques et pour combattre la gravelle, ce qui fut presque inutile et fit que le malade essaya l'huile de Harlem, douze à quatorze gouttes tous les deux jours, ce qui fut encore sans aucun bénéfice; enfin ce qui parut être le plus soulageant et dont il usa à plusieurs reprises, ce furent les quarts de lavements faits avec une décoction de deux grammes de ratanhia dans cent vingt-cinq grammes de liquide et douze gouttes de laudanum de Sydenham.

Ces quarts de lavements, pris et retenus avant l'heure du dîner, secondés par l'usage de macération de graine de lin et le bicarbonate de soude, furent les seuls moyens de soulagement employés fructueusement.

Il fut au mois d'août passer plusieurs semaines à la campagne. Pendant qu'il était éloigné de Tours, il fut pris alors de coliques si intenses qu'elles l'obligèrent même à garder le lit pendant trois jours, et les suites furent telles, que la marche devint pour lui douloureuse et difficile; cela fut cause qu'il s'adressa au confrère Maugeret, qui le sonda sans rien trouver dans la vessie, et qui lui conseilla d'aller passer une saison à Vichy.

Je vais ici laisser le malade raconter lui-même, ou tout au moins je crois devoir copier en partie la note qu'il avait rédigée depuis pour ceux de nos confrères qu'il a cru devoir consulter plus tard.

— Je partis le 8 septembre et je restai à Vichy jusqu'au 25, comme cela m'avait été conseillé par M. Maugeret; je fus dix jours à la Grande-Grille, où je pris un verre d'eau matin et soir pendant trois jours et deux verres pendant sept autres. Je fus ensuite dix jours aux Célestins, où je pris quatre à six verres en deux fois et un verre à Lhardy le soir. Je pris de plus dix-sept bains, un chaque jour pendant la dernière quinzaine que je passai à Vichy.

En arrivant j'avais de la peine à marcher tant je souffrais de mes douleurs de ventre et de la faiblesse de mes membres. Après cinq jours, cet état cessa, car l'appétit revint; mon urine cessa de déposer son dépôt de sable briqueté; les forces de mes jambes revenaient sensiblement. Si je ne pris que dix-sept bains et quittai Vichy le 28 septembre, ce fut d'abord à cause de la température froide qui survint. J'aurais attendu le retour d'un meilleur temps si les exigences de mon emploi ne m'avaient pas forcé de revenir en Touraine.

La crue de la Loire avait occasionné des dégâts considérables dans le rayon qui m'était incombé, et je devais surveiller les travaux de réparation qui étaient urgnets. Je dus donc suspendre même toute espèce de médication ; mais au mois de février 1867, j'essayai une saison d'eau de Vichy à domicile, que m'avait conseillé M. Maugeret ; il me fut impossible de l'exécuter complétement ; car, pendant que je prenais ces eaux, il me survint une irritation de la vessie telle, qu'il m'était devenu impossible de marcher. Nous substituâmes alors aux eaux de Vichy celles de Contrexéville ; car, enfin, je voulais tout essayer pour obtenir une diminution quelconque dans mes douleurs de reins et mes coliques. Il n'en fut rien, tant s'en faut, car mon état de souffrance parut plutôt s'aggraver davantage.

Ma condition était telle que je cessai de consulter et me remis spontanément à l'usage des quarts de lavements opiacés et ratanhiés qui m'avaient seuls soulagé ; je prenais en même temps deux bains par semaines, additionnés de bicarbonate de soude. Sous l'influence de ces moyens, je souffrais moins, mon urine ne colportait plus de sable rouge, elle était même limpide ; je souffrais malgré cela de la vessie et de douleurs ombilicales.

Dans les premiers jours de mai 1867, je rendis un gravier qui avait le volume de deux fortes lentilles : il était rouge comme le sable que j'avais uriné antérieurement ; un mieux très-notable succéda à cette expulsion de gravier. Il fut alors décidé que j'irais faire une deuxième saison à Vichy. Je partis le 25 mai ; je m'arrêtai à Paris, où je passai quinze jours, pendant lesquels je visitai l'Exposition. Je supportai assez bien cet exercice. Je n'eus que deux fortes crises pendant mon séjour dans la capitale. Cette fois, je restai à Vichy du 5 au 27 juin, suivant, à très-peu de choses près, les mêmes événements que lors de ma première saison, c'est-à-dire buvant le matin de l'eau de la Grande-Grille et le soir aux Célestins. Mais je dus prendre six verrées par jour ; mes souffrances de vessie et celles du ventre, région ombilicale, augmentèrent tellement, que je crus devoir aller consulter le docteur Lavigerie. Ce médecin me prescrivit la source de l'Hôpital, plus un liniment calmant sur le ventre, et enfin l'usage de pilules de quinine simultanément avec celles composées de camphre ; de boire de l'eau de guimauve, de prendre des bains d'eau de son. Il fit faire l'analyse de mes urines, qu'il me dit assez fortement acides.

J'avais donc dû cesser les bains de Vichy que j'avais pris tous les jours, et je repartis pour Tours dès que mes souffrances de ventre et de vessie furent assez calmées pour me permettre de voyager.

Revenu à Tours, fin de juillet, je continuais à souffrir ; la marche était pour moi si pénible, que je ne pouvais faire les courses exigées par mes fonctions ; c'était toujours la vessie et le nombril qui étaient le centre du mal ; il était pénible pour moi de sortir même du lit. J'étais généralement plus souffrant le soir, surtout vers quatre à cinq heures et une partie de la nuit.

Il y avait plusieurs mois que durait cet état, quand je fus de nouveau consulter M. Miquel, qui me sonda après avoir rempli ma vessie avec de l'eau tiède et m'avoir couché, le siége étant fort élevé et la tête basse. Il ne trouva pas de calcul ; mais chaque fois qu'il passa la sonde à droite je crus sentir qu'elle était soulevée comme si elle eût passé sur un monticule ; or, la sensation que je ressentais chaque fois qu'il répétait cette recherche à droite était douloureuse ; je lui signalais cela avec d'autant plus de surprise que le passage de la sonde dans la région opposée, c'est-à-dire à gauche, n'était point du tout pareil ; or, comme cela fut répété plusieurs fois avec beaucoup de précaution, ce ne pouvait être un effet douteux : mon docteur ne se prononça pas sur la cause de cette particularité, me disant seulement : « Comme il faut vous habituer à la sonde, nous verrons plus tard. »

Quelque temps après, comme je souffrais toujours, je fus à Paris pour consulter M. Leroy d'Etioles, qui, en me sondant, me fit éprouver la même sensation douloureuse quand la sonde portait à droite et dans le fond de la vessie. Il ne se prononça pas également sur la cause de cette particularité, mais il m'assura que je n'avais pas la pierre dans la vessie. — Il se borna à me prescrire des bains ordinaires, du vin de quinquina après mon déjeuner et des lotions froides sur le ventre, et enfin des lavements.

Quelque temps après mon retour de Paris, je priai encore M. Miquel de me sonder ; mes souffrances étaient les mêmes pour faire cette deuxième exploration. Il injecta comme la première fois autant d'eau tiède que ma vessie put en contenir ; il me fit éprouver les mêmes sensations douloureuses chaque fois que sa sonde porta à droite, et point à gauche. Cette dernière exploration me laissa plus longtemps souffrant que la première. Après lui avoir signalé ce qui avait été reconnu par M. Leroy d'Etioles, comme je le pressais de questions, il répondit que ce pouvait être un gravier dans l'uretère, lequel était prêt de pénétrer dans la vessie ; les gouttes amères de Baumé, le vin de quinquina, l'usage de bicarbonate de soude ne me soulageant pas, je dus revenir aux lavements ratanhiés et opiacés.

Enfin, comme malgré ces moyens, mon état était toujours misérable, je réunis encore MM. Maugeret et Miquel, qui ne changèrent rien à cette médication, quoiqu'elle eût été employée sans un succès bien apparent depuis plusieurs mois. Un gros furoncle survint à la fin de décembre, il suppura pendant quelque temps, et comme après cette suppuration j'éprouvai un peu de mieux, je crus devoir attribuer mon soulagement à cet écoulement, lequel fut plutôt dû à quelques graviers mêlés de sable rouge que je rendis, car cette expulsion fut suivie aussitôt d'un soulagement notable. Je repris pour quelque temps un apparence de teint meilleur qu'auparavant.

Au commencement de février, un dégoût pour les aliments, et surtout pour le vin, précéda pendant quelques jours des vomissements glaireux qui se répétèrent jusques à six fois par jour ; le dégoût et surtout la faiblesse étaient complets, quand j'expulsai de nouveaux graviers moins gros et moins solides que les précédents. —

J'ai cru devoir laisser intact, autant que possible, ce récit, que le malade avait mis sur le papier avant d'aller à Paris provoquer une nouvelle consultation qui, si je suis bien informé, ne trouva que des médecins disposés à voir en lui un hypocondriaque porteur d'une vessie à colonnes et auquel, par conséquent, on se borna à conseiller des futilités.

Comme j'étais à peu près le seul qui jusqu'alors avais cru pouvoir diagnostiquer un ou plusieurs graviers reinaux ou plutôt urétraux, que la seule bonne chose était de faire temporiser, tout en essayant de soulager. Je laissais faire ce malheureux tout en l'accueillant patiemment, lorsqu'il vint un soir me prier d'examiner son ventre qui était alors un peu plus douloureux et plus amplifié, ce que je fis. — Je dois avouer que ce ne fut pas sans une certaine satisfaction d'amour-propre que je constatai au côté droit du ventre, immédiatement au-dessous du foie, la présence d'une tumeur qui avait la forme du rein bien amplifiée ; car elle avait au moins vingt-quatre centimètres, s'étendait jusque dans la fosse iliaque, était concave en dedans, orbiculaire en dehors, large et épaisse en proportion de sa longueur, un peu dure, rendant un son mat. Enfin je crus qu'il n'y avait pas à douter qu'elle était produite par le rein droit distendu excessivement. Imbu de cette idée, qui n'était pas exacte comme on le verra, je pensais qu'il n'était pas sans importance pour ce malade de faire cesser l'incertitude de mes confrères sur la cause de ses souffrances, et comme je voulais avoir au moins un autre témoin, je l'engageai donc à se rendre chez mon confrère Maugeret, et à ne pas sortir de chez lui avant qu'il ait pu lui faire constater l'état actuel de ce que je croyais être un fait de développement du rein droit, et pour cela je le prévins que probablement il ne serait plus possible de le faire constater le lendemain. J'avais cru être bien inspiré, car je n'ai jamais pu revoir le prétendu rein aussi bien développé et je n'ai pu depuis tout au plus trouver qu'une tumeur sous-hépatique sans forme déterminée, douloureuse au moindre palper, qui paraissait adhérer au foie. Cet incident me semblait avoir apporté au diagnostic un degré de certitude pour tous. Ajoutons que c'est seulement depuis que j'ai appris que le malade urinait aussi facilement et abondamment étant couché que rarement et difficilement étant debout. Aussi, quand il urinait une fois et avec douleur le jour, il pouvait le faire facilement en abondance six ou sept fois la nuit. L'examen du contenu du pot de nuit laissait voir du gravier rouge et de plus un léger nuage qui, du fond de ce pot, s'élevait en spirale jusqu'à la surface du liquide.

Peu après que j'eus fait faire ces remarques à mon confrère, il accompagna de nouveau son client à Paris, où il prit l'avis de MM. Gallard, Wolmier, Giraldès, et un peu plus tard de M. Nélaton. Enfin, à partir de ce moment les avis furent que M. M... était atteint de gravier ou rénal ou urétral contre lequel toute intervention chirurgicale était à repousser, au moins quant à présent.

Obligé de faire quelque chose pour ce patient, et pressé par lui, j'établis un cautère volant près de la colonne épinière, ce qui parut le soulager. Aussi, pendant deux mois, fût-il résigné ; je dis résigné, car s'il souffrait un peu moins de sa tumeur, il n'en éprouvait pas moins des désordres digestifs très-compromettants, — s'il conservait de l'appétit, en revanche il était atteint d'une diarrhée très-fétide qui produisit souvent sept selles par jour, lesquelles étaient précédées d'expulsions de gaz, surtout s'il pressait avec les mains la région douloureuse. L'amaigrissement et la décoloration, ou plutôt l'altération du teint, étaient excessifs. Ils étaient absolument comme chez les individus succombant à des ulcérations cancéreuses du tube digestif. C'est dans cette condition qu'il fut passer six semaines à la campagne; or, quand il revint, son état était tel qu'on pouvait prévoir une fin très-prochaine, et les instances pour qu'une opération fut essayée étaient toutes aussi pressantes. Je convoquai le confrère Maugeret, qui, comme moi, trouva le pouls misérable, fébrile, la soif vive, enfin tout ce qui indique une terminaison prochaine. Cet homme énergique pouvait encore faire quelques pas dans son jardin. Il n'avait pas encore les jambes enflées.

Dans cet état, fallait-il refuser une opération qui n'avait contre elle que la nouveauté, si je puis dire, dans un cas ou l'état du rein était incertain et le succès peu probable ? Mais elle m'avait été demandée instamment comme planche de salut, et je n'ai pas été habitué à reculer devant un devoir. Voici maintenant le journal de ce qui fut fait et arriva.

8 novembre. — Application de caustique de Vienne juste à côté du muscle sacro-lombaire et long dorsal, et immédiatement au-dessous de la dernière fausse côte droite; il fut laissé longtemps, c'est-à-dire vingt minutes.

Le 9, la cuisse et même tout le membre inférieur droit devinrent douloureux, un cordon dur se montra sur le trajet des vaisseaux cruraux ; cela coïncida avec une augmentation de la diarrhée à laquelle il était surtout sujet depuis bien des mois, et qui l'avait tant affaibli pendant qu'il était à la campagne.

Le 10, après avoir incisé l'escharre qui était alors assez profonde, car l'aponévrose avait été cautérisée, je fis une nouvelle application de pâte de Vienne au fond de la plaie; cette application fut plus douloureuse que la première; quoique le membre inférieur droit fût infiltré, cela n'empécha pas le malade de sortir dans son jardin le soir même.

Le 11, la diarrhée persiste malgré l'usage de la craie et du sous-nitrate de bismuth, le membre inférieur gauche devient également infiltré, mais il n'a pas de cordon douloureux comme le droit.

Le 12, comme l'œdème persiste ainsi que la diarrhée, je fais le pansement de la plaie dans la chambre du malade qui, avant, descendait dans le salon à mànger; mais il reste levé presque toute la journée et il est très-tourmenté de la faim.

Le 13, je fais une nouvelle application de caustique à l'aide d'un tube, et après avoir incisé l'escharre et desséché le fond de la plaie.

Le 14, rien à signaler, si ce n'est que je fais cesser l'usage d'une potion au bichlorate de fer et à l'élixir parégorique pour en substituer une au ratanhia opiacé; car, chaque fois que le malade prenait de la première, il éprouvait une douleur épigastrique assez vive.

Le 15, malgré cette potion et l'usage de la craie et du bismuth, les selles ne sont pas moins nombreuses et très-fétides.

Comme je crois devoir attribuer cela au mauvais choix des aliments, je conseille l'usage de l'eau-de-vie dans de l'eau au lieu du vin, l'exclusion des viandes noires et des ragouts.

Le 16, même état; je fais une nouvelle application de caustique qui n'est pas douloureuse.

Le 17, la diarrhée a sensiblement diminué, l'appétit est vif, le malade a passé une bonne nuit.

Le 18, une nouvelle cautérisation dépasse la paroi, car le malade accuse aussitôt une douleur assez vive, non pas dans la plaie, mais à la partie postérieure de la cuisse, dans la fesse correspondante, et un peu dans la fosse iliaque externe; elle dure une heure, et notons qu'à partir de ce jour-là la plaie donna lieu à un écoulement séreux très-abondant; on pansait trois fois par vingt-quatre heures et cette matière transperçait huit à dix doubles de linge; je dois dire qu'il dura dix à onze jours; mais comme il traversait du coton imbibé de phénol nous ne pouvions pas le qualifier. Le gonflement des deux membres diminue, cela permet au blessé de descendre dîner au salon, mais il fait un faux pas en remontant, cela le rend plus craintif.

Les 19 et 20, rien qui soit digne d'être signalé.

Le 21, visite avec M. Maugeret, je pousse devant lui un petit trois-quarts droit en longeant les muscles ploas et iliaque, et sans effort, sans douleur bien notable, je pénètre à onze centimètres. Je pousse dans cette piqûre deux baleines très-fines et très-flexibles et les laisse en place, etc., etc.

Le 22, je ne fais qu'un pansement de la plaie.

Le 23, je me réunis avec MM. Duclos et Maugeret; nous fîmes le pansement. Ce malade était à califourchon sur une chaise, nous portâmes au fond de la plaie, sans ôter les baleines, un bistouri boutonné pour couper les saillies musculaires et aponévrotiques qui, en dehors, rendaient le trajet sinueux, ce que le malade trouva excessivement plus douloureux que la cautérisation.

Le 24, j'ôte les baleines, je bourre le fond de la plaie avec un peu de coton, puis je porte du caustique à l'aide d'un tube coupé en flûte, en dehors, de façon à ne pas approfondir davantage, mais pour attaquer le rein, car j'étais trop en dedans. Cette cautérisation n'est pas douloureuse; je crois avoir oublié de dire que depuis longtemps la douleur que provoquait le palper sur le siége de la tumeur et sur le flanc a tout à fait cessé, et qu'il faut même chercher au fond de la plaie pour trouver le point douloureux qui se trouve en dehors et en haut, au fond de la plaie faite par le caustique.

Les 25 et 26, rien à noter.

Le 27, nouvelle cautérisation; or, pour la faire au point que j'ai le désir d'atteindre, il me faut trouver le point douloureux. Je suis obligé de sonder le fond de la plaie avec une pince à polype un peu coudée, dirigée en haut et en dehors. Cette fois, par une inadvertance que je ne m'explique pas, le caustique n'a pas été maintenu sur ce point, il a dû agir sur toute la circonférence de ce fond.

Le 29, depuis quelques jours M. M..., dont les jambes sont très-peu gonflées, ne s'aperçoit de ce qu'il appelle sa tumeur que parfois, et quand il s'accumule des gaz dans ce point; alors, par des frictions, il provoque des borborygmes, puis il expulse des vents.

Le 30, nouvelle cautérisation, mais qui cette fois est bien faite sur le point douloureux indiqué par la pince, en haut et à droite.

Le 31, j'explore avec mon doigt le fond de cette plaie et crois percevoir des battements artériels légers et sourds.

Le 1er décembre. — Je me sers d'un trois-quart très-courbé et moitié moins gros que celui à hydrocèle pour ponctionner le centre de la douleur. Je portais juste, car le malade exprima une vive souffrance, affirmant que c'était bien là le point le plus douloureux; je retire le poinçon et porte au fond de la piqûre une baleine flexible; elle dépasse la canule de dix-neuf millimètres. Cette douleur fut de courte durée. Je panse comme d'habitude avec du coton en mèche imbibé de phénol.

Le 2, l'écoulement séreux qui avait cessé reparut non-moins abondant; nouvelle ponction qui produit le même effet.

Le 3, même ponction, même résultat. J'avais pour but, en pratiquant ces ponctions de pénétrer dans le rein sans courir le risque d'attaquer de **gros** vaisseaux que j'avais cru sentir avec mon doigt.

Le 4, l'effet obtenu par ces ponctions semble être de rendre le point douloureux de plus en plus difficile à trouver; même pansement, pas de ponction.

Le 5, nouvelle ponction avec injection de deux ou trois gouttes de dissolution de potasse caustique dans l'alcool.

Le 6, simple pansement, le gonflement des membres inférieurs est si bien diminué, que le malade pense ne plus faire usage de la compression. Il est bien, et il me prie de ne pas cautériser, parce qu'il a quelqu'un à recevoir.

Le 7, en présence de mon confrère Dabilly, je fais une nouvelle ponction; je pénètre un peu plus avant, j'injecte cinq gouttes de potasse dissoute; cette injection est plus douloureuse, il s'écoule du sang; peut-être soixante à quatre-vingts grammes. Comme le malade n'est pas dans une condition favorable aux pertes de sang, je bourre la plaie avec du coton qui est mouillé avec du perchlorure de fer en guise de phénol. Ce pansement est très-douloureux, et je viens le refaire deux heures après avec du coton imbibé de laudanum; alors la douleur cesse, la journée et la nuit sont bonnes.

Le 8, pansement avec du coton imbibé de laudanum.

Le 9, le coton retiré de la plaie est odorant. Je reviens au phénol, après avoir porté sur le point douloureux un tube garni de caustique de Vienne.

Le 10, pour essayer de mettre fin à la diarrhée qui est moindre, le malade continue à prendre un mélange de craie, de bismuth et de charbon additionné d'un peu de morphine; il est encore question de ne plus bander les jambes

Le 11, selles moins fréquentes; je porte du coton sec au fond de la plaie qui dépasse le point douloureux, c'est-à-dire le rein; puis, avec un tube de cuivre coupé en biseau, je porte, comme je l'avais fait deux jours avant, du caustique de Vienne, que je maintiens sur la partie qui a été ponctionnée; cela se fait sans douleur notable.

Le 12, il n'est plus possible de trouver le point douloureux, le palper du ventre est tout à fait indolore, mais les selles sont redevenues fétides, ce que le malade et la famille attribuent à l'abus d'un potage à la julienne que M. M... n'a jamais mangé depuis quelque temps sans éprouver le même effet.

Le 13, le membre gauche est gonflé, douloureux, la diarrhée continue à être abondante et fétide, l'urine continue aussi à charroyer de la gravelle comme elle l'a fait depuis quatorze jours environ, aussi le pot de nuit en contient environ le quart d'un dé à coudre.

Le 14, continuation de la diarrhée, nouvelle cautérisation à l'aide d'un tube taillé en flûte, qui n'est pas douloureuse ; l'urine contient de la gravelle comme par le passé.

Le 15, rien à noter, même état.

Le 16, je cherche en vain un point douloureux, tant avec mon doigt qu'avec le pène ; le malade est heureux, il n'a qu'un regret, c'est que je n'aie pas retiré un gravier qui assure sa guérison.

Le 17, je prie M. Maugeret de venir voir son malade, et de faire lui-même l'examen ; comme moi, il ne trouve rien et le quitte heureux de voir l'amélioration obtenue ; M. M. ... reste levé quatre à cinq heures, comme d'habitude.

Le 18, même état satisfaisant; mais, à mon insu, M. M... mangea encore du fatal potage à la julienne, qui, je l'ignorais, avait déterminé déjà des aggravations dans l'état des selles, et il en mangea beaucoup, car, de l'aveu de sa famille, il ne mangeait jamais moins de trois pleines assiettes de potage par jour, et souvent quatre quand il était de son goût comme la julienne, ce que j'ai appris beaucoup trop tard.

Le 19, diarrhée abondante très-fétide, dégagements de gaz très-multipliés, pied gauche devenu extrêmement douloureux et gonflé, pansement avec le coton imbibé de phénol ; comme d'habitude, la plaie n'est pas douloureuse, et n'a pas changé d'aspect.

Le 20, même état des selles, pied gauche plus gonflé, plus violet aux orteils ; jambe anasarquée, abattement du malade, perte de l'appétit, soif.

Le 21, diarrhée de plus en plus fétide ; perte d'appétit complète ; soif. Je donne du pain recuit trempé dans du vin de Malaga ; pansement pas douloureux ; même état de la plaie ; pied gauche plus violet, plus douloureux.

Le 22, je viens avec M. Maugeret, qui est justement effrayé, quoique les selles soient moins fétides, moins abondantes ; trente gouttes de phénol et autant d'élixir parégorique ; pain recuit ; fromage frais (il en mange trois); pansement pas douloureux.

Le 23, une seule selle ; perte complète de l'appétit ; le pied droit est excessivement gonflé, comme le gauche, les orteils sont d'un rouge livide, surtout le gros ; le toucher est excessivement douloureux ; l'urine est devenue très-rare et ne contient plus de gravelle.

Le 24, les deux pieds ressemblent littéralement à des membres gelés et dont la gangrène n'est pas encore limitée; les orteils sont excessivement douloureux, les cuisses et même les bourses sont infiltrées.

Le 25, même état des membres inférieurs, pouls misérable, pas de selles depuis deux jours; soif modérée; dégoût; ventre souple, nullement tendu; un quart de lavement avec vingt gouttes de phénol est donné; potion éthérée; vin de Malaga; un peu de café léger.

Le 26, urine rare, limpide, malgré cela souffrance pour uriner; le malade n'a pas bu; la moindre ingestion l'oppresse; même état des pieds et des cuisses; le ventre est un peu douloureux, seulement dans le point qui était primitivement le siége de la douleur; essai de viande crue.

Le 27, même état de l'urine pour la quantité et la qualité; l'émission est douloureuse; faiblesse extrême; altération profonde des traits; viande crue moins bien tolérée.

Le 28, même état; la compression bien faite sur les pieds est plutôt soulageante, mais le plus léger attouchement arrache des cris dès qu'on approche des orteils; pas de selle; urine rare.

Le 29, même état aussi déplorable; essai de la glace.

Le 30, même état; une selle, glace, viande crue, lait de poule.

Le 31, faiblesse excessive; trois selles; pouls misérable; mort dans la journée.

Nécropsie : quarante-quatre heures après le décès.

Extérieurement, ce cadavre n'a rien, absolument rien qui indique un commencement de putréfaction, je suis aidé par mes deux confrères Maugeret et Duclos, qui ont suivi ce malade et sont aussi désireux que moi de constater les désordres qui ont occasionné la mort et l'effet des tentatives faites sur le rein droit. Nous nous contentons d'examiner l'état du ventre, parce qu'il n'y a jamais eu le moindre trouble tant du côté de la tête que de la poitrine.

Au premier aspect, l'état des viscères abdominaux paraît tel après l'incision des parois du ventre que celui qui n'aurait pas été prévenu aurait déclaré qu'il n'y avait dans cette cavité rien de morbide, la vésicule du fiel était énorme et pleine d'une bile très-brune et épaisse, la vessie vide, le foie peu gros, de couleur normale, la rate petite, l'estomac est ample, les intestins peu injectés sont normalement distendus. Il faut cependant excepter le cœcum et la partie inférieure du colon ascendant qui sont un peu plus développés relativement que le reste du tube digestif, mais sans aucune trace de congestion, par conséquent péritoine sain.

Toute notre attention se porte donc sur les sécréteurs de l'urine, ou plutôt sur le rein droit et l'urètre de ce côté, qui ne contient pas plus de graviers que la vessie.

Pour chercher le rein droit, il nous faut attirer à gauche le paquet intestinal; alors nous constatons que la partie supérieure du colon ascendant et un peu de celle correspondante du colon transverse, qui sont recouvertes par les bords du foie et la vésicule, sont plus adhérentes que normalement à la partie postérieure, et sont le siége d'une large ulcération qui occupe toute la circonférence du tube qui, dans une portion, a détruit la couche musculaire, ce qui fait que dans un point l'intestin n'a plus que le péritoine pour paroi. Aussi la moindre traction a-t-elle produit une déchirure qui a donné issue à une matière blanche, assez liquide. En portant le doigt dans cette ulcération et la dirigeant du côté du cœcum, je rencontre une légère coarctation qui explique l'ampleur un peu exagérée de cette partie de l'intestin relativement au reste. Après avoir soulevé la masse intestinale et l'avoir détachée des parties profondes, cela nous laisse voir l'aorte descendante aplatie, flasque, colorée et contenant une matière brune, liquide comme du sang putréfié. Le pancréas adhère aux parties malades et n'est plus je dirai reconnaissable. Les circonstances dans lesquelles cette nécropsie est faite ne permettant pas des recherches plus minutieuses, nous allons à la recherche des reins, dont l'état seul et leur influence sur la vie de ce malade méritait toute notre sollicitude.

L'aspect extérieur de ces deux organes est à peu près le même, ils sont un peu plus gros qu'à l'état normal, ils ont une teinte grise qui est plus accentuée sur le droit, dont la membrane propre est un peu plus épaisse ; sur ce dernier on voit quelques plaques, non pas échymosiques précisément, mais comme si les veines étaient là plus injectées ; cette membrane se détache plus facilement sur le droit que sur le gauche. Ainsi, excepté ces deux points plus colorés, le rein droit vu en place ne diffère pas du gauche ; même forme, même volume.

Avant de l'enlever nous coupons les parois abdominales de ce côté, jusqu'à ce que nous soyons dans la plaie qui a été pratiquée pour l'atteindre, laquelle a neuf centimètres de profondeur : son trajet est assez ample pour admettre plus que le doigt. Il est exempt de quoi que ce soit qui ait pu produire ou laisser voir une extension du mal dans les différents plans parcourus par le caustique. Ainsi, point de cloaques, point de fusées ou le pus ait pu séjourner; les adhérences du rein avec les bords de cette plaie profonde sont très-intimes et difficiles à détruire. Enfin elles sont tout ce que l'on pouvait désirer pour établir une communication du rein avec le dehors par le dos.

Le rein droit une fois enlevé, ce qui, je le répète, ne peut se faire sans couper ses adhérences avec les bords de la plaie, on constate une plaie circulaire large comme une pièce de dix centimes, qui est plus profonde à son centre et occupant la réunion du tiers inférieur avec le tiers moyen, et pénétrant presque jusqu'au centre. J'ai dû emporter ces deux organes, que je crois utiles à montrer, surtout aux estimables confrères qui étaient venus voir ce malade, et par conséquent constater *de visu* le peu de gravité de cette manière d'aller chercher le rein. Car M. M…, loin d'avoir vu son état de consomption s'aggraver pendant le temps de ces diverses cautérisations, avait été assez heureux pour éprouver dès la quatrième une diminution notable dans ses douleurs. Son appétit s'était plutôt -amélioré, ses nuits avaient été plus calmes, ses jambes n'avaient pas tardé à se dégonfler, son visage était moins altéré, son courage surprenait tous les visiteurs, médecins et autres.

C'est en présence de M. le docteur Lévy, médecin militaire attaché au 86ᵉ de ligne, que j'ai coupé en long et sur le plat les deux reins.

Il a été facile de constater que la plaie principale, qui avait la largeur d'une pièce de dix centimes, était assez profonde pour arriver au centre de cet organe. A la partie un peu plus inférieure, nous trouvâmes deux petites collections de pus qui étaient évidemment dues aux ponctions avec injections de potasse caustique faite pour pénétrer jusqu'au point le plus douloureux. Enfin, dans le but d'aller au centre du mal, comme j'ai eu occasion de le dire, ponctions et injections, qui ont été suivies de la cessation de la douleur, si elles n'ont pas été la cause de cette amélioration si notable obtenue plus de dix jours avant les accidents artériels et toxiques qui ont suivi la diarrhée fétide que l'indigestion a produite.

Jusqu'au lendemain de l'indigestion, de l'exacerbation de la diarrhée et de sa fétidité suivie du gonflement du membre gauche, puis de celui de droit, avec teint bleu et douleur excessive des pieds, mais surtout des orteils, la sécrétion de l'urine était je dirai normale, et de plus ce liquide charriait de la gravelle, malgré l'état si pauvre de ce malade. Ce n'est donc pas à la souffrance des reins que l'on peut attribuer cette artérite qui a hâté la fin du malade. Par conséquent, les tentatives et je pourrais dire la néphrotomie ne peuvent donc être soupçonnées d'être cause de cette mort ni même être supposées y avoir contribué. Voilà un fait acquis. Or, si on le rapproche de l'observation de P…, et même de celle empruntée au journal de M. Caffe, cette observation me semble avoir une portée considérable pour ceux qui voudront aller chercher des graviers rénaux, mais elle montre que le diagnostic de la présence du gravier dans le rein n'est pas aussi facile à établir qu'il le faudrait, puisque voilà un homme qui a expulsé des graviers, qui souffrait des reins et de la vessie, qui a présenté une tumeur dans le côté droit du ventre s'étendant du foie à la fosse iliaque, laquelle avait la forme du rein développé, qui était assez solide au palper, rendait un son mat. Eh bien, ce malade n'avait pas, je dirai, de gravelle rénale, il n'avait rien de plus qu'une néphrite chronique compagne d'un ulcère ancien du colon. Mais ne perdons pas de vue ce qu'elle a de curieux et d'utile.

Les conséquences pratiques à tirer de ce fait, joint à celui de P…, c'est que la néphrotomie n'est pas aussi grave que l'on pourrait le supposer ; voilà qui est acquis et me donne assez d'autorité pour dire : « C'est une opération à essayer. »

Si Torty a été le premier à dire que la gravelle était souvent précédée pendant plusieurs années par des flatuosités, je crois devoir dire à mes jeunes confrères : « Défiez-vous des douleurs d'apparences néphrétiques, car, plus souvent qu'on ne pourrait le croire, les accidents néphrétiques avec ou sans gravelle sont les avant-coureurs ou plutôt les premiers éclats de l'ulcé-ration du colon ; » car dans une période qui ne date pas de plus de quinze ans, j'ai vu cinq fois des accidents néphrétiques violents, bien caractérisés, précéder l'éclat de troubles dûs à l'ulcération du colon. J'en ai cité deux en parlant de l'étranglement interne, page 97, et un en causant de la néphro-tomie, page 143, tous les trois, comme celui-ci, justifiés par la nécropsie, et le quatrième dont l'histoire abrégée, ne laisse aucun doute dans l'esprit des médecins qui ont connu et suivi les phases de la fin de notre malheu-reux confrère.

Il y a quelques années ce confrère ami, qui était fils d'un graveleux, âgé de cinquante ans, homme sobre, bien constitué, n'ayant jamais eu de maladie sérieuse, me pria de l'aider de mes conseils. Il n'éprouvait point de troubles digestifs, mais pour tout médecin il était en proie à tous les effets d'une néphrite du côté droit, si ce n'était pas ceux de la gravelle. Ainsi, douleur même au palper, dans le côté droit, souffrance pour uriner, érections toutes les nuits qui étaient excessivement pénibles, rétraction du testicule droit dans l'anneau, pendant les crises qui ne cessaient que pour donner seulement au pauvre confrère un calme de quelques jours ; mais jamais complet. Il avait bon teint et des selles normales.

Il fut à Vichy après avoir usé longtemps de bicarbonate, tant en bains qu'en boisson ; ce qui fut en apparence le plus soulageant, ce sont les lave-ment ratanhiés et opiacés. L'amélioration qui suivit le séjour à Vichy dura plus de deux ans ; je dis amélioration, car si les crises cessèrent, les érections et les douleurs pour uriner ne disparurent pas tout à fait. Nous attendions ou plutôt nous espérions vainement l'expulsion d'un ou de plusieurs gra-viers ; son urine était seulement sédimenteuse, mais ne contenait jamais de gravelle.

Il vécut ainsi plusieurs années, espérant toujours que la sortie d'un gra-vier mettrait fin à son infirmité, quand il fut pris d'un retour de douleurs abdominales avec rétraction du testicule, mais moindre que par le passé ; les selles devinrent rares et diarrhéiques. Une tumeur abdominale fut cons-tatée par plusieurs confrères ; elle avait le volume d'une forte betterave, elle occupait la région sous-hépatique, elle était même si proche du foie et semblait faire si bien corps avec lui que pour mes confrères il n'était pas douteux qu'elle faisait partie de cet organe. Le seul signe qui devait en faire douter, c'était la non altération du teint. Mais enfin, examinée à diverses reprises, cette tumeur qui, sous le plessimètre, rendait un son mat, en rendait quelquefois un assez sonore pour permettre de constater dedans la présence de gaz, et vue plus tard après de copieuses selles, elle disparut pour reparaître.

Cette irrégularité dans la forme, dans la grosseur, et le son fourni par cette tumeur, coïncidant plus ou moins avec le manque de selles ou bien des retours de diarrhée avec expulsion de fragments de tumeur cancéreuse, tantôt putréfiés, tantôt saignants, expulsion toujours précédée de crises et suivie de soulagements tels que le malade pouvait se livrer à l'espoir que nous étions heureux de lui voir quand le cours des matières fécales se rétablissait d'une façon plus ou moins normale, avec retour de l'appétit et des forces, ce qui avait lieu surtout après l'usage des astringents, tels que les cormes, les nèfles, un peu de noix de Galles.

Enfin, rien ne manqua pour convaincre tous les confrères qui ont vu ce malheureux, qui n'était soulagé à la fin que par des injections sous-cutanées de morphine, que son état grave était dû à une végétation cancéreuse qui avait son siége dans le colon descendant en dessus de l's iliaque que des accidents d'apparence néphrétique mal éteints avaient précédés, accidents tellement spécieux que nous nous y étions tous trompés. Nous avons eu à regretter que le vœu du malade se soit opposé à la nécropsie.

Maintenant, il y aurait bien une question importante à traiter, c'est comment il se fait qu'un simple ulcère du gros intestin peut rendre le rein souffrant; car, dans tous les cas, j'ai trouvé ces organes dans un état qui n'était pas normal; ceci nécessiterait des recherches que je suis trop âgé et infirme pour entreprendre; je ne puis, après avoir suivi ces cinq malades, ne pas me demander si la gravelle n'est pas souvent fortement influencée par l'état du colon et la rétention trop habituelle de la matière des selles ?

Fin et intéressante nécropsie de l'opéré du calcul de la prostate, dont j'ai raconté l'histoire page 297.

Les lenteurs que m'a fait subir le lithographe chargé de l'impression de mes planches, auront eu le petit avantage de me permettre de compléter, autant qu'il est possible à un médecin civil, ce que j'ai essayé de démontrer par mes notes, sur la lithotritie rénale, et sur celle relative à l'extraction du calcul prostatique et d'un autre que je crois urétral, à l'aide de la ponction suspubienne, ce qui s'est fait pour ainsi dire sans l'aide du bistouri ; car, pendant que je livrais à l'impression l'observation précédente, mon opéré de la pierre prostatique mourait.

J'ai dû surmonter tous les obstacles pour faire cette nécropsie, et les désordres que nous avons trouvés, M. Gripouillaud et moi, parlent assez haut en faveur du mode opératoire que j'ai employé, mode qui a paru peut-être assez excentrique à quelques-uns pour mériter d'être raconté, car je reste bien convaincu que le bistouri n'aurait pas donné un succès pareil.

Comme je l'ai dit, cet homme était guéri, ou tout au moins paraissait l'être parfaitement. Il urinait bien, pouvait voir souvent sa femme sans souffrir, seulement l'éjaculation était lente, et un sentiment léger d'ardeur au col de la vessie lui faisait craindre qu'il n'y eût encore un petit gravier ; il se sondait tous les jours, et s'injectait de l'eau de goudron par précaution, car son urine était sans pus, déposait un peu ; enfin il se surveillait, mais malgré cela ne trouvait rien ; il avait bon appétit, avait pris bonne mine avec de l'embonpoint ; il travaillait, comme ses voisins qui en ont fait la remarque en lui conseillant de se ménager davantage.

Dans l'intervalle qui s'est écoulé depuis la guérison jusqu'au mois de novembre, il avait éprouvé deux fois des douleures de ventre, pour lesquelles il n'avait consulté personne ; mais le 26, il fut pris, après avoir mangé copieusement des haricots et de la soupe faite avec ces légumes, de douleurs d'entrailles très-violentes avec vomissements, fièvre très-forte, pour lesquelles M. Gripouillaud fut appelé à minuit. Il n'éprouva pas de diarrhée. Le traitement fut : cataplasmes, lavement laxatif, potion de Rivière.

A la visite du 27, M. Gripouillaud trouva les accidents de la nuit un peu diminués, mais pas tout à fait cessés, la fièvre persista deux jours, bien- tôt J... fut remis, il put reprendre son travail, enfin, il se croyait exempt du soin de prendre des précautions pour son régime.

Le 1er janvier 1870, des jeunes gens de son village firent fête ; il fit comme eux et mangea bien.

Le lendemain, 2 janvier, après avoir chargé deux charretées de fumier, il remplaça sa femme pour faire le beurre dans un de ces appareils anciens qui nécessitent de grands mouvements d'élévation et d'abaissement des bras, avec ceux de demi-flexion et de redressement de la colonne épinière, manœuvre qui dut imprimer d'assez violentes secousses, répétées à tout le contenu du ventre, ce qui devait avoir des suites.

Le 3 janvier, il fut pris de frisson avec fièvre violente, accompagnée et même précédée d'une douleur excessive de la région dorso-lombaire, sur- tout à gauche ; elle était telle qu'il ne pouvait remuer dans son lit sans crier ; par en bas, elle s'étendait à la cuisse et même au pied, puis remontait jusqu'au diaphragme ; la respiration en était rendue anxieuse, il y avait toux difficile et oppression, le pouls était à cent dix. M. Gripouillaud qui fut appelé ne constata rien, tant par la percussion que par l'auscultation ; ainsi dans la poitrine il n'y avait encore rien, si ce n'est lorsqu'il respirait. Il mît un vésicatoire volant au bord des côtes, donna en même temps un lavement purgatif, plus une potion calmante : tous ces moyens furent sans effet.

Appelé le 7, je ne pus arriver qu'au soir à cinq heures ; les accidents augmentant toujours, je l'auscultai et je trouvai qu'il y avait matité et respiration obscure dans la moitié inférieure de la poitrine gauche avec râle, bronchique prononcé en haut du même côté.

Je fis donner une potion alcaline éthérée, mettre quinze sangsues en trois fois devant et au haut de la poitrine, avec recommandation, à l'aide de ces applications faites par cinq et successives, de maintenir un écoulement permanent ; je prescrivis en même temps un autre vésicatoire, sur le siége de la matite pectorale avec addition, dès qu'il aurait fait ampoule, pour mettre sous l'épiderme, de trois centigrammes de morphine, ce qui fut omis.

Le lendemain, le pouls de cent dix était tombé à cent, mais comme la douleur persistait, l'on mit trois centigrammes de morphine sur le vésicatoire, et nous donnâmes, outre cela, un lavement laxatif plus une potion alcaline éthérée avec des paquets de digitale et d'oxide blanc d'antimoine, et des boissons théiformes.

Le 7, le pouls est toujours à cent, la douleur est moins vive, la toux modérée, les crachats légèrement tachés de sang ; nous continuons les mêmes moyens que la veille, et de plus, comme par le passé, deux paquets contenant chacun un centigramme d'oxide d'antimoine, et dix de poudre de digitale.

Le 8, l'état amélioré de la veille se soutient, il y a même moins de soif, J.... se plaint beaucoup moins de sa douleur, le pouls est resté à cent, il est médiocrement développé, il y a une légère transpiration.

Le 9, même état, mêmes moyens, car la pleuropneumonie semble marcher aussi régulièrement qu'on peut le désirer un septième jour, et le 10, confiant dans ce que nous avions vu la veille, mon confrère ne fut pas le voir. Jusqu'à midi, tout justifiait cette sécurité, mais à cette heure un accès violent de toux fut suivi immédiatement du retour de la douleur, qui du dos s'étendit au bord des côtes gauches, la toux devint incessante, et cette douleur augmenta en proportion ; les crachats étaient devenus difficiles mais seulement muqueux. A sept heures, il m'envoya un exprès en me faisant dire que si je ne venais pas il ne passerait pas la nuit ; il avait raison, car je trouvai son pouls à cent vingt irrégulier, son ventre météorisé à gauche, et très-douloureux à la moindre pression, la respiration fréquente, mais nulle dans la moitié inférieure du col gauche, on percevait du râle dans la partie supérieure, avec raisonnance de la voix, il y avait également du râle à droite.

Je fis couvrir le ventre avec un mélange d'alcool et d'éther, mettre de la morphine sur le vésicatoire, donner une potion éthérée, plus des paquets composés de magnésie, de bicarbonate de soude et de morphine. Cela fut sans profit; car, quand M. Gripouillaud arriva le lendemain, 11 janvier, à huit heures, il était expirant.

Comme peuvent le penser ceux qui me connaissent, il me fallait faire l'autopsie à tout prix ; mais à soixante-quatorze ans, et doué d'une hypertrophie du cœur, je ne peux plus recourir au moyen que la loi punit si fâcheusement ; c'était donc au domicile et chez des gens peu disposés à cette concession, qui est si peu dans nos mœurs, mais qu'il serait si désirable de voir devenir populaire, à tant de titres. Pour la faire j'avais un double motif, car c'était la première fois que je rencontrais des accidents peritonéaux, survenant soudainement dans le cours d'une pleurésie du côté gauche, quand cette émigration est je dirai si peu rare à droite ; mais la répugnance du père nous imposait l'obligation de conserver au cadavre, autant que possible, les apparences extérieures, puisque, pendant que nous opérions, le malheureux, qui n'avait pas refusé, vint par ses cris protester à la porte du défunt. Mais enfin elle a été faite, et voici ce que nous avons trouvé à notre grand étonnement.

Après avoir incisé les parois abdominales longitudinalement et transversalement, car la distension de l'estomac ainsi que celle des intestins grêles nous rendit une incision transversale indispensable, dès le premier coups de scalpel parvenu dans la cavité du ventre, nous avions là tout ce qui caractérise une péritonite presque générale. Je dis presque, car la partie inférieure, c'est-à-dire tout ce qui tapissait le bassin et les intestins grêles qui y étaient plongés paraissait peu altéré ; c'était surtout près du diaphragme et à gauche que cette membrane était congestionnée ; il n'y avait pas d'adhérences ; le liquide séro-purulent était plus abondant dans cette profondeur que dans tout le reste ; on peut évaluer à un demi-litre la quantité de cette exsudation morbide.

La vessie était vide et plaquée, si je puis dire, sous le pubis, car on aurait pu, en la voyant, croire à une membrane collée dessous cette symphise aussi peu saillante au centre que sur les bords. Le diamètre de cette plaque charnue ne dépassait pas cinq centimètres. Le doigt porté aussi avant que possible entre elle et le rectum ne trouva rien qui pût faire soupçonner la présence d'une tumeur ou d'un calcul. Je n'ai jamais vu vessie si aplatie à partir de cet organe, si singulièrement appliqué à droite dans le trajet que devait occuper l'uretère. En remontant le long de la colonne épinière jusqu'au foie, on trouvait une espèce de bande longue, large de deux centimètres en bas, et en haut bien plus large, ou plutôt représentant la forme du rein atrophié ; aussi à la place de l'uretère et du rein droit se voyait une plaque blanchâtre point dure et à peine saillante : c'était donc là ce qui restait de ce qui avait probablement appartenu au rein droit et à l'uretère. Ce tissu mince, jaunâtre, ressemblait tout à fait à du tisssu graisseux.

Ne trouvant que cela à la place du rein droit, nous renversâmes le tube digestif de ce côté, pour aller quérir le rein gauche qui était baigné ou plutôt recouvert par le liquide dont j'ai parlé. Au lieu d'un rein à forme normale, nous trouvâmes une tumeur longue de plus de vingt-cinq centimètres, qui s'étendait depuis la fosse iliaque jusque sous l'estomac ; elle était grosse et large en proportion, et si adhérente à la paroi postérieure, que ce fut en vain que j'essayai et fit faire des efforts à mon confrère pour l'arracher ; rien ne put la faire seulement devenir moins adhérente. Ce ne fut donc qu'à coups de scalpel, et en risquant de me piquer à chaque coup, que je pus extraire la plus grande portion d'une masse charnue, graisseuse en partie, qui, une fois fendue, avait un aspect indescriptible, car il y avait du tissu rouge dur, du tissus graisseux, et quant à ce qui était du rein, il était en suppuration, informe, brun, contenant trois calculs peu gros, dont un coralliforme.

Si on se rappelle les accidents et l'évacuation du pus qui ont suivi l'extraction du deuxième calcul, et si on les rapproche de ce que nous avons trouvé aux lieu et place du rein droit et de son uretère, il ressort, je crois, la démonstration que ce dernier gravier était réellement dans l'uretère, près d'entrer dans la vessie.

Cette nécropsie démontre aussi, je crois, que c'est à la souffrance du rein gauche, exaspérée tant par l'écart du régime du 1er janvier que par le travail du 2, que sont dus la pleuropneumonie et surtout la péritonite qui ont tué J...

Combien aurait-il pu vivre encore avec ce seul rein sans ses fautes ? Question que je me pose ; car un fait qui doit faire réfléchir, c'est le rétablissement en apparence avec parfait embonpoint : bon teint, pas de douleurs, émission de l'urine seulement un peu cuisante, retour des fonctions génésiques plus complet qu'avant, autant d'aptitude aux travaux des gens de sa condition que s'il n'avait jamais souffert ; enfin rien ne manquait, tant pour lui que pour ses voisins et alliés, de ce qui laissait croire à un rétablissement parfait.

Une question que je me suis faite bien des fois depuis, et que je ne puis ne pas faire encore, est celle-ci : Cet homme aurait-il guéri si on eût préféré opérer par le bistouri, méthode plus expéditive, dit-on, et plus brillante ? Je ne le crois pas, dussé-je par ce fait, ainsi que par ceux que j'ai cités, passer pour être trop partisan de cette chirurgie, car elle n'exige pas cette imperturbabilité nécessaire quand le sang vient à jaillir et se joindre aux angoisses du patient; elle n'exige que des soins assidus et bien continus; mais si elle n'est pas la chirurgie brillante, elle a des mérites incontestables, qui, je le crois, ne pourront jamais être trop prônés, dussé-je passer pour ce que je crois n'avoir jamais été, un méticuleux émérite.

TABLE DES MATIÈRES.

Tours. — Imp. Ernest MAZEREAU, rue Richelieu, 11.

B Lit portant le malade et suspendu par les courroies.

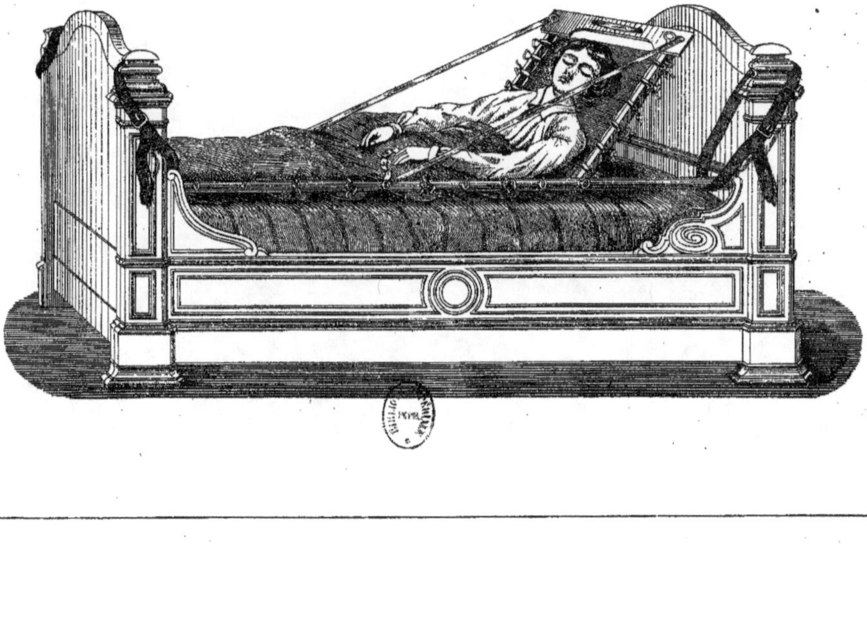

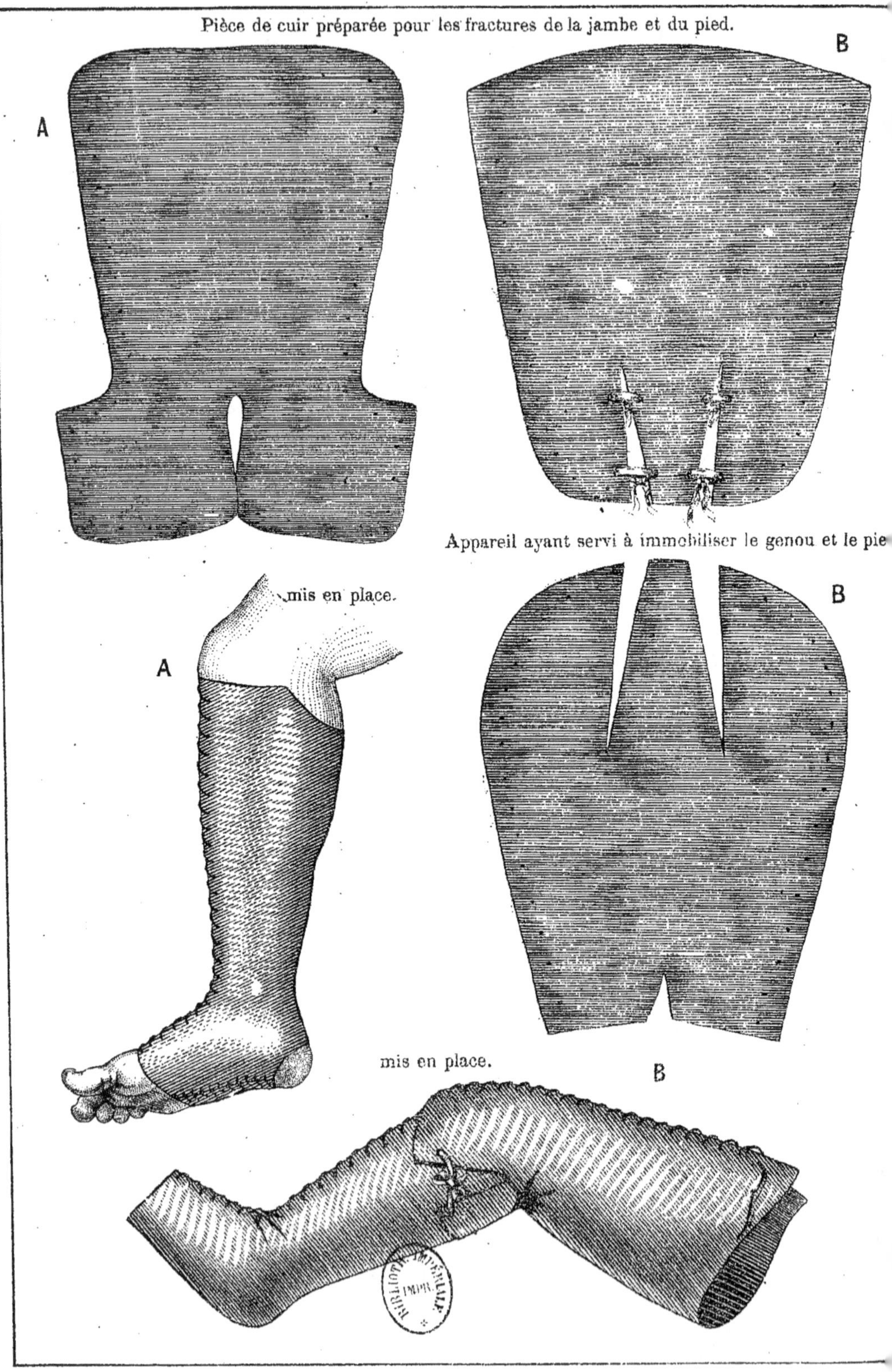

Pièce de cuir préparée pour les fractures de la jambe et du pied.
A
B
mis en place.
A
Appareil ayant servi à immobiliser le genou et le pie
B
mis en place.
B

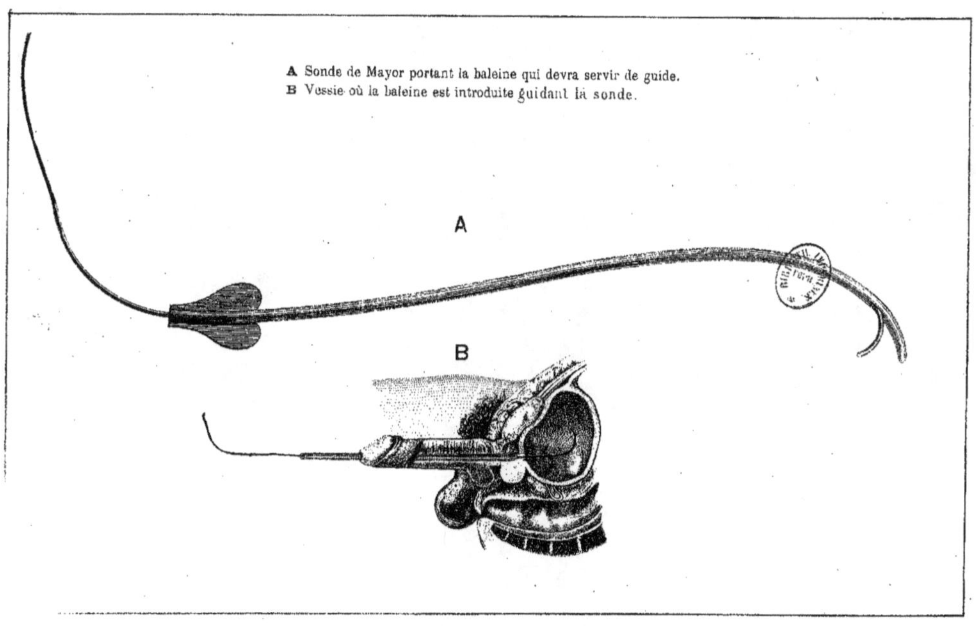

A Sonde de Mayor portant la baleine qui devra servir de guide.
B Vessie où la baleine est introduite guidant la sonde.

A Pièce de bois qui doit recevoir le coussin **B** qui prend son point d'appui sur l'hypogastre.
C Ceinture qui, après être passée sous la ligne lombaire, vient par le bout libre s'attacher à l'autre extrémité de la pièce **A**. Elle est munie de deux sous-cuisses qui viennent s'attacher au coussin **B**.
D Attelle qui se met devant la cuisse et sert à l'extention.
E Contre-attelle pour immobiliser le membre sur le bassin en permettant de varier selon le besoin.

F Tige transversale pour faire la contre-extension et fixer l'appareil de la jambe.
G Attelle pour la jambe.

N° 2 Représentant l'appareil mis en place,

H Appareil portant sur l'hypogastre et sur le devant de la cuisse demi-fléchie.
I Cravate de **Mayor** passée derrière le genou et portant le lac qui opère la contre-extension au bout de l'attelle.
J Cravate passée en étrier autour du pied munie d'un cordon **K** pour forcer le membre à rester demi-fléchi.

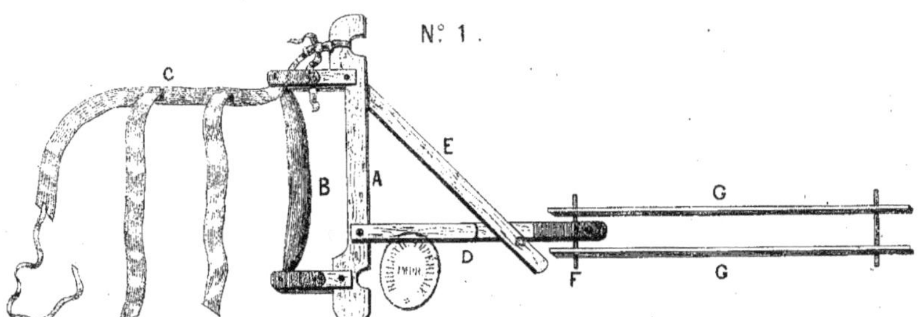

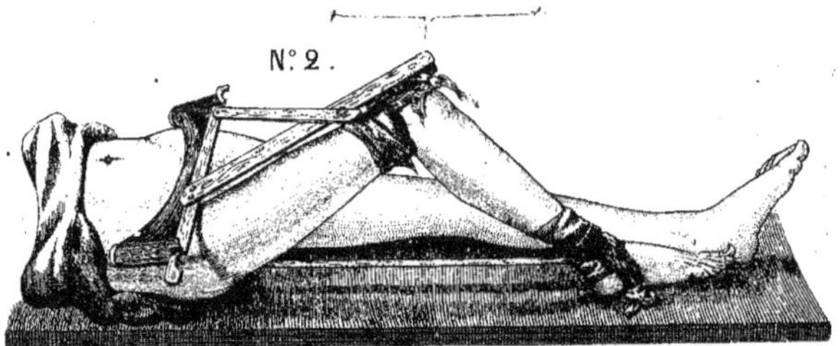

N° 3
Appareil muni des Attelles pour le pansement de la jambe.

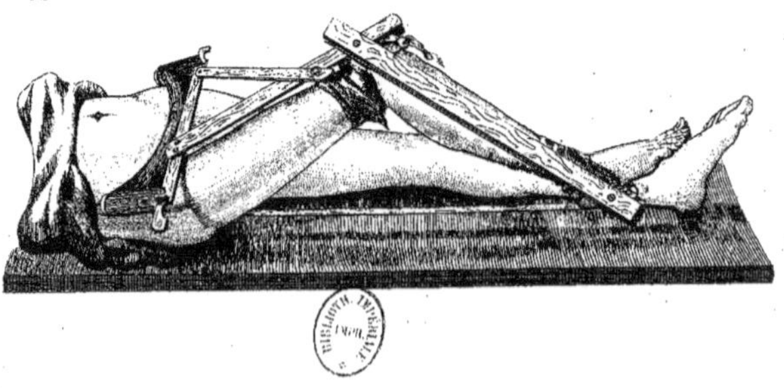

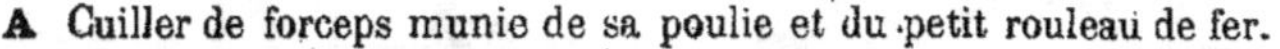

A Cuiller de forceps munie de sa poulie et du petit rouleau de fer.

B Cuiller de forceps portant la scie à chainette.

C Forceps embrassant la tête, la scie étant en place, c'est-à-dire allant d'une cuiller à l'autre autour de la tête du fœtus.

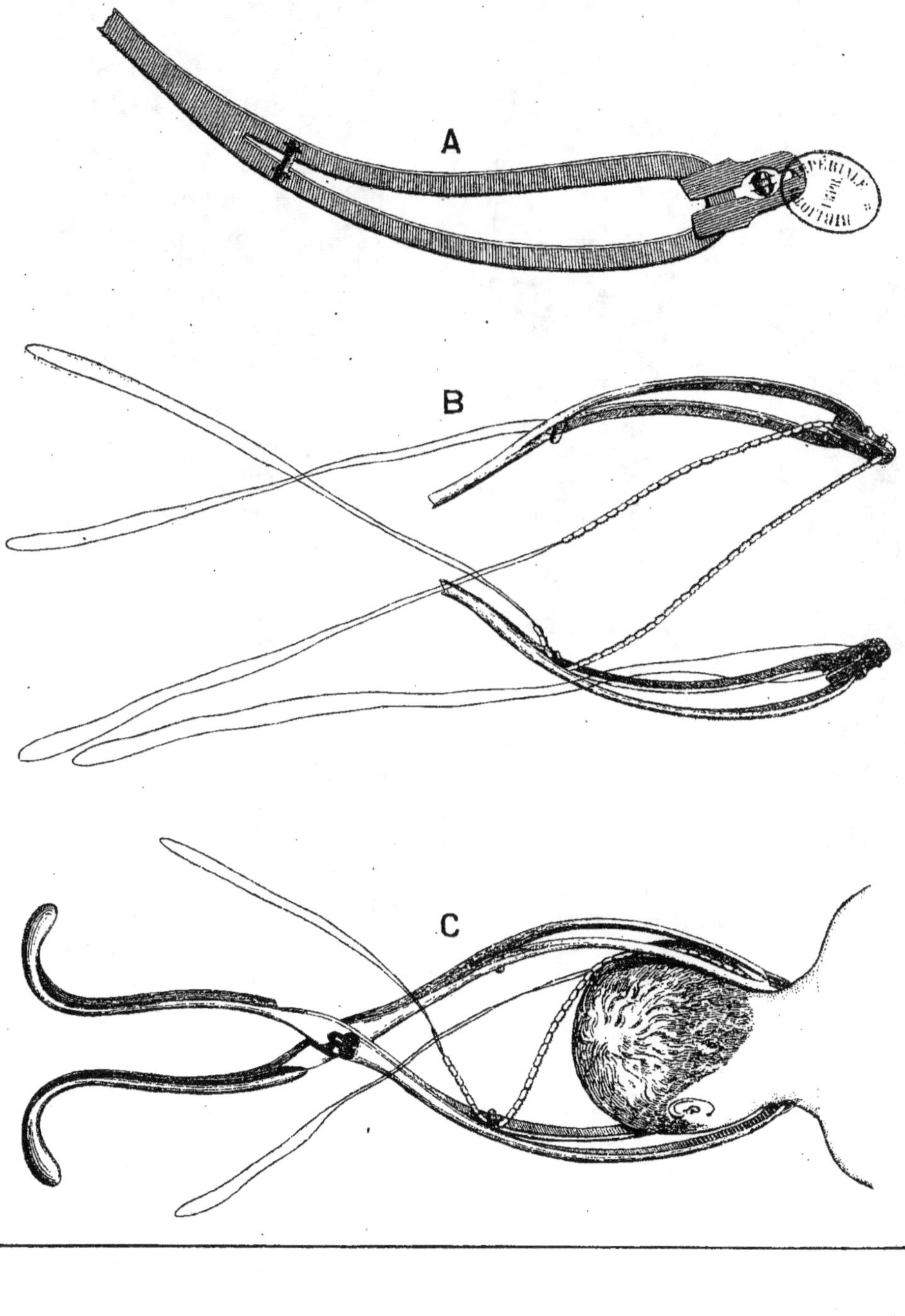

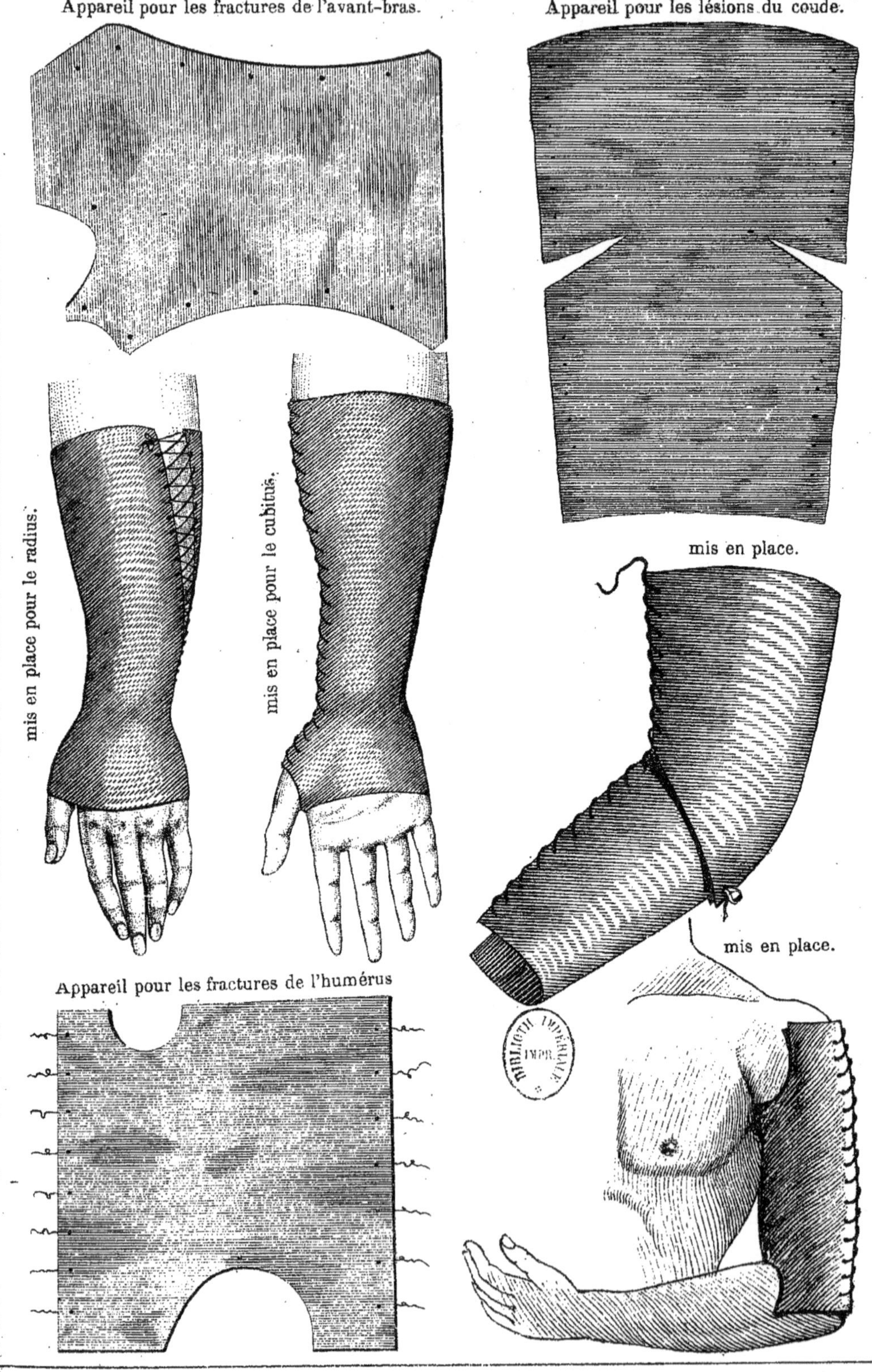

Appareil pour les fractures de l'avant-bras.
Appareil pour les lésions du coude.
mis en place pour le radius.
mis en place pour le cubitus.
mis en place.
mis en place.
Appareil pour les fractures de l'humérus

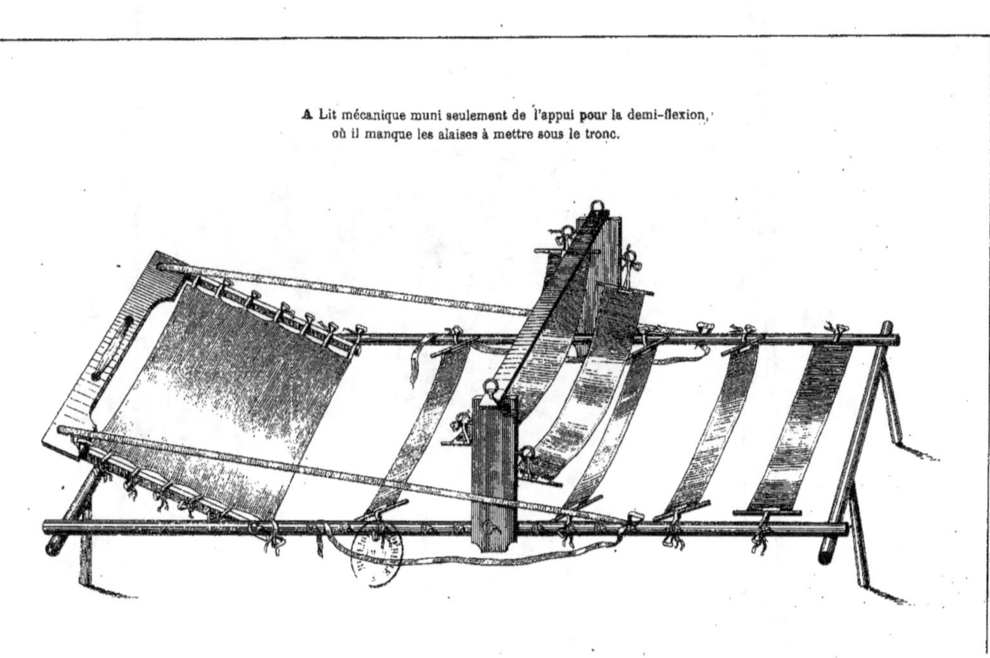

A Lit mécanique muni seulement de l'appui pour la demi-flexion,
où il manque les alaises à mettre sous le tronc.

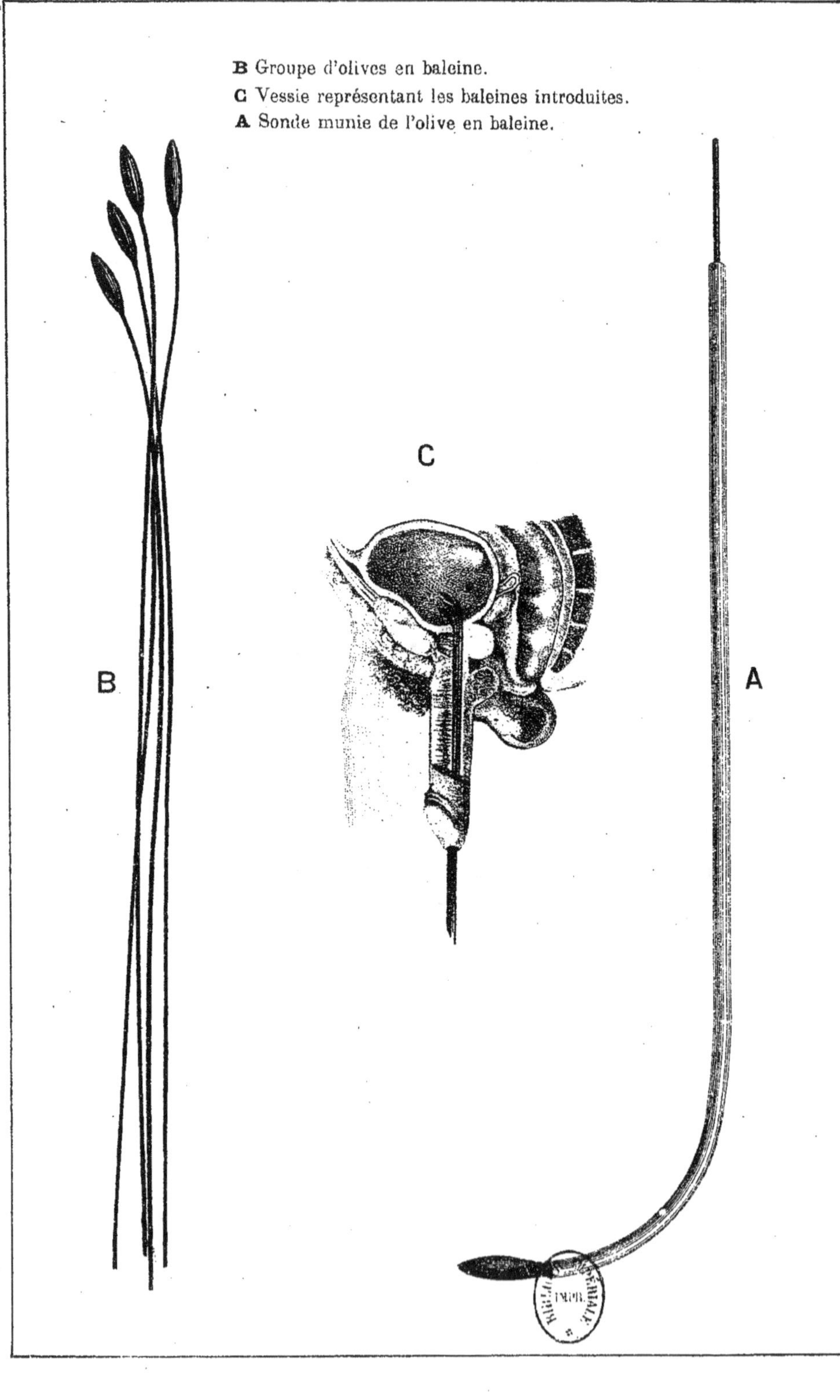

B Groupe d'olives en baleine.
C Vessie représentant les baleines introduites.
A Sonde munie de l'olive en baleine.

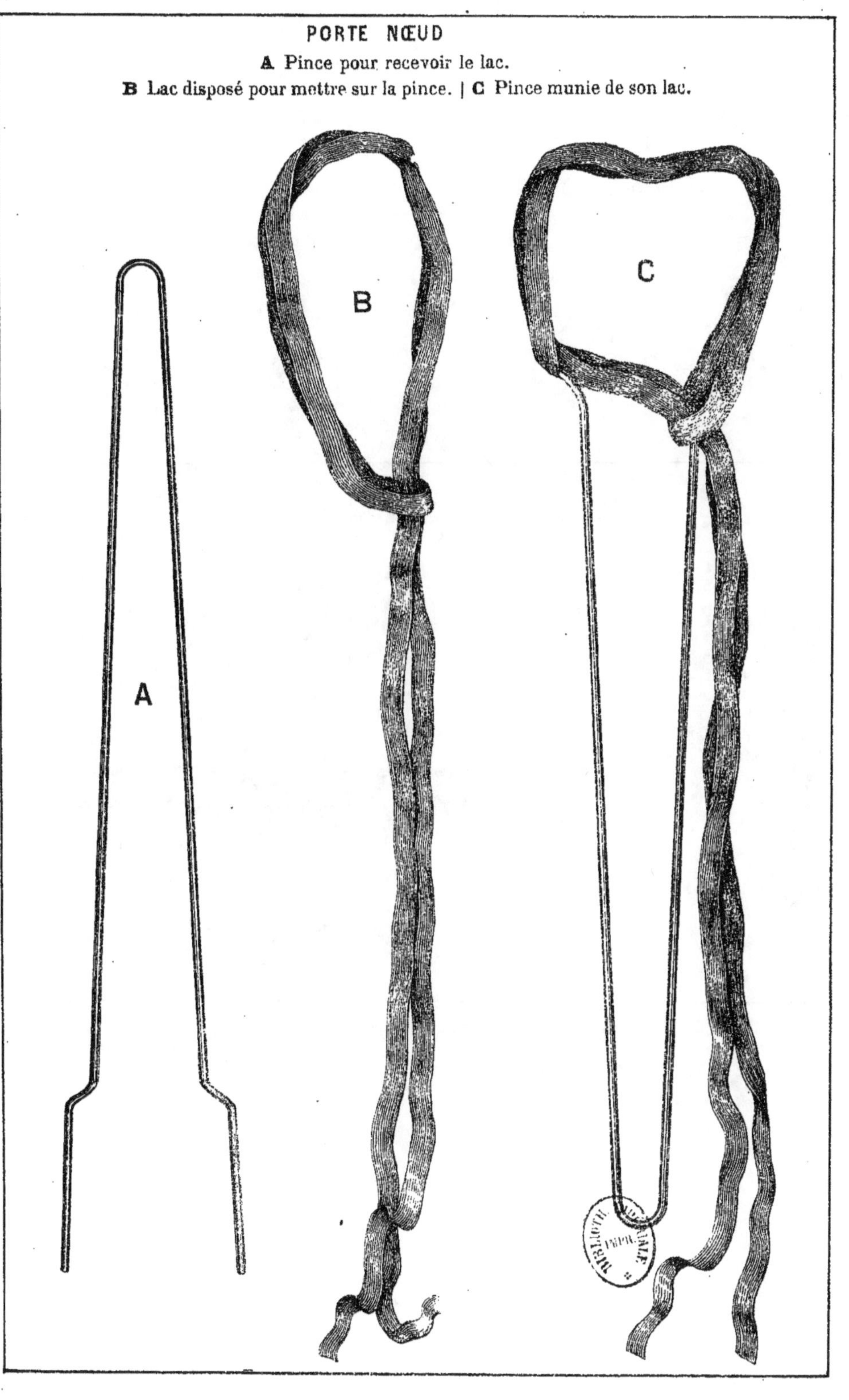

PORTE NŒUD
A Pince pour recevoir le lac.
B Lac disposé pour mettre sur la pince. | C Pince munie de son lac.
A
B
C

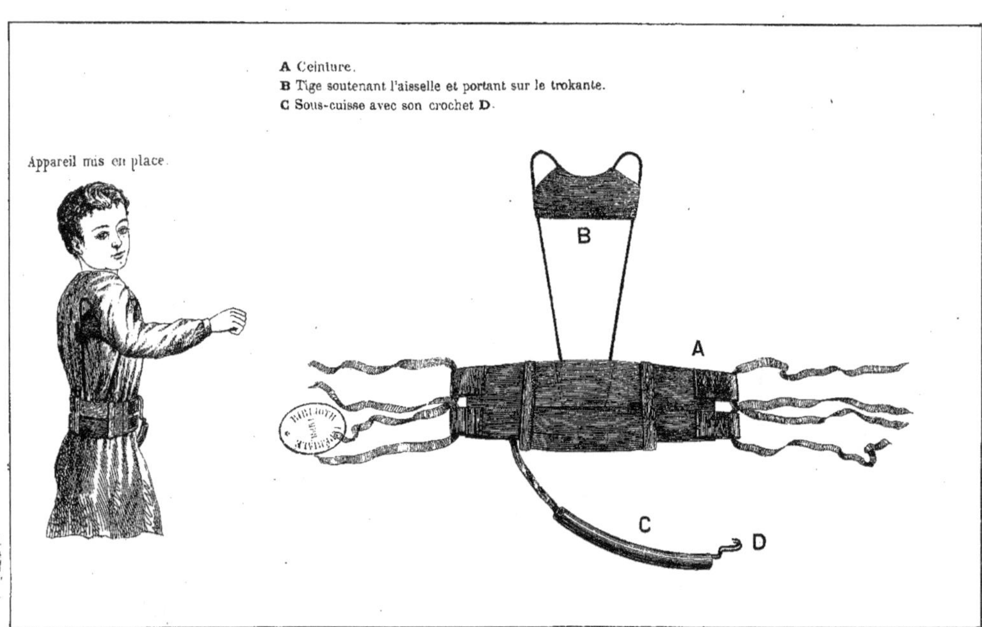

A Ceinture.
B Tige soutenant l'aisselle et portant sur le trokante.
C Sous-cuisse avec son crochet D.
Appareil mis en place.
B
A
C
D

Pince facile à improviser.

A Vue étant ouverte.

B Vue étant fermée.

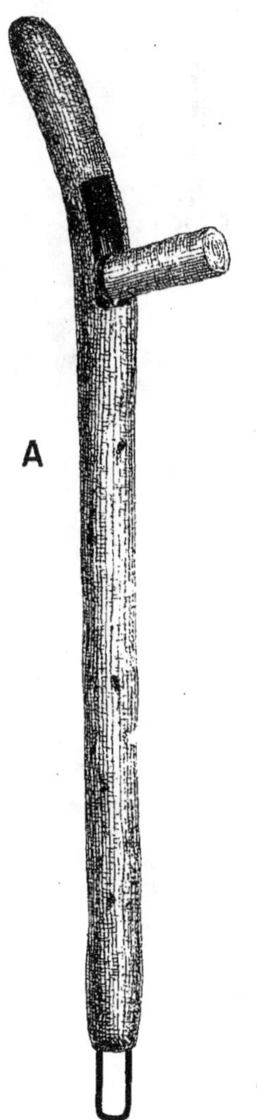

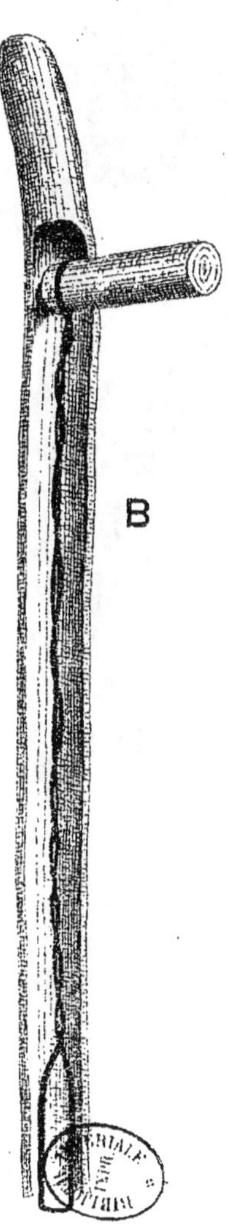

A Pessaire.   B Pelotte de brayer vue de face.   D Brayer double.
C Pelotte vue de côté munie du sous-cuisse garni du caoutchouc.
E Simple brayer inguinal mis en place.
D
C
B
A
E

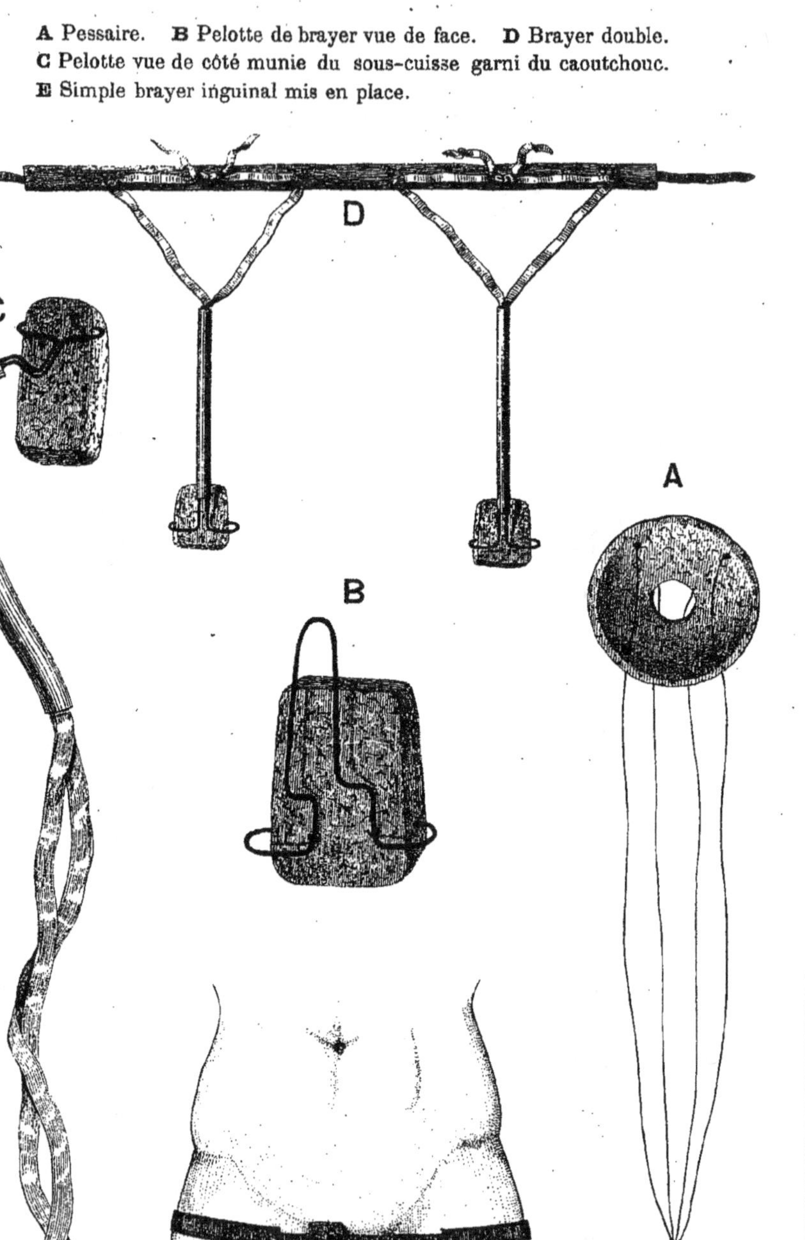

A Appareil prêt à être posé pour la fracture de la rotule.
B Appareil pour la fracture de la rotule mis en place.

A

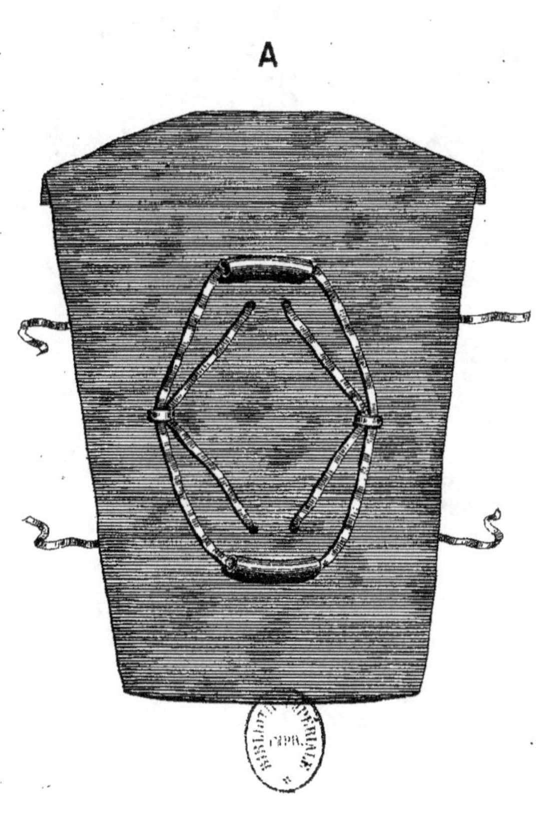

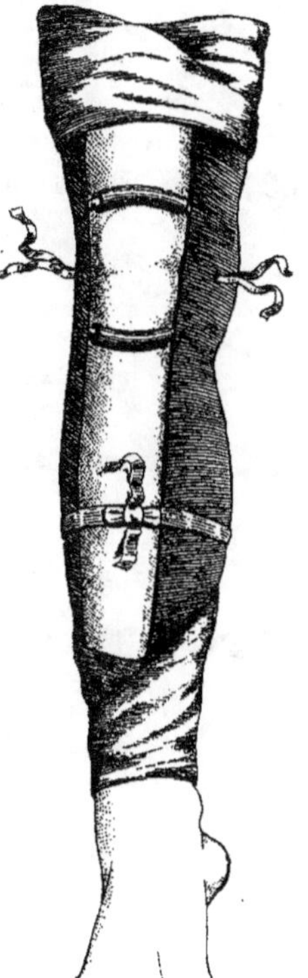

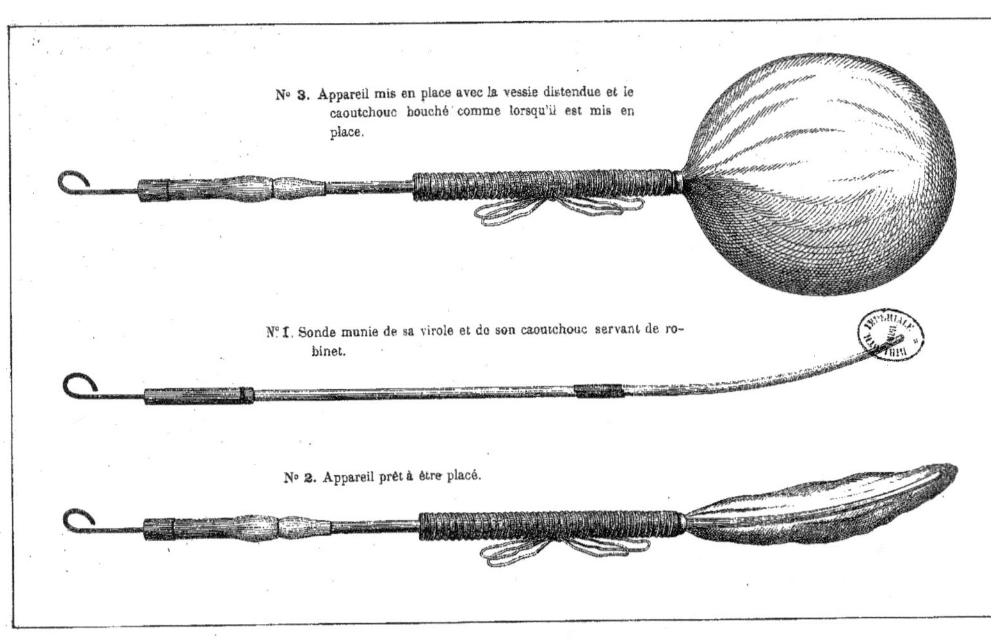

Nᵒ 3. Appareil mis en place avec la vessie distendue et le caoutchouc bouché comme lorsqu'il est mis en place.
Nᵒ 1. Sonde munie de sa virole et de son caoutchouc servant de robinet.
Nᵒ 2. Appareil prêt à être placé.

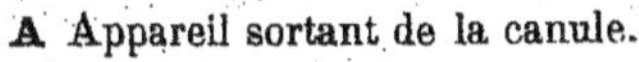

Nᵒ 7. Moyen de remplacer la suture et de fixer l'intestin au péritoine.
A Appareil sortant de la canule.
B Appareil tendu.
C Appareil vu dehors.
A
B
C

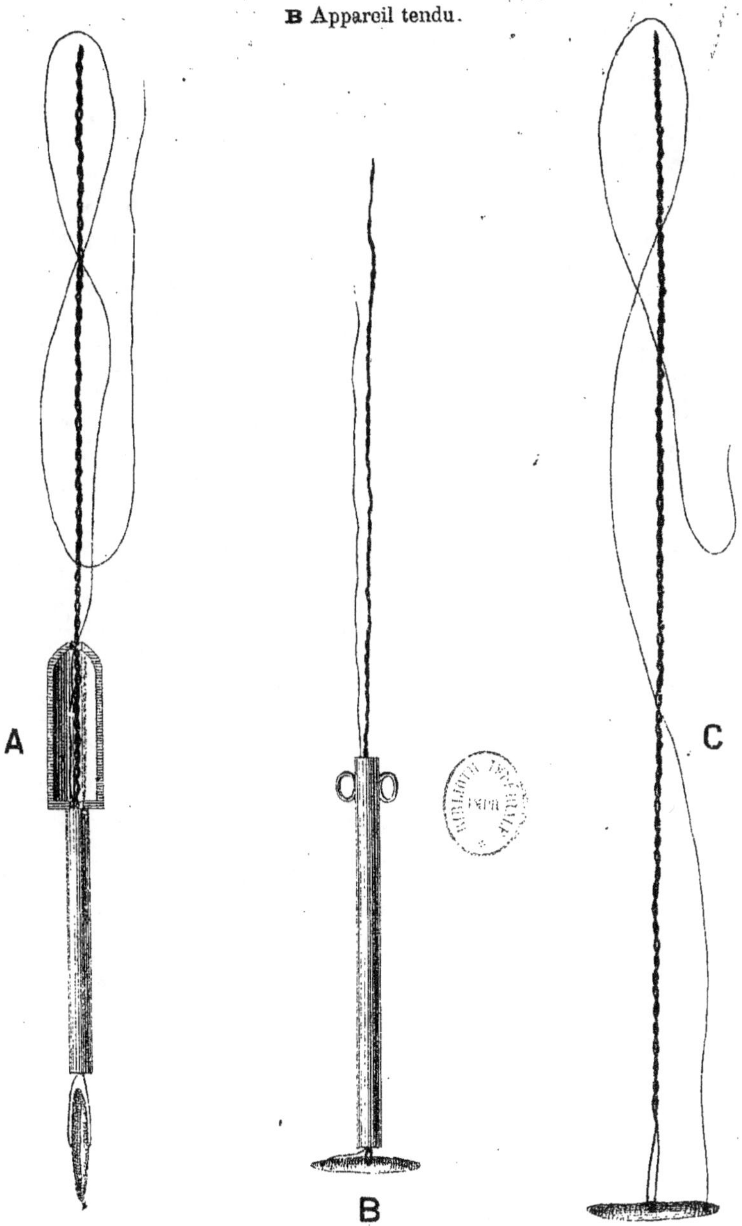